TRAITÉ

DE

MATIÈRE MÉDICALE.

TRAITÉ

DE

MATIÈRE MÉDICALE,

OU

DE L'ACTION PURE

DES MÉDICAMENS HOMŒOPATHIQUES,

PAR

SAMUEL HAHNEMANN,

AVEC

DES TABLES PROPORTIONNELLES

DE L'INFLUENCE QUE DIVERSES CIRCONSTANCES EXERCENT
SUR CETTE ACTION;

Par C. BŒNNINGHAUSEN;

TRADUIT DE L'ALLEMAND

PAR A.-J.-L. JOURDAN,

MEMBRE DE L'ACADÉMIE ROYALE DE MÉDECINE.

TOME SECOND.

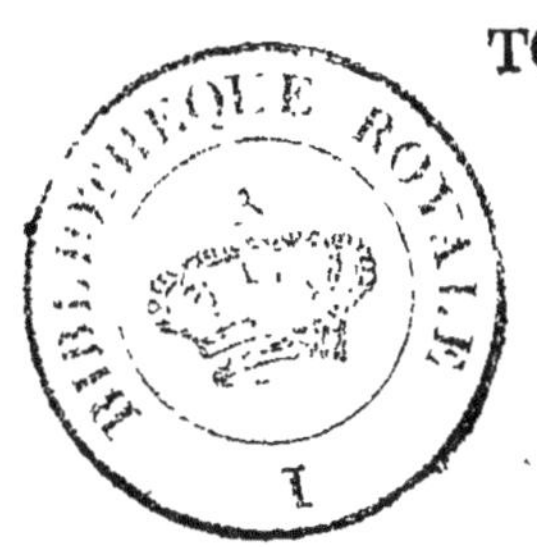

PARIS,

J.-B. BAILLIÈRE, LIBRAIRE

DE L'ACADÉMIE ROYALE DE MÉDECINE,

RUE DE L'ÉCOLE DE MÉDECINE, N° 13 bis.

LONDRES, MÊME MAISON, 219, RÉGENT-STREET.

1834.

TRAITÉ

DE

MATIÈRE MÉDICALE PURE.

CAMOMILLE.

(*Chamomilla.*)

On exprime le suc de la plante entière fraîche (*Matricaria Chamomilla*), et on le mêle avec parties égales d'alcool.

D'après le tableau qui va être donné des symptômes de la camomille, et qui n'est cependant point encore complet, à beaucoup près, on pourra juger que cette plante mérite d'être mise au nombre des médicamens réellement polychrestes. De là vient que la médecine domestique en a fait un fréquent usage dans des maux de toute espèce, et surtout dans ceux qui se développent d'une manière rapide. Aussi, par un orgueil ridicule, les médecins l'ont-ils dédaignée à titre de substance médicamenteuse, en lui imposant le nom ridicule de remède populaire, et ont-ils permis à leurs malades de l'employer, concurremment avec leurs propres recettes, à poignées entières dans des infusions, et sous forme soit de tisane, soit de lavement (1), comme si, en cette qualité de remède populaire, elle ne méritait pas qu'on y fît la moindre attention. De même ils ont toléré que les malades, selon leur

(1) Pour éviter le déshonneur d'introduire dans leurs élégantes formules une plante aussi vulgaire que la camomille des champs, ils l'ont remplacée, dans les cas où ils la jugeaient nécessaire, par la camomille romaine, qui est plus dispendieuse, sans réfléchir que ce dernier végétal, qui est tout différent, qui appartient même à un tout autre genre (*Anthemis nobilis*), doit aussi avoir des vertus différentes et produire des effets différens. Mais qu'importent les effets particuliers des médicamens à celui qui n'a besoin que de leurs noms pour écrire ses recettes ?

II.

caprice, en appliquassent sur les parties douloureuses les fleurs pressées dans de petits sachets, tandis qu'eux-mêmes faisaient prendre à l'intérieur des médicamens tout différens. Les professeurs d'accouchemens toléraient que les sage-femmes et les mères introduisissent de la camomille dans toutes les boissons et jusque dans les alimens des nourrissons et des nourrices, comme si c'était une chose toujours salutaire, uniquement saine, jamais nuisible, ou du moins tout-à-fait sans importance.

Voilà jusqu'où a été porté l'aveuglement des médecins sur le compte d'une plante qui appartient pourtant à la catégorie des médicamens énergiques, et dont c'était pour eux un devoir de chercher à connaître la vertu d'une manière précise, afin non seulement de n'en faire eux-mêmes qu'un usage rationnel et salutaire, mais encore de mettre un terme à l'abus qu'en fait le peuple, et de lui enseigner quels sont les seuls cas particuliers où l'on puisse attendre d'elle de bons effets, quels sont ceux, au contraire, où il importe de l'éviter.

Mais les médecins n'ont rien fait jusqu'à présent de toutes ces choses, qui étaient dans leurs devoirs. Bien au contraire, ils ont rivalisé avec le peuple à prescrire ou tolérer ce puissant végétal dans tous les cas de maladie sans distinction, et à toutes les doses qui pouvaient convenir aux malades.

Cependant il ne faut qu'une bien faible dose d'intelligence pour sentir que nul médicament au monde ne saurait être salutaire dans toutes les maladies, que chacun d'eux n'a qu'un cercle d'utilité rigoureusement tracé, au delà des limites duquel toute substance médicinale énergique, comme est la camomille (1), doit nécessairement exercer une action nuisible, et cela d'autant plus qu'elle possède une énergie plus grande, que par conséquent, pour ne pas agir tout-à-fait en charlatan, le médecin doit savoir calculer d'avance les cas où la camomille peut être utile, et ceux où elle peut être préjudiciable; enfin qu'il lui est nécessaire aussi de savoir déterminer la dose, afin qu'elle ne soit ni trop forte ni trop faible pour procurer la guérison des maladies contre lesquelles cette plante convient.

---

(1) Tout ce qui a le pouvoir de guérir des maux doit naturellement être un médicament puissant.

Si l'on ne savait pas, par des milliers d'autres preuves, à quel inconcevable aveuglement la médecine dite pratique s'est trouvée réduite pendant une si longue série de siècles, et combien elle s'est donné de peine pour rivaliser de déraison avec le peuple, il suffirait, pour s'en convaincre, d'examiner sans partialité la manière dont elle a agi avec un médicament aussi énergique que la camomille.

En effet, nul médicament, quelque polychreste qu'on le suppose, ne saurait être utile et salutaire contre un dixième des innombrables cas de maladies existans dans la nature; cette prérogative ne peut pas non plus appartenir à la camomille.

Mais admettons même l'impossible; supposons que la camomille puisse exercer une action salutaire dans un dixième de toutes les maladies susceptibles d'attaquer l'homme. N'est-il pas vrai alors que si, comme on l'a fait jusqu'à présent, on l'employe dans presque tous les cas morbides indistinctement, elle nuira dans les neuf autres dixièmes? Est-il donc sage d'acheter un succès au prix de neuf revers (1)? Que parlez-vous d'effets nuisibles, entends-je dire au praticien vulgaire? Je n'en vois aucun qui dépende de la camomille. Certes, lui répondrai-je, tant que tu ignoreras les symptômes qu'en sa qualité de médicament énergique, la camomille est par elle-même et spécialement apte à produire chez l'homme bien portant, tu ne pourras reconnaître en elle la source des maux qui résultent de la manière dont tu l'employes dans les maladies. Tu regarderas ces maux comme une conséquence de la maladie elle-même, tu les attribueras à la malignité de cette dernière, et ainsi tu t'abuseras toi-même, en trompant les pauvres malades qui seront torturés par toi. Mais jette les yeux sur le miroir que je te présente, parcours la liste que je vais te donner des symptômes appartenant à la camomille, et si après cela tu retombes encore dans ton péché journalier, si tu ne mets au-

(1) On rirait de celui qui prendrait tous les numéros de la loterie, pour ne pas manquer les gagnans, sans réfléchir qu'en agissant ainsi, sa perte dépassera évidemment son gain de beaucoup. Eh bien! ce que font ceux qui employent la camomille à tout propos est infiniment plus absurde encore; ici la somme des dommages l'emporte bien plus encore sur celle des profits; la seule différence consiste en ce que le mal ne retombe pas sur le joueur, mais sur son pauvre malade.

cune borne à l'emploi que tu fais habituellement de cette plante comme moyen accessoire, vois combien, parmi les symptômes qui se prononceront, il y en aura qui rentreront dans la classe de ceux auxquels la camomille-donne naissannce; juge par conséquent des maux et des tourmens que tu accumules chez tes malades, en abusant de cette substance héroïque dans des cas où elle ne convient pas, et à des doses exagérées (1).

D'après les symptômes que la camomille est apte par elle-même à exciter chez l'homme bien portant, on voit quels sont les états morbides naturels qu'elle peut, qu'elle doit guérir promptement, avec certitude, et d'une manière durable. Je n'ai besoin d'en signaler aucun à ceux qui savent employer homœopathiquement cette plante.

Dans tous les cas où il y a analogie entre ses symptômes et ceux de la maladie naturelle, et où l'on a soin d'écarter du malade toute autre influence médicinale étrangère, elle procure une guérison parfaite à des doses très-faibles. J'ai reconnu qu'une seule goutte de la quadrillionième dilution du suc cité en tête de cet article, était une dose, non-seulement suffisante, mais même trop forte encore dans certains cas, chez les sujets très impressionnables. On peut, si l'on y trouve plaisir, comparer cette méthode à la pratique consacrée par l'usage, qui veut que l'on employe ordinairement des onces entières de camomille en infusion théiforme, et parfois aussi simultanément en lavemens et en applications; là vérité éprouvée est de mon côté.

L'action de la camomille dure peu; cependant celle des grandes doses se prolonge quelques jours.

Les accidens qui résultent de son emploi à trop hautes doses, ou dans des cas auxquels elle ne convenait point, cèdent promptement, selon la nature des symptômes, tantôt au café cru,

____

(1) Il est impossible qu'un médicament polychreste qu'on prodigue à chaque instant et partout, ne rencontre pas quelquefois un cas de maladie auquel il convienne. C'est aussi ce qu'on a vu arriver pour la camomille, dans la pratique vulgaire. Mais alors même que ce cas a lieu par hasard, elle nuit souvent encore par l'exagération des doses auxquelles on l'employe : elle guérit bien l'affection entre laquelle et elle existe de l'homœopathicité; mais elle donne en même temps lieu à beaucoup d'accidens inutiles, parce qu'elle développe ses autres grands symptômes, qui ne se manifestent point lorsqu'on a eu soin de la prescrire à faible dose.

tantôt à la fève de Saint-Ignace ou à la pulsatille. S'il y a des douleurs tiraillantes et tractives, que le mouvement de la partie souffrante diminue, c'est à l'aconit qu'il faut recourir. Le café, quand le malade n'a pas l'habitude d'en prendre tous les jours, enlève également un grand nombre des effets nuisibles produits par la camomille, comme aussi lui-même trouve souvent, dans cette plante (lorsque les symptômes n'indiquent pas plutôt la noix vomique), un puissant antidote de ses inconvéniens. Mais si les symptômes dus au café sont chaque jour renouvelés par le refus de renoncer à cette boisson, passée en habitude, il n'y a pas plus d'utilité à prendre de la camomille contre eux, qu'à s'essuyer en restant exposé à la pluie.

La camomille, administrée à la plus petite dose, paraît surtout diminuer beaucoup l'excès de sensibilité à la douleur, et les effets par trop violens de cette dernière sur le moral. Voilà pourquoi elle apaise une foule de maux auxquels sont sujets les buveurs de café, et ceux qui ont été traités par des palliatifs narcotiques. Voilà pourquoi aussi on ne doit pas l'employer chez les personnes qui supportent la douleur avec patience et résignation, remarque que je consigne ici comme étant de la plus grande importance.

Il m'est arrivé rarement de pouvoir employer la camomille comme moyen curatif. Ordinairement, lorsque les symptômes en indiquaient l'usage, il se trouvait, d'après le récit des malades, que ce n'étaient point des symptômes primitifs de la maladie, mais des symptômes de la camomille elle-même, dont on avait fait abus, de sorte que je n'avais qu'à employer les antidotes de cette dernière, pour mettre fin à la maladie artificielle qu'elle avait provoquée.

Symptômes de la camomille.

(Vertige en se penchant en avant.)

Vertige, surtout en parlant (au bout de seize heures).

Vertige après avoir mangé.

Peu après avoir mangé, vertige en marchant, au point presque de tomber, comme si la tête était chargée d'un fardeau par trop lourd.

5. Vertige après avoir pris du café.

Vertige le matin.

Vertige le matin, en se levant du lit ; démarche chancelante, comme celle d'un homme ivre.

Vertige avec embarras dans la tête (1).

Vertige le soir, comme s'il n'était pas bien maître de ses sens.

10. (Vertige et trouble de la vue, après s'être couché, avec bouffées de chaleur au visage.)

Vertige allant presque jusqu'à la défaillance.

Petits accès de vertige, comme dans la syncope (au bout d'un quart d'heure).

Hébétude, diminution de la conception (au bout de quatre, cinq, six heures).

Hébétude sans hilarité, avec envie de dormir, sans cependant dormir.

15. Il ne comprend pas les questions qu'on lui adresse, et n'y répond pas juste, avec une voix étouffée, comme s'il délirait (au bout de six heures).

La méditation le fatigue promptement.

Il ne comprend ni ne conçoit pas bien, comme s'il en était empêché par une sorte de surdité ou par un coma vigil (au bout d'une heure et demie).

Distraction, il est assis comme enseveli dans ses pensées.

Ses idées l'abandonnent.

20. Il omet des mots entiers en écrivant et en parlant.

Il bégaye et se trompe en parlant (au bout de quatre heures).

Inattention ; les choses extérieures ne font aucune impression sur lui, il est indifférent à tout (au bout de deux heures).

Mal de tête pressif, étourdissant, en se tenant assis et réfléchissant.

Pesanteur dans la tête.

25. Céphalalgie composée de pesanteur et de brisure (au bout de trois heures).

Mal de tête qui se fait sentir même pendant le sommeil.

Céphalalgie le matin, les yeux étant encore fermés, et dans un état de demi-sommeil ; le mal de tête cesse quand il est réveillé tout-à-fait, et qu'il s'est levé.

(1) V. 232.

En s'éveillant, douleur dans la tête, comme si elle allait éclater (au bout de treize heures).

Céphalalgie frontale tiraillante, qui revient par accès.

3o. Céphalalgie tiraillante énorme à minuit, qui cependant, à cause du sommeil par trop profond, ne réveille que pour quelques instans.

Hémicrânie tractive (au bout de trois, de quatre heures).

Douleur tiraillante à l'un des deux côtés de la tête, à la tempe.

Douleur lancinante, tiraillante, au front, qui descend dans la poitrine.

Douleur ostéocope aux deux côtés du front (au bout de trois heures).

35. Tiraillemens et élancemens de dedans en dehors, *aux tempes.*

Élancemens isolés dans une des deux moitiés du cerveau, la droite surtout (au bout de onze heures).

Forts élancemens isolés dans le cerveau.

Forts élancemens dans une moitié de la tête, comme après s'être refroidi.

Céphalalgie qui consiste en de petits élancemens.

4o. Mal de tête semblable à des coups d'aiguille, comme si les yeux allaient sortir de la tête.

Accès passagers de battemens dans une des moitiés du cerveau.

Mal de tête pulsatif (au bout de quatorze heures.)

Pulsation isolée dans la tête (au bout d'un quart d'heure).

Céphalalgie pulsive au front, surtout après avoir mangé.

45. Sorte de craquement dans la moitié gauche du cerveau.

La tempe gauche est gonflée et douloureuse au toucher, (au bout de six heures).

Enflure du visage et des mains (1).

Prurit rongeant à la peau du front.

Quand les sens reviennent, et que l'assoupissement est passé, les pupilles s'agrandissent (au bout de sept heures).

5o. Pupilles très-rétrécies, cependant plutôt enclines à se rapetisser (2) (au bout de plusieurs heures).

(1) V. 46, 47, 83, 96, 97.
(2) V. 392.

Rétrécissement des pupilles (les quatre premières heures).

Une grande sécheresse (des glandes de Meibomius) au bord des deux paupières (au bout d'une heure).

Sensation d'écorchure à l'angle externe de l'œil, et dépouillement des lèvres (au bout de trente-six heures).

Le matin, les coins des yeux sont pleins de pus.

55. Le matin, l'œil est gonflé et collé par un mucus puriforme.

Après avoir dormi, les paupières sont agglutinées ensemble.

Ecchymose indolente au blanc de l'œil droit, dans l'angle interne (au bout de quatorze heures).

Pression dans les yeux; les yeux sont enflammés, et le matin pleins de chassie.

Douleur pressive au dessous de la paupière supérieure, en remuant les yeux et en secouant la tête.

60. Forts élancemens dans les yeux.

Sensation comme si du feu sortait des yeux (sur-le-champ).

Flamboyement devant les yeux.

Obscurcissement de la vue, sur le côté, quand on fixe ses regards sur un objet blanc.

Vue trouble et faible, le matin, plus rarement le soir; à la lumière artificielle, il semble qu'un rayon de lumière s'étende des yeux à la bougie.

65. Trouble de la vue, avec disposition à avoir froid.

Eruption milliaire rouge sur les joues.

Tiraillement dans les oreilles, otalgie.

(Tiraillement dans le lobe de l'oreille droite.)

Grands élancemens isolés dans l'oreille, surtout dans le tragus, avec disposition à tout prendre en mal et à se fâcher pour des bagatelles.

70. Quelques élancemens au cou, près de l'oreille.

En se baissant, pression sourde dans l'oreille interne, comme par l'effet d'un coup.

Sensation comme d'obturation des oreilles, et comme si un oiseau grattait dedans.

Le soir, bruissement dans les oreilles.

Bruit semblable au murmure de l'eau, dans les oreilles.

75. *Tintement d'oreilles* (au bout d'une, trois, quatre heures).

Saignement de nez.

Ulcération des narines; mal au nez.

Les lèvres se gercent, et la peau s'en détache (au bout de seize heures).

La lèvre inférieure se fend dans le milieu (de la troisième à la dixième heure).

80. Ulcérations croûteuses au bord des paupières (d'une à quatre heures).

Gonflement des gencives.

Branlement des dents.

Mal de dents, avec fluxion à la joue (1).

A trois heures du matin, réveil par le mal de dents(douleur rongeante), qui cesse vers sept heures, ne laissant que quelques secousses analogues à des élancemens.

85. Fourmillement dans les dents de la mâchoire supérieure.

Odontalgie fourmillante, tractive.

Douleur tractive dans les dents.

Mal de dents, comme après un refroidissement, lorsqu'on s'expose en sueur au grand air.

Mal de dents, lorsqu'on met quelque chose de chaud dans la bouche.

90. (Le mal de dents se renouvelle dans la chambre chaude.)

Mal de dents, plus vif après avoir pris des boissons chaudes, du café surtout.

Après avoir bu et mangé, surtout des choses chaudes(mais aussi des choses froides), le mal de dents paraît de suite, ou au bout d'une minute.

Douleur tractive dans les dents, après avoir mangé et bu.

Mal de dents après avoir bu et mangé, quoique les alimens et les boissons ne fussent que tièdes.

95. En écartant les mâchoires, douleur comme quand on éprouve une crampe dans les muscles masséters; cette douleur se répand en même temps dans les dents.

____

(1) V. 96, 97, 46, 47. Le mal de dent, que la camomille excite (V. 81. 100) ressemble à celui qu'on observe si fréquemment aujourd'hui, et qui tient la plupart du temps à l'habitude du café; aussi est-ce par de petite dose de camomille qu'on parvient à guérir homœopathiquement ce dernier.

Mal de dents revenant par accès, avec fluxion à la joue et accumulation de salive ; la douleur change de place, s'étend aussi vers les yeux, et augmente quand on boit de l'eau froide.

Mal de dents tiraillant dans la mâchoire, du côté de l'oreille, avec fluxion à la joue.

Odontalgie tractive dans la mâchoire inférieure, en devant (au bout d'une demi-heure).

Odontalgie tractive, on ne sait à proprement dire dans quelle dent, qui cesse en mangeant, et tourmente souvent la nuit (1), avec élongation apparente des dents.

100. Elancemens isolés dans la mâchoire inférieure, jusque dans l'oreille.

Douleur spasmodiquement tractive au palais, vers l'arrière-gorge.

Ampoules sur la langue et en dessous, qui causent une douleur lancinante.

Une forte cuisson à la base de la langue et au voile du palais (au bout d'une heure).

Douleur simple dans la gorge, qui augmente en remuant le cou et en avalant.

105. Mal de gorge, en avalant, comme si on avait un pieu dans la gorge (au bout de quatre heures)

Mal de gorge, avec gonflement de la parotide.

(Douleur pulsative dans les glandes sous-maxillaires) (au bout de quatre heures).

Battement au fond de la gorge (au bout d'un quart d'heure).

Salivation.

110. Dents couvertes de mucus.

Goût muqueux dans la bouche (au bout de deux et de douze heures).

Goût acide dans la bouche (au bout de trois et de dix-huit heures).

Le pain a une saveur aigre.

(1) En général les douleurs de la camomille ont cela de particulier, qu'elles tourmentent plus la nuit qu'en tout autre temps, et qu'assez souvent même elles sont alors poussées jusqu'à une violence désespérante, fréquemment avec soif continuelle, chaleur et rougeur d'une joue, et même sueur chaude à la tête, jusque dans les cheveux. Les douleurs de la camomille sont ordinairement insupportables. Ces particularités indiquent quelles sont les maladies que ce médicament peut guérir.

Tout ce qu'il prend a le goût de la graisse rance (au bout de deux heures).

115. Ce qu'il détache du fond de sa gorge a un goût putride.

(La nuit, il a un goût putride dans la bouche).

Après avoir dîné, haleine fétide, putride (au bout de trois heures).

Le matin, goût amer dans la bouche (au bout de vingt-quatre heures).

Défaut d'appétit.

120. Inappétence, mais l'appétit revient en mangeant.

Il n'a pas d'appétit et ne trouve rien bon ; il ne peut avaler les alimens.

Nul désir des alimens ; rien ne lui semble bon.

Il frissonne, quand on lui apporte à manger, tout lui répugne.

Défaut d'appétit, comme si les alimens le dégoûtaient, quoiqu'ils n'aient pas de mauvais goût.

125. Point de faim, ni d'appétit.

(Le bouillon gras lui répugne.)

Il trouve une odeur fétide à la bière.

Après avoir pris le café, le matin, nausées et soulèvemens de cœur, avec accès de suffocation.

130. Le matin, après avoir pris le café, chaleur par tout le corps et sueur, avec vomissement de mucus amer ; puis goût amer dans la bouche, faiblesse dans la tête et envie de vomir.

Violent désir de café (1), (au bout de sept heures).

(Désir de manger de la choucroûte crue).

Faim contre nature, le soir (au bout de trois heures).

En soupant, les alimens paraissent s'arrêter à la fossette du cou, avec sentiment de plénitude ; envies de vomir et rapports.

135. Eructation (au bout d'un quart d'heure).

Rapports aigres.

Les rapports augmentent les douleurs déjà existantes.

Fréquemment un hoquet isolé (au bout d'une heure).

Plénitude en mangeant, et nausées après.

____

(1) Ce paraît être là un symptôme alternatif avec 128.

140. Après avoir mangé, plénitude et satiété dans l'estomac, même jusqu'au lendemain; envies de vomir.

Après le déjeûner, envie de vomir pendant toute la matinée.

Son ventre se gonfle après qu'il a mangé.

Nausées après avoir mangé.

Après avoir mangé, plénitude, anxiété et douleur tiraillante dans le dos, qui passe ensuite dans le bas-ventre.

145. Le matin, sécheresse dans la bouche, puis ballonnement du bas-ventre, et selle incomplète.

Nausées et envies de vomir, comme à l'approche d'une
syncope.

Mal de cœur comme à l'approche d'une défaillance.

Le mal de cœur où le sentiment pénible de défaillance
au creux de l'estomac, se dissipe en mangeant.

Nausées et envies de vomir, avec afflux de salive à la
bouche.

150. Le matin, nausées et envies de vomir.

(Vomissement, sans rapports qui le précèdent).

(Vomissement aigre; une odeur aigre s'exhale de la
bouche).

Régurgitation d'alimens (au bout de cinq heures).

Vomissement des alimens, qui est produit d'abord par la
plénitude du bas-ventre, ensuite par d'insupportables nausées.

155. *Après avoir mangé et bu, chaleur et sueur au visage* (au bout de quatorze heures).

Après avoir mangé, pression dans les hypocondres et dans
l'estomac.

Il pousse des cris d'anxiété à cause d'une douleur au
creux de l'estomac, qui semble lui écraser le cœur, et le
fait suer énormément (1).

Ballonnement douloureux de l'épigastre, le matin.

Les vents remontent dans les hypocondres.

160. Pression à l'estomac, semblable à celle que produirait une pierre.

Douleur pressive dans l'estomac et sous les fausses côtes,
qui oppresse la respiration, surtout après avoir bu du café
(au bout d'une heure).

Colique pressive au dessus de l'ombilic.

(1) V. 234, 236, 428.

Colique venteuse ; les vents ne font que changer de place avec beaucoup de violence , comme s'ils voulaient percer les muscles abdominaux, avec borborygmes bruyans ; ils pressent surtout vers les anneaux inguinaux ; quand la colique cesse, il ne sort que peu de vents, et cependant il n'en reste presque plus dans le bas-ventre (au bout de trois heures).

Colique venteuse (au bout d'une et de plusieurs heures).

165. Colique qui revient de temps en temps ; des vents s'accumulent dans les hypocondres, et des élancemens traversent la poitrine (au bout de huit heures).

Douleur tensive continuelle, dans la région sous-costale ; avec tension autour du cerveau (et catarrhe sec sur la poitrine (au bout d'une heure).

Gargouillemens dans le côté (jusque dans le bas-ventre).

Douleur contusive des muscles abdominaux (au bout de neuf heures).

Ventre dur et ballonné.

170. Douleur compressive dans le bas-ventre (sur-le-champ).

Mal de ventre insupportable, le matin, au lever du soleil.

Mal de ventre extraordinaire, et tel qu'il ne sait où se mettre.

Sensation comme s'il avait le ventre creux , et en même temps mouvement continuel dans les intestins (avec cercle bleu autour des yeux) ; quand l'accès revient le soir, il s'y joint de l'anxiété pendant quelques instans (au bout de vingt-quatre heures).

Mal de ventre ; plutôt des tranchées que des pincemens.

175. Mal de ventre, plus sécant que lancinant, avec afflux de salive à la bouche.

Douleur tractive dans le bas-ventre.

Accès isolés de pincement violent dans le ventre ; chacune de ces douleurs dure bien une minute (au bout de douze heures).

Mal de ventre pinçant, tiraillant, à la région ombilicale et au dessous, des deux côtés, avec douleur contusive au sacrum.

Mal de ventre tiraillant dans le côté.

180. Mal de ventre, semblable à celui que le retard des selles occasione dans le resserrement du ventre (1).

Même sensation désagréable dans le ventre que quand on est constipé (au bout de quatre heures).

Constipation.

Constipation par inaction du rectum, en sorte que les excrémens ne peuvent être expulsés que par des efforts des muscles abdominaux (au bout d'une, de quatre heures).

Au milieu de vives douleurs pinçantes dans le ventre, déjection d'excrémens dont la couleur est claire (au bout de douze, de vingt-quatre heures).

185. (Excrémens indigérés.)

(Selle diarrhéique, chaude, ayant l'odeur d'œufs pourris.)

Selles diarrhéiques, aqueuses, vertes, indolentes, composées d'un mélange de matières fécales et de mucus.

Diarrhée aqueuse, avec (et sans) tranchées.

Diarrhée la nuit, avec tranchées, qui le forcent à se ployer en deux.

190. Excrémens couverts de mucus, et mucus dans les interstices des matières fécales.

Diarrhée de mucus blanc seul, avec tranchées (au bout d'une, de trois heures).

Douleur lancinante dans le rectum, chaque fois qu'il a été à la selle.

Pression vers l'anneau inguinal, comme si cette partie était trop faible pour résister, comme s'il allait survenir une hernie (au bout de trois heures).

Mouvemens annonçant des hémorrhoïdes borgnes.

195. Hémorrhoïdes fluentes.

Hémorrhoïdes borgnes.

Douleur pruriteuse à l'anus (au bout d'une demi-heure).

(L'émission de l'urine est comme empêchée par les douleurs du ventre.)

Douleur lancinante au col de la vessie, en n'urinant pas.

200. Ardeur au col de la vessie, pendant l'émission de l'urine.

(1) V. 180, 181, 182, 183. Tous les symptômes de constipation sont des effets consécutifs, c'est-à-dire des réactions de l'organisme ; l'effet primitif de la camomille est d'exciter la diarrhée.

Douleur cuisante dans l'urètre, pendant que l'urine coule.

Anxiété pendant l'émission de l'urine, sans nul obstacle mécanique.

Affaiblissement de l'énergie de la vessie; l'urine coule par un jet grêle (au bout de vingt heures).

Anxiété, avec vain besoin d'uriner, sans qu'il y ait beaucoup d'urine dans la vessie.

205. Sortie involontaire de l'urine (au bout de trois, de quatre heures).

Prurit au scrotum (au bout de six heures).

Appétit vénérien (assez tard).

Pollution nocturne.

Erection le matin, dans le lit.

210. Ecorchure, au bord du prépuce.

Douleur pruriteuse, lancinante, au bord du prépuce (au bout de trois heures).

Ardeur cuisante dans le vagin.

Flux leucorrhéique jaune, cuisant.

Flux âcre, cuisant, aqueux, par le vagin, après le dîner.

215. Pression vers la matrice, comme dans l'accouchement, avec de très-fréquentes envies d'uriner.

Tranchées et traction dans les cuisses, avant les règles.

Au milieu de fortes douleurs dans la matrice, comme pour accoucher, sortie fréquente de sang caillé, avec douleurs tiraillantes dans les vaisseaux des jambes.

Pesanteur au sacrum, douleur corripiante dans la matrice, puis sortie de quelques grosses masses de sang.

Métrorrhagie.

220. Métrorrhagie, même chez des personnes âgées.

(A l'apparition des règles, mauvaise humeur, et caprices poussés jusqu'au désir de chercher querelle.)

Suppression des règles, avec gonflement du creux de l'estomac, et douleur comme si le cœur était écrasé; ballonnement du bas-ventre (douleurs semblables à celles de l'accouchement, et œdème de la peau.

Obstruction du nez, comme par l'enchifrènement (au bout d'une heure).

Espèce d'enchifrènement, avec écoulement de mucus par le nez.

225. Coryza qui dure de cinq à huit jours (au bout de deux heures).

Sifflement, bruissement dans la trachée-artère, en respirant.

Enrouement par suite de mucus gluant fixé dans le larynx, et qu'on ne peut arracher qu'avec de grands efforts (au bout de huit heures).

Enrouement catarrhal, avec sécheresse des paupières (au bout d'une à huit heures).

Enrouement et toux, à cause d'un mucus qui gargouille à la partie supérieure de la trachée-artère, et après que la toux a détaché ce mucus, l'endroit cause de la douleur (au bout de deux heures).

230. Ardeur dans le larynx.

Douleur brûlante sous le sternum, jusqu'à la bouche.

Ardeur dans la poitrine, avec hébétude de la tête (1), comme s'il ne savait pas où il est, et anxiété.

La poitrine cause en dedans une douleur comme contusive (au bout de 24 heures).

Douleur pressive sous le sternum, qui n'oppresse pas la respiration, et qui n'augmente ni par elle, ni par l'effet du toucher (au bout de vingt-quatre heures).

235. Douleur pressive sous le sternum, qui oppresse la respiration (au bout de dix heures).

Le cœur lui fait mal, comme si quelque chose l'écrasait (2).

Douleur tractive, ou sensation comme si le côté droit de la poitrine était à plusieurs reprises tiré en dedans (au bout de douze, de seize heures).

Constriction de la poitrine.

Oppression de poitrine.

240. Douleur tensive à la poitrine, en inspirant.

Douleur resserrante en travers du sommet de la poitrine (le soir) (au bout de cinq heures),

Oppression de poitrine, comme par l'effet de vents qui remueraient dans l'épigastre, avec douleur pressive; en même temps, mal d'estomac comme au commencement du soda; ensuite ardeur dans l'épine du dos.

(1) V. 8, 9, 13, 14, 15, 16, 17, 23, 283.

(2) Par là le vulgaire entend ordinairement le creux de l'estomac. V. aussi 157.

Constriction comme par un lien à la partie supérieure de la poitrine, qui fait ensuite mal en toussant (au bout de quatre heures).

Asthme convulsif (il lui semble avoir le larynx serré par un lien), à la région de la fossette du cou, avec continuelle excitation à tousser (au bout d'un quart d'heure).

245. Vers minuit, un accès de toux, pendant lequel quelque chose lui semble remonter dans la gorge, comme si elle allait suffoquer.

Excitation chatouilleuse presque continuelle à tousser, sous la partie supérieure du sternum, sans cependant que la toux se déclare chaque fois.

Toux sèche, à cause d'une irritation pruriteuse et d'un chatouillement continuel dans la partie de la trachée-artère située derrière la fossette du cou (au bout de quatre heures).

Forte toux sèche pendant le sommeil (au bout de onze heures).

Toux sèche, quatre à cinq fois par jour.

250. (L'enfant se découvre et tousse ensuite.)

Avant minuit, élancemens rayonnans du ventre dans la poitrine, avec soif continuelle, sans chaleur.

Élancemens (un peu sourds) qui pénètrent du ventre dans le milieu de la poitrine, et ressemblent à ceux que produiraient des vents (au bout de deux, de quatre heures).

Après chaque sursaut, pendant le sommeil et l'assoupissement, des élancemens remontent du bas-ventre dans la poitrine.

Élancemens dans le côté de la poitrine, sous les côtes et les omoplates, en respirant (au bout de quatre heures).

255. *Élancemens semblables à des coups d'aiguille dans la poitrine.*

De temps en temps, des *élancemens isolés et forts dans la poitrine* (au bout de deux, de quatre heures).

Élancemens qui traversent la poitrine, à chaque respiration.

Élancemens au milieu de la poitrine, au côté droit, après chaque expiration (au bout d'une heure et demie).

Dureté squirrheuse des seins.

260. Un tubercule dur sous le mamelon, douloureux au

II.

toucher, et faisant parfois aussi éprouver de lui-même une douleur tractive, tiraillante.

Douleur tiraillante à la région de la clavicule et du cou (au bout de deux heures).

(Raideur tensive des muscles du cou.)

Douleur tractive dans les omoplates, la poitrine et les mains, comme après un refroidissement (au bout de quinze, de seize heures).

Douleurs dans le dos, qui consistent en de petits élancemens.

265. Tiraillement dans le dos.

Douleur tractive dans le dos, pendant une heure (au bout d'une heure).

Sentiment de constriction dans l'épine du dos.

Douleur tractive, tiraillante, dans le dos.

Douleur dans le sacrum, surtout pendant la nuit.

270. Le sacrum est comme brisé.

Douleurs (semblables à celles de l'accouchement) qui s'étendent du sacrum dans les cuisses; douleurs tractives, paralytiques (au bout d'une, de deux heures).

Après être resté assis, raideur douloureuse dans les reins (au bout de seize heures).

Le matin, douleur insupportable dans les lombes et les articulations de la cuisse, lorsqu'il se couche sur le côté opposé.

A partir de minuit, douleur pressive peu forte, mais sans interruption, dans les ligamens articulaires et le périoste du bras, depuis l'aisselle jusque dans les doigts, qui ressemble à une traction ou à un tiraillement (presque aussi forte pendant le repos que pendant les mouvemens); elle est plus vive pendant la nuit, surtout quand on se tient sur le dos, et moindre quand on se couche sur le bras douloureux (au bout de huit heures).

275. Tiraillement fourmillant dans les os du bras jusque dans les doigts, comme si le bras était engourdi, ou privé de sentiment.

Raideur du bras, comme s'il allait s'engourdir, quand on l'empoigne avec la main.

Les bras s'engourdissent dès qu'on les serre; elle est obligée de les laisser tomber de suite.

Douleur tractive paralytique dans les coudes et dans les mains.

Le soir, tard, douleur tractive au côté interne du bras, depuis le coude jusqu'au bout des doigts (au bout d'une heure).

280. Douleur tractive dans l'articulation de la main.

Douleur comme de foulure dans le pouce et le doigt indicateur, sensible quand on remue les doigts.

Douleur brûlante dans la main, l'après-midi (au bout de soixante-douze heures).

Les mains sont froides : elle y ressent une raideur paralytique avec hébétude dans la tête ; l'air libre lui est sensible, comme si elle allait s'y refroidir.

Froid aux mains, avec sueur froide à la paume, le reste du corps ayant sa chaleur ordinaire (au bout de deux heures).

285. Les doigts deviennent froids, et ils ont de la tendance à s'engourdir, dans la position assise (au bout d'une heure).

Le matin, engourdissement des doigts (au bout de douze heures).

Douleur tiraillante dans les cuisses et les jambes.

Douleur comme de luxation dans l'articulation de la cuisse, en se levant après être resté assis (le soir) (au bout de cinq heures).

Raideur paralytique, avec lassitude, dans la cuisse, comme si l'on y avait reçu des coups.

290. Douleur affreuse dans les cuisses, quand il veut se lever, après avoir été assis, et, étant couché, lorsqu'il étend la jambe.

Douleur contusive, passagère, dans les cuisses (au bout d'un quart d'heure).

Craquement dans le genou, pendant le mouvement (au bout de trois heures).

Le soir, tard, douleur tractive partant du genou et descendant le long de la jambe.

Douleur tractive, tiraillante dans le genou jusque dans la cheville.

295. Sensation dans les cuisses, comme si elles allaient s'engourdir.

Il est obligé d'allonger les cuisses de temps en temps, lorsqu'il veut goûter du repos.

La nuit, dans le lit, en étendant fortement les jambes, il est pris de crampes dans les mollets, qui cessent en ployant les genoux (au bout de huit heures).

Crampe dans les mollets (au bout de dix heures).

Tendance extraordinaire aux crampes dans les mollets.

3oo. Douleur tensive, en forme de crampe, dans les mollets, en remuant les pieds (au bout de huit heures).

Pendant la nuit, défaut de force comme paralytique dans les jambes ; il ne peut se tenir debout, et quand il se dresse sur ses jambes, il tombe par terre, avec douleur tractive dans la cuisse et engourdissement dans la plante du pied.

Les pieds sont comme paralysés (1).

Douleur tiraillante dans les pieds ; il ne peut pas poser la couverture dessus.

La nuit, ardeur à la plante des pieds, qui oblige à sortir ceux-ci du lit.

3o5. Ardeur et prurit dans les pieds, comme si on les avait eus gelés (au bout de trois heures).

Gonflement rapide d'un pied et de la plante.

Douleur pruriteuse à l'intérieur du talon (au bout de trois heures).

Prurit à la plante du pied.

Contraction spasmodique des orteils, au milieu de douleurs tiraillantes dans les membres.

3io. Il semble que les orteils vont se ployer et s'engourdir, surtout les gros, étant assis (au bout d'une heure).

Grande aversion pour le vent.

Les pieds et les mains sont très-aisément pris par le froid, comme s'ils allaient geler (au bout de cinq heures.)

Douleur composée de prurit et d'élancemens, tantôt dans une partie et tantôt dans une autre, sur un point peu étendu, où la douleur devient plus vive après s'être gratté (au bout de quatre heures).

Éruption un peu saillante au dessus de la peau, à la nuque, qui cause une sensation de cuisson, laquelle force de se gratter.

______

(1) La sensation comme de paralysie que produit la camomille dans une partie quelconque du corps, n'est jamais sans une douleur tractive ou tiraillante simultanée, et les douleurs tractives ou tiraillantes que la camomille excite ne sont jamais sans être accompagnées d'un sentiment de paralysie ou d'engourdissement dans les parties. V. 271, 273, 274 275, 3o2, 3ig, 339, 348.

315. Petits boutons en forme de pustules sur divers points du visage, qui ne causent point de douleur, et ne démangent que quand on y touche.

Eruption en forme de pourpre miliaire aux joues et au front, sans chaleur.

Petites taches rouges à la peau, qui sont parsemées d boutons miliaires.

Eruption de *petits boutons* rouges et serrés, qui se pressent sur une tache cutanée rouge, laquelle cause des démangeaisons, et cuit un peu, surtout la nuit, à la région des vertèbres lombaires et sur le côté du ventre; de temps en temps, principalement le soir, il survient, à cause de cela, des horripilations tout autour.

La peau devient malade, et la moindre atteinte portée à son intégrité engendre des ulcérations.

320. Un ulcère existant devient douloureux (au bout de trois quarts d'heure).

Il survient une douleur vulsive et lancinante dans l'ulcère.

La nuit, il se développe une douleur brûlante et cuisante dans l'ulcère, avec fourmillement dedans et excès douloureux de sensibilité au toucher.

(Il survient, autour de l'ulcère à la jambe, de la rougeur, du gonflement et une douleur contusive.)

Autour de l'ulcère se développent de petits boutons couverts d'une croûte, et qui passent à la suppuration, avec prurit; le bord de l'ulcère est très-rouge tout autour.

325. *Craquement dans les articulations, celles surtout des membres inférieurs, et douleurs contusives dedans,* sans cependant qu'on ressente de lassitude ordinaire (au bout de huit heures).

Douleur simple dans toutes les articulations, pendant le mouvement, comme si elles étaient raides et sur le point de se briser (au bout de six heures).

Toutes les articulations font mal, comme si elles avaient été rouées de coups; il n'y a point de force ni dans les mains, ni dans les pieds, sans qu'on y ressente cependant une lassitude ordinaire.

Malaise dans toutes les articulations.

Douleur dans le périoste des membres, avec douleur paralytique.

33o. Douleur tiraillante dans les membres, qui ne diminue qu'en se retournant continuellement dans le lit.

Pendant la soirée, accès de douleurs tiraillantes.

Coups isolés, rares, tractifs et tiraillans, dans les os longs des membres, ou dans les tendons.

Vulsions isolées spasmodiques dans les membres, au moment où l'on s'endort.

Vulsion dans les membres et dans les paupières.

335. Vulsion dans les membres et dans la tête, pendant l'assoupissement du matin.

Convulsions chez les enfans ; alternativement, tantôt une jambe, tantôt l'autre s'élève et s'abaisse; l'enfant saisit un objet quelconque avec ses mains , et tourne la bouche à droite et à gauche, les yeux étant fixes.

L'enfant est étendu comme privé de connaissance, tout-à-fait sans entendement; son visage change souvent, ses yeux se tordent, les traits de sa face se renversent ; il a la respiration stertoreuse, avec toux ; il bâille et s'étend beaucoup.

Raideur générale pendant un laps de temps court.

Sensation de paralysie dans les parties où la douleur a cessé.

34o. Lassitude, surtout dans les jambes (au bout de dix heures).

Faiblesse; elle veut toujours rester assise (au bout de cinq heures).

Eloignement pour toute espèce de travail.

Faiblesse plus grande pendant le repos que pendant le mouvement; en se remuant il se sent assez de force.

Le matin, faiblesse des plus grandes , qui ne lui permet pas de quitter le lit.

345. Après le déjeûner, il se trouve d'abord bien ; mais ensuite ses forces baissent comme s'il allait tomber en défaillance (au bout de huit heures).

Quand la douleur commence , la faiblesse va de suite au point de se laisser tomber ; il est forcé de se coucher.

L'enfant veut absolument se coucher, et ne permet pas qu'on le porte (au bout de deux heures).

L'enfant ne veut ni se tenir debout, ni marcher; il pleure d'une manière pitoyable (au bout de quatre heures).

La plus grande lassitude, avec faiblesse avoisinant la défaillance (au bout de quatre heures).

35o. Accès de défaillance.

Mal de cœur.

Accès de syncope qui reviennent plus tôt ou plus tard
(au bout d'une demi-heure, de trois, de quatre, de cinq
heures).

Sorte de syncope; il est pris de mal au cœur, ses jambes
deviennent tout à coup comme paralysées, et il éprouve de
la douleur dans tous les membres, comme s'il y avait reçu
des coups.

Pesanteur dans les membres, bâillemens et envies de dormir toute la journée.

355. Bâillemens fréquens et très-forts, sans envie de dormir, avec vivacité et gaîté (au bout d'une heure).

Fréquens bâillemens incomplets (au bout d'un quart
d'heure).

Envie de dormir dans la journée.

Envie de dormir en mangeant.

Envie de dormir extrême (au bout de trois quarts d'heure,
jusqu'après une heure et demie).

36o. Lorsqu'il s'asseoit dans la journée, il a envie de dormir; mais, quand il se couche, il ne peut fermer les yeux
et reste éveillé.

Insomnie pendant la nuit, accompagnée d'accès d'anxiété;
des visions très-vives lui passent par la tête (de une à quatre
heures).

. Pendant l'état d'assoupissement qui succède au réveil, il
prend pour une autre la personne qui se trouve auprès de lui.

*La nuit, il lui semble entendre la voix de personnes qui
sont absentes.*

Il babille inintelligiblement pendant son sommeil, et demande qu'on écarte de lui tel ou tel obstacle.

365. La nuit, en veillant et se tenant assis dans le lit, il
tient des discours privés de sens.

Sommeil plein de rêves fantastiques.

Rêves très-vifs, comme si les événemens se passaient devant lui, tandis qu'il est éveillé.

En rêve, il tient des discours qui annoncent beaucoup de
mémoire et de réflexion.

Lamentations en dormant.

370. *Lamentations et cris, en dorman'.*

Rêves de disputes et de querelles.

Le sommeil lui semble être pénible et fatigant ; pendant qu'il dort, son visage est sombre, triste et morose.

La nuit, en dormant, il éprouve des frayeurs et des sursauts.

Sursauts, frayeurs, agitation et loquacité pendant le sommeil (au bout de six heures).

375. La nuit, il se retourne sans cesse dans le lit, avec anxiété, ayant la tête pleine d'idées fantastiques.

Il ne peut point rester au lit.

Il éprouve la plus grande anxiété dans le lit, mais n'en a plus dès qu'il se lève ; en même temps les pupilles sont très-mobiles.

Les douleurs nocturnes se calment par l'effet d'applications chaudes.

(S'asseoir dans le lit soulage les douleurs qu'on ressent pendant la nuit.)

380. Inspiration ronflante pendant le sommeil.

Ronflement en inspirant pendant le sommeil ; l'inspiration est plus courte que l'expiration ; elle a lieu la bouche entr'ouverte, avec sueur chaude et visqueuse au front (au bout de trois heures).

Gémissemens pendant le sommeil, avec sueur froide et visqueuse au front.

Coma vigil, ou plutôt impuissance d'ouvrir les yeux ; assoupissement sans sommeil, respiration accélérée, et céphalalgie tiraillante au front, avec envie de vomir (au bout d'une heure et demie).

Frissonnement dans quelques parties du corps, qui ne sont pas froides, avec envie de dormir (au bout de deux heures et demie).

385. *Il a des frissons dans diverses parties du corps, au visage* (au bout d'une demi-heure), *aux bras* (au bout de deux heures), *avec ou sans froid extérieur.*

Il a froid, et ordinairement alors le frisson lui descend du dos vers le bas-ventre (au bout d'une et de quatre heures).

Il est pris de frissons dès qu'il se découvre.

Il est très-sensible au froid (sur-le-champ); aucun de ses vêtemens ne lui semble assez chaud.

Il frissonne à l'air froid (au bout de deux heures).

390. Le soir, en se couchant, froid, une sorte de dureté d'oreille, dans laquelle le son lui semble venir de très-loin, mal de cœur, agitation, remuement continuel dans le lit, une orte de stupeur dans la tête, et diminution de la sensibilité cutanée, telle que la peau paraît presque insensible ou engourdie en se grattant.

Froid glacial aux joues, aux mains et aux pieds, avec chaleur brûlante au front, au col et à la poitrine; puis chaleur et rougeur à la joue droite, avec chaleur ordinaire aux mains et aux pieds, les pupilles étant rétrécies et ne se dilatant point; ensuite ronflement pendant le sommeil (au bout d'une heure et pendant deux).

Froid par tout le corps, avec chaleur brûlante au visage, qui se porte surtout aux yeux.

Froid aux membres, avec chaleur brûlante au visage et dans les yeux, et respiration brûlante (au bout de cinq heures).

395. (Violent froid interne, sans froid à l'extérieur, à l'exception des pieds, qui sont froids, avec soif; puis grande chaleur, avec sueur ; quand alors elle met un bras hors du lit, elle éprouve du froid, et lorsqu'elle le replace sous la couverture, elle sue; en même temps elle ressent des tiraillemens dans le front.)

(Après avoir mangé, froid par tout le corps, suivi de chaleur dans les joues).

Frisson à la partie postérieure du corps, aux bras, aux cuisses et au dos, qui revient par accès, sans froid extérieur, au contraire avec chaleur sèche en dedans et chaleur au dehors, principalement au front et au visage.

Froid uniquement à la partie antérieure du corps (au bout d'un quart d'heure).

(Fièvre : pendant le froid, il est obligé de se coucher; pendant le froid, soif, et pendant la chaleur, pas de soif; sueur après la chaleur; pendant la sueur seulement, douleur ancinante dans la moitié gauche du cerveau; le lendemain matin, goût amer dans la bouche).

400. L'après-midi (vers quatre heures), froid (pendant

lequel il dit des choses qu'il voudrait ne pas dire), avec nausée dans le bas-ventre, jusque vers onze heures du soir; ensuite il éprouve de plus une céphalalgie lancinante au front, qui devient plus vive quand il se couche.

(Fièvre; frisson secouant l'après-midi; il ne peut point s'échauffer; avec flux de salive hors de la bouche, douleur contusive dans le dos et dans le côté, douleur pressive, stupéfiante, dans la journée; ensuite, pendant la nuit, chaleur énorme, avec soif violente et insomnie).

Horripilation le soir; la nuit beaucoup de sueur et de soif.

Le soir, ardeur dans les joues, avec horripilations passagères.

Rougeur d'une joue, qui revient par accès, sans frisson et sans chaleur interne (au bout de quatre et de douze heures).

405. *Chaleur interne, avec frisson.*

Chaleur externe, avec frisson.

Avant minuit, au moment où il veut s'endormir étendu sur le dos, il éprouve aussitôt de la chaleur et en même temps une soif générale (au bout de six heures).

La nuit, lèvres sèches et collées ensemble, sans soif.

Soif au milieu d'une chaleur fébrile, avec rougeur des joues.

410. Chaleur ardente dans les joues, avec soif.

Au milieu d'une chaleur fébrile, et avec les joues rouges, il ne fait que se retourner dans son lit, et parle sans raison, les yeux ouverts.

Sentiment de chaleur externe, sans que l'extérieur du corps soit chaud (au bout d'une et de trois heures).

Sentiment de chaleur à l'extérieur du corps, sans chaleur réelle et sans soif.

Il a la langue sèche, avec soif et désir de boire de l'eau, défaut d'appétit, bouffées de chaleur, sueur au visage et battemens de cœur, après quoi il est pris d'une faim contre nature.

415. Soif inextinguible et sécheresse de la langue (au bout de cinq heures).

Soif dans la soirée, et réveil dans la nuit par une douleur.

Le sentiment de chaleur extérieure qu'il éprouve ne lui permet pas de supporter la couverture.

(Sueur générale, le matin, avec sentiment de mordication à la p eau).

Sueur générale pendant la nuit (depuis dix heures jusqu'à deux), sans sommeil.

520. Sueur au visage, au cou et aux mains (au bout de six heures).

Sueur, surtout à la tête, pendant le sommeil.

Fréquentes sueurs passagères au visage et dans le creux des mains.

Gémissement involontaire pendant la sueur au visage.

Accès répétés d'anxiété pendant la journée.

425. Anxiété comme s'il avait besoin d'aller à la selle.

Anxiété et tremblement, avec battemens de cœur (au bout d'une heure).

Afflux du sang vers le cœur (sur-le-champ).

Agitation énorme, jecticulation anxieuse, comme dans l'agonie, avec douleurs tiraillantes dans le bas-ventre (au bout d'une heure); ensuite, émoussement des sens, puis mal de tête insupportable.

Inquiétudes hypocondriaques.

430. Il semble qu'on lui écrase le cœur; l'anxiété le met hors de lui, il sanglotte et sue beaucoup en même temps.

Sanglots et cris.

(Accès qui durent quelques minutes, toutes les deux ou trois heures); l'enfant devient raide, et se renverse en arrière, ne fait que remuer les pieds sur le bras de sa mère, jette des cris affreux, et repousse tout loin de lui).

Agitation larmoyante, l'enfant demande tantôt une chose, tantôt une autre, et quand on la lui donne, il n'en veut plus, ou il la jette loin de lui (au bout de quatre heures).

L'enfant ne demeure en repos que quand on le porte sur les bras.

435. Cris pitoyables de l'enfant, parce qu'on lui refuse ce qu'il demande (au bout de trois heures).

Anxiété extrême; elle-même ne trouve bien aucune des choses qu'elle entreprend; elle est irrésolue; en même temps bouffées de chaleur au visage, et sueur froide dans la paume des mains.

Propension à s'effrayer et à trembler.

Il est très-disposé à s'effrayer (au bout de vingt-quatre heures).

Elle s'effraye pour des bagatelles.

442. *Cris à cause d'offenses légères, parfois même imaginaires, ou qui datent de long-temps.*

Il ne peut cesser de parler d'anciens sujets de désagrémens.

Mauvaise humeur, comme si on l'avait offensé.

Ses idées hypocondriaques et ses inquiétudes au sujet des moindres bagatelles, lui paraissent dépendre de l'embarras et de la pesanteur de la tête et du resserrement du ventre.

Propension à se fâcher après avoir mangé, après le dîner.

445. Mauvaise humeur pendant deux heures.

Humeur maussade; il ne trouve à son gré rien de ce que font les autres, personne ne peut faire quelque chose qui lui soit agréable.

Intérieurement il se fâche à la plus légère occasion.

Il est toujours de mauvaise humeur et disposé à prendre du chagrin.

Propension à se fâcher de tout, avec asthme.

450. Il ne peut supporter qu'on lui parle, qu'on lui coupe la parole, surtout après s'être levé du lit; en même temps il a les paupières peu mobiles, difficilement contractiles et dilatables (1) (au bout de dix heures).

Elle ne peut point supporter la musique.

Il est extrêmement sensible au moindre bruit.

Humeur irritable.

Morose, enclin à chercher querelle (au bout de douze heures).

455. Propension aux querelles, à la colère, aux contestations (au bout de deux heures).

Disposition à se fâcher, à quereller; elle cherche avec avidité tous les sujets de querelles (au bout de trois heures).

Soupirs et gémissemens de mauvaise humeur (au bout de cinq heures).

V. 69. La maladie souvent semblable à une fièvre bilieuse aiguë et quelquefois dangereuse pour la vie, qui a coutume de survenir après un violent accès de chagrin et de colère, avec chaleur au visage, soif inextinguible, goût bilieux, mal de cœur, anxiété, agitation, a tant de ressemblance homœopathique avec les symptômes de la camomille, qu'il n'est pas possible que celle-ci ne la guérisse d'une manière prompte et spécifique. C'est aussi ce que fait, comme par miracle, une seule goutte du suc de cette plante.

Il reste tranquille et sans parler, quand il n'est point
obligé de répondre à des questions (au bout de six heures).

(Elle se sent des scrupules de conscience à toute occasion).

460. Sérieux et concentré en soi-même, il se perd en
réflexions sur son sort, dont il a un sentiment profond
(assez tard).

Idées fixes (assez tard).

Observations recueillies par d'autres.

Vertige en se tenant assis droit, et non en restant couché.
(*E. Stapf.*)

Hébétude dans la tête. (*Id.*)

Pesanteur dans la tête. (*Id.*)

En s'asseyant ou se retournant dans le lit, douleurs tiraillantes dans le front, avec même sensation que s'il y tombait
une masse. (*Id.*)

5. La peau du front ridée au dessus du nez. (*Id.*)

Flamboyement devant les yeux ; elle ne voyait point où
elle était. (*Id.*)

Il lui passe un voile noir devant les yeux. (*Id.*)

Rougeur de la langue (*Id.*)

Vomissemens. (*Lind, Monro, Pringle, Rosenstein.*)

10. Diarrhée. (*Cullen.*)

Respiration courte, criarde. (*Stapf.*)

Respiration courte et profonde, avec forte élévation de la
poitrine. (*Id.*)

Elancemens rapides au cœur, pendant le mouvement, qui
oppressent la respiration. (*Id.*)

Engourdissement du bras gauche, sans qu'on se soit couché dessus. (*Id.*)

15. Tension dans le genou. (*Id.*)

Tension dans les jambes, qui descend le long des mollets.
(*Id.*)

Elle est obligée de retirer les jambes à elle, à cause de douleurs dans les mollets et les genoux ; quand elle les étend,
elles s'engourdissent. (*Id.*)

Le matin, dans le lit, yeux à demi clos, tournés en bas,
pupilles un peu dilatées et coma vigil. (*Id.*)

Violente soif, et désir de boire de l'eau. (*Id.*)

20. Alternatives continuelles de chaleur et de froid dans diverses parties ; les mains sont tantôt chaudes et tantôt froides, ou bien les bras, ou les avant-bras; parfois le front est froid et les joues sont chaudes, etc. (*Id.*)

Froid violent aussitôt après avoir écarté la couverture.(*Id.*)

Les parties même peu couvertes sont brûlantes, et celles qui sont à nu presque froides. (*Id.*)

La camomille excite une chaleur mordicante. (*Sénac.*)

La nuit, insupportable sensation de chaleur, avec soif brûlante et inextinguible, sécheresse de la langue, stupeur. (*Stapf.*)

25. Chaleur au visage, avec rougeur des joues. (*Id.*)

La nuit, forte chaleur, avec insomnie (au bout de vingt-quatre heures). (*Id.*)

Chaleur générale de neuf heures du matin à midi ; ensuite forte sueur. (*Id.*)

Sueur abondante aux parties couvertes. (*Id.*)

Etant disposée à pleurer, et de mauvaise humeur, elle se plaint de ne pouvoir dormir, à cause d'une brisure générale dans tous les membres. (*d.*)

30. Sa tête branle en avant et en arrière. (*Id.*)

Elle est assise sur une chaise, raide comme une statue, et semble ne rien remarquer de ce qui se passe autour d'elle (au bout de vingt-quatre heures). (*Id.*)

Concentrée en elle-même, on ne peut tirer d'elle un seul mot. (*Id.*)

Elle parle avec répugnance ; ses discours sont interrompus et courts. (*Id.*)

---

16. CAMPHRE.

(*Camphora.*)

La dissolution alcoolique de cette substance est fournie par le *Laurus Camphora.*

En plaçant ici la liste des symptômes du camphre qui ont été observés jusqu'à ce jour, je ne la donne pas comme embrassant la totalité des effets qu'on peut attendre de cette substance, mais comme une sorte de premier aperçu, auquel se rattacheront ceux qu'on découvrira dans la suite.

Jusqu'à présent les médecins n'ont employé le camphre qu'en aveugles, et à fortes doses, de manière qu'ils n'ont jamais pu en connaître les véritables effets, d'autant plus que presque toujours ils l'ont prescrit mêlé à d'autant médicamens, ou concurremment avec eux, et ce qu'il y a de plus fâcheux encore, dans le tumulte seulement des symptômes morbides. Car ce qu'Alexander a observé de ses effets purs se réduit à très-peu de chose, comme on le verra, et n'est d'ailleurs exprimé qu'en termes fort généraux.

L'action du camphre est très-énigmatique et fort difficile à étudier, même sur l'homme bien portant, parce que l'effet primitif de cette substance alterne souvent d'une manière si rapide avec les réactions de la vie, que, dans beaucoup de cas, on a de la peine à déterminer ce qui doit être considéré comme effet primitif ou comme effet consécutif.

Cependant il fallait enfin se décider à essayer de connaître son action pure, et c'est cet essai qui a fourni la série suivante de symptômes.

Le camphre n'est pas moins énigmatique et surprenant à l'égard du résultat de son action ; car il éteint les effets violens d'un très-grand nombre de remèdes végétaux fort différens ; même des cantharides et de beaucoup de substances minérales et métalliques. Il doit donc exercer une sorte d'action pathologique générale, à laquelle nous n'essayerons cependant point d'appliquer un nom, afin de ne pas aller nous perdre dans l'empire des ombres, où l'observation n'est plus de mise, où l'imagination donne des rêves pour des réalités, où enfin, n'ayant plus l'expérience pour guide, nous errons au hasard dans les ténèbres, et ne recueillons qu'illusions et erreurs nuisibles, au lieu de ces notions sur la nature intime des choses, que tant de petits esprits se flattent d'y rencontrer.

Ainsi que je le dis d'après l'expérience, le camphre fait taire les effets par trop violens d'un très-grand nombre de médicamens, administrés soit dans des cas où ils ne convenaient pas, soit à des doses trop fortes. Cependant il ne le fait, la plupart du temps, qu'en vertu de son action primitive, et comme simple palliatif. C'est pourquoi, lorsqu'on l'employe à ce titre, il faut le donner très-souvent, mais à petites doses ; toutes les cinq à quinze minutes ; et, si le besoin est urgent, toutes les deux à trois minutes, on donne environ une goutte de la dissolution alcoolique saturée (un huitième de grain), battue avec deux gros d'eau pure, ou bien on fait flairer la dissolution saturée toutes les trois, quatre, six, dix ou quinze minutes.

Un grain de camphre, dissous dans huit gouttes d'alcool, se réunit très-bien avec quatre cents grains d'eau tiède ; et, en agitant le tout, on obtient une dissolution parfaite, malgré l'assertion contraire des auteurs de matière médicale, qui presque tous le disent absolument insoluble dans l'eau.

Je n'ai pas trouvé le camphre convenable dans les cas où la fève de Saint-Ignace a produit des effets trop forts.

La rapidité avec laquelle l'action de cette substance se dissipe, et celle avec laquelle ses symptômes alternent, la rendent incapable de servir à la guérison de la plupart des maladies chroniques.

Comme l'inflammation de peau, appelée érysipèle, qui se répand sous la forme de rayons, offre une teinte de rouge-clair, et disparaît momentanément sous la pression du doigt, n'est jamais, quand elle provient de causes internes, qu'un seul symptôme de la maladie, et que le camphre, appliqué sur la peau, y fait naître quelque chose de semblable, il peut être utile de recourir aux applications locales de cette substance dans les maladies qui sont survenues rapidement, accompagnées d'érysipèle, pourvu qu'il y ait analogie entre ses symptômes et les autres symptômes de ces maladies.

Lorsque la grippe (*influenza*), endémique en Sibérie, s'étend jusque chez nous, comme il lui arrive quelquefois, le camphre, dès que la chaleur est déjà établie, n'agit plus que comme palliatif, mais comme palliatif précieux, parce que la maladie n'a qu'une courte durée. On le donne alors dissous dans de l'eau, à doses fréquentes, mais toujours de plus en plus fortes. Il n'abrège point la durée de la maladie, mais il en diminue beaucoup l'intensité, et la conduit ainsi sans danger jusqu'à sa terminaison. Au contraire, une seule dose de noix vomique, aussi faible que possible, la guérit souvent, d'une manière homœopathique, dans l'espace de quelques heures.

Quand une grande dose de camphre a fait naître du danger, l'opium est l'antidote qu'on doit employer, de même que le camphre est d'un puissant secours dans les empoisonnemens par l'opium. Ainsi, chacune de ces deux substances détruit les effets de l'autre. N'est-il pas surprenant, d'après cela, qu'on les rencontre si souvent ensemble dans une même recette ?

Symptômes du camphre.

Les sens s'éteignent (au bout de quelques minutes).

Perte des sens.

Céphalalgie pulsative.

Mal de tête pulsatif et lancinant, dans le front, qui dure toute la nuit, avec chaleur sèche générale, sans soif.

5. Violens élancemens isolés dans la moitié droite du cerveau (au bout de quatre heures).

Céphalalgie pressive et tiraillante.

Mal de tête, comme si le cerveau avait été contus ou blessé.

Douleur de constriction comme par un lien à la base du cerveau, surtout dans l'occiput et au dessus de la racine du nez, qui dure sans interruption, et pendant laquelle il penche la tête de l'un ou de l'autre côté; cette douleur augmente extrêmement en se baissant beaucoup, se couchant ou appuyant la main sur la tête; en même temps, froid aux mains et aux pieds, chaleur au front et coma vigil.

Céphalalgie, comme si le cerveau était étreint par une ligature.

10. *Mal de tête sourd sur l'os frontal, avec envie de vomir.*

Afflux du sang vers la tête (au bout de six heures).

La tête est tirée spasmodiquement de côté, vers l'épaule(1) (au bout de quelques minutes).

Pâleur du visage.

Resserrement des pupilles.

15. *Sensation, comme si tous les objets étaient trop clairs et brillans* (au bout de cinq heures).

Il ne peut pas supporter la lumière (au bout d'une demi-heure).

(1) Par l'effet d'une grande dose, donnée à un enfant, qui perdit ses sens, et dont toutes les parties du corps devinrent froides comme un cadavre, etc.

II.   3

Cuisson dans l'angle externe de l'œil (au bout d'une demi-heure).

Agrandissement des pupilles (au bout de cinq heures).

Inflammation de l'œil (au bout de dix heures).

20. Les yeux sont tournés en haut.

Yeux hagards.

Une sorte de tiraillement dans l'oreille gauche (au bout d'une heure).

Douleur lancinante dans l'angle antérieur des narines, comme si la partie était ulcérée et à vif (au bout de deux heures).

Il lui vient de l'écume à la bouche (au bout de quelques minutes).

25. Le matin, mauvaise odeur de l'haleine, dont lui-même s'aperçoit (au bout de vingt heures).

Branlement douloureux des dents (au bout de dix heures).

Les dents sont comme trop longues, avec une odontalgie qui paraît provenir du gonflement des glandes sous-maxillaires.

Trisme des mâchoires.

Grands élancemens isolés dans le voile du palais (au bout de quatre heures).

30. Mal de gorge (pendant la nuit), sans avaler et en avalant, comme si le pharynx était à vif et gercé, avec une sensation analogue à celle que produisent les choses rances.

Il trouve du plaisir à boire, sans avoir soif.

Tout ce qu'il prend lui semble avoir beaucoup plus de goût qu'à l'ordinaire (au bout de deux heures).

Eloignement pour la pipe (dont il a l'habitude), sans que le tabac lui semble avoir mauvais goût ; mais il ne tarde pas à lui répugner jusqu'au vomissement.

Rapports et régurgitation du contenu de l'estomac.

35. Douleur d'estomac.

Douleur pressive au creux de l'estomac, ou dans la partie antérieure du foie.

Douleur constrictive sous les fausses côtes, jusqu'aux vertèbres lombaires.

Douleur pressive dans les hypocondres (au bout d'une heure).

D'abord, émission de vents nombreux, et au bout de plusieurs heures, pression dans le bas-ventre, le matin, comme s'il était plein de vents.

4o. Maux de ventre causés par des vents.

Douleurs sécantes de colique, pendant la nuit (au bout de cinq heures).

Resserrement du ventre.

Les excrémens sortent difficilement, non sans efforts des muscles abdominaux, comme si le mouvement péristaltique des intestins était diminué, et qu'en même temps le rectum fût rétréci (au bout de vingt-quatre heures).

Le rectum est comme rétréci, gonflé et douloureux, pendant l'émission des vents.

45. Diminution de la force de la vessie ; sans qu'il y eût aucun obstacle mécanique, l'urine sortait très-lentement de son réservoir (au bout de vingt heures).

L'urine sort par un jet grêle.

Rétention d'urine, avec besoin pressant d'uriner ; ténesme du col de la vessie.

Emission involontaire d'urine, après une violente envie d'uriner.

Emission presque involontaire d'urine, suivie d'une douleur dans l'urètre, qui ressemble à une contraction d'avant en arrière.

5o. Emission douloureuse de l'urine.

Ardeur en urinant.

Urine rouge.

Propension aux pollutions nocturnes.

Le matin, en se levant (et le soir, en se couchant ?), écoulement de mucus liquide par le nez, sans éternumens et sans véritable coryza (au bout de dix-huit heures).

55. Coryza (au bout de dix heures).

Enchifrènement.

Mucus dans la trachée-artère, qui rend la voix voilée, et qu'on ne peut parvenir à détacher.

Douleur dans la trachée-artère et dans les bronches, surtout en toussant, mais aussi en cherchant à détacher le mucus de la gorge.

Respiration profonde et lente.

6o. Respiration presque entièrement suspendue.

Rétrécissement convulsif de la poitrine, qui semble dépendre d'une pression au creux de l'estomac) au bout d'une heure).

Petit élancement dans les mamelons (au bout de deux heures).

Douleur tiraillante dans la nuque, en baissant la tête (au bout de deux heures).

Rotation convulsive des bras.

65. Douleur dans l'articulation inférieure du pouce, en remuant ce doigt, comme s'il avait été foulé (au bout de vingt heures).

Difficulté de mouvoir les cuisses, et lassitude dedans.

En se tenant assis et ployant le genou, la cuisse s'engour-dit, avec sensation de froid (au bout de vingt-et-une heures).

Le matin, en se levant et marchant, douleur dans l'arti-culation du pied, comme si l'on avait fait un faux pas, ou que le pied fût luxé (au bout de dix-huit heures).

Craquement dans les articulations des lombes, des ge-noux et des pieds.

70. Tremblement des jambes.

Les jambes tremblent, fléchissent, et manquent de so-lidité.

Sensation de sécheresse dans le corps, surtout à la tête et dans les ramifications de la trachée-artère (au bout de deux heures).

Douleur rhumatismale, lancinante, dans tous les muscles, surtout entre les omoplates.

Douleur dans le périoste de tous les os.

75. Inflammation érysipélateuse (1).

Difficulté de mouvoir les membres.

Relâchement paralytique des muscles.

Le soir, après s'être mis au lit, prurit tantôt dans une partie du corps, et tantôt dans une autre (au bout de six heures).

Somnolence.

80. (Inspiration plus courte que l'expiration, pendant le sommeil.)

Pendant le sommeil, il marmotte entre ses dents et sou-pire.

(1) Par l'application du camphre à l'extérieur.

. Durant toute la nuit, il parle à voix basse en dormant.

Ronflement, durant le sommeil, pendant l'inspiration et l'expiration.

Pendant l'assoupissement, les yeux étant fermés, l'imagination lui présente des objets bizarres, qui varient avec autant de rapidité que les mouvemens du pouls (au bout de deux heures).

85. Pouls petit, dur, et toujours de plus en plus lent.

Il est par trop sensible à l'air froid.

Il a beaucoup de tendance à se refroidir, et ensuite il éprouve ou des frissons, ou des tranchées dans le ventre, avec déjection diarrhéique de matières brunes ou noires, comme du marc de café.

Il est très-frileux (au bout de dix heures).

Propension à frissonner, frissons avec chair de poule ; *la peau du corps entier est douloureuse, et fait mal au moindre attouchement.*

90. *Le corps est très-froid partout.*

Sueur froide.

(Fièvre : grand froid, avec claquement de dents et beaucoup de soif ; il s'endort aussitôt après le froid ; mais son sommeil est fréquemment interrompu ; il n'éprouve pas ensuite la moindre chaleur.

Chaleur dans la tête, et même sensation dedans que si la sueur allait survenir, tandis qn'un frisson parcourt les membres et le bas-ventre (au bout de trois heures).

- *Rougeur des joues et des lobules des oreilles.*

95. Chaleur à la tête, aux mains et aux pieds ; sans soif.

Pouls plein et vite.

Lourd assoupissement, et céphalalgie resserrante (constrictive), grande chaleur par tout le corps, avec gonflement des veines, respiration très-accélérée, et douleur contusive dans le dos, cependant sans soif, ni altération du goût.

Sueur chaude au front et dans la paume des mains.

Sueur chaude par tout le corps.

100. Battemens de cœur.

Anxiété.

Tous les objets extérieurs le contrarient, et excitent en lui une mauvaise humeur repoussante.

L'enfant se retire dans un coin, où il crie et pleure ; tout ce qu'on peut lui dire le fâche, comme autant d'offenses.

Enclin à chercher querelle, voulant toujours avoir raison.

105. Trop de précipitation, qui porte à faire des choses inconsidérées.

Observations recueillies par d'autres.

En marchant, il chancelle de côté et d'autre, et il est obligé de s'appuyer pour rester ferme sur ses jambes. (*G.-F. Wislicenus.*)

Il se frotte le front, la tête, la poitrine et d'autres parties du corps, et ne sait où il en est; il s'étend, ses sens l'abandonnent, et il tombe par terre, tout de son long et raide, les épaules rejetées en arrière, les bras d'abord un peu ployés, avec les mains tournées en dehors et les doigts un peu recourbés ; ensuite toutes les parties sont allongées en ligne droite et raides, avec la tête fléchie de côté, la mâchoire inférieure abaissée et immobile, les lèvres rentrées en dedans; les dents claquent, les yeux sont fermés; les muscles de la face sont agités de convulsions continuelles, tout le corps est froid, et la respiration est nulle, pendant un quart d'heure (au bout de deux heures). (*Id.*)

Vertige. (*Unzer, Alexander, Collin.*)

Vertige : il est obligé de s'appuyer, il lui semble ne pas être solide sur ses jambes. (*C.-T. Herrmann.*)

5. Ivresse. (*Collin, Griffin, De Meza.*)

Pesanteur de la tête, avec vertige, la tête tombe en arrière (au bout de dix minutes). (*Herrmann.*)

Pesanteur de la tête qui tient du vertige (au bout d'une demi-heure). (*Id.*)

En marchant, il chancelle comme un homme ivre. (*Id.*)

Vertige qui revient en différens temps. (*Griffin.*)

10. Fréquens et courts accès de vertige. (*Hufeland.*)

La tête est entreprise, quoiqu'il jouisse pleinement de sa connaissance. (*E. Stapf.*)

Défaut de mémoire. (*Alexander, Unzer.*)

Après l'accès de tétanos, avec perte de connaissance, et vomissement ensuite, défaut total de mémoire, comme si elle était abolie (au bout de trois heures). (*Wislicenus.*)

Ses sens l'abandonnent. (*Alexander.*)

15. Pesanteur de la tête. (*Geoffroy.*)

Mal de tête. (*Hufeland.*)

Violent mal de tête. (*Unzer.*)

Sentiment de pression dans la tête. (*Stapf.*)

Pression à l'occiput. (*Id.*)

20. Le soir, céphalalgie pressive au dessus de l'œil gauche. (*C. Franz.*)

Pression pulsative dans les tempes. (*Stapf.*)

Céphalalgie très-passagère, comme si le cerveau était comprimé de toutes parts, mais qu'il ne ressent que dans un état
de demi-connaissance, lorsqu'il ne fait point d'attention à
son corps; dès qu'il a pleine conscience de sa douleur, et qu'il
y pense, elle disparaît sur-le-champ (au bout de quatre heures et demie). (*Franz.*)

Pression au milieu du front (au bout de trois heures et demie). (*Herrmann.*)

Céphalalgie pressive de dedans en dehors (sur-le-champ).
(*Wislicenus.*)

25. Pression tiraillante dans la tempe droite (au bout
d'une heure). (*Herrmann.*)

Pression tiraillante de dedans en dehors, au côté gauche
du front (au bout de sept heures et demie). (*Id.*)

Mal de tête; des coups sécans passent dans le front et dans
les tempes, jusqu'au milieu du cerveau, et reviennent après
de courtes pauses, aussitôt après s'être mis au lit (au bout
d'une demi-heure). (*Wislicenus.*)

Pression sécante du côté gauche de l'occiput au front (au
bout d'une demi-heure). (*Herrmann.*)

Céphalalgie tiraillante, lancinante, au front, et mal de tête
pressif au sommet de l'os frontal (au bout de quatre heures).
(*Franz.*)

30. Léger tiraillement dans la tête, au front surtout (au
bout de sept heures). (*Hartmann.*)

Léger tiraillement dans la tempe droite et le front (au
bout d'une heure et trois quarts). (*Herrmann.*)

Légère douleur tiraillante dans le côté gauche du front et
le côté gauche de l'occiput (au bout d'une demi-heure). (*Id.*)

Chaleur dans la tête et céphalalgie tiraillante, qui passe
rapidement, et se dissipe en appuyant la main sur la tête
(au bout de onze heures). (*Franz.*)

Afflux considérable du sang vers la tête (1). (*Whytt, Murray.*)

35. Inflammation du cerveau (mortelle). (*Quarin.*)

Visage très-pâle, avec les yeux d'abord fermés, puis ouverts, fixes et tournés en haut (au bout de deux heures). (*Wislicenus.*)

Visage très-rouge. (*Quarin.*)

Distorsion spasmodique des muscles de la face, avec écume à la bouche (2). (*Ortel.*)

Pression sur le muscle sourcilier droit (au bout de trois quarts d'heure). (*Herrmann.*)

40. Yeux hagards, enflammés. (*Quarin.*)

Il a les yeux hagards et le regard étonné, sans connaissance (au bout de deux heures). (*Wislicenus.*)

Sentiment de tension dans les yeux (au bout de trois-quarts d'heure). (*Herrmann.*)

Vulsions fréquentes dans l'angle externe de l'œil (au bout de vingt-huit heures). (*Franz.*)

Vulsion visible et tressaillement de la paupière supérieure (au bout de trente-six heures). (*Id.*)

45. Prurit cuisant dans les paupières. (*Stapf.*)

Cuisson et élancemens dans les paupières (au bout de cinq heures). (*Franz.*)

Les paupières sont parsemées d'un grand nombre de taches rouges (au bout de vingt-quatre heures). (*Wislicenus.*)

Les yeux se remplissent d'eau au grand air. (*Stapf.*)

(1) Le vertige et la perte des sens, quand la dose est forte, avec refroidissement du corps, paraissent être l'effet primitif du camphre, et annoncent une diminution de l'afflux du sang vers les parties éloignées du cœur; au contraire, l'afflux du sang vers la tête, la chaleur à la tête, etc., semblent n'être qu'un effet consécutif ou une réaction de la vie, proportionnée à l'effet contraire, c'est-à-dire à l'intensité de l'effet primitif. De même, des inflammations légères et qui se sont développées rapidement peuvent quelquefois être très-bien guéries par le rafraîchissement palliatif que produit, dans son action primitive, le camphre pris à l'intérieur; mais il n'en est pas de même des inflammations chroniques. L'emploi prolongé, ou du moins souvent répété du camphre, entraîne assez souvent des ophthalmies opiniâtres, qui sont durables comme tous les effets consécutifs, c'est-à-dire comme toutes les réactions de l'organisme. Je ne prétends pas nier qu'appliqué extérieurement, le camphre n'agisse point d'une manière homœopathique dans les cas d'ophthalmies aiguës. Mais je ne me hasarderai point à le soutenir, n'ayant jamais traité ainsi aucune affection de ce genre.

(2) Par l'injection de plusieurs grains de camphre dans la veine médiane.

Une couple de taches rouges, indolentes, au blanc de l'œil droit (au bout de vingt-quatre heures). (*Wislicenus.*)

5o. Douleur pressive de dedans en dehors dans l'œil droit, en le remuant (au bout de deux heures). (*Franz.*)

Sensation dans l'œil gauche, comme de pression et de coups qui se succèdent rapidement (au bout de deux heures et demie). (*Id.*)

Distorsion des yeux. (*Ortel.*)

Rétrécissement énorme des pupilles (au bout de trente-cinq minutes). (*Herrmann.*)

Obscurcissement de la vue. (*Whytt, Unzer.*)

55. Des objets de formes bizarres lui passent devant les yeux. (*Unzer.*)

Sentiment de chaleur dans les lobules des oreilles. (*Stapf.*)

Chaleur et rougeur aux lobes des oreilles. (*Id.*)

Tintement d'oreilles. (*Alexander.*)

Dans le conduit auditif interne gauche, bouton d'un rouge foncé, plus gros qu'un pois, qui causait une pression lancinante quand on y touchait (au bout de douze heures), *et qui suppura au bout de trente-six heures.* (*Herrmann.*)

6o. Tiraillement indolent, à plusieurs reprises, dans les vertèbres du cou, pendant le mouvement. (*Stapf.*)

Mal de dents, des coups sécans, passagers, à travers la gencive, aux racines des dents incisives et canines (1) (au bout d'un quart d'heure). (*Wislicenus.*)

Sentiment de sécheresse à la partie postérieure de la langue, sorte de grattement, avec abondance de salive. (*Stapf.*)

Afflux continuel de salive à la bouche (au bout d'une demi-heure). (*Herrmann.*)

Afflux dans la bouche de salive, qui est quelquefois muqueuse et visqueuse (au bout d'une heure et demie). (*Id.*)

65. Sensation de sécheresse et de grattement au palais. (*Stapf.*)

Une sensation de refroidissement remonte jusque dans la bouche et au palais (au bout de quatre à six heures). (*Franz.*)

Chaleur désagréable dans la bouche. (*Alexander.*)

Violente ardeur au palais, qui descend jusque dans la

____

(1) Par l'odeur du camphre.

gorge, et excite à boire, mais ne se dissipe pas, quelque chose qu'on boive (1) (sur-le-champ). (*Wislicenus.*)

Sensation de chaleur dans la bouche et dans l'œsophage. (*Murray.*)

70. *En sortant de table, éructations fréquentes, presque continuelles* (au bout de trois heures, et plus tard.) (*Herrmann.*)

Absence de la soif pendant les premières vingt-quatre heures (*Wislicenus.*)

Adipsie pendant les premières trente-six heures, (*Herrmann.*)

Pas de mauvais goût dans la bouche, quoiqu'il en trouve un amer à tout ce qu'il mange et même au tabac (dont il a l'habitude) (au bout de treize heures). (*Franz.*)

Il trouve au tabac un goût amer et répugnant (au bout de trois heures et trois quarts). (*Id.*)

75. Ce qu'il mange lui semble amer, la viande plus encore que le pain (avec rapports en mangeant et après); tout lui semble avoir un goût de camphre (au bout de quatre heures). (*Id.*)

Écoulement abondant de salive aqueuse. (*Stapf.*)

Nausées. (*Griffin, Alexander.*)

Nausées, avec salivation. (*Stapf.*)

Nausées et envies de vomir, qui se dissipent après chaque éructation (au bout d'un quart d'heure). (*Franz.*)

80. Après des envies de vomir, plusieurs fois répétées, courts accès de vertige. (*Hufeland.*)

Au début du vomissement, sueur froide, surtout au visage, (*Wislicenus.*)

Vomissement bilieux teint de sang. (*Griffin.*)

Sensation au creux de l'estomac comme si cette région était distendue et contuse, avec plénitude dans le bas-ventre (au bout de vingt-cinq heures). (*Franz.*)

Douleur à la région de l'estomac (*Hufeland.*)

85. Refroidissement manifeste, surtout au creux de l'estomac. (*F. Hoffmann.*)

Sensation de froid à l'épigastre et à l'hypogastre (au bout d'un quart d'heure). (*Herrmann.*)

____

(1) Par l'odeur du camphre.

Violente chaleur brûlante dans l'épigastre et l'hypogastre (au bout de quatre heures). (*Id.*)

Châleur brûlante dans l'hypogastre (au bout d'une heure et un quart). (*Id.*)

Ardeur dans l'estomac. (*Whytt, Unzer, Griffin.*)

90. La digestion est empêchée. (*G. Cullen.*)

Sensation de dureté et de pesanteur dans le bas-ventre, au dessus de l'ombilic. (*Stapf.*)

Dans tout le côté droit du ventre, jusqu'à la région hépatique et à la poitrine, douleur tractive, contusive, plus à l'intérieur qu'à l'extérieur, surtout en inspirant (au bout de trois heures et demie). (*Franz.*)

Douleur pinçante dans le bas-ventre, surtout à la région ombilicale (au bout de sept heures et demie). (*Herrmann.*)

Dans le côté droit de l'abdomen, pesanteur lancinante, tractive, qui devient encore plus sensible en appuyant sur la partie. (*Franz.*)

95. Forte pression dans le côté gauche du bas-ventre (au bout d'une heure.) (*Herrmann.*)

Traction dans le côté gauche du bas-ventre, avec sensation de douleur tensive et contusive (au bout de douze heures). (*Franz.*)

Elancement brûlant sur une étendue de la largeur de la main, au dessous de la crête iliaque, en tirant vers l'aine. (*Id.*)

Pression au côté gauche du pudendum, à la base de la verge, dans l'aine, en se tenant debout (au bout de dix heures). (*Id.*)

Fourmillement pruriteux dans l'aine droite, qui se dissipe en frottant la partie (au bout d'un quart d'heure). (*Wisticenus.*)

100. Pression de dedans en dehors, dans l'aine, à la base de la verge, comme s'il allait survenir une hernie (au bout de douze heures). (*Franz.*)

Hydropisie du bas-ventre, qui dure peu. (*Hergtu.*)

Besoin d'aller par le bas ; la selle est de nature ordinaire, mais peu abondante ; ensuite violent besoin d'aller par le bas, suivie d'une selle moins copieuse encore (au bout d'une heure). (*Herrmann.*)

Envie pressante d'aller à la selle (au bout de quatre heures). (*Id.*)

Le premier jour, deux selles, après quelques pincemens dans le ventre; le second jour, pas de selle du tout; le troisième jour, selle assez dure et difficile à pousser. (*Franz.*)

105. Ressserrement opiniâtre du ventre. (*Alexander.*)

Cuisson dans le rectum. (*Stapf.*)

Urine d'un jaune verdâtre, trouble, d'odeur marécageuse (au bout de dix heures). (*Wislicenus.*)

Il rend de l'urine trouble, qui par le repos devient toute trouble et épaisse, avec une couleur d'un blanc verdâtre, sans former de sédiment. (*Herrmann.*)

Urine rouge. (*F. Hoffmann.*)

110. Pendant les premières heures, peu d'urine, qui coule sans difficulté; mais au bout de plusieurs heures (l'après-midi), en urinant, chaleur cuisante, pendant plusieurs jours, à la partie postérieure de l'urètre, suivie d'une pression dans la vessie, comme s'il y avait encore besoin d'uriner. (*Franz.*)

L'urine sort par un jet très-grêle, comme dans les rétrécissemens de l'urètre (au bout de deux heures et demie). (*Herrmann.*)

Rétention d'urine pendant les douze premières heures, avec continuelle pression dans la vessie, et besoin d'uriner, quoiqu'il ne sorte rien; mais, au bout de vingt-quatre heures, fréquentes émissions d'urine, en quantité ordinaire; ainsi, au total, sortie d'une plus grande quantité d'urine; mais, au bout de quarante-huit heures, les émissions deviennent encore plus fréquentes et plus copieuses. (*Herrmann.*)

Il ne sort pas d'urine pendant les dix premières heures. (*Wislicenus.*)

Strangurie presque sur-le-champ. (*Heberden.*)

115. Prurit lancinant à la face interne du prépuce. (*Herrmann.*)

(Sentiment de constriction dans les testicules. (*Stapf.*)

Les deux premiers jours, faiblesse des parties génitales et absence des désirs vénériens. (*Wislicenus.*)

Les deux premiers jours, flaccidité du scrotum, défaut d'érébtions, absence des désirs vénériens; mais, au bout de quarante-huit heures, érections beaucoup plus violentes que de coutume (1). (*Herrmann.*)

(1) Le défaut d'appétit vénérien, d'érection et d'éjaculation, n'est qu'un effet

Exaltation de l'appétit vénérien. (*Breynius*, *Paulinus.*)

120. Impuissance. (*Koolhaas.*)

Impuissance chez l'homme. (*Loss.*)

Sorte de douleurs violentes, comme pour accoucher (1). (*Heberden.*)

Pression sur le sternum, comme par l'effet d'un poids. (*Franz.*)

Respiration oppressée, anxieuse, bruyante. (*Ortel.*)

125. Respiration lente et difficile (au bout d'une heure et un quart). (*Herrmann.*)

Pression sur le sternum, en se tenant debout (au bout de vingt-sept heures). (*Franz.*)

Pression molle à la poitrine, en dedans, sous le sternum, avec difficulté d'inspirer et sentiment de refroidissement, qui remonte de la poitrine dans la bouche (au bout de vingt-neuf heures). (*Id.*)

La respiration s'arrête presque entièrement. (*Cullen.*)

Il se plaint d'éprouver dans le larynx un sentiment de constriction semblable à celui que produirait la vapeur du soufre. (*Ortel.*)

130. Il est sur le point de suffoquer, et son larynx se resserre. (*Sommer.*)

Elancemens dans le côté gauche de la poitrine, en marchant (au bout d'une demi-heure). (*Franz.*)

Sensation douloureuse dans la poitrine, comme des élancemens. (*Stapf.*)

Elancemens dans la poitrine et tussiculation qui semblent occasionnés par une sensation lancinante de refroidissement au fond de la trachée-artère (au bout de deux heures). (*Franz.*)

Les élancemens à l'intérieur et à l'extérieur de la poitrine deviennent plus forts de jour en jour. (*Id.*)

135. Après avoir mangé, il sent et entend les battemens de

primitif du camphre, comme on le voit d'après ces observations : ce médicament n'agit donc que d'une manière palliative, quand on veut combattre par lui l'exaltation de l'appétit vénérien, la trop grande fréquence des érections, et celle des pollutions nocturnes, si l'état dure déjà depuis long-temps. En opérant ainsi, le mal s'accroît par l'effet de la réaction en sens inverse de l'organisme. Comparez 192.

(1) Chez une veuve.

son cœur contre les côtes (au bout de quatre heures moins un quart). (*Id.*)

Petite douleur lancinante à droite, près du mamelon, qui se porte vers le bassin (au bout de quatre heures et demie). (*Herrmann.*)

Pression tiraillante au bord antérieur de l'omoplate, qui rend les mouvemens du bras difficiles (au bout de trente-deux heures). (*Franz.*)

Elancemens douloureux à travers et entre les omoplates, jusque dans la poitrine, en remuant le bras, pendant deux jours (au bout de vingt-quatre heures). (*Id.*)

En allant au grand air, traction douloureuse et sentiment de raideur au côté du cou et dans la nuque (au bout de cinq heures). (*Id.*)

240. Douleur tensive dans les muscles de la nuque et de la partie postérieure du cou, qui augmente à chaque mouvement et en tournant la tête (au bout de quinze heures). (*Herrmann.*)

Elancemens dans la nuque, près de l'épaule droite, en se remuant (au bout d'une heure et demie). (*Franz.*)

Pression sur le sommet de l'épaule (au bout de deux heures). (*Id.*)

Pression tiraillante au milieu de la partie postérieure du bras droit. (*Herrmann.*)

Léger tiraillement vulsif depuis le milieu de la face interne du bras gauche jusqu'au milieu de l'avant-bras (au bout de trois quarts d'heure). (*Id.*)

145. *Pression douloureuse dans l'articulation du coude droit, plus violente en s'appuyant dessus; la douleur s'étend jusque dans la main* (au bout d'une heure et demie). (*Id.*)

Elancemens dans l'avant-bras (au bout d'une heure et trois quarts). (*Franz.*)

Pression tiraillante au radius gauche, un peu au dessus de l'articulation de la main (au bout de sept heures). (*Herrmann.*)

Pression douloureuse à la face interne de l'avant-bras gauche (au bout d'une heure et trois quarts) (*Id.*)

Pression tiraillante à la face interne de l'avant-bras gauche. (*Id.*)

150. Prurit accompagné de douleur lancinante, et allant toujours en croissant, sur le dos de la main et des doigts, qui cesse en se grattant (au bout de quatre heures et demie). (*Franz.*)

Prurit au dos et dans l'intervalle des doigts (au bout de vingt-cinq heures). (*Id.*)

Prurit au creux des mains (au bout de cinq heures). (*Id.*)

Traction dans le muscle grand fessier, à son attache supérieure à la crête iliaque, comme si la cuisse allait être paralysée. (*Id.*)

Douleur tractive dans les cuisses, après la marche (au bout de cinq heures). (*Id.*)

Douleur tractive, contusive, dans la cuisse droite et à son côté interne, le long et au dessous de la rotule ; il craint que sa jambe ne ploye (au bout de quatre heures et demie). (*Id.*)

Tiraillement dans les cuisses (au bout de vingt-huit heures). (*Id.*)

Les cuisses lui font mal, en arrière, au dessus des jarrets, comme après une longue marche. (*Id.*)

Élancement à la rotule droite, en se tenant assis (au bout d'une heure. (*Id.*)

Tiraillement aux genoux, au dessus de la rotule, surtout en marchant (au bout de six heures). (*Id.*)

160. Défaut de solidité: lassitude et pesanteur des membres inférieurs (au bout d'une heure). (*Herrmann.*)

Les genoux lui semblent se fléchir et être comme brisés (au bout de vingt-six heures). (*Franz.*)

Traction pressive au dessous de la rotule, au côté interne du genou (au bout de trente heures). (*Id.*)

Sentiment de grande lassitude dans les jambes, en marchant ; les cuisses sont comme brisées et tendues. (*Stapf.*)

Pesanteur dans les jambes, comme s'il avait un poids pendu aux genoux, qui les tirât en bas. (*Herrmann.*)

165. Pression dans le milieu de la face interne de la jambe gauche. (*Herrmann.*)

Pression à la jambe gauche, au dessus de la cheville, et plus en arrière qu'en avant. (*Id.*)

Au dessous de la cheville droite, en se tenant debout, douleur pressive, tractive, entre les os et le tendon d'Achille, qui devient tiraillante pendant les mouvement du pied (au bout de quatre heures et demie). (*Franz.*)

Douleur tractive de crampe sur le coude-pied, surtout pendant le mouvement. (*Id.*)

Pression tiraillante sur le coude-pied droit. (*Herrmann.*)

170. *Douleur tiraillante de crampe sur le coude-pied, qui remonte jusque dans la cuisse, le long du côté externe du mollet* (au bout de treize heures). (*Franz.*)

Tiraillement au bout des orteils du pied gauche et sous leurs ongles, en marchant (au bout de dix heures). (*Id.*)

Douleur d'écorchure sur le dos des orteils et dans les cors (au bout de vingt-six heures). (*id.*)

La plupart des douleurs du camphre ont lieu pendant le mouvement. (*Id.*)

Inexprimable malaise par tout le corps (au bout d'une demi-heure). (*Herrmann.*)

175. La plupart des douleurs du camphre n'existaient durant le premier jour, que quand il ne faisait qu'à demi attention à lui-même (de là aussi des tiraillemens dans diverses parties du corps, en s'endormant), mais disparaissaient, le mal de tête surtout, dès qu'il avait la conscience d'éprouver des douleurs, et qu'il cherchait à y faire sérieusement attention; le lendemain, au contraire, il pouvait rappeler les douleurs par les seuls effets de son imagination, ou plutôt il ne les sentait qu'en faisant grande attention à son propre état, et ne se trouvait jamais mieux que quand il n'y songeait point. (*Id.*)

Violentes démangeaisons (1). (*Sponitzer.*)

Erysipèle (2). (*Id.*)

Emoussement des sens, voisin de la syncope. (*Unzer.*)

Insensibilité. (*Cullen.*)

180. Il se frappe la poitrine et tombe en syncope (au bout d'une demi-heure). (*Cullen.*)

Au milieu d'une perte de connaissance, tétanos dans lequel toutes les parties sont tendues, pendant un quart d'heure; puis affaissement du corps entier, tel qu'à peine peut-il se tenir debout, pendant un autre quart d'heure; la connaissance revient ensuite, après un vomissement (au bout de deux heures et demie). (*Wislicenus.*)

(1) Par l'emploi du camphre à l'extérieur. —(2) Idem.

Faiblesse extrême. (*De Meza.*)

Malaise par tout le corps (au bout de trois heures). (*Herrmann.*)

Chute extrême des forces, avec bâillemens et pandiculations. (*Alexander*).

185. Affaissement et pesanteur de tout le corps (au bout de vingt-cinq minutes). (*Herrmann.*)

Bâillemens fréquens. (*Stapf.*)

Bâillemens et sommeil (*Griffin.*)

Lassitude qui porte au sommeil (au bout d'une heure.) (*Herrmann.*)

Somnolence. (*Alexander.*)

190. Assoupissement soporeux et délire. (*F. Hoffmann.*)

Insomnie. (*Geoffroy.*)

Pollutions pendant plusieurs nuits (au bout de soixante heures. (*Franz.*)

Rêves de projets à exécuter. (*Id.*)

Le matin, après la sortie du lit, mal de tête, plusieurs jours de suite. (*Id.*)

195. Spasmes. (*Collin.*)

Convulsions. (*Quarin, Alexander.*)

Violentes convulsions. (*Tode.*)

Tremblement. (*Alexander, Unzer.*)

Pouls lent et petit, à soixante pulsations par minute (au bout d'une demi-heure). (*Herrmann.*)

200. Pouls plus lent de trois pulsations. (*Alexander, Griffin.*)

Pouls plus lent de dix pulsations. (*Hufeland, Alexander, Cullen.*)

Pouls faible, petit. (*Hoffmann.*)

Pouls très-faible, à peine perceptible. (*Cullen.*)

Pouls qui disparaît peu à peu. (*Griffin.*)

205. En continuant l'usage de fortes doses, le pouls devient plus accéléré de dix à quinze pulsations, et tendu. (*Hufeland.*)

Après l'interruption des doses peu à peu croissantes de camphre, le pouls devient accéléré, pendant plusieurs jours (près de dix), sans augmentation de la chaleur du corps. (*Id.*)

II.	4

Pouls accéléré de vingt-trois pulsations (au bout de trois heures). (*Alexander.*)

Pouls plus vite. (*Murray*, *Hoffmann.*)

Pouls plein, irrité. (*Hufeland.*)

210. Pouls très-vite. (*Quarin.*)

Il survient de la disposition aux inflammations. (*Geoffroy.*)

Horripilation, frisson, et chair de poule par tout le corps, pendant une heure (sur-le-champ). (*Franz.*)

Frissonnemens fréquens dans le dos. (*Stapf.*)

Léger frisson, avec pâleur de la face. (*Griffin.*)

215. Il a les joues et le dos sensibles au froid. (*Stapf.*)

Frissonnemens par tout le corps (au bout d'un quart d'heure). (*Herrmann.*)

Frisson secouant et claquement de dents. (*Ortel.*)

Froid au corps, avec teinte pâle. (*Cullen.*)

Après avoir mangé, froid et traction par tout le corps, avec froid aux bras, aux mains, aux pieds (au bout de quatre heures et trois quarts). (*Franz.*)

220. Froid, pendant une heure, avec pâleur mortelle du visage (1). (*Pouteau.*)

Fréquente sueur froide. (*Ortel.*)

Le soir, grand sentiment de froid par tout le corps, et mal de tête, comme si le cerveau se resserrait sur lui même, avec pression au dessus de la racine du nez (au bout de douze heures). *Franz.*)

Frissonnemens par tout le corps (au bout de deux heures et demie); puis (au bout d'une heure et demie) augmentation générale de la chaleur. (*Herrmann.*)

Frissonnemens dans le dos, entremêlés de chaleur, comme s'il allait survenir de la sueur. (*Stapf.*)

225. Avec froid aux mains, sensation de chaleur au visage (au bout d'une heure et demie). (*Franz.*)

Augmentation de la chaleur par tout le corps, avec rougeur du visage (au bout de trois quarts d'heure). (*Herrmann.*)

Chaleur agréable par tout le corps (au bout de trois heures). (*Franz.*)

Chaleur par tout le corps, qui devient excessive en marchant (au bout de cinq heures). (*Herrmann.*)

(1) Par une prise de soixante grains de camphre.

Chaleur avec tremblement. (*Alexander, Unzer.*)

23o. Grande chaleur (au bout de quelque temps). (*Hoff-mann.*)

Sueur (ayant l'odeur du camphre). (*Murray.*)

Peau très-sèche, même dans le lit, avec bon appétit. (*Id.*)

Mouvement tremblottant du cœur. (*Ortel.*)

Très-grande anxiété. (*Hoffmann.*)

235. Elle s'agite avec anxiété dans son lit, en pleurant sans cesse. (*Hufeland.*)

Ses idées s'embrouillent ; délire. (*De Meza.*)

Délire. (*Hufeland.*)

Il délire et fait des choses absurdes. (*Unzer.*)

Fureur, avec écume à la bouche. (*Alexander.*)

24o. Le premier jour, l'esprit fut lent et paresseux pendant le froid ; mais au bout de vingt-quatre heures, l'état du moral alla toujours en s'améliorant, même pendant les douleurs. (*Franz.*)

---

17. CHANVRE.

(*Cannabis.*)

Jusqu'à présent, on n'avait employé que les semences du chanvre (*Cannabis sativa*, L.), ordinairement sous forme d'émulsion ou de décoction, dans la gonorrhée inflamma-toire. Autrefois, quelques médecins, Dodoens, Sylvius, Herliz, s'en étaient servis avec utilité dans certaines espèces d'ictère. La cause homœopathique de leurs bons effets contre la gonorrhée tient à ce que le chanvre possède la propriété de produire un état morbide analogue dans les voies uri-naires des sujets bien portans, sans que jamais aucun méde-cin s'en soit douté. Quant à l'herbe elle-même, elle n'est employée que dans la médecine populaire. Cependant ceux qui, chez les Persans, tiennent des hôtelleries dans les campagnes, y ont fréquemment recours pour calmer la fa-tigue des personnes qui voyagent à pied, ainsi que nous l'apprend Chardin. Cet effet est également homœopathique, comme l'indiquent les symptômes 269 à 275 du chanvre.

Mais on peut employer le suc du chanvre avec beaucoup

de succès dans des vues thérapeutiques infiniment plus rele-
vées, dans diverses maladies des parties génitales, de la
poitrine, les organes des sens, etc.

Pendant long-temps je me suis servi du suc de cette plante,
mêlé avec de l'alcool, et non encore étendu, à la dose de
la plus petite partie d'une goutte; mais sa dilution au décillionième développe les vertus médicinales de la plante à un
degré bien plus prononcé encore.

On prend les sommités de la plante, au moment où elles
entrent en fleurs, tant les mâles que les femelles, et on en
exprime le suc, qu'on mêle, frais encore, avec parties égales
d'alcool : au bout de quelques jours, on sépare la partie
claire par la décantation.

Symptômes du Chanvre.

Vertige en marchant et embarras de la tête. (*Gross.*)

Vertige en marchant, comme s'il allait tomber de côté
(au bout d'une heure). (*Hugo.*)

Tout lui tourne dans la tête, qui est comme hébétée
(sur-le-champ). (*Gross.*)

Vertige et embarras dans la tête. (*Wahle.*)

5. Accès de vertige. (*Neuhold.*)

La tête est entreprise et embarrassée. (*Stapf.*)

L'esprit est flottant et incertain; vivacité accablante des
idées qui surviennent. (*Hempel.*)

Privation de sens, point d'imagination, pas d'esprit.(*Stapf.*)

Il lui semble que ses idées s'arrêtent et se fixent devant lui;
il croit être tombé dans des idées d'une nature supérieure,
mais dont il n'a point la conscience, avec un léger ressentiment de céphalalgie pressive au pariétal. (*Franz.*)

10. Il peut bien songer à telle ou telle chose; mais ses
idées s'arrêtent sur-le-champ, et font en quelque sorte une
pause, pendant laquelle il examine long-temps l'objet dont
il doit s'occuper. (*Id.*)

Il se trompe souvent en écrivant. (*Stapf.*)

Chaleur agréable dans le cerveau. (*Franz.*)

Tressaillement comme dans le sang de la tête, de la poitrine et de l'estomac.

Fort afflux du sang vers la tête.

15. Afflux du sang vers la tête, où il produit une douce chaleur, cependant avec céphalalgie pressive dans les tempes. (*Franz.*)

Douleur pulsative, qui s'étend jusque dans la tempe droite; en même temps, chaleur autour de la tête; les joues sont rouges et chaudes; le malaise augmente au chaud. (*Hartlaub et Trinks.*)

Maux de tête violens. (*Neuhold.*)

Céphalalgie très-pénétrante. (*Id.*)

Mal de tête, sans interruption, pendant toute la journée. (*Franz.*)

20. Céphalalgie continuelle au sommet de la tête, comme s'il y avait une pierre sur cette dernière. (*Id.*)

La tête est entreprise; elle est lourde, et la personne ressent une telle pression douloureuse au front et aux paupières, qu'elle est sur le point de se laisser tomber. (*Gross.*)

Pression au dessous de la bosse frontale, jusqu'à l'occiput, à travers le cerveau. (*Id.*)

En appuyant la tête contre le mur, pression [dedans, à l'autre côté. (*Id.*)

Pression dans les tempes. (*Hugo.*)

25. Douleur pressive au côté droit de l'os occipital. (*Wahle.*)

Tension, d'abord à la partie postérieure, puis aussi à la partie antérieure de la tête, enfin *dans les tempes* (au bout d'une demi-heure). (*Hugo.*)

En remuant la tête, sensation douloureuse dedans et dans la nuque. (*Stapf.*)

Douleur tractive à l'occiput, qui se porte vers les oreilles. (*Id.*)

Constriction douloureuse de la partie antérieure de la tête, comme par un lien. (*Gross.*)

30. *La partie antérieure de la tête, depuis le rebord orbitaire jusqu'aux tempes, est comprimée; se pencher en avant, ne soulage point.* (*Id.*)

Au dessous de la bosse frontale, battemens de dedans en dehors; immédiatement après, pression stupéfiante au même endroit. (*Id.*)

Sur un petit point de l'os pariétal (et plus tard sur d'autres points aussi de la tête), sensation de refroidissement, comme s'il était tombé là une goutte d'eau froide. (Id.)

Sentiment de reptation dans la peau du cuir chevelu.

Une sorte de spasme chatouilleux dans les tempes (au bout de trois quarts d'heure). (*Hugo.*)

35. Sensation, comme si les sourcils étaient pressés de haut en bas. (*Gross.*)

Pression tiraillante sur la paupière supérieure. (*Id.*)

Alternatives de dilatation et de resserrement des pupilles par l'action d'une seule et même lumière (au bout d'une heure.). (*Hugo.*)

Sensation de faiblesse des yeux, et faiblesse de la vue; les objets éloignés et les objets rapprochés ne sont pas nets (au bout d'une heure et demie). (*Id.*)

La cornée de l'œil devient opaque; ptérygion.

40. Un cercle de flammes denticulées blanches à la droite du rayon visuel, de sorte qu'il n'aperçoit les objets que partiellement et sans netteté. (*Gross.*)

Cataracte. (*Neuhold.*)

Pression de dedans en dehors à la paroi postérieure de l'orbite (au bout de trois quarts d'heure). (*Hugo.*)

Sensation de traction spasmodique dans les yeux (au bout de trois quarts d'heure). (*Id.*)

Légère palpitation en beaucoup d'endroits du visage, surtout dans les muscles de la joue gauche. (*Gross.*)

45. Pâleur du visage. (*Morgagni.*)

Pression tractive sur l'os jugal gauche. (*Gross.*)

Prurit au visage çà et là.

Fourmillement, prurit et cuisson, comme par du sel, au visage.

Gros boutons au nez, avec enflure rouge autour, comme dans la couperose.

50. Gonflement pruriteux à l'aile du nez (au bout de quelques heures).

Sécheresse dans le nez.

Pression stupéfiante, comme par une pointe mousse, sur la racine du nez. (*Gross.*)

Sensation de chaleur dans le nez; comme s'il allait survenir une hémorrhagie nasale. (*Franz.*)

Saignement de nez qui va jusqu'à la syncope. (*Neuhold.*)

55. Hémorrhagie par le nez.

Bruissement dans les oreilles.

Les oreilles bouchées comme par une peau qui serait tendue devant. (*Wahle.*)

Douleur qui ne dure qu'un instant, comme si l'on arrachait l'oreille de la tête. (*Gross.*)

Douleur vulsive très-sensible dans le tympan droit, jusque dans l'épaule. (*Wahle.*)

60. Douleur cuisante dans le cartilage de l'oreille externe, que peut-être avait-il un peu comprimé la nuit, en se tenant couché dessus dans le lit. (*Gross.*)

Tintement d'oreilles. (*Neuhold.*)

Pulsation dans l'oreille. (*Stapf.*)

Douleur pulsative, déprimante, dans l'oreille, qui s'étend presque jusque dans les joues, disparaît de suite en se baissant, et revient avec promptitude en se redressant (au bout de trois heures). (*Id.*)

Elancemens dans le conduit auditif externe, en mâchant. (*Gross.*)

65. Petits élancemens, de dedans en dehors, dans l'oreille gauche. (*Wahle.*)

Douleur derrière l'oreille droite, comme si l'on y enfonçait violemment une pointe mousse. (*Gross.*)

Grands et vifs élancemens à l'apophyse mastoïde. (*Id.*)

Douleur comprimante, stupéfiante, au côté gauche du menton, à laquelle prennent part les dents de ce côté. (*Id.*)

Douleur en forme de crampe dans les dents du côté gauche de la mâchoire inférieure. (*Franz.*)

70. Elancement dans la branche gauche de la mâchoire inférieure, qui, chaque fois qu'il cesse, est suivi d'une traction. (*Gross.*)

Il éprouve des élancemens dans plusieurs dents à la fois. (*Wahle.*)

Eruption à la partie rouge des lèvres et dans le coin de la bouche.

Pression pinçante dans les muscles du cou, au dessus du gosier. (*Gross.*)

Il a de la peine à parler. (*Morgagni.*)

75. Altération de la parole; plutôt un bruit retentissant qu'une voie d'homme. (*Id.*)

Il ne pouvait point parler d'une manière régulière : tantôt c'étaient les mots qui lui manquaient, et tantôt la voix elle-même (pendant quatre heures); vers le soir, les accès se répétaient; c'était tantôt un flux continuel de paroles, tantôt des interruptions au beau milieu d'un discours; il lui arrivait souvent alors de répéter dix fois de suite le même mot d'une seule haleine; parfois même il reproduisait péniblement la pensée tout entière, en témoignant son chagrin de ne pouvoir se servir des mêmes termes. (*Franz.*)

La voix s'élève avec une anxiété extrême, et une grande douleur dans le dos. (*Id.*)

Le matin, sécheresse brûlante au palais.

Ardeur dans la gorge. (*Morgagni.*)

80. Sécheresse dans la bouche; la salive est collante; en même temps soif, surtout le soir, et chaleur aux mains. (*Stapf.*)

En mangeant un aliment qu'il trouve très-bon, il est pris, au moment d'être rassasié, d'une envie de vomir passagère dans la gorge. (*Gross.*)

Régurgitation d'un liquide amer, âcre et rongeant. (*Id.*)

Sans nausées ni serrement de gorge, il lui remonte dans la gorge de l'eau insipide, qui s'insinue dans la trachée-artère, de sorte qu'il est à tous momens sur le point de suffoquer. (*Id.*)

Des rapports lui font remonter à la bouche un liquide amer et aigre. (*Id.*)

85. Eructations. (*Id.*)

Une sensation de serrement lui remonte continuellement dans la gorge, comme par l'effet d'acides dans l'estomac. (*Id.*)

Un serrement au creux de l'estomac remonte dans la gorge. (*Id.*)

Nausées; elle a des soulèvemens de cœur. (*Hartlaub et Trinks.*)

Vomissement d'un liquide muqueux, de saveur un peu amère; en même temps, grattement dans la gorge, ensuite tête entreprise, hébétée, à l'occiput. (*Id.*)

90 Vomissement vert, bilieux. (*Morgagni.*)

Il éprouve une anxiété extrême au creux de l'estomac, avec oppression de la respiration et battemens de cœur; quelque chose de chaud lui remonte jusque dans la gorge, et lui coupe la respiration, comme si elle avait un corps étranger dans la trachée-artère, avec bouffées de chaleur. (*Gross.*)

Plénitude dans le ventre, qui oblige à faire des inspirations profondes.

Pression au cœur. (*Neuhold.*)

Pincement au creux de l'estomac. (*Gross.*)

95. Douleur sécante dans le creux de l'estomac. (*Id.*)

Après s'être baissé, douleur sécante au dessus de l'estomac. (*Franz.*)

Elancement sourd continuel en devant, immédiatement au dessous des côtes, près du creux de l'estomac, qui ne varie que sous le rapport de l'intensité; les mouvemens du tronc en avant ou en arrière le calment pour un instant, mais il ne tarde pas à reparaitre. (*Gross.*)

Douleur lancinante, brûlante, à gauche, le long du cartilage xyphoïde. (*Wall.*)

Elancement sourd dans le côté gauche, immédiatement sous les côtes, pendant la respiration et en ne respirant pas. (*Gross.*)

100. En différens momens, plusieurs accès de la plus violente douleur d'estomac, avec pâleur de visage et sueur à la face, extinction presque totale du pouls, et respiration râlante, comme chez un mourant. (*Morgagni.*)

L'estomac est extrêmement douloureux au toucher, et cause une douleur comme d'ulcération, qui se dissipe en mangeant. (*Franz.*)

Il lui semble s'être refroidi l'estomac; l'avant-midi surtout, il a des gargouillemens et des pincemens dans le ventre, toutefois sans diarrhée.

Plusieurs matins de suite, depuis huit heures jusqu'à dix, sensation au dessous de l'ombilic, comme s'il s'était refroidi; il ressent du mouvement dans les membres, mais néanmoins sans diarrhée.

Pincement immédiatement au dessus de l'ombilic (après avoir mangé). (*Gross.*)

105. Pincement dans l'hypogastre et douleur sécante dans les lombes. (*Gross.*)

Pincement dans tout le ventre. (*Id.*)

Pulsation anxieuse dans l'épigastre, semblable à un fort battement artériel. (*Id.*)

A droite, près du nombril, douleur, comme s'il y avait là des battemens de dedans en dehors. (*Id.*)

Dans le côté gauche, au dessous des dernières côtes, plus près du dos que du ventre, battemens de dedans en dehors, comme avec un petit marteau. (*Id.*)

110. A gauche, le long du nombril, et dans le même temps en arrière, près de l'épine du dos, douleur comme si les parties étaient, dans ces deux endroits, saisies et comprimées par une pince. (*Id.*)

Tous les viscères causent une douleur contusive. (*Franz.*)

Dans le bas-ventre, ébranlement des viscères, pendant les mouvemens des deux bras, comme s'ils ne tenaient absolument à rien. (*Id.*)

Un prurit, causant presque une douleur d'écorchure dure pendant plusieurs heures à l'ombilic, et laisse, après qu'on s'est gratté, une sensation d'écorchure encore plus vive.

Sensation chatouilleuse aux tégumens du bas-ventre (au bout d'une demi-heure). (*Hugo.*)

Tension de dedans en dehors dans le côté du ventre. (*Franz.*)

Tumeur dure et douloureuse dans l'hypocondre droit. (*Morgagni.*)

Hydropisie enkystée du ventre, sans œdème des cuisses ni des jambes. (*Id.*)

Le ventre et la poitrine sont douloureux à l'extérieur. (*Id.*)

120. Douleur tractive depuis la région des reins jusque dans les glandes inguinales, avec sensation de malaise et d'anxiété dans le creux de l'estomac.

Douleur comme d'ulcération à la région rénale, qui se fait sentir d'elle-même et quand on touche à la partie. (*Franz.*)

Élancemens passagers, pinçans, dans le bas-ventre. (*Gross.*)

Coups vifs dans le côté du ventre, immédiatement sous les côtes. (*Id.*)

Il lui circule des vents dans le corps, et ensuite il ressent dans le côté gauche des élancemens sourds, qui montent jusque dans l'oreille. (*Id.*)

125. Les vents se promènent dans la partie supérieure et

inférieure du ventre jusque vers le soir, avec des douleurs qui ressemblent à des coliques. (*Wahle.*)

Circulation dans le ventre, avec coups douloureux, d'un point dans un autre, comme si cette cavité renfermait quelque chose de vivant; en même temps traction de l'os des iles gauche à celui du côté droit, et de là presque dans le genou; cependant la douleur reste en même temps dans la hanche, et elle y a pris la forme de coups tiraillans. (*Gross.*)

Le soir, dans le lit, il passe dans les deux côtés du ventre quelques élancemens sourds, qui remontent ensuite le long du dos; des élancemens se font sentir aussi entre les omoplates, et reviennent ensuite vers les côtés du ventre. (*Id.*)

Coups sensibles au dessus du pli de l'aine gauche. (*Id.*)

Coup d'aiguille au côté droit du mont de Vénus. (*Wahle.*)

130. Dans le pli de la cuisse, d'abord quelques coups vulsifs, après quoi la région inguinale semble distendue outre mesure, et l'anneau lui-même comme refoulé au dehors. (*Franz.*)

Pression de dedans en dehors dans l'anneau inguinal, et douleur comme si le tout était ulcéré. (*Id.*)

Tous les matins, émission d'une grande quantité de vents inodores. (*Gross.*)

Douleurs en forme de coliques à la partie supérieure du ventre, avec une selle diarrhéique ensuite, et des douleurs cuisantes dans l'anus. (*Wahle.*)

Les cinq premiers jours, selles comme à l'ordinaire, et les deux jours suivans constipation totale. (*Gross.*)

135. Pression dans le rectum et au sacrum, comme si tous les viscères se détachaient et allaient sortir du ventre avec effort, pendant la situation assise. (*Franz.*)

Sensation à l'anus, comme s'il en coulait goutte à goutte quelque chose de froid sur la peau. (*Id.*)

Douleur constrictive à l'anus; en même temps il lui semble éprouver des tractions dans les cuisses, de sorte qu'elle est obligée de les rapprocher. (*Gross.*)

Prurit au périnée.

Envie d'uriner, avec douleur pressive.

140. Urine troublée en blanc.

Urine rougeâtre et trouble.

Difficulté d'uriner ; paralysie de la vessie (1). (*Morgagni.*)

Urine pleine de fibres, comme si elle était mêlée de pus. (*F. Hahnemann.*)

Flux abondant d'urine ; il est obligé d'uriner pour ainsi dire à chaque instant , et rend une grande quantité d'urine claire comme de l'eau (sur-le-champ). (*Gross.*)

145. Tiraillement comme dans les fibres de l'urètre , et ayant en quelque sorte la forme d'un zigzag. (*Hempel.*)

Elancemens pruriteux, chatouilleux, à la partie antérieure de l'urètre. (*Wahle.*)

Elancement brûlant à la partie postérieure de l'urètre, pendant l'émission de l'urine (au bout de dix heures). (*Hugo.*)

Pendant l'émission de l'urine, douleur depuis l'orifice de l'urètre jusqu'à la partie postérieure du canal , ardente et cuisante, mais plutôt lancinante en arrière.

Ardeur pure, mais violente, à la partie antérieure de l'urètre pendant l'écoulement de l'urine.

150. Ardeur à l'orifice de l'urètre pendant l'écoulement de l'urine.

Ardeur en urinant, et surtout immédiatement après avoir uriné.

Ardeur en urinant , mais surtout après avoir uriné, qui est plus vive le soir qu'en tout autre temps.

Pendant l'émission de l'urine, depuis le gland jusqu'au fond du canal, douleur d'abord brûlante, qui devient cuisante après qu'on a terminé.

Même en n'urinant point, quelque peu de douleur brûlante à la partie antérieure de l'urètre ; qui oblige à uriner presque continuellement, quoiqu'il n'y ait plus d'urine dans la vessie.

155. Douleur lancinante et cuisante en lâchant l'urine , cuisante en n'urinant pas.

En n'urinant pas, pression comme pour lâcher de l'eau, surtout à la partie antérieure de l'urètre.

Elancemens le long de l'urètre , en n'urinant point.

_____

(1) L'urine ne put d'abord être évacuée que par la sonde, qui n'y put même plus servir plus tard, parce que le mucus et le pus le bouchaient.

En se tenant debout, élancemens vulsifs à la partie postérieure de l'urètre.

Ardeur dans tout l'urètre, mais néanmoins seulement en commençant et en finissant d'uriner. (*F. Hahnemann.*)

160. Picotement lancinant très-léger à l'orifice de l'urètre, en n'urinant pas. (*Franz.*)

Douleur sécante à la partie antérieure de l'urètre, en urinant. (*Id.*)

Ecoulement aqueux, muqueux, par l'urètre. (*F. Hahnemann.*)

Ecoulement indolent d'un mucus clair et transparent (liqueur prostatique ?) par l'urètre, sans érection. (*Id.*)

L'orifice de l'urètre est collé par un liquide qui devient visible en comprimant le canal. (*Hempel.*)

165. Tout le membre est un peu gonflé, sans érection proprement dite. (*F. Hahnemann.*)

L'urètre est très-enflammé, et douloureux dans toute sa longueur, quand on y touche ; une douleur tensive survient pendant les érections.

Le jet de l'urine se partage en plusieurs filets.

Erections fréquentes ; ensuite élancemens dans l'urètre.

Fréquentes érections dans la journée, seulement en se tenant assis, et non en marchant.

170. Pendant la toux, érections, et ensuite douleur dans l'urètre.

Ecoulement indolent de mucus par l'urètre (une sorte de gonorrhée ?)

Gonflement du gland et de la verge ; une sorte d'érection, sans nulle sensation. (*Franz.*)

Froid aux parties génitales, le reste du corps étant chaud (le même jour, et pendant trois jours). (*Hempel.*)

Eloignement pour l'acte vénérien. (*F. Hahnemann.*)

175. Gonflément de la partie droite et inférieure du prépuce. (*Id.*)

Gonflement du frein et du prépuce, là principalement où ce dernier aboutit au frein. (*Hempel.*)

Prurit agréable au bord du prépuce et à l'orifice de l'urètre. (*Wahle.*)

Prurit désagréable au côté droit du prépuce, à son bord

antérieur, plus en dedans qu'en dehors, mais agréable pendant qu'on se gratte et après. (*F. Hahnemann.*)

Prurit sous le prépuce et au frein, avec un peu de rougeur et de suintement derrière la couronne du gland. (*Hempel.*)

180. Ardeur rongeante et élancement dans les parties externes du prépuce, et dans l'urètre, à la hauteur de la couronne du gland. (*Franz.*)

Tout le prépuce est d'un rouge foncé, chaud et enflammé. (*F. Hahnemann.*)

Cuisson au bord et au côté interne du prépuce. (*Id.*)

Ardeur continuelle à tout le prépuce et au gland, pendant quatre jours; après l'application de l'eau froide, il survint de la cuisson. (*Id.*)

Le bord du prépuce est excorié. (*Id.*)

185. Le gland est d'un rouge aussi foncé que le prépuce lui-même. (*Id.*)

La peau du gland est parsemée de taches d'un rouge clair, de la grandeur d'une lentille, et plus claires que le gland lui-même. (*Id.*)

Tout le membre cause une douleur d'ulcération ou comme de brûlure en marchant; on est obligé de le tenir relevé. (*Id.*)

Suintement tout autour de la couronne du gland. (*Id.*)

A droite, près de la verge, douleur qui ressemble à des coups pénétrans, pendant le repos et le mouvement. (*Gross.*)

190. En se tenant debout, douleur tensive dans le cordon spermatique et contraction du scrotum, avec sensation de constriction dedans.

En se tenant debout, sensation pressive, sorte de serrement dans les testicules.

Gonflement de la glande prostate.

Le chanvre excite vivement l'appétit vénérien, mais produit la stérilité. (*Olearius.*)

Il excite les désirs vénériens chez les hommes et les animaux. (*Haller.*)

195. Abondance des règles (par l'application du chanvre). (*Neuhold.*)

Avortement (au huitième mois), avec convulsions effrayantes. (*Id.*)

Sécheresse et sentiment de sécheresse dans le nez (au bout de cinq jours).

Sensation de sécheresse et chaleur dans le nez.

Eternuemnt et sentiment d'enchifrènement, quoique l'air passe à travers le nez. (*Wahle.*)

200. Le matin, du mucus visqueux s'est amassé tout-à-fait au bas de la trachée-artère; la toux ne peut point atteindre jusqu'à lui, et ce n'est qu'avec beaucoup d'efforts qu'il parvient à en détacher un peu, qui n'arrive cependant point à la bouche, et qu'il est obligé d'avaler; après la toux, il reste une sensation de grattement le long de la trachée-artère, comme s'il y avait là quelque partie mise à vif; enfin le mucus se détache de lui-même, et sort sans de grands efforts. (*Gross.*)

Le matin, il éprouve une sorte de grattement ou de cuisson dans la poitrine; il a de la peine à arracher de la trachée-artère des mucosités qu'il est obligé d'avaler, ne pouvant les amener jusqu'à la bouche. (*Id.*)

Vers le septième jour, le mucus, auparavant visqueux, se détache aisément le matin, et la difficulté de respirer qui avait existé jusqu'alors (comme si la poitrine était chargée d'un poids) cesse sur-le-champ. (*Id.*)

Oppression de la respiration par une douleur tensive; pression dans le milieu du sternum, qui fait mal aussi quand on y touche; il y a en même temps envie de dormir.

L'inspiration est difficile : il lui semble avoir un poids sur la poitrine. (*Gross.*)

205. Elle a la poitrine comme oppressée et la gorge comme serrée; elle est obligée de faire des inspirations profondes. (*Id.*)

Pincement violent au dessous du sternum, à la partie inférieure de la poitrine, qui n'empêche point de respirer; lorsqu'il se penche en arrière, cette sensation disparaît; elle n'est jamais plus forte que quand il se penche en avant, et surtout qu'alors il fait une inspiration. (*Id.*)

Dans le côté gauche de la poitrine, coups qui reviennent souvent, arrêtent la respiration, mais sont plus douloureux que partout ailleurs à la région précordiale.

Pendant les mouvemens du corps, et en se baissant, une couple d'élancemens violens au cœur, comme s'il allait sortir de la poitrine; en même temps il éprouva de la chaleur autour du cœur (au bout de quarante-huit heures).

210. Il éprouve des battemens contre les côtes, au côté gauche. (*Gross.*)

Martèlement de dedans en dehors sous un cartilage costal, près du sternum. (*Id.*)

Fouillement à la partie supérieure de la poitrine, sous le sternum, sans oppression de la respiration. (*Id.*)

Douleur tractive à la dernière côte gauche. (*Franz.*)

Elancemens dans les tégumens extérieurs de la poitrine. (*Id.*)

215. Douleur sécante aux tégumens externes de la poitrine. (*Id.*)

Tension qui entreprend toute la moitié gauche de la poitrine, avec coups légers, battemens de cœur et anxiété. (*Gross.*)

Elévation tuberculeuse au cartilage xyphoïde, qui s'accrut d'une manière indolente pendant deux ans, et occasionna alors de la difficulté de respirer. (*Morgagni.*)

Battemens du cœur plus bas qu'à l'ordinaire. (*Id.*)

Douleur à la région précordiale. (*Id.*)

220. Asthme. (*Ramazzini.*)

Difficulté de respirer, sans expectoration. (*Morgagni.*)

Orthopnée ; il ne pouvait respirer qu'en alongeant le cou, avec sifflement dans la trachée-artère, et grande dilatation du bas-ventre. (*Id.*)

En se couchant, difficulté de respirer. (*Id.*)

Respiration très-gênée. (*Id.*)

225. A six ou sept reprises, inflammation de poitrine et du poumon. (*Id.*)

Inflammation du poumon, avec vomissement d'une matière verte, bilieuse. (*Id.*)

Inflammation du poumon, avec délire. (*Id.*)

Douleur comme un coup d'aiguille au mamelon gauche (*Id.*)

230. Parfois tussiculation partant du larynx, avec sensation d'un liquide froid et salé dans la gorge. (*Stapf.*)

Toux continuelle. (*Ramazzini.*)

Toux sèche, très-violente. (*Neuhold.*)

Pression sur le coccyx, comme avec une pointe mousse. (*Gross.*)

Au côté gauche, près du coccyx, dans l'os, douleur semblable à celle qni aurait lieu si cette partie était violemment pressée contre un corps dur. (*Id.*)

235. Douleur fortement pressive et légèrement lancinante aux vertèbres dorsales inférieures (pendant cinquante jours), qui se porte parfois vers les lombes ou vers les omoplates. (*Morgagni.*)

Elancemens lents, sourds, saccadés, au côté gauche du dos, sous la dernière côte. (*Gross.*)

Douleur dans le milieu du dos, semblable à celle que produirait l'action d'une pince, et s'étendant jusqu'au ventre. (*Franz.*)

Une douleur dans le dos lui coupe souvent la respiration. (*Id.*)

Au côté droit, près de l'omoplate, petits élancemens pruriteux, qui cessent après s'être gratté. (*Gross.*)

240. Ardeur sous l'omoplate droite. (*Id.*)

A la partie inférieure de la nuque, élancement, comme un coup de couteau. (*Franz.*)

Traction dans la nuque, le long des vertèbres du cou. (*Id.*)

Traction depuis la nuque jusqu'à l'oreille, qui ressemble presqu'à une crampe, et qui est plus externe qu'interne. (*Gross.*)

Pression tiraillante au sommet de l'épaule, par momens. (*Id.*)

245. En pressant entre la tête de la clavicule et celle de l'humérus, grande douleur qui s'étend jusque dans les doigts. (*Id.*)

En étendant le bras, sensation comme de contusion à l'épaule. (*Franz.*)

Contraction en forme de crampe et saccadée de la main droite. (*Gross.*)

(L'articulation de la main est comme morte; il ne pouvait pas y toucher.)

Constriction en forme de crampe dans les os métacarpiens. (*Gross.*)

250. Elancement sourd dans le creux de la main, au-dessus du carpe. (*Id.*)

II.5

Froid et sensation de froid aux mains. (*Hugo.*)

Crampe dans l'articulation du pouce, en écrivant. (*Franz.*)

Fourmillement d'engourdissement dans les bouts des doigts (aussitôt après la prise). (*Hempel.*)

Paralysie subite de la main; en mangeant, il ne pouvait tenir la fourchette; toute la main lui tremblait en saisissant quelque chose; il y éprouvait comme de la faiblesse et une paralysie douloureuse. (*Stapf.*)

255. Eruption boutonneuse à la fesse et à la cuisse; petits boutons blancs, à rebord lisse et rouge, qui brûlent comme le feu, surtout lorsqu'on appuye dessus et qu'on y touche; ils laissent, au bout de deux jours, des taches d'un rouge brun, qui sont très-douloureuses au toucher. (*Franz.*)

A la hanche droite, douleur en forme de crampe, vulsive, strangulante, qui fait presque jeter les hauts cris.

Elancemens vifs et sensibles dans les parties charnues de la cuisse, près de l'aine. (*Gross.*)

Frisson qui parcourt les cuisses (sur-le-champ). (*Id.*)

Frisson à la cuisse droite, comme si la chair de poule allait y venir. (*Franz.*)

260. Sensation non douloureuse de crampe à la partie postérieure de la cuisse droite, comme si un muscle allait commencer à y exécuter des mouvemens vulsifs. (*Id.*)

Pression soutenue sur le devant du milieu de la cuisse, en se tenant assis. (*Gross.*)

Un frissonnement parcourt fréquemment les jambes, de bas en haut. (*Id.*)

Ardeur fourmillante au genou gauche, par momens. (*Id.*)

Crampe dans le mollet, en se promenant.

255. En marchant, traction qui ressemble à une crampe dans le creux du jarret, et qui remonte le long des muscles du côté interne de la cuisse. (*Franz.*)

Sentiment comme d'une sorte de luxation dans la rotule, en montant l'escalier. (*Id.*)

La jambe droite est d'abord difficile à remuer, puis paralysée; de telle sorte que la mobilité y est plus éteinte que la sensibilité. (*Morgagni.*)

Ardeur dans le tibia droit, en se tenant debout. (*Franz.*)

Battement douloureux sur le coude-pied. (*Gross.*)

270. Tension douloureuse au pli du pied. (*Id.*)

Traction dans le pied gauche, depuis les orteils jusqu'à la cheville. (*Id.*)

Traction et pression dans les talons, en se tenant assis. (*Franz.*)

Traction dans le gras du gros orteil droit. (*Id.*)

Prurit lancinant dans le gras du gros orteil gauche. (*Id.*)

275. En se remuant, traction rhumatismale dans le périoste des os longs de tous les membres, comme après une contusion. (*Id.*)

Çà et là, dans les parties charnues, pincement superficiel, comme si on pressait la partie entre les doigts. (*Gross.*)

Pression tiraillante, constrictive, au genou gauche, au front, et en plusieurs autres endroits du corps. (*Id.*)

Petits élancemens très-incommodes, semblables à d'innombrables piqûres d'aiguille, par tout le corps, qui sont presque insupportables la nuit, dans le lit, quand il commence à suer après s'être bien couvert ; ces élancemens commencent d'abord sur un petit nombre de points ; et, quand ils ont cessé pour quelque temps , après qu'on s'est gratté, ils se répandent bientôt sur un grand nombre d'autres parties : en même temps, le sujet éprouve une grande anxiété précordiale, et la même sensation que si on l'arrosait fréquemment avec de l'eau chaude ; tout diminue en se découvrant. (*Id.*)

Corps tiraillans et élancemens qui pénètrent profondément, en différens points du corps, surtout aux membres. (*Gross.*)

280. Accidens hystériques. (*Neuhold.*)

Tétanos des membres supérieurs et du tronc, de temps en temps, qui dure un quart d'heure, et pendant lequel survient un vomissement de liquide jaune ou quelque égarement d'esprit (1). (*Morgagni.*)

En sortant de table, il est las et paresseux, tout le fatigue, même l'action de parler et d'écrire. (*Gross.*)

En sortant de table, il a les jambes très-pesantes. (*Id.*)

Immédiatement au sortir de table, lassitude dans tous

______

(1) Il s'ensuivit paralysie et mort ; on trouva, à l'ouverture du corps, pus, dans les reins, épaississement des tuniques vésicales, réplétion des vaisseaux sanguins du diaphragme de l'eau dans les circonvolutions du cerveau, mais point dans les ventricules.

les membres, et pression tiraillante dans le côté gauche, sous les fausses côtes; l'endroit lui fait mal en appuyant dessus. (*Gross.*)

285. Paresse et pesanteur par tout le corps. (*F. Hahnemann.*)

Il est lent et paresseux, bâille beaucoup et s'étend, comme s'il était sur le point de s'endormir. (*Gross.*)

Grande faiblesse après peu de mouvement; après avoir monté l'escalier, il reste long-temps assis, complètement épuisé, avant de pouvoir se remuer librement et parler. (*Stapf.*)

Elle se sent mal à son aise par tout le corps, ne peut point rester debout, et est obligée de se coucher, à cause de la faiblesse et de la pesanteur qu'elle éprouve dans les membres. (*Hartlaub* et *Trinks.*)

Il craint de s'affaisser sur soi-même, tant il devient tout à coup faible, surtout dans les membres inférieurs; il chancèle au moindre mouvement du corps, cependant il paraît avoir plus de force en marchant (au bout de trois heures). (*Franz.*)

290. *Lassitude;* les genoux ployent, et on y ressent comme une douleur sourde (au bout d'une heure). (*Hugo.*)

Bâillemens continuels, pendant un quart d'heure (au bout d'une heure et demie). (*Id.*)

Défaut de force dans le corps. (*Morgagni.*)

Envie de dormir pendant la journée. (*Stapf.*)

Envie de dormir insupportable avant midi.

295. Envie de dormir toute la journée. (*Franz.*)

Insomnie. (*Morgagni.*)

Impossibilité de dormir après minuit.

Sommeil agité.

Il se réveille, la nuit, au milieu de songes effrayans, et ne sachant point où il se trouve.

300. (Il redoute le lit à un point extraordinaire, bien qu'ensuite il s'y couche.) (*Franz.*)

La nuit, sommeil agité, réveils fréquens; rêves confus et parfois inquiétans, et pollutions, suivies d'un sommeil lourd. (*Id.*)

Rêves d'accidens malheureux qui surviennent à d'autres.

Rêves qui roulent sur des événemens effrayans et désagréables, et dans lesquels rien ne lui réussit, ce qui le met dans une grande anxiété. (*Gross.*)

Toutes les nuits, il a des rêves confus, mais toutefois sans concevoir d'anxiété, et en conservant toujours une sorte de présence d'esprit. (*Id.*)

Le matin, après le réveil, au sortir d'un sommeil qui n'a presque point été interrompu, il est plus las qu'il ne l'était la veille au soir, en se couchant. (*Id.*)

Pouls très-petit. (*Morgagni.*)

Pouls lent et à peine sensible. (*Hugo.*)

Frisson et froid. (*Morgagni.*)

310. Fièvre ; frisson secouant, avec soif des plus violentes, et après avoir bu, horripilations ; en même temps, froid aux mains, aux genoux et aux pieds ; précipitation, tremblement, altération des traits de la face ; humeur, tantôt larmoyante, tantôt joyeuse, tantôt furieuse ; tout le contrariait et le fâchait, de manière à le faire entrer en fureur ; pendant le froid, il éprouva une fois de la chaleur dans le dos et dans les jambes, et ces parties transpiraient, mais sans être chaudes au toucher. (*Franz.*)

Froid avec soif, sans chaleur ensuite, et sans sueur, l'après-midi (au bout de cinquante-deux heures).

Tout le corps est froid ; mais le visage devient à chaque instant de plus en plus chaud. (*Hugo.*)

Chaleur et sentiment de chaleur au visage. (*Id.*)

Sueur au front et au cou pendant la nuit.

315. Frisson qui parcourt le tronc, avec sentiment d'un certain malaise, à de courts intervalles. (*Gross.*)

Un frisson lui parcourt tout le corps, monte aussi à la tête, et dresse en quelque sorte les cheveux. (*Id.*)

Pendant plusieurs heures, il est frileux (sur-le-champ). (*Wahle.*)

Les membres sont froids au toucher, et il tremble de froid. (*Gross.*)

Révolutions de sang. (*Neuhold.*)

320. Rien ne le réjouit : il est indifférent à tout. (*Franz.*)

L'esprit est abattu avant midi, et serein après midi.

Tristesse.

Gaîté, comme après une légère ivresse (au bout d'une heure). (*Hugo.*)

L'esprit est dans une hésitation et une incertitude continuelles. (*Hempel.*)

325. Mauvaise humeur, surtout l'après-midi. (*F. Hahnemann.*)

Aliénation mentale, tantôt gaie, et tantôt sérieuse. (*Morgagni.*)

Des bagatelles le choquent vivement et le mettent en colère. (*Stapf.*)

Anxiété d'esprit.

Il s'effraye au moindre bruit (au bout d'une heure et un quart). (*Hugo.*)

33o. Parfois délire furieux, à tel point qu'il crache au visage des assistans (1). (*Morgagni.*)

CHARBON DE BOIS.

(*Carbo ligni.*)

De quelque bois qu'il provienne, pourvu que ce bois ait été bien brûlé, le charbon végétal ne varie point quant aux effets qu'il produit sur la santé de l'homme, après qu'il a été suffisamment atténué, et que, par le broyement avec du sucre de lait, on a développé la vertu médicinale qui y est inhérente. Je me suis servi du charbon de bouleau. D'autres ont employé celui de hêtre, dans leurs expériences.

Jusqu'à ce jour les médecins ont regardé le charbon comme dépourvu de toute puissance médicinale. L'empirisme seul ajoutait du charbon de tilleul aux poudres si composées qu'il prescrivait contre l'épilepsie, sans pouvoir donner la preuve que l'efficacité du remède dépendît de cette seule substance. Ce fut seulement dans ces temps modernes, après que Lowitz eut étudié les propriétés chimiques du charbon de bois, et entre autres celle qu'il possède d'enlever toute mauvaise odeur aux substances corrompues, et d'en préserver

______

(1) Après une fomentation sur la tête, convulsions, soubresauts des tendons; mort. Dans le cadavre, tubercules en suppuration et pus dans le poumon; inflammation de la plèvre costale et du diaphragme, polypes denses dans les ventricules du cœur.

les liquides, que les médecins commencèrent à l'employer extérieurement. Ils prescrivaient aux personnes dont l'haleine était fétide de se laver la bouche avec du charbon pulvérisé, couvraient aussi de la même poudre les anciens ulcères putrides, et, dans les deux cas, faisaient cesser presque instantanément la mauvaise odeur. Le charbon, pris intérieurement, à la dose de quelques gros, enlevait également la fétidité des selles, dans la dysenterie automnale.

Ce n'était là qu'une application chimique du charbon de bois, qui, mêlé en poudre, et surtout en petits morceaux, avec de l'eau putréfiée, la dépouille effectivement de toute odeur fétide.

Mais ce n'était point une application dynamique, c'est-à-dire telle que l'action du charbon pénétrât dans la sphère intime de la vie. Ceux qui s'en étaient nettoyé la bouche ne conservaient que pendant quelques heures le bénéfice qu'ils avaient obtenu, et la puanteur de l'haleine reparaissait tous les jours. Les ulcères anciens n'en étaient point améliorés, et leur odeur fétide, chimiquement enlevée pour un instant, se reproduisait sans cesse. La poudre, prise dans la dysenterie automnale, ne corrigeait la fétidité des selles que pour quelque temps ; la maladie persistait, et les déjections redevenaient bientôt aussi puantes et aussi dégoûtantes que par le passé.

Ainsi grossièrement pulvérisé, le charbon ne saurait guère non plus opérer qu'une action chimique. On peut avaler une assez grande quantité de cette substance, sous sa forme ordinaire et grossière, sans en éprouver le moindre changement, dans la manière de sentir et d'agir.

Ce n'est qu'en traitant le charbon comme tant d'autres substances inertes en apparence, c'est-à-dire en le broyant long-temps avec une substance non médicamenteuse, telle que le sucre de lait, qu'on éveille sa propriété médicinale latente et en quelque sorte assoupie. Déjà l'effet commence à être sensible après qu'on a broyé pendant une heure un grain de charbon de bois avec cent grains de sucre de lait ; mais il se manifeste plus énergiquement lorsqu'on traite pendant le même laps de temps un grain de la poudre ainsi obtenue avec cent grains de sucre de lait, et bien davantage encore quand on fait subir le même traitement à un grain de la seconde poudre, de manière à obtenir une atténuation au millionième, dont une très-petite partie d'un grain, humectée avec une goutte d'eau, produit des effets puissans sur l'homme.

Les symptômes purs du charbon de bois, dont je vais donner le tableau, ont été observés après l'ingestion de quelques grains de cette poudre au millionième. On pourrait développer bien davantage encore l'énergie du charbon, en continuant à l'atténuer par la même méthode; mais l'atténuation dont je viens de parler, suffit aux usages de l'homœopathie.

Les effets par trop violens qu'une petite dose de cette préparation produit quelquefois chez les malades très-impressionnables, se calment bientôt en respirant une dissolution alcoolique saturée de camphre, et paraissent s'éteindre complètement en répétant souvent cette inspiration.

Symptômes du charbon de bois.

Tournoyement dans la tête (au bout de vingt-quatre heures).

Vertige en remuant rapidement la tête (au bout de quatre jours).

Elle éprouve des tournoyemens pendant toute la journée.

Vertige tel qu'il fut obligé de s'appuyer (au bout de quinze jours).

5. En marchant, vertige et démarche chancelante.

Vertige en se baissant, comme si la tête branlait à droite et à gauche.

Vertige dans le lit, en se réveillant.

Le soir, après avoir dormi sur une chaise, il éprouve des vertiges, avec tremblement par tout le corps; et, en se levant, il est comme au moment de se trouver mal, état qui, même en se couchant, dure encore pendant un quart d'heure.

(Douleur qui remonte de l'estomac dans la tête, et qui le prive de ses sens pendant un laps de temps très-court.)

10. Vertige, seulement en se tenant assis, comme si la tête allait de côté et d'autre.

Absence subite de la mémoire; il ne pouvait se rappeler de ce dont il parlait à l'instant même, ni de ce qu'on venait de lui dire. (*Adam.*)

Marche lente des idées, qui ne font que tourner autour d'un| même objet; en même temps sensation comme si la tête était serrée avec beaucoup de force (au bout de deux heures). (*Id.*)

La tête est entreprise; il a de la peine à penser.

Le matin, aussitôt après être sorti du lit, la tête est fortement entreprise; il a de la peine à penser, et est obligé de s'arracher avec peine comme d'un songe; cet état se dissipe après s'être recouché. (*Gersdorff.*)

15. La tête entreprise à sa partie postérieure, comme après l'ivresse. (*Adam.*)

Mal de tête; étourdissement comme après l'ivresse, qui s'étend de l'occiput jusqu'à la partie antérieure, augmentant vers le soir, envahissant alors toute la tête, et s'aggravant aussi par la marche. (*Id.*)

La tête est entreprise à l'occiput; c'est plutôt une sorte de tension de dedans en dehors (au bout d'une demi-heure). (*Id.*)

Hébétude dans la tête, en se réveillant, après avoir dormi à midi. (*Id.*)

Sensation, dans la tête, comme à l'approche d'un coryza.

20. Mal de tête occupant tout le côté droit de la tête et de la face (avec froid et tremblement du corps et des mâchoires).

Sorte d'hébétude et de pesanteur au front. (*Gersdorff.*)

Céphalalgie sourde à l'occiput. (*Id.*)

Pesanteur dans la tête.

Douleur dans la tête, comme si elle était trop pleine.

25. *Pression à l'occiput*, surtout après le souper. (*Adam.*)

Violente douleur pressive à l'occiput, tout-à-fait au bas. (*Gersdorff.*)

Céphalalgie pressive continuelle à la région pariétale; les cheveux font mal quand on y touche. (*Id.*)

Douleur au sommet de la tête, avec endolorissement des cheveux au toucher. (*Id.*)

Céphalalgie pressive à la partie supérieure du côté droit de l'occiput, avec pression dans les yeux. (*Id.*)

30. *Céphalalgie pressive au front, surtout immédiatement au dessus des yeux, qui font mal quand on les remue, tout l'après-midi.* (*Id.*)

Pression sur le haut de la tête, tous les après-midi.

Céphalalgie pressive au dessus des yeux, qui pénètre jusque dans ces derniers. (*Gersdorff.*)

Pression aux deux tempes et au sommet de la tête.

Pression de dedans en dehors dans la tempe gauche, qui dure plusieurs heures. (*Adam.*)

35. Pression au sommet de la tête, puis traction tout autour de la tête, plus toutefois au côté gauche qu'au droit.

Pression et traction dans la tête, par momens.

Céphalalgie pressive sur une petite place, autrefois blessée, au côté droit du front (au bout de quatre heures). (*Gersdorff.*)

Céphalalgie constrictive.

Pression comme par un poids sur le vertex, ou comme si la peau de la tête était serrée par un lien; la pression s'étend ensuite jusqu'au front. (*Adam.*)

40. Céphalalgie; sorte de constriction des tégumens de la tête, surtout après le souper. (*Id.*)

Mal de tête, qui ressemble à une constriction du cuir chevelu.

Douleur constrictive dans la tête, surtout pendant le mouvement.

Son chapeau lui pèse sur la tête; et, quand il l'ôte, il conserve la même sensation que si la tête était serrée par un mouchoir. (*Adam.*)

Tension spasmodique dans le cerveau.

45. Afflux du sang vers la tête.

Le sang se porte à la tête, qui est embarrassée, avec chaleur au front.

Violens maux de tête pendant cinq jours; en se baissant, il semblait que tout fût sur le point de sortir par le devant et l'arrière de la tête.

En sortant de table, céphalalgie pulsative au front, et pression à l'occiput, avec chaleur dans la tête et rapports.

Céphalalgie pulsative, le soir, dans le lit, avec difficulté de respirer.

50. En se réveillant, après avoir long-temps dormi d'un profond sommeil à midi, battement dans les tempes et plénitude du cerveau. (*Adam.*)

L'après-midi, céphalalgie pulsative.

Céphalalgie vulsive.

Très-violent mal de tête; douleur à l'occiput, comme si la peau était malade en dessous, depuis le matin jusqu'au soir (au bout de neuf jours).

Au milieu d'un mal de tête continuel, place grande comme la main, sur la tête, qui était très-chaude au toucher (au bout de quatre jours).

55. Le soir, dans le lit, violente céphalalgie pressive et brûlante, surtout au vertex, qui s'étend en devant jusqu'au front. (*Gersdorff.*)

Le matin, en s'éveillant, dans le lit, violente douleur pressive et cuisante dans le côté de la tête sur lequel il était couché et à l'occiput, semblable à celle qu'on éprouve dans le nez quand on ne peut éternuer. Cette douleur ne cessait qu'en relevant la tête; mais elle disparut complètement en quittant le lit. (*Id.*)

Céphalalgie sécante et resserrante au dessus de l'oreille gauche et derrière. (*Id.*)

Céphalalgie pinçante à l'occiput.

Endolorissement général de la surface du cerveau, avec élancemens çà et là, de dehors en dedans.

60. Elancemens dans la tête, qui se dirigent vers les tempes, de bas en haut.

Quelques élancemens dans le front, au dessus de l'angle externe de l'œil droit (au bout de deux heures). (*Adam.*)

Élancement brûlant sur un petit point, à l'occiput. (*Gersdorff.*)

Térébration douloureuse au dessous de la tempe gauche.

Douleurs tractives çà et là à la tête (au bout de deux heures). (*Gersdorff.*)

65. Céphalalgie tractive, çà et là, surtout au front, jusqu'à la racine du nez. (*Id.*)

Au côté droit de l'occiput, douleur tractive souvent répétée, mais qui dure peu (au bout de deux heures et demie). (*Id.*)

Traction tiraillante à la partie supérieure et antérieure de la tête. (*Id.*)

Tiraillement à travers la tête, dans le côté gauche de l'occiput, sur une petite étendue. (*Id.*)

Traction et tiraillement dans le côté gauche de l'occiput (au bout de six heures). (*Id.*)

70. Douleur tiraillante au côté gauche de la tête, au dessus de la tempe (au bout de douze heures). (*Id.*)

Fréquens accès de douleur tiraillante dans l'intérieur de la tête, qui se portent vers la tempe droite. (*Id.*)

Tiraillement dans la moitié gauche de la tête, qui part de la moitié gauche du nez. (*Id.*)

Accès de céphalalgie tiraillante sourde au vertex et dans les tempes. (*Id.*)

Tiraillement dans l'ancienne cicatrice d'une plaie contuse, au côté gauche du sommet de la tête. (*Id.*)

75. Tiraillement au côté droit de l'occiput (au bout de quatre heures). (*Id.*)

Tiraillement dans la moitié gauche de la tête, accompagné d'une traction rhumatismale dans le bras gauche. (*Id.*)

Tiraillement dans les tempes, qui aboutit aux dents molaires. (*Id.*)

Violent tiraillement sur une petite étendue, au front, près de la tempe. (*Id.*)

Tiraillement dans les os de la tête, pendant quatre jours (au bout de vingt-quatre heures).

80. Fourmillement dans les tégumens de l'occiput, comme si les cheveux remuaient. (*Adam.*)

Les cheveux tombent en abondance.

Bouton rouge, sur le front, près des cheveux, qui cause une douleur cuisante, seulement lorsqu'on y touche. (*Gersdorff.*)

Sur divers points du front, éruption de boutons, qui sont rouges, lisses et indolens. (*Id.*)

Prurit au visage, surtout autour des paupières.

85. Prurit dans l'angle interne de l'œil gauche. (*Gersdorff.*)

Sensation de prurit cuisant, surtout dans l'angle externe de l'œil droit. (*Id.*)

Prurit dans l'œil gauche ; et, après avoir frotté cette partie, cuisson dedans, surtout à l'angle interne. (*Id.*)

Cuisson dans l'angle interne de l'œil gauche. (*Id.*)

Prurit à l'œil droit, avec grande sécheresse de la paupière (au bout de quatorze jours).

90. Larmoyement abondant et cuisson dans l'œil droit (au bout de vingt-quatre heures). (*Gersdorff.*)

Cuisson dans l'œil droit, avec sensation d'écorchure, surtout dans les angles, et pression dans l'œil, comme s'il s'y trouvait un grain de sable. (*Id.*)

Sensation de pression et de cuisson dans l'angle externe de l'œil droit. (*Id.*)

Pression dans les yeux, la tête étant entreprise (au bout de six heures et demie). (*Id.*)

Pression tiraillante sur l'œil gauche. (*Id.*)

95. Pression sensible, de haut en bas, sur le globe de l'œil droit (au bout d'une demi-heure). (*Id.*)

Pendant le mouvement au grand air, pression dans les paupières supérieures et dans la moitié supérieure des deux yeux. (*Adam.*)

Douleur sourde dans l'œil gauche. (*Gersdorff.*)

Gonflement de l'œil gauche.

La paupière gauche lui semble comme collée, ce qui n'est pas cependant.

100. La nuit elle ne pouvait ouvrir les yeux, quoiqu'elle ne pût point dormir.

Inflammation de l'œil droit.

Les yeux suppurent le matin.

Les muscles des yeux sont douloureux quand il regarde en haut. (*Gersdorff.*)

Traction dans la paupière droite (au bout de treize jours).

105. Traction dans la tête, au dessus de l'œil droit.

(Avec mal de tête, douleur dans l'œil, comme si on l'arrachait de l'orbite.)

Tressaillement de la paupière gauche (au bout de neuf jours).

Grande myopie; il ne pouvait reconnaître les personnes qu'à la distance de deux ou trois pas (au bout de trois jours).

Taches noires devant les yeux.

110. Flamboyement devant les yeux, dès le matin, en se levant, pendant un quart d'heure. (*Gersdorff.*)

Il a les yeux lourds, de manière qu'en lisant et écrivant il est obligé à de grands efforts pour reconnaître ce qu'il fait.

Après midi, grande pâleur du visage (au bout de neuf jours).

Un grand nombre de boutons à la figure et au front (au bout de trois jours). (*Caspari.*)

Un bouton blanc au bas de la joue.

115. Fluxion à la joue.

Douleur tractive dans les joues, pendant deux jours (au bout de vingt-quatre heures).

Douleur dans la joue gauche, sensation de brûlure et de térébration dedans, par saccades (au bout de six jours).

Petit élancement tiraillant à la joue droite (au bout de trois heures). (*Gersdorff.*)

Douleur dans les os de la face, aux deux mâchoires.

120. Tiraillement dans la face.

Douleur tiraillante à l'angle gauche de la bouche, et de là dans la joue. (*Gersdorff.*)

Tiraillement saccadé dans le côté droit de *la mâchoire supérieure.*

Douleur tractive dans les deux côtés de *la mâchoire supérieure et* de *la mâchoire inférieure,* avec traction dans la tête, qui est entreprise (au bout de deux heures et demie). *(Gersdorff.)*

Douleur tiraillante dans la petite fossette située derrière l'oreille droite. (Id.)

125. Violent tiraillement saccadé dans l'os jugal gauche, au devant de l'oreille, le soir, dans le lit. (*Id.*)

Elancemens isolés, ou secousses tiraillantes, dans le conduit auditif interne droit. (*Id.*)

Tiraillement dans l'intérieur de l'oreille droite. (*Id.*)

Douleur dans l'oreille gauche. (*Id.*)

Sorte de douleur dans l'oreille droite, le soir. (*Id.*)

130. Sorte de douleur pressive de dedans en dehors dans les deux oreilles (au bout de dix-sept jours).

Violent prurit fourmillant dans l'oreille droite, qui revient après avoir mis le doigt dans l'oreille. (*Gersdorff.*)

Léger pincement dans l'oreille gauche. (*Caspari.*)

Tintement d'oreilles.

Tintement dans l'oreille gauche, avec vertige tournoyant.

135. Bourdonnement d'oreilles.

Grand bourdonnement dans les deux oreilles (au bout de trente-six heures).

Le parler à haute voix lui affecte le sens de l'ouïe, et lui est très-désagréable. (*Adam.*)

Il lui semble avoir deux petits sachets de sable pendus devant les oreilles. (*Id.*)

Il lui semble avoir les oreilles bouchées (sans cependant que l'ouïe soit diminuée) (au bout d'une demi-heure). (*Id.*)

140. Tous les soirs, son oreille gauche devient chaude et rouge.

Douleur tiraillante, brûlante, au lobe de l'oreille gauche. (*Gersdorff.*)

Prurit derrière l'oreille.

Grand gonflement de la parotide, entre la joue et l'oreille, jusqu'à l'angle de la mâchoire.

Sensation de pesanteur au nez.

145. *Saignement de nez, la nuit*, avec révolution dans le sang (au bout de cinquante-huit heures).

Le matin, dans le lit, très-fort saignement de nez, et aussitôt après mal de poitrine.

Fort saignement de nez, qu'on peut à peine arrêter (au bout de quarante-huit heures).

(Eruption au coin de l'aile du nez.)

Eruption croûteuse au bout du nez.

150. Gonflement de la lèvre supérieure et de la joue, avec douleur vulsive.

Vulsion dans la lèvre supérieure.

Eruption douloureuse à la lèvre supérieure; la partie rouge de cette lèvre est pleine de petits boutons.

Eruption depuis le coin droit de la bouche jusqu'au menton.

Douleur spasmodique à la mâchoire inférieure (au bout de treize jours).

155. Endolorissement des racines des dents, en haut et en bas.

Douleur tractive dans la dent creuse.

Odontalgie tractive et tiraillante dans les dents molaires supérieures et inférieures (au bout de quatre heures et un quart, de cinq, de seize et de vingt-six heures). (*Gersdorff.*)

Douleur tractive dans une des dents incisives d'en haut. (*Id.*)

Légère traction dans les dents molaires droites, mêlée de violentes secousses. (*Id.*)

160. Violente secousse tiraillante dans une dent molaire creuse. (*Id.*)

Traction chatouilleuse lancinante dans la première dent molaire gauche du haut (au bout de vingt-six heures). (*Id.*)

Douleur de crampe dans les dents molaires droites du bas. (*Id.*)

Odontalgie pressive, à gauche, dans les dents molaires du haut.

Douleur tractive, cuisante, dans les dents incisives du haut et du bas, plus toutefois dans la gencive. (*Gersdorff.*)

165. Odontalgie dans les dents incisives, qui sont saines. (*Adam.*)

Douleur rongeante et tractive dans la dent creuse, avec gonflement de la gencive.

La gencive est douloureuse en mangeant.

La première dent molaire gauche du haut cause souvent une douleur cuisante, avec douleur tractive dedans. (*Gersdorff.*)

La gencive fait mal (dans la journée), *comme si elle était à vif.*

170. La gencive est gonflée autour de la dent creuse (au bout de vingt-et-un jours).

La gencive est détachée des dents et sensible.

La gencive se détache de quelques dents incisives inférieures.

Une pustule pleine de pus à la gencive.

Après avoir exercé la succion sur la gencive, la salive est teinte de sang (au bout de deux jours). (*Caspari.*)

175. En suçant les dents, elles saignent beaucoup, ainsi que les gencives. (*Gersdorff.*)

Pendant plusieurs jours de suite, saignement fréquent des dents et de la gencive. (*Id.*)

La langue est chargée et blanche.

La langue est couverte d'un mucus jaune-brun. (*Gersdorff.*)

Le bout de la langue est chaud et sec. (*Caspari.*)

180. A gauche de la base de la langue, douleur de crampe (au bout de trois heures). (*Gersdorff.*)

Il a de la peine à parler, comme si sa langue remuait difficilement. (*Id.*)

Petite douleur tiraillante au côté droit de la langue. (*Id.*)

Sécheresse dans la bouche, sans soif.

Le matin, en s'éveillant, bouche très-sèche.

185. Douleur pressive à la partie postérieure du palais. (*Gersdorff.*)

Ardeur à la partie supérieure de la gorge. (*Id.*)

Fréquemment de l'ardeur et de la cuisson dans la gorge et au palais. (*Id.*)

Douleur pressive derrière le palais, dans le pharynx.

Sensation cuisante dans la gorge, comme au commencement d'un coryza, plus cuisante néanmoins. (*Gersdorff.*)

190. Pression tiraillante dans la gorge et au côté gauche de la base de la langue. (*Id.*)

Grattement très-violent et fourmillement dans la gorge, que la tussiculation soulage seulement pour quelques instans. (*Id.*)

Grattement dans la gorge.

Obstacle non douloureux en avalant; la salive qu'il a avalée ne descend pas tout à coup, mais seulement peu à peu. (*Gersdorff.*)

195. Il ne peut avaler les alimens ; la gorge est comme serrée par un spasme ou par un lien, mais sans douleur.

La gorge est comme gonflée en dedans, et comme serrée par une ligature.

Même en n'avalant pas, sentiment de pression à la partie supérieure du pharynx, comme si elle était rétrécie ou serrée par un lien. (*Gersdorff.*)

Mal de gorge, comme par l'effet d'un gonflement au palais ; douleur en avalant, pendant quatre jours.

Mal de gorge ; en mangeant, la gorge lui fait mal, comme si elle était à vif.

200. (Mal de gorge ; gonflement et inflammation de la luette, avec élancemens dans la gorge.)

Une sorte de plénitude et de pression dans la gorge, qui descend jusqu'à l'estomac, presque comme dans le soda.

Rapports (au bout d'une heure et demie). (*Caspari.*)

Grands rapports continuels.

Eructations fréquentes, pendant toute la journée, ou du moins pendant tout l'après-midi. (*Gersdorff.*)

205. Fréquentes éructations, après un pincement de courte durée dans le bas-ventre (au bout de trois heures et demie et de quatre heures et un quart). (*Id.*)

Il a des rapports sucrés.

Rapports amers et qui grattent dans la gorge.

Resserrement spasmodique de la gorge.

Goût salé dans la bouche, toute la journée (au bout de quarante-huit heures).

210. (Rapports acides, après avoir pris du lait.)

(Sorte de soda continuel : il remonte continuellement de l'acide à la bouche.)

Avant midi, fréquente sensation comme si quelque chose de chaud et d'âcre remontait dans la gorge.

Amertume dans la bouche, et rapports.

Goût amarescent, dans la bouche, avant de manger et après.

215. Appétit faible, et goût nul, comme dans le coryza.

Peu d'appétit, avec chaleur dans la bouche, âpreté et sécheresse au bout de la langue (au bout de quarante-deux heures). (*Caspari.*)

(Défaut d'appétit et nausées, même à jeun ; après avoir mangé, nausées plus fortes encore, comme anxiété, étourdissement, obscurcissement de la vue, langue blanche et chargée ; vers le soir, il fut obligé de se coucher, sans avoir envie de dormir) (au bout de six, de sept jours).

Point de faim ; il aurait pu rester sans manger. (*Gersdorff.*)

Appétit faible ; elle est rassasiée de suite, elle éprouve comme de la douleur au creux de l'estomac, et comme un vide dans l'estomac, pendant une demi-heure.

220. Défaut d'appétit et rapports fréquens (la tête étant entreprise).

Vers midi, diminution de l'appétit et nausées (au bout de trois jours).

Le matin, une heure après le réveil, mal de cœur.

Mal de cœur pendant les nuits.

Fréquemment des maux de cœur : cependant elle ne vomit point.

225. Nausées continuelles, sans appétit, ni selles.

Répugnance pour le beurre.

Après avoir mangé , hoquet douloureux dans la gorge. (*Adam.*).

Après un dîner frugal, hoquet à plusieurs reprises. (*Caspari.*)

(Après avoir mangé , fort battement de cœur.)

235. Peu de vin l'échauffe beaucoup. (*Gersdorff.*)

Après un déjeûner frugal, sueur générale. (*Caspari.*)

Après avoir mangé, goût acide dans la bouche. .

Spasme d'estomac, et rapports continuels , qui sont très-acides dans la bouche.

Sensation presque brûlante dans l'estomac.

240. *Sensation de grattement dans l'estomac, qui remonte jusqu'à la gorge, presque comme dans le soda.*

Battement au creux de l'estomac.

Pression anxieuse au creux de l'estomac (au bout de quatre jours).

Pression douloureuse continuelle au creux de l'estomac et dans l'épigastre , qui a l'air d'être dans l'estomac, le soir, après sept heures. (*Gersdorff.*)

Pression comme sur un endroit qui serait malade dans l'estomac ; plus désagréable quand on touche la partie.

245. La région épigastrique est très-sensible.

(L'estomac est lourd , et il éprouve comme des tremblemens dedans.)

(L'estomac, en marchant et se tenant debout, est pesant et douloureux.)

Sentiment de constriction au dessous de l'estomac.

Le soir, mal au creux de l'estomac , qui était même douloureux au toucher ; en même temps nausées, et dégoût qui le prenait en songeant seulement à manger,

250. Douleur constrictive près du creux de l'estomac , à droite, le matin et l'après midi.

Au dessous du creux de l'estomac , douleur resserrante , comme par l'action d'un lien, qui augmente par la pression du doigt. (*Adam.*)

Douleur de courte durée , mais violente, dans le côté droit, au dessous des fausses côtes. (*Gersdorff.*)

Immédiatement au dessous du creux de l'estomac, et de là

vers les deux côtés , tiraillement lancinant très-douloureux qui se répand en rayonnant derrière les côtes. (*Id.*)

Elancement violent à la région du foie (au bout de quarante-huit heures).

255. Sensation continuelle de pression et de pincement dans la partie supérieure du ventre. (*Gersdorff.*)

Tranchées dans le ventre.

Mal de ventre, comme après un refroidissement, qui augmente avant l'émission d'un vent, et continue encore après.

Tranchées dans le ventre pendant quelques instans seulement , mais très-souvent.

Tranchées dans l'abdomen, comme un éclair qui passe à travers le ventre.

260. Le soir, tranchées , en forme de coliques, dans le ventre.

Douleur, comme à la suite d'un effort , dans le bas-ventre, même en se contentant de faire quelque chose avec la main; en même temps le bras est un peu soulevé convulsivement ; la même douleur se reproduit en touchant au ventre.

Elle ne peut se coucher sur le côté sans éprouver la même douleur qu'après un effort , surtout dans le côté gauche du bas-ventre.

En sortant de table , sommeil , et en se réveillant, tension dans la région hépatique , comme si cette région n'avait point assez de capacité.

Tension continuelle du bas-ventre. (*Gersdorff.*)

265. Jour et nuit, il est comme trop plein d'alimens, avec pression dans le bas-ventre et rapports.

Douleur resserrante dans le côté gauche de l'épigastre , sous les fausses côtes , vers le dos, causée par des vents qui s'agitent. (*Gersdorff.*)

Mal de ventre resserrant fréquent, surtout dans le côté droit de l'abdomen. (*Id.*)

Pression resserrante dans la profondeur du bas-ventre. (*Id.*)

270. *Mal de ventre resserrant* dans l'hypogastre. (*Id.*)

Sensation comme si son ventre était trop lourd et pendant; elle est obligée de se ployer en deux quand elle marche (au bout de trois jours).

Douleur pressive dans l'hypogastre (sur-le-champ). (*Gers-dorff.*)

Douleur pressive sous les fausses côtes, après le déjeûner. (*Id.*)

Douleur sourdement pressive dans le bas-ventre, au côté droit, dans une étendue peu considérable. (*Id.*)

275. Pression dans la région inguinale droite. (*Id.*)

Mal de ventre pressif, avec un peu de ténesme, et émission de vents chauds, qui la diminue (au bout de vingt-six heures). (*Id.*)

Douleur pressive à l'anus (au bout de quarante-huit heures). (*Gersdorff.*)

Douleur pressive et d'écorchure au dessous du coccyx. (*Id.*)

Mal de ventre pressif, avec gargouillemens et émission de vents inodores, chauds et humides; après quoi, le mal de ventre cesse (au bout de trois quarts d'heure). (*Id.*)

280. Douleur pressive dans le côté gauche du bas-ventre; des vents circulent dans le ventre, avec pincement. (*Id.*)

Douleur pinçante, profonde, dans le côté droit de l'hypogastre, vers la hanche (au bout de trois heures et demie). (*Id.*)

Léger pincement dans le ventre, quand il s'asseoit ployé en deux. (*Caspari.*)

Après avoir pris une petite quantité d'alimens incapables de nuire, violent pincement autour de la région ombilicale, que des rapports et quelques vents par le bas dissipent promptement. (*Gersdoff.*)

Douleur pinçante dans la région inguinale droite (au bout de dix heures). (*Id.*)

285. Pincement dans le ventre pendant une selle convenable.

Elancemens pinçans sourds dans le bas-ventre, qui ont l'air de se diriger en haut et en dehors (au bout de trois heures et demie). (*Gersdoff.*)

Douleurs lancinantes et pinçantes dans le côté gauche du bas-ventre. (*Id.*)

Douleur lancinante, fourmillante, dans la profondeur du bas-ventre (au bout de vingt-huit heures). (*Id.*)

Douleur lancinante dans le côté gauche du bas-ventre (à

la poitrine), qui augmente pendant la respiration. (*Id.*)

290. Elancement tiraillant dans le bas-ventre jusqu'à l'ombilic. (*Id.*)

Douleur tiraillante dans le bas-ventre, qui remonte vers l'ombilic (au bout de quarante-huit heures). (*Id.*)

Ardeur dans le bas-ventre.

Ardeur autour de la région ombilicale. (*Gersdorff.*)

Douleur brûlante à la peau, près de l'ombilic, qui se renouvelle souvent (au bout de quatre heures). (*Id.*)

295. Au-dessous de l'ombilic, place qui cause une douleur d'écorchure. (*Id.*)

Douleur d'écorchure à l'hypogastre, qui se fait sentir aussi en y touchant (au bout de quatre heures et trois quarts). (*Id.*)

Remuement de vents dans le côté gauche de l'épigastre, plus du côté du dos qu'en devant.

Mal de ventre venteux, avec émission de vents inodores. (*Gersdorff.*)

Colique venteuse; les vents circulent dans le ventre, et çà et là, surtout dans le côté gauche, vers le dos, se font sentir des élancemens isolés. (*Id.*)

300. Borborygmes dans le ventre (sur-le-champ). (*Id.*)

Il a des gargouillemens dans les parties profondes du bas-ventre. (*Id.*)

Borborygmes dans le ventre; il s'échappe plusieurs vents un peu humides, les uns bruyans, les autres non. (*Id.*)

Glossitation dans le côté gauche de l'hypogastre. (*Id.*)

Borborygmes bruyans; des vents circulent lentement dans le ventre (au bout de trois heures et demie). (*Id.*)

305. Borborygmes perceptibles à l'oreille dans la région ombilicale. (*Adam.*)

Borborygmes bruyans dans le ventre, avec quelques pincemens. (*Id.*)

Après les borborygmes, émission de vents nombreux. (*Id.*)

Borborygmes perceptibles à l'oreille dans le bas-ventre, avec émission sourde de vents presque inodores (humides et chauds). (*Gersdorff.*)

Des vents roulent dans le bas-ventre, et il en sort quelques uns qui sont sans odeur (au bout d'une demi-heure). (*Caspari.*)

3ı0. Le matin , en s'éveillant , énorme émission de vents sans odeur.

Les choses même qu'habituellement il digère avec facilité engendrent beaucoup de vents et produisent le ballonnement du ventre.

Vents ayant une odeur putride (au bout d'une heure et demie). (*Gersdorff.*)

Au milieu de pression en forme de colique, vers le sacrum et de là vers l'hypogastre , émission de vents très-fétides et humides vers la fin (au bout de deux heures). (*Id.*)

L'envie d'aller à la selle cesse par le fait d'une bruyante émission de vents. (*Id.*)

3ı5. Emission de vents, avec ardeur à l'anus, et même sensation que s'il était sur le point d'aller à la selle. (*Id.*)

Ardeur à l'anus, au côté droit (au bout de six heures). (*Id.*)

Selle en bouillie, qui cause de l'ardeur dans le rectum.

Ardeur dans l'anus , en expulsant une petite quantité de matières dures et non liées. (*Caspari.*)

Douleur tractive en travers du ventre , avant d'aller à la selle. (*Id.*)

3ao. Le soir, une couple d'élancemens violens dans l'anus. (*Id.*)

En allant à la selle, douleur sécante à l'anus. (*Id.*)

Selle dure, dont la sortie est accompagnée d'une douleur sécante dans l'anus. (*Gersdorff.*)

En allant à la selle, élancemens semblables à des coups d'aiguilles, dans le rectum.

Prurit à l'anus , et ardeur après s'être frotté. (*Gersdorff.*)

3a5. Prurit à l'anus, le matin, dans le lit, que l'action de se gratter augmente et qui est suivi d'ardeur. (*Caspari.*)

Cuisson à l'anus. (*Gersdorff.*)

Sensation subite de plénitude dedans le rectum, comme au moment d'aller à la selle, et qui se dissipe avec promptitude. (*Adam.*)

Une émission bruyante de vents fait cesser l'envie d'aller à la selle. (*Gersdorff.*)

Mal de ventre et au sacrum, comme pour aller à la selle. (*Id.*)

33o. Une sorte de colique hémorrhoïdale ; violente envie

d'aller par le bas , fourmillement dans l'anus , et forte pression sur la vessie et vers le sacrum, revenant spasmodiquement par intervalles ; malgré l'envie pressante, il ne paraît cependant pas qu'aucune matière veuille sortir ; mais il survient de violentes douleurs , comme pour accoucher, dans l'hypogastre , en avant et en arrière, avec ardeur dans l'anus et même sensation que si la diarrhée allait s'établir ; en essayant d'aller à la selle après une douleur de cette nature et avec beaucoup d'efforts , il sort quelques matières molles, après quoi le besoin et le mal de ventre cessent sur-le-champ. (*Id.*)

Après le déjeûner , besoin d'aller à la selle ; quoique les matières ne soient pas dures, elles ne sortent qu'avec beaucoup d'efforts. (*Id.*)

Forte envie d'aller à la selle, quoiqu'il ne sorte qu'une petite quantité de matières dures (au bout de cinquante heures). (*Id.*)

Selles dures (au bout de soixante-deux heures). (*Id.*)

Selles dures et sortant beaucoup plus tard que de coutume, avec beaucoup plus d'efforts (au bout de trente-six heures). (*Id.*)

335. Vaine envie d'aller à la selle (au bout de quatre-vingts heures). (*Id.*)

Pendant la première semaine, la selle est précédée de mucosités , après lesquelles sortent des matières dures , puis molles ; ensuite douleur sécante dans le ventre.

Selle avec déjection copieuse de mucosités.

Sortie d'abondantes mucosités par le rectum , pendant plusieurs jours.

La selle est entourée d'un mucus jaunâtre et filamenteux, qui sur la fin est tout-à-fait sanguinolent. (*Adam.*)

340. Afflux du sang vers l'anus.

Ecoulement de sang à chaque selle.

Gonflement des tubercules hémorrhoïdaux, qui sont douloureux (au bout de deux jours).

La dernière partie de la selle est teinte de sang. (*Adam.*)

Il sort de l'anus un liquide âcre et mordant (au bout de vingt-quatre heures).

345. Selle âcre, avec langue chargée.

La nuit, un liquide visqueux sort abondamment de l'anus.

La nuit, suintement au périnée, depuis l'anus jusqu'au scrotum, avec prurit et intertrigo.

Intertrigo au périnée; quand on touche à la partie, elle cause un prurit douloureux.

Intertrigo à l'anus.

350. Douleur lancinante au périnée, près de l'anus (au bout de deux heures et demie). (*Gersdorff.*)

Après la selle, mal de ventre, à plusieurs reprises, qui se porte vers le sacrum et vers la vessie, presque comme après avoir pris de la rhubarbe. (*Id.*)

Après avoir été à la selle, mal de ventre, comme si l'on avait encore besoin d'y aller. (*Id.*)

Après la selle, mal de ventre serrant. (*Id.*)

Le matin, après une selle dure et peu copieuse, élancement pinçant dans le côté gauche de l'hypogastre, et envies incomplètes d'aller à la selle, comme une pression sur le rectum, toute la journée (au bout de quatre jours). (*Id.*)

355. Après avoir été à la selle, vacuité complète dans le bas-ventre, qui se fait surtout sentir en marchant. (*Caspari.*)

L'urine est rougeâtre et trouble. (*Gersdorff.*)

L'urine a une couleur foncée.

Urine rouge, foncée, avec âpreté au larynx. (*Id.*)

Urine d'un rouge foncé, comme si elle était mêlée de sang (au bout de deux jours).

360. Urine rougeâtre et trouble.

Sédiment rouge dans l'urine.

Urine très-odorante.

Après avoir bu peu, émission copieuse d'urine (au bout de six heures). (*Gersdorff.*)

L'urine coule en bien moins grande quantité (au bout de quarante-huit heures). (*Id.*)

365. La nuit, il est obligé de se lever plusieurs fois pour uriner, et il rend une grande quantité d'urine; en même temps il éprouve de la pression sur la vessie.

Souvent, dans la journée, pression sur la vessie; cependant elle pouvait retenir son urine.

En urinant, tiraillement fréquent dans l'urètre: les dernières gouttes consistent en mucus, et produisent une rétraction douloureuse.

Le matin, après avoir uriné, tiraillement et traction dans l'urètre. (*Gersdorff.*)

Prurit et intertrigo au prépuce.

370. Fort prurit au prépuce, qui offre en dedans une ampoule et un point excorié.

Fourmillement dans les testicules et dans le scrotum.

Prurit le long du scrotum, à la partie supérieure de la cuisse; la partie suinte (au bout de vingt-quatre heures).

Tuméfaction du scrotum, qui est très-dur au toucher.

Pollution qui ébranle fortement et douloureusement les nerfs; après quoi ardeur extrêmement violente à la partie antérieure de l'urètre, et en urinant une vive douleur sécante, avec ardeur, qui persista long-temps, se renouvelant à la moindre pression extérieure. (*Gersdorff.*)

375. Erection continuelle pendant la nuit, sans sensations ou idées voluptueuses. (*Id.*)

Absence totale de l'appétit vénérien, le matin; il ne peut même être excité par des idées lascives (au bout de vingt-quatre heures). (*Id.*)

Forte excoriation aux parties génitales de la femme, en avant, le soir.

Ardeur dans les parties génitales de la femme.

Douleur cuisante aux parties génitales de la femme, avec flux leucorrhoïque abondant, pendant deux jours; ensuite apparition des règles, qui avaient cessé plusieurs mois déjà auparavant, et qui coulèrent pendant trois jours, mais de couleur noire; plus tard, flux leucorrhoïque peu copieux.

385. Les règles avancent de cinq jours (au bout de vingt-un jours).

Immédiatement après l'apparition des règles, mal de ventre semblable à des spasmes, depuis le matin jusqu'au soir.

Pendant les règles, très-violent mal de tête, qui contracte entièrement les yeux.

Douleur sécante dans l'hypogastre, pendant les règles.

Violent prurit à une dartre, avant l'apparition des règles.

385. Le matin, en se levant, flux leucorrhoïque abondant et très-liquide, qui ne reparaît plus ensuite de la journée.

Flux de mucus blanc par le vagin (au bout de quatre jours).

[Obstruction de la narine gauche pendant une heure. (*Gersdorff.*)

La narine gauche est bouchée (au bout d'une heure et demïe). (*Caspari.*)

Eternument suivi d'obstruction de la narine gauche. (*Gersdorff.*)

39o. *Enchifrènement.*

Fréquens éternumens, avec violent et continuel chatouillement et fourmillement dans le nez, et âpreté catarrhale dans le nez, ainsi qu'à la partie supérieure de la poitrine, la nuit, dans le lit. (*Gersdorff.*)

Très-fréquens éternumens, sans coryza. (*Id.*)

Eternument, avec larmoyement de l'œil gauche, qui occasionne de la cuisson dans l'angle interne. (*Id.*)

Violent éternument, suivi d'une douleur fortement cuisante, au dessus du nez et dedans, avec larmoyement de l'œil, comme si un fort coryza allait s'établir; cette douleur dans le nez survenait aussi en se mouchant. (*Id.*)

Fourmillement dans la narine gauche, écoulement de mucus nasal, puis violent éternument, larmoyement de l'œil droit, coryza. (*Id.*)

Inutile envie d'éternuer, revenant tantôt plus et tantôt moins forte. (*Id.*)

Eternument qui produit des élancemens dans le bas-ventre. (*Id.*)

Eternument qui a pour suite une ardeur sur une grande partie du côté droit du bas-ventre. (*Id.*)

Sentiment, à la racine du nez, d'un coryza qui commence. (*Adam.*)

4oo. Douleur pressive à la racine et dans les os du nez, comme pendant un fort coryza; cependant il pouvait respirer par le nez. (*Id.*)

Inutile envie d'éternuer, avec fourmillement dans la moitié gauche du nez; ensuite celle-ci devient humide; et, après s'être mouché, la narine droite demeure bouchée; en même temps un léger ressentiment de coryza, c'est-à-dire de fourmillement, et de la cuisson au côté gauche du palais (au bout cinq de heures). (*Gersdorff.*)

Coryza, avec éternument (presque sur-le-champ). (*Id.*)

Pendant plusieurs jours, la nuit et le matin, en s'éveillant,

irritation en forme de coryza qui (à l'exception d'éternumens de temps en temps) se dissipa dans la journée. (*Id.*)

Fort coryza.

405. Coryza et rhume de poitrine (au bout de sept jours).

Enrouement le soir (au bout de douze jours).

Catarrhe tel qu'il ne peut presque pas parler à haute voix.
(au bout de huit jours).

Le soir, grand enrouement subit, qui le prive presque de
la voix, avec fort asthme, de sorte qu'il ne pouvait presque
pas respirer en allant au grand air (au bout de six jours).

Apreté dans le larynx, et enrouement; elle ne pouvait
parler haut sans de grands efforts.

410. Grande âpreté dans le larynx ; la voix est creuse et
rauque, et elle lui manque quand il veut la rendre un peu
éclatante; cependant il n'éprouve pas de douleur dans la gorge
en avalant. (*Gersdorff.*)

Apreté dans la poitrine, et fréquentes envies de tousser.
(*Id.*)

Le soir et le matin, grattement dans la gorge, qui excite
une toux sèche.

Grattement dans la gorge, avec un peu de toux, pendant
laquelle l'œil gauche surtout pleure (au bout de trois heures
et demie). (*Gersdorff.*)

Fourmillement dans la partie supérieure de la trachée-artère, comme s'il s'y était arrêté quelque chose qui excitât à
tousser (au bout de trois heures). (*Id.*)

425. Prurit, dans le larynx, qui excite à tousser (avec
expiration d'une salive gluante et salée), le soir, en se mettant
au lit, et le matin, une heure après s'être levé. (*Caspari.*)

Excitation à tousser, comme par l'effet de la vapeur du
soufre, avec constriction de la gorge.

Fréquens accès de tussiculation (au bout de quatre heures moins un quart). (*Gersdorff.*)

Excitation à tousser dans l'arrière-gorge, avec tussiculation *qui revient souvent.* (*Id.*)

Grand fourmillement dans la gorge, qu'on fait cesser pour
quelques instans, en arrachant du mucus de l'arrière-gorge,
avec afflux copieux de salive. (*Id.*)

420. Sensation continuelle d'âpreté dans la gorge, avec
fourmillement et fréquente toux âpre, à demi volontaire,

qui occasione de la douleur à la partie supérieure de la poitrine. (*Id.*)

Après des fonrmillemens et de l'irritation dans la gorge , quelques secousses profondes de toux, à la suite desquelles la poitrine cause la même douleur que si une pression la refoulait en dedans. (*Id.*)

(En toussant, douleur dans la poitrine comme si elle était à vif.)

Excitation à tousser, le soir, avec frissonnement et traction dans les joues.

Toux, le soir , dans le lit.

425. Toux spasmodique; trois ou quatre accès dans la journée.

(Le soir, toux qui produit le vomissement et de la constriction à la gorge.)

Toux fatigante, avec asthme et ardeur dans la poitrine.

En tussiculant, il détache des mucosités du larynx.

Expultion de mucus vert en grumeaux.|

430. Douleur tiraillante, pressive, dans le côté gauche de la poitrine (au bout de vingt-six heures). (*Gersdorff.*)

Le matin, dans le lit, tiraillement depuis la poitrine jusque vers le dos (dans les bras, et à l'oreille gauche), avec douleur interne , surtout dans la tête.

Douleur tractive (rhumatismale) sur les fausses côtes droites. (*Gersdorff.*)

Tiraillement dans le côté droit de la poitrine. (*Id.*)

Douleur rhumatismale depuis les fausses côtes gauches jusqu'à la hanche. (*Id.*)

435. Douleur pressive rhumatismale, dans le côté droit, sur les fausses côtes, pendant un quart d'heure. (*Id.*)

Traction douloureuse dans la poitrine, les épaules et les bras , plus à gauche qu'à droite, avec sensation de chaleur et afflux du sang à la tête; cependant la personne sent du froid.

Douleur sourde, d'abord dans le côté gauche, puis dans le côté droit de la poitrine, plus sensible en expirant qu'en inspirant. (*Gersdorff.*)

Douleur sourde au côté droit de la poitrine (au bout de six heures). (*Id.*)

Élancement sourd au côté gauche de la poitrine, qui se dirige vers les fausses côtes. (*Id.*)

440. Douleur sourdement lancinante et oppressive à la région du cœur, qui cesse par des borborygmes bruyans dans le côté gauche, comme si un vent, jusqu'alors renfermé, y devenait libre (au bout de trois heures et un quart). (*Id.*)

Douleur lancinante, augmentant par la respiration, dans le côté droit de la poitrine (et du bas-ventre). (*Id.*)

En se mettant au lit, quelques élancemens très-sensibles à travers la poitrine, qui suspendent la respiration. (*Id.*)

En faisant une inspiration profonde, élancement profond dans le côté droit de la poitrine. (*Id.*)

Violens élancemens sourds, qui semblent pousser de dedans en dehors, dans la profondeur de la partie inférieure du côté droit de la poitrine. (*Id.*)

445. Forts élancemens au dessous du côté gauche de la poitrine (sans froid ni chaleur), qui empêchaient de dormir et de marcher, et continuaient même en se tenant assis.

Douleurs plutôt brûlantes que lancinantes à la région du cœur.

Grande *ardeur dans la poitrine*, comme s'il y avait des charbons allumés (presque sans interruption).

Douleur brûlante près du creux de l'estomac et au côté gauche de la poitrine.

Ardeur et afflux de sang à la poitrine.

450. Il lui semblait toujours que le sang se portât à la poitrine, tandis qu'elle avait froid dans le corps.

Afflux de sang vers la poitrine, le matin; au réveil, la langue était chargée.

Battemens de cœur, surtout en se tenant assis.

Fréquens battemens de cœur; quelques pulsations rapides.

Le soir, en se mettant au lit, battemens de cœur et pouls intermittent (au bout de seize jours).

455. Battemens de cœur énormes pendant plusieurs jours.

Oppression spasmodique et constriction de poitrine pendant trois à quatre minutes.

Douleur dans la poitrine, comme produite par des vents déplacés.

Resserrement de poitrine et respiration courte, comme par l'effet de vents qui presseraient de bas en haut (au bout de quarante-huit heures). (*Gersdorff.*)

Sentiment de rétrécissement à la poitrine, que l'éructation fait cesser de suite.

460. Le matin, en quittant le lit, la poitrine et les épaules sont comme comprimées.

(Douleur en distendant la poitrine.)

Le soir, étant couché dans le lit, respiration difficile et battemens dans la tête.

(L'haleine est froide; froid aussi dans la gorge, dans la bouche et aux dents.)

Difficulté de respirer, plus grande dans la situation assise que dans toute autre.

465. Fréquens accès de constriction de la poitrine, qui suspendent la respiration pour quelques instans.

Fréquemment, sensation de pression resserrante sur la poitrine. (*Gersdorff.*)

Pression sur le côté gauche de la poitrine. (*Id.*)

Douleur pressive à la partie supérieure du côté droit de la poitrine, qui s'étend jusqu'à travers l'omoplate du même côté. (Id.)

Douleur sourde, peu étendue, sur le sternum, immédiatement au dessus du creux de l'estomac, qui se fait sentir quand on se penche en avant et qu'on touche à la partie. (*Id.*)

470. *Sentiment de faiblesse et d'affection à la poitrine.*

En s'éveillant, il se sent la poitrine comme fatiguée.

Prurit dans l'intérieur de la poitrine.

Prurit lancinant à la région du coccyx, le soir, dans le lit. (*Caspari.*)

Sentiment de froid, d'engourdisssement et de tension, au sacrum.

475. Douleur tensive et raideur dans le sacrum.

(Violente douleur au sacrum ; elle ne peut s'asseoir, et il lui semble avoir un pieu dans le dos ; elle est obligée de mettre sous elle un coussin.)

Pression tiraillante au sacrum. (*Gersdorff.*)

Douleur pressive, tiraillante, dans le côté gauche, jusque dans le dos, le long de la hanche. (*Id.*)

Violente ardeur à l'extérieur, sur la hanche droite. (*Id.*)

480. Tiraillement au bas du dos, le long du sacrum. (*Id.*)

Pesanteur dans le dos, et oppression de poitrine.

Traction dans le dos, surtout en se tenant assis.

Douleur pressive à la partie inférieure du dos (au bout de trois heures).

Douleur pressive, resserrante, à la partie inférieure de l'épine du dos.

485. Douleur comme contusive dans le côté du dos.

Tressaillement des muscles au côté gauche du dos. (*Gersdorff.*)

Ardeur au côté gauche de la partie supérieure du dos.

(Elancement entre les omoplates, qui coupe la respiration, la nuit.)

Après s'être lavé à l'eau froide (comme d'habitude), douleur rhumatismale à l'omoplate du côté droit (au bout de vingt-six heures). (*Caspari.*)

490. Sensation rhumatismale dans toute l'omoplate gauche, en écrivant (au bout de six heures). (*Id.*)

En ployant le bras en arrière, violent tiraillement dans l'omoplate gauche. (*Gersdorff.*)

Sensation brûlante sur l'omoplate droite. (*Id.*)

Ardeur sur l'épaule droite. (*Id.*)

Ardeur sur l'articulation de l'épaule (au bout de trois heures). (*Id.*)

495. Douleur tractive dans l'articulation de l'épaule gauche. (*Id.*)

Douleur tractive dans l'aisselle et l'épaule.

Traction rhumatismale dans l'aisselle droite. (*Gersdorff.*)

Violente douleur tiraillante dans l'articulation du bras droit, surtout pendant le mouvement, avec traction dans les os du bras. (*Id.*)

Tiraillement paralytique dans l'articulation du bras droit, qui se reproduit souvent.

500. Faiblesse paralytique de l'épaule droite et du bras droit (au bout d'un quart d'heure). (*Caspari.*)

Elancement dans l'aisselle droite, jour et nuit.

Tiraillement dans les muscles postérieurs du cou. (*Gersdorff.*)

Douleur pressive, tiraillante, dans les muscles du cou. (*Id.*)

Douleur violemment pressive dans les muscles du cou (à droite). (*Gersdorff.*)

5o5. Douleur pressive au cou (au bout de six jours).

Prurit lancinant au cou et à la nuque, avec taches rouges sur ces parties (au bout de trente-huit heures). (*Caspari.*)

Douleur pressive, tractive, dans l'aisselle droite, qui se fait surtout sentir pendant le mouvement. (*Gersdorff.*)

Douleur brûlante dans l'aisselle droite. (*Id.*)

Prurit, suintement et intertrigo dans les aisselles.

5ro. Douleur contusive au bras droit.

Traction dans le bras droit.

Crampe dans les bras.

Traction sourde au côté interne du bras gauche (au bout de quatre heures). (*Caspari.*)

Le bras est très-lourd. (*Id.*)

Douleur tractive, avec ardeur, au bras (au bout de quarante-huit heures). (*Gersdorff.*)

Ardeur au haut du bras, d'abord dans le gauche, puis dans le droit (au bout de cinq heures). (*Id.*)

Tiraillemens dans le bras gauche (au bout de quatre heures). (*Id.*)

Un gros furoncle au bras, entouré de nombreux boutons pruriteux (au bout de sept jours).

Ardeur au coude droit. (*Gersdorff.*)

5ao. Douleur tractive dans le cubitus, qui se dirige vers le poignet (au bout de vingt minutes). (*Caspari.*)

Douleur tractive, tiraillante, à la partie supérieure de l'avant-bras gauche, près du coude; la place est également douloureuse quand on appuye sur l'os (au bout de trois heures et demie). (*Gersdorff.*)

Prurit ardent à l'avant-bras, près du coude. (*Id.*)

Traction tiraillante depuis le coude gauche jusqu'à la main (au bout de quarante-huit heures). (*Id.*)

Douleur paralytique dans le poignet, pendant le mouvement.

5a5. Les bras et les mains s'engourdissent, surtout la nuit, de sorte qu'elle ne sait où se mettre dans le lit ; ces parties s'engourdissent aussi pendant la journée.

Tendance des mains à s'engourdir.

II.   7

Le matin, en se lavant les mains, il semble qu'elles vont s'engourdir.

Froid glacial aux mains (au bout de quarante-huit heures). (*Gersdorff.*)

Pendant certains mouvemens, sensation dans le poignet gauche, comme si les tendons étaient trop courts.

53o. Sensation dans les mains, comme si la force musculaire y était moins grande, surtout en écrivant (au bout de six heures). (*Gersdorff.*)

Il écrit lentement et avec peine (au bout d'une heure et demie). (*Caspari.*)

Tiraillement dans le poignet droit ou dans le gauche. (*Gersdorff.*)

Petite éruption pruriteuse aux mains.

Douleur contusive sur le dos de la main gauche. (*Gersdorff.*)

535. Traction dans les os métacarpiens de la main droite (au bout de trois quarts d'heure). (*Caspari.*)

Fort prurit dans le creux des mains, la nuit.

Tiraillement dans l'intérieur de la main gauche, à partir de la base du petit doigt. (*Gersdorff.*)

Violent tiraillement dans l'articulation postérieure du doigt indicateur gauche (au bout de vingt-huit heures). (*Id.*)

Douleur tiraillante dans les doigts de la main droite (au bout de six heures). (*Id.*)

54o. *Léger tiraillement dans le quatrième et le cinquième doigts de la main droite.* (*Id.*)

Léger tiraillement dans l'articulation médiane du doigt indicateur droit. (*Id.*)

Léger tiraillement brûlant au bout du pouce droit. (*Id.*)

Tiraillement au bout et sous l'ongle du quatrième doigt de la main gauche (au bout de quarante-huit heures). (*Id.*)

Tiraillement dans les articulations des quatrième et cinquième doigts. (*Id.*)

545. Tiraillement sous l'ongle du pouce. (*Id.*)

Tiraillement dans le petit doigt de la main gauche, que le mouvement augmente. (*Id.*)

Traction dans le doigt indicateur droit, vers le bout.

Douleur térébrante au côté interne de l'articulation médiane du doigt indicateur de la main gauche, qui, lors-

qu'on fléchit le doigt, devient semblable aux petits élancemens que produirait une esquille, pendant six heures. (*Adam.*)

Douleur térébrante dans l'articulation postérieure du
doigt médius et du pouce, pendant le repos. (*Id.*)

55o. Douleur lentement pulsative dans l'articulation antérieure du pouce. (*Id.*)

Pulsation au dos du pouce, pendant quelques minutes, et à plusieurs reprises. (*Id.*)

Douleur pulsative dans l'os métacarpien du doigt médius.
(*Adam.*)

Elancement tiraillant dans les articulations médianes des
doigts.

Elancement dans l'articulation postérieure du doigt médius gauche (au bout de trois quarts d'heure). (*Caspari.*)

555. Elancement, comme par la présence d'une esquille,
dans la phalange antérieure du quatrième doigt. (*Id.*)

Elancement dans un doigt en quittant sa chaise.

Elancement dans l'éminence thénar, qui part du poignet.

Petits élancemens dans la peau du doigt indicateur droit,
qui reparaît en fléchissant le bras (au bout de deux heures).
(*Caspari.*)

Ardeur refroidissante dans l'articulation postérieure des
doigts médius et annulaire droits. (*Gersdorff.*)

56o. Violent prurit au côté externe du pouce gauche. (*Id.*)

Tiraillement dans la hanche droite. (*Id.*)

Douleur tiraillante, pressive, au dessous et le long de la
hanche gauche, remontant vers le dos et le sacrum, qui
se répète souvent (au bout de deux heures). (*Id.*)

Forte *douleur tractive, paralytique, qui part du bas-
ventre et descend dans la jambe gauche.* (*Id.*)

Tressaillement musculaire à la partie supérieure et postérieure de la cuisse gauche, le matin, dans le lit. (*Id.*)

565. Elancement sourd au haut de la cuisse. (*Id.*)

Ardeur à la cuisse, pendant la nuit, dans le lit.

Sensation d'ardeur au côté supérieur et externe de la
cuisse.

Traction rhumatismale à la cuisse gauche, le soir, dans
le lit, qui diminue en se couchant sur cette cuisse. (*Gersdorff.*)

Douleur tiraillante dans le milieu de la cuisse, qui renaît souvent. (*Gersdorff.*)

570. A la partie inférieure et externe de la cuisse gauche, douleur de crampe, en marchant, surtout en levant la cuisse et montant l'escalier ; l'endroit est douloureux aussi au toucher (au bout de trente-cinq heures). (*Caspari.*)

En marchant, engourdissement des cuisses.

Raideur dans les cuisses, au dessus du genou, le matin, en se levant.

Raideur et traction dans la cuisse gauche, comme si elle était paralysée et luxée (les quatre premiers jours).

Sentiment d'inquiétude dans la cuisse et la jambe droites, qui l'oblige à changer sans cesse de situation sur son siége. (*Caspari.*)

575. Douleurs dans les deux membres inférieurs, les jambes surtout, en se tenant assis ou couché; il ne sait où se mettre.

Tiraillement dans la cuisse et la jambe droites. (*Gersdorff.*)

Tiraillement dans la cuisse et la jambe gauches (au bout de vingt-neuf heures). (*Id.*)

Pesanteur dans les jambes (au bout de cinq jours).

Engourdissement et insensibilité dans les jambes.

580. Douleur tractive dans les genoux, en se tenant debout.

·Tension dans les genoux et les articulations des pieds (au bout de cinq jours).

Douleur paralytique dans le genou, en se tenant assis, en se levant de son siége, et aussi la nuit, étant couchée, quand elle se retourne, ou qu'elle allonge la jambe.

Un heurt modéré au genou cause une grande douleur dans l'os.

Douleur dans les genoux, en montant l'escalier.

585. Sentiment de lassitude et de défaut de solidité dans les genoux, en marchant et se tenant debout. (*Gersdorff.*)

Faiblesse et raideur dans le genou.

Forte ardeur sur le genou droit. (*Gersdorff.*)

Après s'être levé de son siége, élancement dans la rotule, et même sensation que si le genou était enflé.

Tiraillement pressif dans les deux genoux et dans les jambes.

590. Sentiment de traction dans les membres inférieurs, les jambes surtout, à partir du genou. (*Gersdorff.*)

Tiraillement dans la jambe droite. (*Id.*)

Tiraillement dans la jambe, depuis le mollet jusqu'à la cheville interne du pied. (*Id.*)

Traction dans les deux jambes ; elle ne peut les laisser en repos ; elle est obligée, tantôt de les allonger, tantôt de les ployer, pendant une demi-heure, l'après-midi.

Sentiment de paralysie dans la jambe gauche.

595. Endroit gonflé et douloureux au toucher, au mollet.

Tubercules sous-cutanés pruriteux aux mollets.

Forte crampe dans la jambe, surtout à la plante du pied, en marchant au grand air.

Forte crampe, la nuit, dans le lit, dans toute la jambe, et surtout à la plante du pied.

Crampe dans la plante du pied droit, le soir, après s'être mis au lit ; les orteils se fléchissent.

600. Tiraillement dans l'os, au-dessus de la cheville interne du pied gauche (au bout de quatre heures). (*Gersdorff.*)

Traction dans les pieds, surtout en se tenant assis.

Douleur tiraillante sous les premiers orteils du pied droit, qui augmente en marchant. (*Gersdorff.*)

Tiraillement dans les orteils médians du pied droit. (*Id.*)

Violent tiraillement sous les ongles des orteils, depuis le soir jusque dans la nuit ; il s'étend jusque dans la plante des pieds (les quatre premiers jours).

605. Douleur dans le gros orteil du pied droit, sous l'ongle. (*Gersdorff.*)

En se redressant sur les jambes, douleur dans les os du métatarse, comme si on les déchirait.

Agitation dans le pied gauche ; il est obligé de le remuer sans cesse.

Ardeur dans la plante des pieds après s'être tenu debout.

Forte sueur aux pieds (au bout de neuf jours).

610. (Grande anxiété et chaleur pendant les douleurs.)

(Grande lassitude après les douleurs).

Brisure de tous les membres (au bout de vingt-quatre heures).

Le matin, après le réveil, dans le lit, grand sentiment de brisure dans les articulations, que l'allongement des mem-

bres soulage, et qui disparaît peu à peu après le lever.
(*Gersdorff.*)

Tous les membres font mal, ainsi que le dos (avec grand mal de tête et grande faiblesse).

615. Engourdissement des membres.

Les membres sur lesquels il est couché s'engourdissent aisément.

Fourmillement par tout le corps.

Le matin, dans le lit, élancement sous les côtes gauches, qui remonte en rayonnant dans le bas-ventre, dans le creux de l'estomac et dans les deux côtés de la poitrine, dégénère au larynx en pression, et augmente pendant l'expiration; quand il est dissipé, toute pression sur le bas-ventre le renouvelle. (*Gersdorff.*)

Elancemens pruriteux au côté sur lequel il est couché, le soir, dans le lit.

620. Prurit semblable à des piqûres de puces, en plusieurs endroits du corps. (*Caspari.*)

Prurit et élancemens en plusieurs parties du corps. (*Id.*)

Éruption ortiée, qui dure quelques semaines (au bout de quatre jours).

Prurit et *ardeur en différens points du corps*, au dos, à la poitrine, à l'ombilic, aux cuisses, etc. (*Gersdorff.*)

Ardeur en diverses parties du corps, la nuit, dans le lit.

625. Çà et là, sur le dos et aux côtés; de même qu'au côté droit de l'abdomen, sensation brûlante à la peau, comme après l'application d'un sinapisme (au bout de douze heures). (*Gersdorff.*)

Raideur dans les genoux et les articulations des cuisses, le matin, au réveil.

Tension dans les genoux et la main gauche, comme si ces parties avaient été fatiguées par de grands efforts.

Douleur tractive dans les membres.

Douleurs tractives et tiraillantes, en diverses parties du corps. (*Gersdorff.*)

630. Traction dans le dos et les jambes, seulement en se tenant assis.

Traction dans les articulations de la main, du coude et des épaules, qui se dissipe par le mouvement (1).

(1) Surtout par le vent du matin.

Tiraillement dans diverses parties du corps, la nuit, dans le lit.

Sensation rhumatismale par tout le corps, avec froid aux mains et aux pieds. (*Gersdorff.*)

Le matin, en s'éveillant, sensation tiraillante dans l'épaule gauche, puis dans la main droite, ensuite dans les dents incisives du côté droit de la mâchoire supérieure. (*Id.*)

635. Fréquemment des douleurs tiraillantes, çà et là, par exemple dans la moitié gauche du visage, puis dans le côté gauche de l'occiput, dans la cuisse et l'épaule gauches, avec forte pression dans les bras et les jambes. (*Id.*)

(Un ulcère guéri se rouvre, et, au lieu de pus, fournit une sérosité mêlée de sang ; l'endroit est dur et douloureux au toucher.)

Le pus de l'ulcère devient extrêmement fétide.

Le cautère exhale un liquide rongeant.

Après être resté long-temps assis, il sent, lorsqu'il se lève, de la pesanteur et de la raideur dans les membres, qui cessent après avoir marché quelque temps.

640. Inaptitude aux efforts corporels. (*Caspari.*)

Défaut d'énergie des mouvemens musculaires (au bout d'une heure). (*Id.*)

Lassitude. (*Adam.*)

Lassitude, le matin, dans le lit (au bout de quarante-huit heures). (*Gersdorff.*)

Grand sentiment de lassitude le matin, au lit, surtout dans les articulations ; tout cesse en se levant. (*Id.*)

645. Le matin, lassitude, paresse, tremblement dans les membres et grande propension à suer (au bout de deux jours). (*Caspari.*)

Disposition dans le corps à trembler, avec abattement.

Le matin, sentiment de grande lassitude, avec tremblement dans les membres et autour de l'estomac, comme après avoir bu beaucoup de vin (au bout de vingt-quatre heures). (*Gersdorff.*)

Accès de faiblesse subite, allant presque jusqu'à la syncope.

Accès très-fréquens, mais momentanés, de syncope, presque assez forte pour déterminer la chute du corps, accompagnée même de vertige ; ensuite tranchées et grippement dans le ventre, comme à l'approche de la diarrhée ;

cependant il n'y eut qu'une selle ordinaire (au bout de vingt-quatre heures.)

650. Lassitude après une courte et lente promenade au grand air. (*Gersdorff.*)

Pendant la promenade au grand air survint une lassitude subite, qui se dissipa promptement (au bout de trois jours.)

Lassitude, surtout dans les jambes. (*Gersdorff.*)

Avant midi, faiblesse, comme par suite de stupeur.

Lassitude, le soir.

655. Le soir, paresse, envie de dormir, inaptitude à tout. Bâillemens. (*Adam.*)

Fréquemment des bâillemens et des pandiculations (au bout de deux heures). (*Gersdorff, Caspari.*)

Envie de dormir et bâillemens fréquens. (*Gersdorff*)

Envie de dormir, avant midi, en se tenant assis (et en lisant), *que le mouvement dissipe.* (*Adam.*)

560. Après le dîner, propension au sommeil sans pouvoir dormir.

En sortant de table, sommeil pendant plusieurs heures non interrompu, mais troublé par des rêves désagréables. (*Adam.*)

Envie de dormir après le dîner.

Propension à dormir, le soir, de très bonne heure.

Envie de dormir, le soir.

665. En se mettant au lit, le soir, il est pris d'une anxiété qui lui permet à peine de rester couché (au bout de dix-neuf jours.)

Il s'endort tard, vers une heure du matin seulement.

La nuit, il ne peut s'endormir, quoiqu'il en ait grande envie.

Elle ne peut, la nuit, ni s'endormir, ni cependant ouvrir les yeux.

Le soir, grand froid aux pieds et aux mains.

670. Le soir, avant de s'endormir, grand frisson secouant intérieur, sans froid, et accompagné de fréquentes éructations.

Elle s'éveille souvent, la nuit, ayant froid aux genoux et aux jambes.

Le soir, après s'être mis au lit, les yeux lui font mal.

La nuit, pesanteur dans les jambes et dans le dos, comme par suite de lassitude.

Le soir, avant de s'endormir, sentiment de traction dans les deux jambes.

675. La nuit, dans le lit, les cors aux pieds causent une douleur pressive.

La nuit, il ne peut rester tranquille qu'en ramenant ses jambes vers le ventre.

La nuit, il s'éveille plusieurs fois, à cause de pulsations dans la tête et d'anxiété, comme s'il allait avoir une attaque d'apoplexie; quelques instans après le réveil, il était revenu à lui, et reconnaissait son illusion; car le battement dans la tête n'existait plus; mais, en essayant d'observer ce qui lui arrivait, tout en sommeillant, il éprouva une rétraction involontaire des jambes vers le corps, et sentit que, s'il restait encore quelque temps sans s'éveiller, il tomberait en syncope.

Le soir, après s'être endormi, il est réveillé à plusieurs reprises par une sensation semblable à celle de l'afflux du sang vers la tête, avec hérissement des cheveux; anxiété accompagnée de frisson, et même sensation que si on lui passait la main sur le corps, ou que des fourmis se promenassent sur sa peau, chaque fois qu'il se remuait dans le lit; en même temps, sensibilité telle de l'ouïe, que le plus léger son retentissait dans l'oreille.

Le soir, pendant le sommeil, hallucination du sens de l'ouïe; il croyait entendre marcher quelqu'un qui s'approchait de son lit, ce qui le réveilla plein d'anxiété.

680. La nuit, le bruit le réveille en sursaut, avec frisson dans le dos.

Beaucoup de discours suivis pendant le sommeil, ce qui le réveille, conservant le souvenir de son rêve.

Beaucoup de rêves pendant les nuits (au bout de seize heures). (*Gersdorff.*)

La nuit, *rêves vifs*, mais dont il ne reste aucun souvenir. (*Id.*)

Rêves effrayans.

685. Rêves qui tourmentent extrêmement. (*Id.*)

Sommeil agité, rêves inquiétans, et préssion au dessus de l'estomac.

Sommeil agité, fréquens réveils, et le matin, dans le lit, mal de tête, avec ardeur çà et là dans le corps. (*Gersdorff.*)

Sommeil agité, avec rêves multipliés jusqu'après trois heures; à cette époque réveil par de violentes coliques resserrantes et comparables aux douleurs de l'accouchement; il éprouvait surtout de la pression sur le sacrum et un peu sur la vessie, avec des borborygmes dans le ventre. (*Id.*)

Sommeil très-agité, plein de rêves inquiétans, jusqu'à une heure. (*Id.*)

690. Sommeil agité, qui ne restaure pas; le matin, il était en transpiration.

Froid fébrile, le soir : il ne sentait pas la chaleur du poële (au bout de quarante-huit heures).

Anxiété en forme de fièvre; les mains deviennent froides, et il tremble.

Le soir, grande anxiété et sensation de chaleur, quoique tout le corps fût froid au toucher.

(*Pouls faible.*)

695. Frissonnemens fréquens, surtout la nuit.

Le soir, lassitude, frisson fébrile; et, avant de se mettre au lit, chaleur passagère (au bout de dix jours).

Frissonnemens et chaleur vers le soir (au bout de douze jours).

Toute la journée, beaucoup de chaleur, mais froid continuel aux pieds.

Chaleur dans le lit, la nuit.

700. Elle ne put dormir de la nuit, à cause de chaleur dans le sang.

Sueur chaude, le matin (au bout de vingt-neuf heures). (*Caspari.*)

Sueur d'odeur aigre (au bout de huit jours).

Son moral est tout changé (en sortant de table). (*Adam.*)

Indifférence; il ne prend part à rien. (*Id.*)

705. La musique, qu'il aime, ne lui offre aucun charme, pendant toute la journée. (*Id.*)

Anxiété, sorte de resserrement ou d'oppression, pendant plusieurs jours.

Grande oppression et plénitude.

Le soir, agitation.

Le soir, anxiété qui augmente pendant plusieurs heures, avec beaucoup de chaleur au visage.

710. Grande excitabilité.

Excès d'irritabilité, comme s'il s'était trop pressé, et comme s'il avait trop d'affaires.

Irritabilité, sensibilité. (*Adam.*)

Mauvaise humeur, grande sensibilité (au bout de quatre heures et un quart). (*Gersdorff.*)

Morosité, impatience et désespoir; il serait tenté de se tuer.

715. Disposition à se fâcher; la tête est entreprise. (*Gersdorff.*)

Esprit irritable et enclin à la violence.

Accès involontaires de colère (au bout de trente-six heures).

Grande sensibilité, disposition à verser des larmes.

Sensibilité très-irritable; cette disposition fait place, dans l'occasion, à une gaîté folle, et le rire entraîne un relâchement des muscles, surtout des bras et des mains. (*Gersdorff.*)

720. Gaîté excessive, mais facile à détruire. (*Adam.*)

---

19. CHARBON ANIMAL.

(*Carbo animalis.*)

Pour préparer le charbon animal, on met un morceau d'épais cuir de bœuf entre des charbons ardens, et on l'y laisse jusqu'à ce qu'il ne jette plus la moindre flamme; alors on le place rapidement entre deux plaques de pierre, afin qu'il s'éteigne sur-le-champ, sans quoi le charbon continuerait à brûler, et se détruirait pour la plus grande partie. Un grain de ce charbon est traité, comme j'ai déjà eu plusieurs fois occasion de le dire, jusqu'à ce qu'il soit arrivé au millionième degré d'atténuation.

Quelque analogie que le charbon animal ait avec le charbon végétal dans son action sur l'homme, cependant il offre aussi tant de symptômes différens et qui lui sont propres, que j'ai cru nécessaire d'ajouter ici ceux que j'ai pu lui voir produire.

Une très-petite portion d'un grain de la dilution au millionième suffit ordinairement pour une|dose, et agit, au moins pendant trois semaines, dans les maladies chroniques. Le camphre en calme les effets trop violens, chez les personnes fort impressionnables.

Symptômes du charbon animal.

Vertige; il lui passe un voile noir devant les yeux.

En se redressant, après s'être baissé, vertige avec nausées.

Vertige; le soir (vers sept heures), quand elle redressait la tête, tout lui semblait tourner avec elle; elle était obligée de rester assise, penchée en avant, et quand elle se levait, elle chancelait à droite et à gauche; elle éprouvait comme des étourdissemens, et croyait voir tous les objets se remuer; une fois couchée, elle ne ressentit plus rien de toute la nuit; le matin seulement, ces symptômes reparurent au lever.

Sensation dans la tête comme lorsqu'on rentre d'un grand froid dans la chambre, et qu'on s'approche du feu sur-le-champ; il semble qu'on ait quelque chose de lourd dans le front, ou la tête serrée en devant par une planche.

5. Le matin, au réveil, mal de tête, comme après l'ivresse.

Pesanteur de tête. (*Adam.*)

Pesanteur de la tête, surtout *de l'occiput* (et de la tempe gauche); la tête est entreprise. (*Id.*)

Afflux du sang vers la tête, qui est entreprise.

Céphalalgie pressive à l'occiput. (*Adam.*)

10. Douleur pressive sur un point, à l'occiput.

Céphalalgie; pression dans les deux tempes.

Douleur pinçante à la partie inférieure de la tempe. (*Adam.*)

Douleur térébrante dans l'os temporal, qui s'étend jusque dans celui de la pommette. (*Id.*)

Douleurs tractives, térébrantes, à la tête, qui augmentent, surtout vers l'oreille, quand la tête se refroidit (au bout de sept jours).

15. Élancement dans la tête, surtout dans la tempe.

Grand tiraillement dans les parties externes de la tête.

Tiraillement au côté droit de la tête.

Le côté gauche de la tête douloureux, comme si la peau était malade en dessous.

Tout ce qu'il mettait sur la tête lui causait de la pression; sa cravate même le gênait (au bout de dix-huit jours).

20. La nuit, douleur à la tête et au cou, comme si tous deux étaient engourdis et luxés.

Chute des cheveux (au bout de douze jours).

Sensation, comme si elle avait dans le front, au dessus des yeux, quelque chose qui l'empêchât de regarder en haut (au bout de six heures).

Douleur lancinante, pressive de haut en bas, au dessus de l'œil gauche, de la paupière et de la moitié supérieure de l'œil. (*Adam.*)

(Elancement dans les yeux.)

25. Pression dans les yeux, le soir, à la lumière.

Pression dans l'angle interne de l'œil (au bout de soixante-douze heures).

Le soir, la lumière fait mal aux yeux.

Faiblesse dans les yeux.

Douleur brûlante, cuisante, dans l'angle externe de l'œil.

30. Sensation désagréable dans l'œil gauche, comme s'il y était entré quelque chose qui l'empêchât de voir; il est obligé de le frotter sans cesse; en même temps la pupille est très-dilatée, avec grande presbytie; il ne pouvait rien distinguer de près.

Eruption couperosée au visage (1). (*Rust.*)

Boutons au visage, nombreux, mais indolens.

Eruption, semblable à des taches rouges, au visage.

Fréquentes bouffées de chaleur aux joues, avec rougeur.

35. L'après-midi, chaleur au visage et à la tête.

(Endolorissement de la peau des joues, autour de la bouche et du menton) (après s'être rasé). (*Adam.*)

Douleur de crampe dans l'intérieur de l'oreille gauche. (*Id.*)

____

(1) L'auteur préparait autrement son charbon: il prenait de la viande dégraissée, y ajoutait un tiers de son poids d'os, et brûlait le tout dans un brûloir à café ordinaire.

Crampe de l'oreille jusque vers la gorge, à gauche, qui rendait la déglutition difficile. (*Id.*)

Traction dans l'oreille.

40. La nuit, tintement continuel d'oreilles.

Derrière l'oreille droite, une sorte de grattement au périoste, dans lequel des élancemens se font sentir tous les soirs, à partir de cinq heures.

Gonflement des parotides. (*Rust.*)

Saignement de nez (le matin, étant assis).

Gonflement du nez et de la bouche.

45. Bouton à la lèvre inférieure.

Gerçures aux lèvres.

Raideur au côté gauche du cou.

Les glandes du cou sont gonflées.

La gencive est rouge, gonflée et très-douloureuse.

50. Douleur dans la gencive inférieure; les dents du bas ne tiennent pas.

Les dents ne tiennent pas; élancemens dedans, qui sont surtout très-violens, le soir, dans le lit.

Grande mobilité des dents; il ne peut mâcher sans douleur les alimens même les plus mous (au bout de douze jours).

Les dents du haut et du bas branlent, et semblent être trop longues.

La dent creuse est sourdement sensible et comme allongée; elle cause de la douleur en mordant, et plus encore, le soir, dans le lit, avec abondance de salive dans la bouche.

55. Traction dans les dents, même dans celles de devant.

Traction dans les dents, avec bouffées de chaleur au visage.

Ampoules sur la langue, qui causent une douleur cuisante.

Ampoules dans la bouche, qui causent de la cuisson (au bout de vingt-un jours).

(Sentiment de cuisson dans la gorge.)

60. Pression dans la gorge et sécheresse de la langue.

Pression dans la gorge, seulement en avalant.

Pression dans le pharynx, qui s'étend jusque dans l'estomac.

Mauvaise odeur de l'haleine.

Goût amer, le matin.

65. Parfois de l'amertume dans la bouche.

Goût un peu amer et putride dans la bouche.

Goût amer et aigre dans la bouche.

Goût acide dans la bouche (au bout de cinq jours).

(L'appétit se perd promptement en mangeant.)

70. En commençant à manger, froid intérieur.

Après avoir peu mangé, malgré un bon appétit, prompte plénitude de l'estomac. (*Adam.*)

Après avoir mangé, pression dans l'estomac.

Asthme après avoir mangé.

Peu après avoir mangé, anxiété et agitation dans le dos, sans douleur.

75. Battemens de cœur après avoir mangé.

Rapports ayant le goût d'alimens pris long-temps auparavant.

Plusieurs fois des rapports. (*Adam.*)

Vers le soir, affadissement dans le bas-ventre, avec bouffées de chaleur qui montent à la tête (au bout de dix jours).

Après avoir beaucoup marché, il est pris de nausées en s'asseyant.

80. Pression dans l'estomac, même à jeun.

Forte pression dans l'estomac, le soir, après s'être mis au lit; pour se soulager, elle était obligée d'appuyer la main sur son estomac (au bout de seize heures).

En faisant une inspiration profonde, rapide, mais courte, douleur pressive au creux de l'estomac. (*Adam.*)

Douleur dans le creux de l'estomac, comme après une toux violente (au bout de six jours).

Gargouillemens dans l'estomac. (*Adam.*)

85. *Borborygmes bruyans dans l'estomac*, le matin, en se réveillant. (*Id.*)

Pression dans le foie, même en se tenant couché.

Forte douleur pressive au foie, qui a presque le caractère sécant; l'endroit cause aussi, quand on y touche, la même douleur que s'il était ulcéré.

Pesanteur dans l'abdomen, même à jeun, pendant plusieurs jours.

Tension douloureuse dans le ventre, avec douleur sous les côtes, en y touchant, comme si les parties étaient malades en dedans (au bout de dix-huit jours).

90. Fort ballonnement du ventre.

Le ventre est toujours très-ballonné.

Il est toujours tourmenté par des vents.

En marchant, ardeur dans le bas-ventre.

Tranchées dans le ventre avant midi.

95. Mal de ventre, comme si la diarrhée allait se déclarer.
(*Adam.*)

Borborygmes perceptibles à l'oreille, dans le ventre et
l'estomac (sur-le-champ). (Id.)

Borborygmes bruyans dans les gros intestins, d'où les vents
remontent ensuite jusqu'au dessous de l'estomac, puis redes-
cendent. (*Id.*)

Après avoir bu (du lait chaud), gargouillemens dans le
côté droit du bas-ventre, tantôt en haut, tantôt en bas, avec
inutile envie de rendre des vents. (*Id.*)

(Fermentation dans les intestins.)

100. La hernie sort, et cause de la douleur en marchant,
en se remuant, et quand on y touche.

Gargouillemens dans le rectum. (*Adam.*)

Fréquentes émissions de vents fétides (en se promenant,
après souper). (*Id.*)

Souvent, pression sur le rectum; mais il ne sort que des
vents; après quoi la pression revient de suite.

Fréquente, mais inutile, envie d'aller à la selle, à la partie
inférieure du rectum. (*Adam.*)

105. Au bout de vingt-quatre heures, selle peu copieuse,
dure et en morceaux.

Avant d'aller à la selle, traction qui part de l'anus et
traverse le pudendum (au bout de vingt-deux jours).

En allant à la selle, tiraillement qui remonte du pudendum
dans le ventre (au bout de vingt-deux jours).

(Pendant la sortie des matières fécales, douleurs semblables à des coups d'aiguille dans l'anus.) (*Adam.*)

Après une seconde selle, dans la même journée, grande
faiblesse et douleurs dans les intestins, comme s'ils étaient
serrés par un étau.

110. Constriction douloureuse de l'anus (au bout de vingt-
sept jours).

Après la selle, envie d'uriner (urine d'odeur très-forte),
puis faiblesse extrême, et envie prématurée de dormir, mais
impossibilité de s'endormir après s'être couchée; elle se
réveillait de suite en sursaut, et, après son réveil, elle avait
des tintemens dans les oreilles, comme si elle fût au moment
de se trouver mal; ensuite froid et frisson.

Une humidité visqueuse et inodore sort du rectum.

Un liquide visqueux et inodore suinte abondamment du périnée, derrière le scrotum.

(En allant à cheval, il s'échauffe aisément le siége, où surviennent de grosses ampoules.)

115. Il vient un furoncle à l'anus (au bout de seize jours).

Grand gonflement des hémorrhoïdes, qui cause une douleur brûlante en marchant.

Tiraillement en travers, au dessus du pubis, qui traverse ensuite le pudendum pour aller gagner l'anus (au bout de quatorze jours).

Pression sur la vessie, la nuit.

Envie soudaine d'uriner. (*Adam.*)

120. L'écoulement de l'urine devient beaucoup plus abondant.

Le matin, après le réveil, très-copieuse émission d'urine (au bout de treize jours).

A la moindre pression, l'urine sort presque contre sa volonté (au bout de seize jours).

Pollution nocturne, pour la première fois depuis très-long-temps, avec rêves voluptueux, sans érection; après le réveil, douleur spasmodique le long de l'urètre, surtout à sa partie postérieure. (*Adam.*)

Flueurs blanches (au bout de quatorze jours).

125. Flux leucorrhéique, qui tache le linge en jaune (au bout de vingt-un jours).

Coryza (au bout de dix jours).

Enchifrènement : l'air ne passe point par le nez.

Sensation au dessus du nez, comme dans un coryza commençant, après avoir mangé; le soir, cette sensation augmenta. (*Adam.*)

Douleur dans la trachée-artère, comme quand on a beaucoup toussé.

130. Le matin, sécheresse de la gorge, et toux occasionée par elle; dès qu'on a rejeté des mucosités, plus de toux.

Toux avec expuition.

(Toux qui intercepte la respiration, comme si celle-ci allait s'arrêter.)

Le soir, toux causée par de l'irritation dans la gorge, surtout le soir, dans le lit.

II.   8

Le matin, anxiété sur la poitrine.

135. Asthme après avoir mangé.

En se tenant assis et écrivant, elle éprouve sous le sein droit des élancemens qui ne lui permettent pas de rester assise, et qui cessent après qu'elle s'est levée.

Le soir, dans le lit, stertoration et sifflement dans la poitrine pendant une heure.

Tubercules douloureux dans les seins. (*Rust.*)

Sentiment de froid dans la poitrine (au bout de sept jours).

140. Le soir, battemens de cœur sans anxiété (au bout de vingt-quatre jours).

Douleur au coccyx, et, en touchant à la partie, douleur brûlante.

Un fort élancement dans le sacrum.

Elancement au dessus du sacrum, en faisant de profondes inspirations.

Douleur dans le dos, à sa partie inférieure.

145. Tension dans la nuque.

Raideur dans la nuque.

Les deux aisselles rendent beaucoup d'humidité (au bout de vingt-deux jours).

Fort prurit dans l'aisselle droite.

(Fouillement qui descend le long du bras, et qui a l'air d'être dans l'os; quand elle s'appuye sur ce bras, elle le sent moins.)

150. Douleur tractive dans les bras et les mains.

L'articulation de la main est comme luxée.

Douleur dans les articulations des mains, qui sont comme raides quand on les remue.

Tous les jours, *engourdissement de la main.*

Le matin, dans le lit, engourdissement de la main gauche, qui cesse après le lever.

155. Engourdissement d'abord des doigts, puis aussi de la main entière.

Tiraillement dans les mains (au bout de dix jours).

Les articulations médianes des doigts sont douloureuses en ployant ceux-ci.

Raideur dans l'articulation postérieure du doigt médius pendant le mouvement.

Prurit dans une verrue au doigt.

160. (Traction et tiraillement dans les muscles de la cuisse.)

En se promenant, quelques élancemens douloureux dans le jarret gauche. (*Adam.*)

La nuit, tiraillement indolent de bas en haut dans la jambe.

Traction saccadée à la jambe. (*Adam.*)

Tension douloureuse dans les mollets, en marchant.

165. Crampe dans le mollet, en marchant, pendant plusieurs jours.

L'un des pieds tourne en marchant, comme par faiblesse de l'articulation.

Le matin, fourmillement picotant, comme d'engourdissement, dans les pieds.

Gonflement inflammatoire au pied, qui prend naissance à l'un des orteils.

Le matin, le gras du gros orteil est enflé, avec beaucoup de chaleur dedans, et douleur comme s'il avait été gelé.

170. Fortes démangeaisons aux orteils, jadis gelés (au bout de vingt-quatre jours).

Très-souvent des crampes dans les orteils, pendant la journée; en marchant sur un chemin raboteux, il semble que les orteils tournent.

Tous les membres sont comme engourdis, mais surtout la tête.

Douleurs pressives dans les articulations et les muscles.

Le prurit se répand sur tout le corps, principalement le soir, dans le lit.

175. (La nuit, beaucoup de douleurs dans les articulations) (au bout de vingt heures).

La nuit, rêves très-vifs. (*Adam.*)

Rêves vifs, d'objets scientifiques; contention de la pensée en rêve; il discutait des travaux littéraires en songe, et parlait tout haut. (*Id.*)

Sommeil plein d'idées extravagantes, vives.

Sommeil fort agité, avec fréquent réveil.

180. Nuit très-agitée; vers deux heures et demie, impossibilité de dormir davantage, à cause de l'agitation intérieure.

Le sommeil est très-agité; il ne peut s'endormir avant deux heures du matin.

A peine peut-il s'échauffer le matin.

Depuis neuf heures du matin jusqu'à trois heures du soir, grand froid aux pieds.

Le soir, froid aux mains et aux pieds.

185. Le soir, *grand froid aux pieds*, en se mettant au lit (au bout de dix heures).

Le soir, dans le lit, il a froid ; sueur ensuite pendant le sommeil.

La nuit, chaleur et moiteur de la peau (au bout de dix-huit jours).

Forte sueur pendant la nuit (au bout de six jours).

D'abord, indifférence ; plus tard, grande réceptivité pour les impressions passionnées. (*Adam.*)

190. Disposé à tout prendre en mauvaise part. (*Id.*)
Gaîté excessive. (*Id.*)

---

20. CHÉLIDOINE.

(*Chelidonium majus.*)

Le suc exprimé de la racine fraîche, qu'on mêle avec parties égales d'alcool.

Les anciens pensaient que la couleur jaune du suc de cette plante était un indice (signature) de son utilité dans les maladies bilieuses. D'après cela, les modernes ont étendu l'emploi de la chélidoine aux affections du foie; et, quoiqu'il y ait des cas où elle déploye réellement de l'efficacité dans les maladies de cette région du bas-ventre, ces maladies diffèrent tellement entre elles, quant à leur origine ou aux autres symptômes qui les accompagnent, et les cas où l'on assure que la chélidoine s'est montrée avantageuse contre elles, ont été décrits avec si peu d'exactitude par les médecins, qu'il serait impossible, en prenant les livres pour guide, de déterminer d'avance quelles sont les circonstances où elle doit à coup sûr produire de bons effets ; ce qui est cependant une condition de toute rigueur dans le traitement de maladies aussi graves. Les éloges prodigués de cette manière, *ab usu in morbis*, sont donc des assertions purement générales, vagues et équivoques, d'autant plus que la plante a été rarement employée seule, et qu'on l'a presque toujours mêlée avec d'autres substances actives (dent-delion, fumeterre, cresson de fontaine), ou administrée concurremment avec celles qu'on désigne sous le nom collectif d'*amers*, quoiqu'elles varient à un degré si prodigieux dans leur action.

L'importance de la santé humaine ne permet pas de tolérer un pareil vague dans les indications des médicamens. Il y a en même temps audace et frivolité à se contenter de tels à-peu-près, quand on approche du lit des malades. Il n'y a que l'action exercée par les médicamens sur les personnes jouissant d'une bonne santé, ou ce que j'appelle leurs symptômes purs, qui puisse nous éclairer avec certitude sur les cas où l'on doit attendre d'eux un effet salutaire ; ces cas sont ceux où la maladie que l'on traite offre une très-grande analogie avec les symptômes qu'eux-mêmes ont l'aptitude de faire naître chez les sujets biens portans.

Le tableau des symptômes de la chélidoine a besoin encore d'être complété par d'autres observateurs attentifs et consciencieux. Tel que je le donne cependant, il suffira pour faire voir que les vertus curatives de cette plante ont une bien plus haute portée qu'on ne l'avait soupçonné jusqu'ici. Mais il n'y a que le médecin initié dans la doctrine homœopathique, qui sache tirer d'elle ce parti avantageux; laissons le routinier se contenter des aperçus vagues que lui donne une matière médicale qui ne marche jamais qu'au milieu des ténèbres.

Symptômes de la chélidoine.

(Ses sens l'abandonnent.)

Céphalalgie pressive, lancinante, au sommet de la tête ; par accès, surtout en marchant vite.

Mal de tête constrictif.

(Prurit chatouilleux dans les yeux.)

5. Il lui semble avoir une tache éblouissante devant l'œil, qui pleure en la fixant.

Tremblement et tressaillement au bout du nez.

Tiraillement fouillant dans l'antre d'Highmore (au bout de trois heures).

Diminution de la soif.

Nausées et envies de vomir (par l'emploi de la chélidoine à l'extérieur).

10. Tension au dessus de l'épigastre.

Mal de ventre.

Douleur au dessus de la hanche gauche, comme s'il y avait là quelque chose d'épais.

Des vents sortent en grande quantité.

Toutes les nuits, trois selles diarrhéiques.

15. Diarrhée muqueuse.

Urine rougeâtre (par l'emploi à l'extérieur).

Il fut obligé d'uriner dix à douze fois dans la journée, et deux ou trois dans la nuit ; chaque fois il rendit beaucoup d'urine (au bout de vingt-quatre heures).

Ardeur dans l'urètre, immédiatement avant de commencer à uriner.

Douleur lancinante et séçante dans l'urètre, en urinant et en remuant le corps.

20. Asthme.

Traction dans l'avant-bras gauche, et de là dans le creux de la main, où il ressentit des tressaillemens.

L'articulation de la main gauche était comme raide, le soir.

Gêne et raideur dans l'articulation de la main droite, sensible seulement pendant le mouvement.

Quelques boutons rouges, à sommet blanc, aux deux cuisses, avec prurit cuisant et rongeant.

25. Engourdissement de la face antérieure de la cuisse, avec de petits élancemens et une douleur cuisante (par l'emploi à l'extérieur).

Raideur dans l'articulation du pied, comme après un faux pas.

(Excès de sensibilité et sentiment d'engourdissement par tout le corps, avec tremblement, et sans changement dans le pouls.)

Diminution de la chaleur.

Observatisns recueillies par d'autres.

Obnubilation (au bout de dix minutes). (*G. Gross.*)

Céphalalgie sourde, avec battemens isochrones au pouls, à la tempe droite, comme si les vaisseaux étaient trop pleins de sang (au bout de deux heures). (*C. Teuthorn.*)

Céphalalgie pressive de dedans en dehors, surtout au front, qui augmente au grand air, en toussant, se mouchant et se baissant, mais ne se fait pas sentir en mangeant, et dure toute la journée. (*F. Hartmann.*)

Pression au cerveau, comme s'il n'y avait pas assez de place pour lui dans le crâne, et qu'il fût sur le point de sortir par l'oreille, avec perception semblable au bruit lointain d'un moulin à eau. (*F. Walther.*)

5. Sensation désagréable dans la tempe gauche, comme si le sang s'y arrêtait tout à coup; après quoi il survient une douleur lancinante sourde à cet endroit (au bout d'une demi-heure). (*Id.*)

Douleur pressive dans la région temporale droite, la narine droite étant bouchée (au bout de six heures). (*F. Meyer.*)

Céphalalgie tiraillante, pressive, entre les sourcils, qui semblait comprimer les paupières, cessa après avoir mangé et reparut au bout de trois quarts d'heure (au bout d'une demi-heure). (*H. Becher.*)

Douleur tiraillante dans le côté droit de l'occiput, avec longs et forts élancemens d'arrière en avant (au bout de quinze heures et demie). (*Hartmann.*)

Élancemens tiraillans violens dans la bosse frontale gauche (au bout de trois heures et demie). (*Id.*)

10. Élancemens sourds en travers de tout le front (*C. Lang-hammer.*)

Sensation passagère de traction au dessous de l'os frontal (au bout d'un quart d'heure). (*Gross.*)

Fourmillement dans les bosses frontales, à de courts intervalles. (*Id.*)

Élancement lent, tractif et en forme de pression, du côté gauche de l'occiput au front (au bout d'une demi-heure). (*Hartmann.*)

Élancemens pinçans dans le côté droit de l'occiput (au bout d'une heure et demie). (*Id.*)

15. Élancemens pinçans au côté gauche de l'occiput, en quelque sorte à l'extérieur, mais que la pression de la main n'augmente ni ne diminue (au bout de sept henres). (*Id.*)

Pression stupéfiante sur l'orbite droit, en quelque sorte de dehors en dedans (*Gross.*)

Rétrécissement des pupilles (sur-le-champ). (*Becher.*)

Rétrécissement des pupilles aussitôt après la prise ; mais, au bout d'une heure, elles reviennent à leurs dimensions ordinaires. (*Teuthorn.*)

Douleur pressive au dessous de l'œil gauche, qui paraît presser de haut en bas la paupière supérieure (au bout de trois quarts d'heure). (*Hartmann.*)

20. Pression à la paupière supérieure droite. (*C.-T. Herrmann.*)

Un bouton plein de pus au cartilage de la paupière supérieure gauche, dans lequel une douleur pressive se fait sentir en y touchant et en fermant les yeux. (*Id.*)

Tension et traction dans l'os jugal gauche, seulement lorsqu'on est couché (au bout de neuf heures). (*Gross.*)

Pâleur du visage. (*Teuthorn.*)

Douleur comme contusive dans le lobe de l'oreille gauche, et immédiatement après ardeur brûlante dans celui de la droite (au bout de treize heures). (*Meyer.*)

25. *Un élancement prolongé dans l'oreille externe droite, qui disparaît peu après* (au bout de trois heures). (*Hartmann.*)

En marchant, tintement dans l'oreille gauche (au bout de neuf heures. (*Langhammer.*)

Tiraillement et sorte de sifflement dans les oreilles (au bout d'une demi-heure). (*Meyer.*)

Bruissement dans les oreilles, semblable à celui que produirait un grand vent (au bout d'une heure et demie).

Sentiment très-pénible dans les deux oreilles, comme s'il en sortait du vent, qui oblige à y introduire souvent le doigt, pour le faire cesser (au bout d'un quart d'heure, de trois et de quatre heures). (*Walther.*)

30. Bruit dans les deux oreilles, *semblable à un coup de canon très-éloigné.* (*Id.*)

Pression tiraillante par intervalles dans le conduit auditif interne droit (au bout de deux heures). (*Herrmann.*)

Douleur tiraillante dans le conduit auditif droit (au bout de trois quarts d'heure). (*Id.*)

Tiraillement dans l'oreille interne ; en y introduisant le doigt , pour se soulager, il s'y joignit des tintemens. (*Meyer.*)

Mal de dents au côté gauche de la mâchoire supérieure. (*Langhammer.*)

35. Les dents du côté gauche de la mâchoire inférieure causent une douleur sourde, quand on y touche (au bout de trois heures, et pendant dix-huit). (*Becher.*)

Forte tension à la gorge et dedans , au dessus du larynx, comme si elle était serrée par un lien, ce qui ne rétrécit toutefois que le pharynx (au bout d'une heure et demie). (Gross.)

Sensation comme si le larynx était appuyé sur l'œsophage par une pression du dehors; ce qui gêne la déglutition , mais non la respiration (au bout de cinq minutes). (Id.)

Serrement dans la gorge, comme si l'on avait avalé avec précipitation une trop grosse bouchée. (Id.)

Langue chargée et blanche. (*Walther.*)

40. Langue couverte d'un enduit muqueux. (*Gross.*)

Goût fade et nauséeux dans la bouche, comme après avoir bu de l'eau de fleurs du sureau ; les alimens conservent leur saveur. (*Id.*)

Goût amer dans la bouche , tandis que le boire et le manger conservent celui qu'ils doivent avoir (au bout de deux heures). (*Meyer.*)

Diminution de l'appétit. (*Becher.*)

Grande appétence pour le lait , et ensuite bien-être général ; quoiqu'il en prît beaucoup, il ne s'en trouva pas mal , tandis qu'auparavant il lui causait beaucoup de vents (au bout de trente-six heures et demie). (*Id.*)

45. Eructations fréquentes. (*Teuthorn.*)

Eructations. (*Gross.*)

Maux de cœur. (*Horn.*)

Fortes nausées , avec augmentation de la chaleur au corps (au bout d'un quart d'heure). (*Walther.*)

Hoquet (au bout d'une heure et demie, et souvent). (*Langhammer.*)

50. Douleur pinçante, pressive , au creux de l'estomac et au dessous, qui augmente en touchant à la partie (au bout de trois heures). (*Becher.*)

Battement en forme de crampe, dans le creux de l'estomac, qui rend la respiration anxieuse (au bout de cinq heures). (*Hartmann.*)

Ardeur au côté gauche, sous les côtes, au niveau du creux de l'estomac. (*Gross.*)

Mal d'estomac. (*Horn.*)

Glocitation continuelle dans le bas-ventre. (*Gross.*)

55. Mal de ventre. (*Horn.*)

Pression douloureuse immédiatement au dessus de l'omblic. (*Gross.*)

Pincement sourd à la région ombilicale, après lequel sortent quelques vents (au bout d'une heure). (*Hartmann.*)

Rétraction spasmodique de l'ombilic, avec mal de cœur passager (au bout de six heures et demie). (*Becher.*)

Douleur brûlante dans le bas-ventre, immédiatement au dessous des fausses côtes gauches (au bout de quatorze heures). (*Gross.*)

60. *Douleur sécante continuelle dans les intestins, immédiatement après le repas, qui cependant avait paru bon.* (*Id.*)

Douleur pinçante dans la région inguinale gauche (au bout de neuf heures). (*Hartmann.*)

Resserrement du ventre ; selle marronnée (deux jours de suite). (*Teuthorn.*)

Diarrhée. (*Horn.*)

Envie d'uriner toute la journée, avec émission de peu d'urine (au bout de deux heures). (*Langhammer.*)

65. Ardeur, immédiatement avant d'émettre l'urine. (*Meyer.*)

Gonorrhée urétrale. (*Wendt.*)

Enchifrènement (au bout de deux heures). (*Langhammer.*)

Douleur de poitrine. (*Horn.*)

Oppression de poitrine et de la respiration. (*Gross.*)

70. Oppression de poitrine en expirant. (*Id.*)

Pression tiraillante dans l'aisselle gauche et au devant, vers le mamelon (au bout de trente heures). (*Herrmann.*)

Vif élancement près des vertèbres et au milieu du dos. (*Gross.*)

Elancemens sourds, qui se succèdent rapidement, à la lombe gauche, tout près du dos (au bout de vingt minutes). (*Id.*)

Pression tiraillante aux dernières vertèbres lombaires

jusqu'en devant, près de l'os des îles ; il semble que les vertèbres se séparent violemment ; la douleur ne se fait sentir que quand il se penche en avant, et qu'ensuite il se redresse; elle dure plusieurs jours, et subsiste aussi en marchant (au bout de quatre-vingt-six heures). (*Herrmann.*)

75. Douleur pinçante, en forme de spasme, au bord interne de l'omoplate droite, qui l'empêche de remuer le bras (au bout d'une heure). (*Hartmann.*)

(En se tenant assis) élancemens dans l'aisselle gauche (au bout de deux heures). (*Langhammer.*)

Tiraillement dans les muscles du bras droit (au bout de vingt-huit heures). (*Herrmann.*)

Pression paralytique au bras gauche (au bout de deux jours). (*Id.*)

Une sorte de paralysie dans les muscles du bras, en le remuant. (*Gross.*)

80. Douleur en forme de crampe dans l'articulation du coude gauche, qui devient plus forte en tenant le bras fléchi (au bout de quatre heures et demie). (*Hartmann.*)

Atonie des muscles de l'avant-bras droit, qu'elle a de la peine à mouvoir, et qui lui fait mal, chaque fois qu'elle le remue ou qu'elle le saisit (au bout de vingt-six heures) (*Id.*)

Douleur tiraillante, resserrante, au dos de la main droite (au bout d'une heure et un quart). (*Id.*)

Douleur tiraillante, lancinante, dans les os métacarpiens de la main droite, qui augmente beaucoup en appuyant sur la partie (au bout de vingt-six heures). (*Id.*)

Léger tiraillement dans les os métacarpien et carpien du pouce droit (au bout de sept heures). (*Herrmann.*)

85. Tiraillement paralytique dans l'os métacarpien et la dernière articulation du pouce et du doigt indicateur gauches. (*Id.*)

Les phalanges antérieures des doigts de la main droite deviennent jaunes, froides et comme mortes, avec les ongles bleus (au bout d'une heure). (*Meyer.*)

Tiraillement au bout des doigts de la main droite. (*Herrmann.*)

Fréquent tiraillement d'avant en arrière dans l'articulation antérieure du petit doigt de la main droite, sur lequel n'influent ni l'attouchement ni le mouvement (au bout de trois heures et un quart). (*Hartmann.*)

Prurit brûlant dans l'articulation de la hanche gauche, au côté antérieur (au bout de dix minutes). (*Gross.*)

90. Depuis l'os des îles jusqu'aux orteils du pied droit, douleur tractive, paralytique, qui reste la même en marchant et se tenant assis ou couché, et disparaît tout à coup (au bout de trente-neuf heures et un quart). (*Becher.*)

Une sorte de paralysie et d'impuissance dans la cuisse et le genou gauches, en se redressant sur ses jambes. (Gross.)

Flexion du genou, en se tenant debout et en marchant (au bout de douze heures). (*Hartmann.*)

Forte pression, dans l'étendue de deux doigts, sous la rotule droite. (Herrmann.)

Forte pression, dans l'étendue de deux doigts, sous la rotule gauche, plus en dedans qu'en dehors. (Id.)

95. Elancement dans le jarret droit (en se tenant assis) (au bout de deux heures). (*Langhammer.*)

Douleur tractive de haut en bas, dans le mollet gauche. (*Id.*)

Quelques taches causant une douleur brûlante, avec des élancemens dans le milieu, au dessus du tendon d'Achille; en se grattant, la douleur augmenta. (*Teuthorn.*)

Douleur pressive dans l'articulation du pied droit, en se tenant assis (au bout d'une heure et demie). (*Meyer.*)

Douleur glocitante au coude-pied gauche (au bout de neuf heures). (*Id.*)

100. Crampe à la plante du pied droit, qui est fléchie, ainsi que les orteils; ceux-ci sont comme morts et privés de sentiment; en comprimant le mollet avec la main, la crampe cesse; mais elle augmente en essayant de se tenir sur ses jambes (au bout de douze heures). (*Becher.*)

Quelques élancemens passagers en diverses parties, tantôt à une main ou à un bras, tantôt à un pied, au genou, au ventre, etc. (*Gross.*)

Lassitude et paresse des membres; il lui est impossible de remuer rapidement aucun membre; le mouvement lui est désagréable et lui répugne; en même temps, bâillement et envie de dormir (au bout de quinze heures). (*Hartmann.*)

En sortant de table, très-grande paresse et nul goût pour le travail, avec envie de dormir. (*Id.*)

Le matin, en s'eveillant, lassitude, si grande qu'il peut à peine se décider à se lever. (*Walther.*)

105. *Grande paresse et envie de dormir , sans bâillemens* (au bout de vingt-quatre heures). (*Gross.*)

Grand malaise ; il ne se trouve pas bien, sans savoir au juste ce qu'il a ; il est obligé de se coucher, sans pouvoir dormir, et tout lui est insupportable. (*Id.*)

Tendance à se coucher, sans avoir envie de dormir et sans pouvoir fermer les yeux. (*Id.*)

En sortant de table, propension à se coucher, sans pouvoir dormir réellement ; il sortit plusieurs fois en sursaut de son assoupissement, et chaque fois le mal de tête était encore plus fort. (*Hartmann.*)

Sommeil avec des rêves relatifs aux occupations journalières. (*Langhammer.*)

110. Sommeil agité, plein de rêves. (*Meyer.*)

Sommeil agité, sans rêves particuliers. (*Becher.*)

Sommeil agité, avec prompt reveil et sueur immodérée, qui s'était établie en dormant, et qui dura jusqu'au matin, même après le réveil. (*Hartmann.*)

Sueur le matin. (*Meyer.*)

Sueur pendant le sommeil du matin. (*Walther.*)

115. En se mettant au lit, le soir, il est pris d'un grand froid, qui dura près d'une heure, avec chaleur extérieure par tout le corps, et cependant chair de poule; après quoi, sueur qui dura toute la nuit (au bout de trente-huit heures). (*Hartmann.*)

Chaque fois qu'il va au grand air, froid secouant, sans froid extérieur (en été), qui ne cesse qu'en rentrant dans la chambre (pendant deux jours). (*Id.*)

Il éprouvait un sentiment, tantôt de chaleur, tantôt de froid par tout le corps ; ces alternatives avaient souvent lieu aussi dans quelques membres (au bout de dix-huit heures). (*Becher.*)

Frisson par tout le corps, sans que la chaleur y soit changée et sans soif (au bout de trois heures). (*Langhammer.*)

Frisson par tout le corps, dont la chaleur n'est cependant point changée. (*Gross.*)

120. Pouls fort, non vite (en se tenant assis) (au bout de trois quarts d'heure). (*Langhammer.*)

Froid aux mains (au bout de deux heures trois quarts). (*Id.*)

Froid secouant au corps (avec froid aux mains). (*Meyer.*)

Froid secouant, avec nausées, sans rapports (au bout d'un quart d'heure). (*Id.*)

Frisson aux mains, qui sont plus chaudes qu'à l'ordinaire (au bout d'un quart d'heure). (*Gross.*)

125. La jambe droite, jusqu'au genou, est glacée, avec sensation de froid, tandis que l'autre et le reste du corps ont un degré convenable de chaleur, et que les veines de la main et du bras sont gonflées (au bout de trois heures et demie). (*Hartmann.*)

Abattement extraordinaire; il est plein d'idées tristes sur le présent et l'avenir, et sa tristesse va jusqu'à pleurer; il ne trouve de repos nulle part. (*Meyer.*)

Triste jusqu'à pleurer; abattement; inquiétude pour le présent et l'avenir. (*Walther.*)

Sérénité dans l'âme (1). (*Langhammer.*)

---

21. GRANDE CIGUË.

(*Conium maculatum.*)

On exprime le suc de la plante entière, au moment où elle va entrer en fleurs, et on le mêle avec parties égales d'alcool.

La grande ciguë est un des médicamens dont on a le plus de peine à bien distinguer les effets primitifs des effets consécutifs. Parmi ses symptômes, il s'en trouve plusieurs, opposés à certains égards, qui ne peuvent être considérés que comme des effets alternans, ou peut-être comme un effet consécutif passager et suspendu pendant quelque temps par une nouvelle agression du remède. Quant aux tristes accidens qui suivent l'emploi prolongé de la ciguë à hautes doses, et que nous apprenons à connaître, d'après l'issue malheureuse des traitemens mis en usage par Stœrck, Lange, Andree, Ehrhardt, Greding, Baylies, Reismann, Collin et Tartreux, ce sont de véritables effets consécutifs produits par la réaction

---

(1) Effet consécutif, curatif.

de la vie, à laquelle des doses si élevées et si fréquemment répétées de ciguë avaient porté une atteinte profonde. On doit
y voir une résolution de toute cohérence des fibres, accompagnée d'inflammation asthénique et de la sensibilité la plus
pénible. Il paraît que le contraire a lieu pendant l'effet primitif de la ciguë, qui semble supposer une raideur, une con-
densation, une constriction des fibres, avec gonflement des
glandes et diminution des sens, comme le confirment quelques cas d'engorgemens glandulaires au sein et aux lèvres, à
la suite de contusions et de cataracte dépendante d'un coup,
que j'ai traités et guéris homœopathiquement. Ces effets primitifs, joints à quelques autres, annoncent un remède puissant contre la fâcheuse espèce d'hypochondrie qui se rencontre quelquefois chez les hommes célibataires et de prin-
cipes sévères, à moins qu'elle ne dépende d'une affection
miasmatique primitive.

L'expérience nous apprendra ce qu'on doit réellement
penser de l'action dè la ciguë dans la presbytie des personnes
avancées en âge. Peut-être constatera-t-elle qu'elle a la propriété de guérir cette affection.

Le médecin homœopathe saura également trouver, dans
les autres symptômes de l'action primitive de la ciguë,
d'autres motifs de l'employer à titre de remède.

On a reconnu que le café à l'eau était l'antidote de la ciguë.

Symptômes de la grande ciguë.

Vertige, dans lequel tout tourne en rond quand il quitte
son siége.

Défaut de mémoire.

Stupidité : la tête est entreprise ; il a de la peine à comprendre ce qu'il lit.

5. Après avoir bu, il a la tête comme hébétée.

En marchant au grand air, céphalalgie simple ; il a la tête
hébétée ; il éprouve aussi la même chose, le matin, jusqu'au
déjeuner.

Sensation dans la moitié droite du cerveau, comme s'il
s'y trouvait un grand corps étranger.

Hémicranie, qui augmente peu à peu, semble comme produite par un corps lourd contenu dans la tête, ou par des

contusions, et augmente en tournant les yeux vers le côté malade de la tête (au bout de deux, de trois heures).

Forte pression sur un petit point des tégumens de la tête.

10. Elancemens dans le front.

(A midi) douleur lancinante au front, de dedans en dehors.

(Le matin) élancement dans l'angle interne des yeux, dont les paupières sont agglutinées.

Yeux saillans hors des orbites.

Ardeur à la face interne des paupières.

(15. Douleur tractive dans les yeux, qui sont rouges.)

Pression dans l'œil, comme par un grain de sable, surtout avant midi ; le blanc de l'œil est rouge et enflammé; les larmes causent de la cuisson aux paupières.

Bruit dans l'oreille, comme si le sang fermentait dans le cerveau.

Lorsqu'elle se mouche, elle éprouve une sensation particulière dans les oreilles, qui sont ensuite comme bouchées.

Sensation comme si l'oreille interne éprouvait une distension.

20. Elancemens derrière les deux oreilles, surtout dans l'apophyse mastoïde, et ensuite douleur sourde à cet endroit (au bout de cinq heures).

Douleur, en partie tractive, en partie tiraillante, dans l'oreille externe.

Vulsion dans le nez.

Fréquens saignemens de nez.

Peu après avoir bu, traction, qui n'est pas précisément douloureuse, de la joue vers l'oreille et la tête.

25. (Augmentation de volume du goître.)

Sur-le-champ, diminution de l'appétit et du goût pour la pipe.

Fréquens rapports.

Eructations qui occasionent le mal d'estomac.

Après avoir mangé, envie de vomir, et hoquet ensuite; cependant le goût n'est point altéré, et il a bon appétit.

30. Pression au creux de l'estomac, puis quelques élancemens dans le côté de la poitrine, le matin aussi.

Entre les repas, pression continuelle profonde, comme par quelque chose de pesant, dans l'hypogastre.

Oppression dans le bas-ventre.

Pression et grippement dans le ventre.

Le matin, en se tenant assis, traction dans l'hypogastre, et pression à l'épigastre.

35. Après avoir bu, sentiment de traction dans le bas-ventre.

En marchant, il éprouve de la douleur au dessus des hanches.

En riant, il éprouve de la douleur dans le bas-ventre.

Chaque fois qu'il mange, pincement profond dans le ventre, avec bon appétit.

Sur-le-champ émission facile de vents par le bas.

40. Mal de ventre pinçant, qui cependant n'a lieu ni immédiatement avant d'aller à la selle, ni aussitôt après y avoir été.

Douleur sécante profonde dans le ventre, avec appétit et sommeil pendant la nuit.

Elancement dans l'épigastre, le matin, en s'éveillant ; plus vif pendant le mouvement.

Continuelle envie d'aller à la selle ; mais il n'a que deux selles, et liquides, par jour.

(Ardeur dans le rectum en allant à la selle.)

45. (Ardeur dans l'urètre, le matin, aussitôt après avoir uriné, pendant une demi-heure.)

(Violent élancement dans l'urètre, jusqu'à son orifice.)

(Forte pression sur la vessie.)

Prurit à la verge, et surtout au gland.

Ecoulement abondant de mucus nasal, pendant plusieurs jours, comme dans le coryza.

50. (Grattement et fourmillement dans la poitrine, qui occasionent une toux sèche presque continuelle.)

Respiration lente.

Forts élancemens dans le côté, semblables à des coups de couteau, qui excitent de grandes plaintes.

Prurit agréable, mais violent, aux deux mamelons (au bout de quatre heures).

Pesanteur dans les articulations des avant-bras, avec petits élancemens.

55. (Douleur lancinante de luxation dans l'articulation de

II.

l'os métacarpien du pouce gauche avec le carpe, surtout quand on fléchit ce doigt.)

Douleur tiraillainte autour de l'articulation du genou.

Stupeur et insensibilité des pieds.

Un point à la jambe, où il avait reçu un coup douze jours auparavant, et qui jusqu'alors avait été indolent, devient bleu, et cause, au moindre mouvement, des douleurs semblables à des coups de couteau, mais n'occasione qu'une douleur contusive quand on y touche.

La nuit, vulsion et agitation dans les jambes; et, après chaque vulsion, un frisson.

60. Douleur tensive et comme de raideur dans les mollets.

Élancement d'abord léger, puis fort, aux deux chevilles du pied droit, qui persista deux jours, et qui réveillait la nuit; il finit par s'étendre jusqu'au mollet; plus lent en se tenant assis, plus fréquent et plus fort en marchant.

En se dressant sur ses jambes, fourmillement à la plante des pieds, qui devient plus fort en marchant.

Tiraillement dans les plantes des pieds, en marchant.

Sensation comme de brisure dans toutes les articulations, pendant le repos; nulle, ou presque nulle, pendant le mouvement.

65. Çà et là, au corps, élancemens lents, pruriteux et cuisans.

Le soir, dans le lit, prurit rongeant, qui commence chaque fois par un élancement, au côté droit du corps seulement, surtout en se couchant dessus, qui occasione de l'agitation dans tous les membres, se calme aisément par l'action de se gratter, mais ne tarde pas à reparaître sur une autre partie.

Une sorte de raideur du corps; le mouvement des membres, de la nuque, etc., détermine une sensation désagréable.

Grande lassitude.

Le soir et le matin, lassitude extrême par tout le corps.

70. Le matin, en s'éveillant, lassitude qui se dissipe en quittant le lit.

Le matin, quand il se lève, il a encore envie de dormir.

Il ne s'endort qu'après minuit.

Sommeil par trop profond, après lequel le mal de tête, auparavant peu sensible, va toujours en augmentant (au bout de deux heures).

Sommeil interrompu.

75. Il s'éveille de trop bonne heure, le matin.

Elle prend de la mauvaise humeur et s'endort (au bout) d'une demi-heure); pendant le sommeil, convulsions dans les bras et les mains, les yeux s'ouvrent, deviennent hagards, et roulent dans les orbites.

Rêves de maladies douloureuses.

Rêves d'objets qui excitent la honte.

Frisson (sur-le-champ).

80. Froid glacial, avec tremblement de tous les membres, de sorte qu'elle est obligée de rester continuellement au soleil.

Plusieurs jours de suite, le matin (vers huit heures), frisson pendant une heure et demie.

Pouls large, lent, entremêlé, mais irrégulièrement, de pulsations petites et rapides.

Sensation de chaleur en dedans et à l'extérieur (après le sommeil).

Chaleur continuelle.

85. Rougeur à la face, et par tout le corps, sans chaleur extraordinaire, avec sueur générale, surtout au front.

Sueur pendant la nuit.

Forte sueur après minuit.

Mauvaise humeur continuelle.

Il n'éprouve aucune sensation agréable.

Observations recueillies par d'autres.

Vertige. (*Baylies*, *Andry*, *Andrée*, *Watson*, *Lange*, *Schmucker*, *Whytt*, *Gatacker*, *Fothergill*, *Oberteuffer*, *Cullen*.)

Vertige qui affecte profondément la tête. (*Fothergill*.)

Vertige tel que tout lui semblait tourner en rond. (*Boerhaave*.)

Démarche incertaine. (*Van Eems*.)

5. Ivresse. (*Bierken*.)

Pesanteur de tête. (*Watson*.)

Perte de la mémoire. (*G. Rowley*.)

(Apoplexie.) (*Lange*.)

Apoplexie séreuse. (*Collin*.)

10. Violent mal de tête, avec vertige, qui la fait rester

assise, triste et silencieuse, pendant quatre jours. (*Lange.*)

Tiraillement lent à la gauche de l'occiput (en marchant) (au bout d'un quart d'heure). (*C. Franz.*)

Le matin, douleur tiraillante dans les tempes (le quatrième jour). (*Id.*)

Céphalalgie tiraillante à la région temporale, et pression au front, après le repas (le troisième jour). (*Id.*)

Douleur tiraillante dans les tempes (en mangeant). (*Id.*)

15. Douleur tractive dans les tempes, en y touchant. (*Id.*)

En se tenant assis, le corps penché en avant, il survient de temps en temps un sentiment de pesanteur à l'occiput, qui disparaît et revient fréquemment, et qui cesse chaque fois qu'on se redresse (au bout de deux heures et demie). (*G. F. Wislicenus.*)

Céphalalgie pressive au dessus des yeux, de dedans en dehors (au bout de quatre heures). (*Id.*)

Céphalalgie (extérieure); la tête est comme serrée par un lien au dessus du front; la douleur cesse en se baissant et en mettant la main sur le front, avec disposition à se refroidir, vertige et mauvaise humeur (au bout d'une heure et demie). (*Franz.*)

Douleur pressive, extérieure, au front (au bout de trois heures). (*C. G. Langhammer.*)

20. Mal de tête pressif, stupéfiant, extérieur, au front (au bout de onze, de cinquante-quatre heures). (*Id.*)

Mal de tête au front, comme si la partie était comprimée par une pierre (le troisième jour). (*Franz.*)

Petit bouton au front, causant par lui-même une douleur tensive, mais occasionant, quand on y touche, et après, une douleur tiraillante (le deuxième et le troisième jours). (*Id.*)

Boutons au front, causant par eux-mêmes une douleur tensive, tractive (le quatrième jour). (*Id.*)

Rongement pruriteux au front, qu'on ne fait cesser que pour un temps très-court, en se frottant (au bout d'une demi-heure). (*Wislicenus.*)

25. Dilatation des pupilles (au bout d'une heure). (*Franz.*)

Rétrécissement des pupilles (effet curatif) (au bout de trois heures et un quart). (*Langhammer.*)

Presbytie ; il distinguait des objets assez éloignés (au bout de trois heures et demie). (*Id.*)

Myopie plus grande qu'à l'ordinaire ; il ne pouvait distinguer que des objets très-rapprochés (effet consécutif) (au bout de vingt-neuf heures). (*Id.*)

Hallucination de la vue ; les objets lui paraissent rouges. (*Greding.*)

3o. Faiblesse de la vue. (*Gatacker.*)

Obscurcissement de la vue. (*Baylies, Andrée.*)

Cécité, aussitôt après le sommeil, à la chaleur du soleil. (*Amatus Lusitanus.*)

Rougeur des yeux. (*Baylies.*)

Tremblement des yeux. (*Whytt, Oberteuffer.*)

35. Mouvement des yeux, comme si une pression les chassait des orbites. (*Fothergill.*)

Élancemens prurigineux dans l'angle interne des yeux qu'on ne fait pas cesser en se frottant (au bout d'une heure et demie. (*Wislicenus.*)

Douleur cuisante dans l'angle interne de l'œil, comme s'il y était entré quelque chose de corrosif (au bout de quatre heures et demie). (*Id.*)

Prurit lancinant prolongé dans la joue droite et au côté gauche de la face, qui ne cesse qu'en se grattant à plusieurs reprises (au bout de deux heures et demie). (*Franz.*)

Un petit élancement passe à travers le côté droit de la face, le long de l'os jugal (au bout de deux heures et demie). (*Wislicenus.*)

4o. De petits élancemens traversent la joue droite en se dirigeant vers le coin de la bouche (au bout de cinquante-six heures). (*Id.*)

Enflure du visage. (*Landeulle.*)

Face bouffie et bleuâtre. (*Stœrck.*)

Teinte bleue du visage. (*S. Paulli.*)

Derrière les oreilles, et à l'apophyse mastoïde, tension de la peau, même sans mouvement (au bout d'une demi-heure.) (*Wislicenus.*)

45. Coups vifs de dedans en dehors dans l'oreille interne, qui se font surtout sentir et sont plus forts en avalant (au bout d'un quart d'heure. (*Id.*)

Violent prurit à l'oreille externe (au bout d'une heure). (*Id.*)

Fourmillement sur le dos du nez (au bout d'une heure et demie). (*Id.*)

Fourmillement pruriteux au bout du nez et dans les narines (au bout de trois heures et demie.) (*Id.*)

Saignement de nez. (*Ehrhardt.*)

50. Fourmillement pruriteux dans le nez (au bout d'une heure et demie). (*Wislicenus.*)

Tremblement de la lèvre inférieure. (*Stœrck.*)

Prurit à la lèvre supérieure (au bout d'une demi-heure). (*Wislicenus.*)

Ulcères aux lèvres, après la fièvre. (*Greding.*)

Petits élancemens au menton, qui remontent à travers la mâchoire (au bout d'une demi-heure). (*Wislicenus.*)

55. Traction au côté droit du cou, qui descend jusqu'à l'articulation de l'épaule, pendant le repos (le troisième jour). (*Franz.*)

En marchant au grand air, traction dans la nuque (au bout d'une heure). (*Id.*)

Trisme des mâchoires. (*Ehrhardt.*)

Grincement de dents. (*Id.*)

En remuant la mâchoire inférieure, élancemens perforans entre les alvéoles du côté gauche (au bout de quarante-deux heures). (*Langhammer.*)

60. En mangeant froid (et non en buvant froid), traction dans une dent creuse, au travers des tempes (au bout de trois heures). (*Franz.*)

Impossibilité d'avaler. (*Ehrhardt.*)

Spasme dans le pharynx. (*Id.*)

Douleur à la langue. (*S. Paulli.*)

Langue raide, gonflée, douloureuse. (*Stœrck.*)

65. Parole embarrassée. (*Andree.*)

Aphonie. (*Stœrck, Ehrhardt.*)

Sécheresse de la langue. (*Baylies.*)

Sécheresse de la bouche. (*Stœrck.*)

Soif. (*Baylies, Fothergill.*)

70. Soif violente, sans chaleur, toute la journée (au bout de soixante-quatorze heures). (*Langhammer.*)

Salivation. (*Bierchen.*)

Abondante salivation.

Défaut d'appétit. (*Andry*, *Lange*, *Landeutte.*)

Défaut total d'appétit et grande faiblesse d'estomac. (*Lange.*)

75. Rapports putrides. (*Schmucker.*)

Rapports et maux de cœur. (*Greding.*)

Maux de cœur et rapports, avec lassitude. (*Id.*)

Nausées, maux de cœur. (*Stœrck*, *Fothergill*, *Schmucker.*)

Fréquentes nausées et défaut total d'appétit. (*Lange.*)

80. Maux de cœur. (*Cullen.*)

Vomissement fréquent. (*Ehrhardt.*)

Vomissement fréquent, avec défaut total d'appétit. (*Lange.*)

Quelquefois un goût amer survient spontanément dans la bouche (au bout de onze heures). (*Franz.*)

Après avoir mangé, les tractions dans la tête et l'engourdissement du cerveau diminuent (au bout de quatre heures et demie). (*Id.*)

85. Après avoir mangé, oppression et forte pression, en dehors, sur le sternum (au bout de quatre heures et demie.) (*Id.*)

Après avoir mangé (le soir), mal de ventre à la région ombilicale, comme si les intestins étaient contus (au bout de douze heures). (*Id.*)

Une demi-heure après avoir mangé, douleur tractive dans le bas-ventre, à la région ombilicale. (*Id.*)

Après le dîner, mal de ventre tractif à l'hypogastre, en restant assis (le troisième jour.) (*Id.*)

Le matin, après avoir mangé, mal de ventre; et, toute la journée, grande plénitude dans l'estomac et sur la poitrine (le quatrième jour). (*Id.*)

90. Cardialgie.

Petits élancemens au creux de l'estomac (au bout de trois quarts d'heure). (*Wislicenus.*)

Pincement spasmodique dans l'estomac. (*Fothergill.*)

Mal de ventre.

Le matin, après avoir quitté le lit, mal de ventre tractif à la région ombilicale (le troisième jour). (*Franz.*)

95. Mal de ventre tractif, en marchant (au bout de trois heures). (*Id.*)

Mal de ventre, douleur contusive, tractive, dans les intestins (au bout de neuf heures et demie). (*Franz.*)

Violens maux de ventre, avec froid. (*Stœrck.*)

Les plus violentes coliques. (*Id.*)

Maux de ventre énormes. (*Kaltschmidt.*)

100. Des élancemens vifs remontent à de courts intervalles dans les muscles du ventre, à gauche, au dessous de l'ombilic (au bout de trois heures). (*Wislicenus.*)

Léger pincement dans les muscles abdominaux, au dessus de l'ombilic, en ployant le corps (au bout de trois heures). (*Id.*)

Tiraillement dans le mont de Vénus, en se tenant assis. (*Franz.*)

Diarrhée. (*Landeutte, Ehrhardt.*)

Diarrhée débilitante. (*Stœrck.*)

105. Resserrement du ventre. (*Andree.*)

Enflure du bas-ventre. (*Landeutte, Erhardt.*)

Gonflement des glandes du mésentère (1). (*Kaltschmidt.*)

Point extrêmement rétréci dans le colon (2). (*Id.*)

Urine rouge. (*Baylies.*)

110. Ardeur dans l'urètre. (*Stœrck.*)

Ischurie. (*Baylies.*)

Strangurie. (*Lange, Ehrhardt.*)

Flux d'urine. (*Bierchen, Gatacker.*)

Pression en forme de crampe à la région du col de la vessie, de dehors en dedans, avec de vifs élancemens, peu après avoir uriné, qui dure plusieurs heures, et est plus forte en marchant qu'en restant assis (au bout de quarante-huit heures). (*Wislicenus.*)

115. Grandes douleurs dans l'urètre pendant l'émission d'une urine qui est chargée toujours de mucus trouble et gluant. (*Lange.*)

Flux d'urine avec de grandes douleurs. (*Id.*)

Après avoir uriné, nouvelle envie cuisante (au bout d'une demi-heure). (*Franz.*)

Pissement de sang. (*Haller.*)

Fréquent pissement de sang, avec asthme. (*Lange.*)

---

(1) Observé après la mort; la ciguë avait été employée peu de temps, à grandes doses. — (2) Id.

120. En n'urinant pas, tiraillement à travers la verge (le quatrième jour). (*Franz.*)

Douleur, comme si un couteau traversait le scrotum entre les testicules jusqu'au dessus de la racine de la verge; elle revient souvent et dure peu chaque fois (au bout de cinquante heures). (*Wislicenus.*)

Appétit vénérien insatiable. (*Limprecht.*)

Ecoulement, par le vagin, d'un mucus blanc et âcre, qui cause de l'ardeur (1). (*Baylies.*)

Suppression des règles. (*Andry, Andree, Greding.*)

125. Eternuemens fréquens, sans coryza (au bout de cinquante-une heures), (*Langhammer.*)

Difficulté de respirer. (*Landeutte.*)

Respiration courte et bruyante. (*Stœrck.*)

Asthme. (*Lange.*)

Fréquens accès d'asthme. (*Id.*)

130. Respiration difficile et violentes douleurs de poitrine (après quatre semaines d'emploi). (*Id.*)

Il a de la peine à respirer, surtout à inspirer; il lui semble que sa poitrine ne se dilate point assez (au bout de quatre heures). (*Franz.*)

Le soir, dans le lit, difficulté extrême de respirer : inspiration lente et pénible (au bout de dix-sept heures). (*Id.*)

Le soir, quand il se couche sur le côté, dans son lit, oppression de la respiration, avec beaucoup de douleur dans la poitrine; traction et tiraillement dans toute la poitrine, et forte pression en haut, sur le sternum, qui coupe la respiration en inspirant (le troisième jour). (*Id.*)

Pendant toute la journée, mal de poitrine, pression sur le sternum, et douleur tantôt tiraillante, tantôt lancinante, autour des mamelons et des seins, avec fréquens accès d'oppression et de brièveté de la respiration (le quatrième jour). (*Id.*)

135. Parfois, à la région cardiaque, pression comme si on lui écrasait le cœur, avec oppression de la respiration (le troisième jour). (*Id.*)

Douleur pressive, sécante, des deux côtés de la poitrine, que l'inspiration augmente (au bout de quatorze heures). (*Wislicenus.*)

____

(1) La ciguë doit être d'un puissant secours en pareil cas.

Le matin, douleur pressive sur le sternum, avec gêne de la respiration, en se tenant debout (le troisième jour). (*Franz.*)

Tiraillement en forme de crampe, au côté droit de la poitrine (au bout de trente-sept heures). (*Langhammer.*)

Ardeur à la région sternale. (*Stœrck.*)

140. En marchant au grand air, élancemens au côté droit de la poitrine (au bout de douze heures). (*Langhammer.*)

Prurit lancinant sur toute la poitrine, qui, lorsqu'on se gratte, ne cesse jamais que pour très-peu de temps (au bout d'une heure). (*Wislicenus.*)

Aux deux côtés de la poitrine, pression légèrement lancinante, qui n'est jamais plus forte qu'en se couchant sur le ventre (au bout de neuf heures). (*Id.*)

Point de côté. (*Stœrck.*)

Violentes douleurs de poitrine. (*Lange.*)

145. Violent mal de poitrine, avec très-forte toux (1). (*Id.*)

Tussiculation sèche. (*Stœrck.*)

Toux la nuit. (*Id.*)

Toux violente. (*Lange.*)

Toux et asthme. (*Id.*)

150. Toux de coqueluche, la nuit. (*Landeutte.*)

Toux, avec crachats teints de sang (2). (*Lange.*)

La plus violente toux, qui l'oblige à garder le lit. (*Stœrck.*)

Toux, comme par l'effet d'un chatouillement derrière le milieu du sternum, sans expectoration (au bout de vingt-quatre heures). (*Langhammer.*)

Forte toux, comme par suite d'un chatouillement au milieu du sternum, avec expectoration (au bout de vingt-quatre heures). (*Id.*)

155. Crachement de pus venant de la poitrine. (*Stœrck.*)

Sécheresse de la poitrine. (*Id.*)

(Inflammation du squirrhe au sein. (*Lange.*)

Petits élancemens dans la poitrine, sous l'aisselle gauche (au bout d'un quart d'heure). (*Wislicenus.*)

Carie au sternum. (*Kaltschmidt.*)

(1) L'opium fut utile contre ce symptôme.

(2) Après l'usage continué pendant plusieurs semaines.

160. Elancemens dans le sacrum, et traction à travers les vertèbres lombaires, en se tenant debout (au bout de trois heures et demie). (*Franz.*)

Traction à travers les vertèbres des lombes, en restant debout (au bout d'une demi-heure). (*Id.*)

Douleur tensive dans le dos. (*Stærck.*)

Sous les deux omoplates, tension douloureuse dans les muscles, pendant le repos, qui augmente beaucoup en soulevant les bras (au bout de vingt-quatre heures). (*Wislicenus.*)

Traction pulsative dans la nuque, à sa jonction avec l'épaule droite (au bout de huit heures). (*Franz.*)

165. Douleur tractive, paralytique, dans le bras, pendant le repos (au bout d'une heure et demie). (*Id.*)

Tiraillement le long des bras, le soir, dans le lit (le premier soir). (*Id.*)

Alternatives de tiraillemens et d'élancemens dans le bras, pendant le repos, qui cessent bien par le mouvement, mais reviennent ensuite (au bout de trois jours). (*Id.*)

Douleur sécante au pli du coude, de dedans en dehors, pendant le repos (au bout de cinquante heures). (*Wislicenus.*)

Traction sourde dans les avant-bras, plus forte pendant le repos que pendant le mouvement (au bout de soixante-douze heures). (*Id.*)

170. Au côté externe de l'avant-bras gauche, douleur contusive, plus forte quand on touche à la partie (au bout de soixante-deux heures). (*Id.*)

Douleur en forme de crampe dans les muscles des avant-bras, surtout en s'appuyant sur les bras (au bout d'une demi-heure). (*Id.*)

Prurit fourmillant à l'avant-bras, qui ne se dissipe que pour peu de temps, lorsqu'on se frotte (au bout d'une heure). (*Id.*)

Douleur paralytique, tractive, dans l'articulation de la main, pendant le repos (au bout d'une heure et demie). (*Franz.*)

Petits élancemens dans les articulations des mains (au bout de dix minutes). (*Wislicenus.*)

175. Vifs élancemens dans les articulations médianes des doigts (pendant le repos) (au bout de huit heures). (*Id.*)

Coups sécans à l'articulation postérieure du pouce (au bout de quarante-huit heures). (*Franz.*)

Elancement profond, long-temps soutenu, à l'insertion du mucle grand fessier droit (au bout de deux heures et demie). (*Id.*)

En se tenant assis, quelques élancemens sourds à l'extrémité supérieure du fémur gauche, près du trochanter, qui n'empêchent pas de marcher (au bout d'un quart d'heure). (*Wislicenus.*)

Enflure des cuisses. (*Landeutte.*)

185. En se tenant assis, élancemens dans les muscles de la cuisse gauche (au bout de vingt-six heures). (*Langhammer.*)

Elancemens pruriteux au côté postérieur de la cuisse, plus forts en se tenant assis qu'en toute autre situation (au bout de huit heures). (*Wislicenus.*)

Traction sourde dans la cuisse droite, pendant le repos; le mouvement soulage (au bout d'une heure et un quart). (*Id.*)

En marchant au grand air, douleur en forme de crampe dans les muscles antérieurs de la cuisse droite (au bout de treize heures). (*Langhammer.*)

Petit griffement au côté postérieur de la cuisse (au bout de douze heures). (*Wislicenus.*)

185. Tiraillement autour de la rotule, en se tenant assis (au bout de deux heures et un quart). (*Franz.*)

En marchant et même en se tenant assis au grand air, douleur énorme, à faire jeter les hauts cris, autour de tout le genou gauche, comme si la rotule était brisée; après quoi, chaleur par tout le corps en s'efforçant de marcher (au bout de dix heures). (*Langhammer.*)

En marchant, au grand air, élancemens sur le tendon externe du jarret droit (au bout d'une heure). (*Franz.*)

Tiraillement sur la jambe, le soir, dans le lit (le premier soir). (*Id.*)

Tiraillement en forme de crampe, tantôt à la jambe droite, tantôt à la gauche, en marchant au grand air (au bout de trente-sept heures). (*Langhammer.*)

190. Douleur comme contusive à la jambe (le quatrième jour). (*Franz.*)

En tendant la jambe, étant assis, pression glocitante sur le tibia (au bout de trois heures et demie). (*Franz.*)

Traction au côté interne du mollet gauche et sur le coude-pied droit (au bout de huit heures). (*Id.*)

Stupeur et insensibilité des pieds. (*Halle.*)

Apparition de la goutte. (*Clarck.*)

195. Tiraillement sur le coude-pied, le soir, dans le lit (le premier soir). (*Franz.*)

Le matin, tiraillement dans le gras du gros orteil, en se tenant debout et assis (le troisième jour). (*Id.*)

Prurit aux membres. (*Stœrck.*)

Fourmillement et prurit désagréable dans les glandes. (*Id.*)

Fourmillement dans la partie souffrante. (*Collin.*)

200. Le soir, les glandes deviennent douloureuses. (*Stœrck.*)

Augmentation à un point insupportable des douleurs dans la partie souffrante. (*Lange.*)

Ichor fétide rendu par l'ulcère. (*Stœrck.*)

Les bords de l'ulcère deviennent noirâtres et exhalent un ichor fétide. (*Id.*)

Saignement de l'ulcère. (*Greding.*)

205. Augmentation de la douleur dans l'ulcère. (*Stœrck.*)

Douleur tensive dans l'ulcère. (*Id.*)

La toux retentit douloureusement dans l'ulcère. (*Id.*)

Gangrène froide d'une partie de l'ulcère. (*Greding.*)

Carie cachée, avec douleur brûlante, rongeante, dans les os, surtout au milieu des os longs. (*Stœrck.*)

210. Inflammation générale de la peau, qui cause une douleur brûlante. (*Baylies.*)

Tiraillemens à travers diverses parties du corps (le quatrième jour). (*Franz.*)

Teinte bleue de tout le corps. (*Ehrhardt.*)

Hydropisie. (*Tartreux.*)

Pétéchies. (*S. Paulli.*)

215. Dissolution putride des humeurs. (*Reismann.*)

Phthisie pulmonaire. ((*Id., Collin.*)

Les douleurs de la ciguë se manifestent pendant le repos, et ce n'est que par un effet alternatif rare qu'elles surviennent pendant le mouvement. (*Franz.*)

Faiblesse nerveuse. (*Schmucker.*)

Hallucination des sens; en marchant, il lui semble que quelque chose arrête ses pas, quoiqu'il aille très-vite (au bout de huit heures). (*Franz.*)

220. Faiblesse de tout le corps. (*Whytt.*)

Chute de toutes les forces (1). (*Sœtrck.*)

Paralysie. (*Andree, Andry.*)

Après une petite promenade il se sent épuisé, et il est comme paralysé; en même temps la mauvaise humeur et la mélancolie reparaissent (au bout de dix heures). (*Franz.*)

Syncopes. (*Lange.*)

225. Extinction du pouls. (*S. Paulli.*)

Les personnes les plus fortes qui continuent l'usage de la ciguë perdent toutes leurs forces, et sont obligées de garder le lit. (*Lange.*)

Perte totale des forces (jusqu'à la mort). (*Id.*)

Paresse avec insensibilité (torpeur). (*S. Paulli.*)

Emoussement de tous les sens. (*Id.*)

230. Bâillemens fréquens, comme s'il n'avait point assez dormi (au bout de soixante-douze heures). (*Langhammer.*)

Envie de dormir pendant la journée; il ne peut pas s'empêcher de dormir en lisant (au bout de trois, de huit heures). (*Wislicenus.*)

Somnolence. (*Watson, S. Paulli.*)

Somnolence (l'après-midi): *malgré ses efforts, il ne pouvait s'empêcher de dormir; il fut obligé de se coucher (au bout de cinquante-quatre heures).* (*Langhammer.*)

Le soir, grande envie de dormir et inaptitude à rien faire (le troisième soir). (*Franz.*)

235. Le soir, dans le lit, tiraillement tantôt dans un membre, tantôt dans l'autre (le premier soir). (*Id.*)

Pendant le sommeil, rêves vifs et voluptueux (la première nuit). (*Langhammer.*)

Rêves vifs et pleins d'anxiété (la deuxième nuit). (*Id.*)

Pendant la nuit, sommeil plein de rêves effrayans (la troisième nuit). (*Franz.*)

Vers le matin, sommeil plein de rêves terrifians (la première nuit). (*Id.*)

240. Sommeil (*Cullen,* sur-le-champ, *Amatus, Lusitanus.*)

(1) Contre laquelle Sœtrck trouve le quinquina salutaire.

Sommeil calme, très-profond, surtout le matin, et plus long qu'à l'ordinaire (1), (la seconde nuit). (*Franz.*)

Insomnie. (*Reismann, Lange.*)

Tremblement. (*Baylies, Cullen, Ehrhardt.*)

Tremblement de tous les membres. (*Fothergill, Schmucker.*) (2).

245. Tremblement continuel. (*Andry.*)

Soubresauts des tendons. (*Ehrhardt.*)

Convulsions. (*Andry, Watson, Cullen.*)

Convulsions de la partie souffrante et de tout le corps, avec danger d'étouffer. (*Lange.*)

Frisson. (*Stœrck.*)

250. Frisson avec froid, par tout le corps, sans chaleur ni pendant, ni après (au bout de quinze heures). (*Langhammer.*)

Frisson par tout le corps, sans chaleur et sans soif (au bout de cinquante heures). (*Id.*)

Le matin, froid au corps, avec resserrement vertigineux du cerveau, et abattement; indifférence (au bout de deux, de trois heures). (*Franz.*)

De temps en temps, frisson par tout le corps, ensuite vitesse du pouls, avec chaleur et soif. (*Stœrck.*)

Fièvre. (*Andree, Collin.*)

255. Fièvre quotidienne. (*Landeutte.*)

Pouls lent et faible. (*S. Paulli.*)

Pouls inégal, quant à la force et à la vitesse. (*Stœrck.*)

Vitesse du pouls. (*Ehrhardt.*)

Différens accès de fièvre. (*Tartreux.*)

260. Fièvre lente, avec perte totale de l'appétit. (*Lange.*)

Fièvre chaude (mortelle). (*Id.*)

Fièvre; forte chaleur, avec grande sueur et soif, point d'appétit, diarrhée et vomissement (*Greding.*)

L'après-midi, bouffées de chaleur par tout le corps, sans soif. (*Franz.*)

Chaleur. (*Baylies, Fothergill.*)

265. Grande chaleur. (*Stœrck.*)

Chaleur interne; surtout au visage, qui est rouge, sans soif (au bout d'un quart d'heure. (*Wislicenus.*)

(1) Effet consécutif, curatif ?

(2) Quelquefois pendant toute la vie.

Chaleur énorme. (*Baylies.*)

L'après-midi (cinq à six heures après le frisson et le froid), bouffées de chaleur brûlante dans tous les membres; la tête cesse d'être entreprise, l'indifférence et la tristesse disparaissent, et le sujet prend la part la plus vive à tout ce qui se passe autour de lui (au bout de sept, de huit heures). (*Franz.*)

Transpiration. (*Gatacker.*)

270. En s'éveillant, il se sent moite par tout le corps (la troisième nuit). (*Langhammer.*)

Sueur locale, fétide, mordicante, avec éruption de boutons blancs, transparens, pleins d'un liquide âcre, qui se couvrent d'une croûte semblable à celle de la gale. (*Stærck.*)

Anxiété. (*Schmucker.*)

Anxiété hystérique.

Accès d'hystérie, avec froid et une sorte de mouvement spasmodique. (*Greding.*)

275. Anxiété à la région du creux de l'estomac. (*Franz.*)

Pensées très-attristantes et inquiétantes, après avoir mangé, le matin, la tête étant entreprise au front (au bout de vingt-neuf heures). (*Stærck.*)

En allant au grand air, indifférence hypocondriaque et abattement (au bout d'une heure). (*Id.*)

Plongé dans de profondes réflexions, il envisageait avec crainte le présent et l'avenir, et recherchait la solitude. (*Langhammer.*)

Morosité; tout ce qui l'entoure fait une fâcheuse impression sur lui. (*Id.*)

280. Disposition à la mauvaise humeur; il ne sait à quoi s'occuper; le temps lui semble long (au bout de huit heures). (*Wislicenus.*)

Sérénité de l'âme; il a le désir de causer (1) (au bout de dix heures). (*Langhammer.*)

Le matin, il est bien portant, serein et fort (2) (au bout de vingt-quatre heures). (*Franz.*)

Esprit libre et serein (3) (le troisième et le quatrième jours). (*Id.*)

(1) L'état contraire du moral cesse par la réaction curative de l'organisme.
(2) Effet curatif de l'organisme.
(3) Réaction curative de la vie.

Confusion des idées, (*Van Eems.*)
285. Délire. (*Andry.*)
Aliénation mentale, délire. (*Cullen.*)

---

22. CIGUË VIREUSE.

(*Cicuta virosa.*)

Le suc exprimé de la racine, au moment où la plante commence à fleurir, est mêlé avec parties égales d'alcool.

Les symptômes suivans ne peuvent être considérés que comme une esquisse de l'étude des effets particuliers que cette plante énergique produit en agissant sur l'homme bien portant.

Des essais plus approfondis et plus complets feront voir qu'elle est salutaire dans des cas rares où nul autre médicament ne convient homœopathiquement, et surtout dans des cas chroniques; car j'ai vu, même à petites doses, son action se prolonger pendant trois semaines.

Jusqu'à présent la médecine n'a jamais fait usage de la ciguë vireuse à l'intérieur; car, lorsqu'elle prescrivait la ciguë, ce qui lui arrivait très-souvent il y a plusieurs années, c'était toujours la grande ciguë (*Conium maculatum*) qu'elle entendait par là.

Le suc de la ciguë vireuse n'avait jamais été employé qu'extérieurement, d'après le recommandation de Linné. Il entre dans la composition de l'emplâtre de ciguë de la Pharmacopée danoise, que l'on appliquait pour apaiser les douleurs goutteuses.

Le suc de la racine fraîche (car, sèche, elle a moins d'effet) est si actif que la pratique ordinaire ne pouvait point oser le donner intérieurement, ayant, comme elle l'a, l'habitude de ne prescrire jamais que des doses considérables. Aussi a-t-elle été obligée de s'en passer et de ne point profiter des vertus curatives qu'il possède.

L'homœopathie seule sait tirer parti de ce suc salutaire, dont elle emploie la trentième dilution, celle au décillionnième.

II.   10

Symptômes de la ciguë vireuse.

Le matin, en s'éveillant, mal de tête, comme si le cerveau était plus petit que le crâne, et qu'il fût ballotté pendant la marche; en cherchant à se rendre compte de cette douleur, elle disparut.

Hémicrânie; sorte de pression, plus à l'extérieur qu'à l'intérieur.

Fort mal de tête à l'occiput, qui ressemble à une pression sourde, et qui s'accompagne d'un peu de coryza (au bout de quarante-huit heures).

(Après du malaise dans le ventre, violent mal de tête pendant deux jours; élancement du nez et de l'œil droit jusqu'à l'occiput) (au bout de quinze jours).

5. (Après le mal de tête, étourdissemens pendant deux jours.)

Le mal de tête cessa en se tenant assis droit.

Le mal de tête est soulagé par une émission de vents.

Tressaillement au dessous de la paupière inférieure, dans le muscle orbiculaire.

Chaleur et ardeur tout autour des yeux.

10. Écoulement jaune par le nez.

Une sorte de crampe dans les muscles du cou; quand il regarde autour de lui, il ne peut pas ramener de suite sa tête; les muscles du cou ne cèdent point; et, s'il voulait les foncer, il éprouverait une très-forte douleur.

Défaut d'appétit, à cause d'un sentiment de sécheresse dans la bouche; les alimens n'ont pas de mauvais goût, mais n'en ont point un très-développé.

A midi, appétit, mais qui disparut à la première bouchée.

Le déjeûner ne lui plaît point; après quelques bouchées, il lui semble avoir déjà trop mangé.

15. Immédiatement après avoir mangé, tranchées dans le bas-ventre.

Aussitôt après avoir mangé, pression au creux de l'estomac, qui l'oblige à faire de profondes inspirations; en même temps tendance aux rapports.

Aussitôt après avoir mangé, mal de ventre et envie de dormir.

Etroitesse au creux de l'estomac et anxiété pendant huit jours ; il voudrait être toujours dehors pour se rafraîchir.

Le matin, malaise dans le ventre, et après qu'il eut cessé, l'après-midi, mal de tête, élancement au côté droit de la tête, qui s'étendait de l'œil droit et du nez (où il était le plus violent) jusqu'à l'occiput, pendant trois jours; après quoi du mucus jaune s'écoula du nez (au bout de neuf jours).

20. Beaucoup de vents accumulés, avec anxiété continuelle et mauvaise humeur.

Prurit dans le rectum, immédiatement au dessus de l'anus; après s'être frotté, douleur brûlante, qui excite chaque fois le frisson, après la marche, en se tenant tranquillement debout et en allant à la selle.

Obstruction du nez, d'où s'écoule un mucus abondant!

(Au côté interne de l'articulation du coude gauche, gonflement, comme s'il allait survenir là un abcès; en remuant le bras, douleur en cet endroit, comme quand on comprime un ulcère.

Prurit brûlant par tout le corps.

25. (Vers midi, anxiété, sueur au visage et tremblement des mains; il éprouve au cœur (dans le milieu de la poitrine) la même sensation que s'il allait se trouver mal.)

La nuit, rêves vifs, roulant sur les événemens qui ont eu lieu la veille.

Le matin, après s'être levé, la tête est entreprise.

Sueur au bas-ventre, la nuit.

Indifférence pour tout; il commence à douter de la réalité de l'état dans lequel il se trouve.

30. Il confondait le présent avec le passé.

Il pensait avec anxiété à l'avenir, et était toujours triste.

Morosité.

Irritabilité, avec soucis pour l'avenir; il se représentait en noir tout ce qui pouvait lui arriver.

Il était triste quand les autres étaient gais.

35. Il ne croyait pas être dans son assiette ordinaire; tout semblait lui être étranger et presque redoutable; il se figurait sortir d'une fièvre chaude, et s'imaginait voir toutes sortes de figures, quoiqu'il ne se sentît point malade de corps.

Il se croyait un enfant de sept à huit ans, et beaucoup de

choses avaient de l'attrait pour lui, comme le jeu pour un enfant.

Observations recueillies par d'autres.

Stupidité et hébétude (au bout de dix minutes). (*F. Hahnemann.*)

La tête hébétée, avec frisson secouant; en même temps il avait le cou raide, et il lui semblait que les muscles fussent trop courts. (*Id.*)

Absence d'idées, engourdissement, abolition des sens. (*Wepfer, Allen.*)

Ivresse, démarche chancelante. (*Wepfer.*)

5. En marchant, vertige, comme s'il allait tomber en avant, à gauche (au bout de soixante-douze heures). (*Langhammer.*)

En se penchant, il lui semble qu'il va tomber en avant, la tête la première (au bout de quatre-vingts heures). (*Id.*)

Vertige et démarche mal assurée. (*Wepfer.*)

Il chancelle et vacille en marchant (au bout de quatre-vingt-deux heures). (*Langhammer.*)

Il est comme ivre en se tenant assis, restant debout et marchant (au bout de cinq minutes). (*F. Hahnemann.*)

10. Tous les objets lui semblent tourner en rond, surtout quand il est assis, pendant plusieurs heures (au bout de deux heures). (*Id.*)

Tous les objets lui paraissent se remuer à droite et à gauche, d'un côté à l'autre, quoique tous aient la forme qu'ils doivent avoir (au bout de dix minutes). (*Id.*)

Elle croit devoir prendre des précautions en se tenant debout ou assise, parce qu'elle ne voit rien de fixe devant elle, et qu'elle s'imagine par conséquent vaciller elle même; tout l'éblouit (au bout d'un quart d'heure). (*Id.*)

Elle croit vaciller de côté et d'autre, ou s'imagine que les objets se meuvent en ce sens; il lui semble que rien n'est en repos, que tout se remue, comme le balancier d'une pendule. (*Id.*)

Quand elle doit rester debout, elle désire de s'appuyer, parce que les objets lui semblent tantôt se rapprocher et tantôt s'éloigner d'elle. (*Id.*)

15. Vertiges à croire qu'elle va tomber (au bout de six heures). (*Id.*)

Vertige; il tomba par terre. (*Wepfer, Allen.*)

Il est toujours sur le point de tomber par terre. (*Wepfer.*)

Il tomba par terre sans dire un seul mot. (*Id.*)

Il tombe par terre et s'y roule. (*Id.*)

20. Douleur martelante au front, depuis midi jusqu'au soir (au bout de deux heures). (*F. Hahnemann.*)

Anxiété dans la tête. (*Id.*)

Stupeur et pesanteur dans la tête (au bout de soixante-quatorze heures). (*Langhammer.*)

Pesanteur dans la tête en se tenant assis. (*C.-G. Hornburg.*)

Mal de tête compressif d'un côté à l'autre. (*Id.*)

25. Pression dans le côté gauche de l'os frontal. (*Id.*)

Céphalalgie pressive, stupéfiante, à l'extérieur, au front, plus sensible pendant le repos que pendant le mouvement (au bout d'une, de trente-six heures). (*Langhammer.*)

Fourmillement dans le front (au bout de deux minutes). (*F. Hahnemann.*)

Douleur lancinante sur l'os frontal. (*Hornburg.*)

Elancemens tractifs le long du sourcil (au bout de douze heures). (*Langhammer.*)

30. Forte éruption au cuir chevelu et à la face. (*F. Hahnemann.*)

Eruption de la grosseur de lentilles par toute la face (et aux deux mains), qui, en se formant, cause une douleur brûlante; les boutons se réunissent ensuite en un seul, d'un rouge foncé, qui persiste neuf jours; après quoi commence la desquamation, qui se dure jusqu'à trois semaines (1). (*Id.*)

Rougeur du visage. (*Wepfer.*)

Enflure du visage (et du cou). (*Id.*)

Les yeux sortent de la tête. (*Id.*)

35. Yeux hagards. (*Id.*)

Yeux fixes, tournés du même côté; tout lui paraît comme couvert d'un voile noir (au bout de six minutes). (*F. Hahnemann.*)

Regard fixe (au bout d'un quart d'heure); elle ne détourne

______

(1) J'ai guéri des éruptions chroniques au visage, suppurantes, confluentes, et ne causant qu'une douleur brûlante, avec le secours d'une à deux doses d'une petite portion d'une goutte de suc; mais je ne pouvais donner la seconde dose qu'au bout de 3 à 4 semaines, quand la première n'était point suffisante.

pas ses regards d'un seul et même point, et ne le peut pas, quelque envie qu'elle en ait ; en même temps elle n'est pas parfaitement maîtresse de ses sens, et il faut la tourmenter beaucoup pour qu'elle réponde ; s'efforce-t-elle, en tournant la tête, de détourner ses yeux de l'objet qu'elle fixe, elle perd ses sens, et sa vue se trouble tout-à-fait. (*Id.*)

Lors même qu'elle regarde un objet sans en détourner les yeux, elle ne le voit cependant point encore bien ; tout se confond, comme quand on reparde quelque chose de trop loin. (*Id.*)

Si elle regarde long-temps un même point, elle est prise d'envie de dormir, et il lui semble qu'on lui presse la tête de haut en bas, quoiqu'elle n'en voit rien, puisque, les yeux ouverts et fixes, elle ne reconnaît plus aucune lettre. (*Id.*)

40. Toutes les fois qu'on lui parle et qu'on l'arrache à son état dans lequel elle regarde les objets fixement sans les voir, ou toutes les fois qu'on l'éveille en l'appelant, elle retombe bientôt dans le même état, où son pouls n'offre que cinquante pulsations par minute. (*Id.*)

Si on la laisse long-temps assise en repos, la tête tombe peu à peu, pendant que les yeux demeurent fixés sur un même point, de sorte que, la tête s'abaissant toujours, les pupilles viennent à se trouver presque derrière les paupières supérieures ; ensuite elle éprouve une secousse intérieure, qui lui fait reprendre ses sens pour quelque temps ; puis elle retombe dans une pareille absence des sens, d'où la tire de temps en temps une horripilation interne, qu'elle prétend être un frisson. (*Id.*)

Tantôt tous les objets lui paraissent doubles et de couleur noire, tantôt elle a de la peine à entendre. (*Id.*)

Pupilles d'abord rétrécies (au bout d'une heure, de deux heures et demie), *puis très-dilatées* (au bout de huit, de neuf heures). (*Langhammer.*)

Pupilles d'abord très-rétrécies, puis bientôt après extrêmement agrandies. (*Hornburg.*)

45. Pression dans l'angle interne de l'œil droit, qui l'oblige à fermer les yeux pour se soulager. (*Id.*)

Douleur d'écorchure derrière l'oreille gauche. (*Id.*)

Sensation d'écorchure derrière l'oreille gauche, comme à la suite d'un coup. (*Id.*)

Douleur derrière l'oreille droite, semblable à celle qui resterait après avoir reçu un coup. (*Id.*)

Forte éruption aux oreilles. (*F. Hahnemann.*)

5o. Eruption sous les oreilles et en devant, remplie de pus au sommet, et causant la même douleur qu'un abcès. (*Id.*)

Il lui semble, en avalant, que quelque chose crève dans l'oreille droite. (*Id.*)

Bruissement dans les deux oreilles, plus fort dans la chambre qu'au grand air. (*Id.*)

Fort tintement dans l'oreille gauche. (*Hornburg.*)

Elle n'entend pas bien quand on ne lui parle point très-haut, de manière à fixer son attention. (*F. Hahnemann.*)

55. Hémorrhagie par les oreilles. (*Wepfer.*)

L'aile droite du nez cause la même douleur que si elle était à vif, comme à la suite d'un coup. (*Hornburg.*)

Ampoule pruriteuse cuisante au côté gauche de la lèvre supérieure, au bord de la partie rouge. (*Id.*)

Tension dans les muscles du cou. (*Id.*)

En penchant la tête en arrière, tension comme s'il y avait plaie dans les muscles du côté gauche du cou. (*Id.*)

6o. Douleurs tractives dans le côté gauche du cou (au bout de six heures). (*Id.*)

Gonflement du cou. (*Wepfer.*)

Flexion de la tête en arrière (sorte d'opisthotonos). (*Id.*)

Vulsion et secousse de la tête. (*F. Hahnemann.*)

Trisme des mâchoires. (*Wepfer, Allen.*)

65. Dents fortement serrées, trisme des mâchoires. (*Wepfer.*)

Grincement de dents. (*Id.*)

La bouche pleine d'écume. (*Id.*)

Ecume à la bouche. (*Id.*)

Odontalgie dans les nerfs des dents inférieures. (*Hornburg.*)

7o. Une excoriation blanchâtre au bord de la langue, très-douloureuse au toucher. (*F. Hahnemann.*)

En prononçant plusieurs mots, il peut bien en articuler cinq à six sans hésiter; mais, en articulant les autres, il éprouve dans la tête une petite secousse d'avant en arrière, qui s'aperçoit même à la vue, et en même temps il a quelques vulsions dans les bras, de sorte qu'il est en quelque sorte obligé de retirer et d'avaler la syllabe à prononcer, presque comme il arrive d'ordinaire dans le hoquet. (*Id.*)

Mutisme. (*Allen.*)

Impossibilité d'avaler. (*Wepfer.*)

La gorge paraît comme oblitérée en dedans, et douloureuse comme à la suite d'une contusion à l'intérieur, en remuant le cou et en y touchant; cet état augmente pendant plusieurs heures, avec rapports depuis midi jusqu'au soir. (*F. Hahnemann.*)

75. Sentiment de sécheresse dans la bouche. (*Id.*)

Faim continuelle, avec appétit, même en sortant de manger. (*Id.*)

Grande soif (pendant les spasmes). (*Wepfer.*)

Il a grande envie de manger des choux, et en demande. (*Id.*)

Hoquet (*Id.* et *Hornburg.*)

80. Hoquet très-bruyant. (*Wepfer.*)

Régurgitation d'un liquide jaune, très-amer, en se baissant, au grand air; après quoi, ardeur brûlante dans la gorge, toute la matinée. (*F. Hahnemann.*)

Sensation qui remonte de l'estomac ; il a mal au cœur et chaud par tout le corps, et il lui coule de la bouche une grande quantité de salive qui remonte de l'estomac (au bout de neuf heures et pendant treize). (*Langhammer.*)

Nausées (au bout d'une demi-heure). (*Hornburg.*)

Nausées en mangeant. (*F. Hahnemann.*)

85. Le matin, nausées, avec céphalalgie lancinante, tiraillante. (*Id.*)

Nausées et élancemens dans le front, pendant toute la journée. (*Id.*)

Vomissement. (*Allen.*)

Vomissement, sans cessation de spasme des mâchoires. (*Wepfer.*)

Vomissement de sang.

90. Sensation d'ardeur et de grattement depuis la gorge jusqu'à la région de l'estomac. (*Hornburg.*)

Pression brûlante dans l'estomac. (*Id.*)

Sensation de grattement dans l'estomac. (*Id.*)

Un coup à la région du creux de l'estomac, qui semble donné par un doigt, et qui occasione un sursaut; après quoi seulement il revient à lui. (*F. Hahnemann.*)

Battement dans le creux de l'estomac, qui était gros comme le poing. (Wepfer.)

95. Battement énorme dans le creux de l'estomac. (*Id.*)

Douleur lancinante dans le creux de l'estomac. (*Id.*)

Anxiété au creux de l'estomac. (*Id.*)

Chaleur dans le bas-ventre (et la poitrine). (*Hornburg.*)

Borborygmes dans le bas-ventre (au bout d'un quart d'heure). (*Id.*)

100. Des vents sortent avec force. (*Id.*)

Resserrement du ventre. (*Wepfer.*)

Diarrhée. (*Allen.*)

Sensation, dans l'aine, comme s'il allait s'y former un abcès (étant assis). (*Hornburg.*)

Rétention d'urine. (*Wepfer.*)

105. La nuit, émission difficile de l'urine. (*Id.*)

Emission involontaire d'urine. (*Id.*)

Fréquentes envies d'uriner. (Langhammer.)

Très-fréquentes émissions d'urine. (*F. Hahnemann.*)

Violente éjection de l'urine. (*Wepfer.*)

110. Douleur tractive et d'écorchure sous la verge, jusqu'au gland, qui oblige à uriner (au bout de douze heures). (*Hornburg.*)

Trois pollutions, la nuit. (*Id.*)

Pollution, sans rêves voluptueux. (*Langhammer.*)

Les règles retardent. (*F. Hahnemann.*)

Vulsion tiraillante dans le coccyx. (*Hornburg.*)

115. Au côté droit du bassin, sur le bord de l'os des îles, une sorte de douleur d'écorchure, comme après un violent coup, qui cause des tractions pulsatives. (*Id.*)

Eternumens très-fréquens, sans coryza (au bout de vingt-neuf heures). (*Langhammer.*)

Pression au dessous du larynx, en se tenant assis (au bout de quatre heures). (*Hornburg.*)

Sensation dans la poitrine et dans la gorge, comme s'il y avait dedans un corps exerçant une pression diductive ; cette sensation empêche de respirer, et il semble que la gorge soit sur le point de crever ; elle est plus forte en se tenant assis qu'en marchant. (*F. Hahnemann.*)

Oppression de poitrine qui lui permet à peine de respirer, pendant toute la journée (sur-le-champ). (*Id.*)

120. Défaut de respiration toute la journée. (sur-le-champ.) (*Id.*)

En inspirant et expirant, quelques élancemens sous les dernières fausses côtes gauches, qui cessent en se tenant debout et en marchant (au bout de trois heures). (*Langhammer.*)

Enrouement. (*Wepfer.*)

Toux, avec beaucoup de crachats, surtout pendant la journée. (*F. Hahnemann.*)

Ardeur autour des membres (au bout de trois heures). (*Id.*)

125. Prurit uni à une sensation de chaleur, dans le côté droit de la poitrine. (*Hornburg.*)

Chaleur dans la poitrine (et dans le bas-ventre). (*Id.*)

A l'extrémité inférieure du sternum, pression comme après avoir reçu un coup, et comme si la partie était à vif, en marchant. (*Id.*)

Chaleur générale, et surtout *chaleur dans la poitrine,* pendant trois quarts d'heure, augmentant par l'action de fumer (dont il a l'habitude). (*Id.*)

Tiraillement à la poitrine, près du creux de l'estomac (au bout d'une heure). (*Id.*)

130. Un coup dans les vertèbres dorsales. (*Id.*)

Opisthotonos. (*Wepfer.*)

Dos courbé en arc. (*Id.*)

Tension douloureuse au dessus de l'omoplate droite. (*Hornburg.*)

Sensation douloureuse sur la face interne des omoplates. (*Id.*)

135. Sensation, comme s'il y avait un ulcère sur l'omoplate droite. (*Id.*)

Un bouton rouge sur l'omoplate droite, qui est très-douloureux au toucher. (*Id.*)

Douleur d'écorchure, comme après avoir reçu un coup, dans l'articulation de l'épaule droite. (*Id.*)

Sensation douloureuse sous le bras droit. (*Id.*)

Vulsion dans l'aisselle gauche (au bout de vingt minutes). (*F. Hahnemann.*)

140. Sensation de craquement dans l'articulation de l'épaule, qu'on n'entend pas. (*Id.*)

Douleur tiraillante dans tout le bras gauche, jusque dans les doigts. (*Id.*)

En soulevant le bras gauche, il lui semble être très-pesant et en même temps elle éprouve des élancemens si violens dans l'aisselle, qu'elle ne peut mettre le bras sur la tête sans jeter les hauts cris ; elle ne peut même pas remuer les doigts. (*Id.*)

Sensation, dans le bras gauche, comme s'il était sans force, avec une douleur tiraillante, lancinante, en le levant. (*Id.*)

Point de force dans le bras ni dans les doigts. (*Hornburg.*)

145. Vulsion dans le bras gauche, qui secoue tout le corps (au bout de quatre minutes). (*F. Hahnemann.*)

Vulsion fréquente, involontaire, dans les bras et les doigts (les membres inférieurs et la tête). (*Id.*)

Tiraillement en forme d'élancemens dans les muscles de l'avant-bras droit, en écrivant, qui cesse en tenant le corps parfaitement immobile (au bout d'une heure et un quart). (*Langhammer.*)

Douleur d'écorchure, comme à la suite d'un coup, dans l'avant-bras gauche. (*Hornburg.*)

Gonflement des veines des mains. (*Id.*)

150. Sensation de craquement dans l'articulation de la main, qui ne s'entend point (*F. Hahnemann.*)

Eruption de la grosseur de lentilles aux mains, même au thorax, qui, au début, cause une douleur brûlante, puis devient confluente, avec teinte d'un rouge foncé, et dure neuf jours. (*Id.*)

Contraction spasmodique de plusieurs doigts et du pouce de la main droite. (*Id.*)

Les doigts sont morts (engourdis, froids). (*Id.*)

Fréquentes vulsions involontaires des membres inférieurs. (*Id.*)

155. Elancement brûlant dans l'os des îles gauche. (*Hornburg.*)

Sensation douloureuse de raideur dans les muscles des membres inférieurs, qui ne lui permet pas de marcher, pendant trois heures (au bout d'une heure). (*F. Hahnemann.*)

Les cuisses causent une douleur tiraillante et sont lourdes en marchant. (*Id.*)

Douleur, sorte de tiraillement dans les cuisses, aussitôt après avoir quitté son siége, et douleur comme contusive dans les genoux ; en marchant, la douleur augmente dans les cuisses, et prend le caractère de la raideur. (*Id.*)

Prurit brûlant à la cuisse droite, qui oblige à se gratter, après quoi il cesse. (*Hornburg.*)

160. Fourmillement immédiatement au dessous de la peau de la cuisse et de la jambe, et surtout de la plante des pieds, comme si les jambes allaient s'engourdir, seulement en se tenant assis. (*F. Hahnemann.*)

Tremblement visible d'une cuisse. (*Id.*)

Très-violent tremblement de la jambe gauche. (*Id.*)

En marchant, la plante des pieds ne pose pas bien à plat, mais en dedans. (*Id.*)

Tiraillement autour des chevilles du pied gauche. (*Hornburg.*)

165. Fréquens coups d'aiguille dans les talons, en se tenant assis. (*Id.*)

Tiraillement dans la plante du pied gauche. (*Id.*)

Douleurs tractives, vulsives, dans les orteils. (*Id.*)

Tremblement dans les membres supérieurs et inférieurs. (*Id.*)

Prurit par tout le corps, qui oblige à se gratter. (*F. Hahnemann.*)

170. Raideur spasmodique du corps entier, qui est froid.

Pendant le séjour au lit, sensation singulière, comme si tout le corps était gonflé, et en même temps (étant éveillé) fréquens sursauts, comme s'il tombait du lit (au bout de quinze heures). (*Langhammer.*)

Catalepsie : les membres pendent sans ressort, comme chez un mort ; point de respiration. (*Wepfer.*)

Les plus violens spasmes (toniques), de sorte qu'il ne peut ni allonger les doigts qui sont fléchis, ni plier ou allonger les membres. (*Id.*)

Jecticulation. (*Id.*)

175. Il jette ses membres tantôt d'un côté et tantôt d'un autre. (*Id.*)

Convulsions épileptiques, chez trois enfáns, dont un guérit.

Distorsions spasmodiques des membres, qui le jettent à deux pieds de distance. (*Wepfer.*)

Convulsions générales. (Id.)

Convulsions énormes. (*Wepfer*, *Allen.*)

180. *Epilepsie.* (*Id.*)

Epilepsie, énorme, revenant à des intervalles d'abord rapprochés, puis plus éloignés; les membres, la tête et le haut du corps se meuvent d'une manière bizarre, avec serrement des mâchoires. (*Wepfer.*)

Accès d'épilepsie, avec contorsions bizarres des membres, du haut du corps et de la tête; visage bleuâtre; respiration interrompue pendant quelques momens; écume à la bouche; après les convulsions, quand la respiration fut libre, il n'avait pas la tête à lui, était étendu comme un mort, et ne donnait aucun signe de sentiment, soit qu'on l'appelât, soit qu'on le pinçât (1). (*Id.*)

Elle est étendue comme une morte, avec les mâchoires fermées. (*Id.*)

Immobilité. (*Id.*)

185. Tous étaient faibles, sans sentiment et immobiles, comme des morts. (*Id.*)

Fréquens bâillemens. (*Hornburg.*)

Bâillemens fréquens, comme s'il n'avait point assez dormi (au bout d'une heure et trois quarts). (*Langhammer.*)

Envie de dormir telle qu'il ferme sans cesse les yeux. (*Hornburg.*)

Rêves vifs, mais dont il ne reste aucun souvenir. (*Langhammer.*)

190. Beaucoup de rêves confus, pleins d'agitation. (*Hornburg.*)

Insomnie, toute la nuit (de suite). (*F. Hahnemann.*)

Insomnie : il s'éveillait tous les quarts d'heure, avec une sensation douloureuse de pesanteur dans la tête. (*Id.*)

Chaque matin il n'a point assez dormi. (*Id.*)

Fréquent réveil; chaque fois il sue de tout le corps; mais il s'en trouvait plus fort. (*Langhammer.*)

195. *Tous demandent qu'on les approche du feu.* (*Wepfer.*)

Du froid lui descend le long des cuisses, puis dans les

_____

(1) Chez un homme de 20 ans, mort au bout de 2 heures, le corps resta chaud toute une journée, sans couleur bleue, sans enflure; les membres étaient raides, les poumons pleins de taches bleues et jaunes, le sang rouge et liquide, le cœur vide, le dedans du pharynx bleuâtre et sec.

bras; le froid lui semble venir de la poitrine; ensuite grande propension à regarder fixement un point. (*F. Hahnemann.*)

Chaleur extrême dans toutes les parties du corps, depuis le commencement de l'action jusqu'à la fin. (*Hornburg.*)

Anxiété inquiète; les récits tristes l'affectent vivement. (*Wepfer.*)

Gémissemens, sanglots et cris. (Wepfer, Allen.)

200. *Tristesse pendant plusieurs jours. (Wepfer.)*

Grande propension à la frayeur; chaque fois qu'on ouvre la porte, chaque fois qu'on lui parle, même à voix peu élevée, la frayeur lui cause des élancemens dans le côté (gauche) de la tête. (*F. Hahnemann.*)

Aliénation mentale : après un sommeil extraordinaire, chaleur au corps; elle sauta du lit, se mit à danser et à rire, fit toutes sortes de folies, et but beaucoup de vin; elle sautillait sans cesse, battait des mains, et avait le visage très-rouge, pendant toute la nuit.

Peu d'estime et mépris pour les hommes; il les fuit, et a horreur de leurs folies; son esprit semble tourner à la misanthropie; il se retire dans la solitude. (*Langhammer.*)

Défaut de confiance dans les hommes et misanthropie; il fuit les hommes, cherche la solitude, et s'y plonge dans de sérieuses réflexions sur lui-même et sur les erreurs des autres. (*Id.*)

205. *Repos de l'âme : il était très-gai et fort content de lui-même et de sa situation (1). (Id.)*

---

25. COLOQUINTE.

(Colocynthis.)

On pulvérise le fruit sec de cette plante (*Cucumis colocynthis*), et on laisse infuser, pendant une semaine, vingt grains de la poudre avec quatre cents gouttes d'alcool, en remuant le tout deux fois par jour. Vingt gouttes de la teinture ainsi obtenue contiennent un grain de la vertu de la coloquinte.

(1) Effet consécutif, curatif.

Les anciens avaient rendu la coloquinte très-suspecte par l'emploi qu'ils en avaient fait, à doses élevées et dangereuses, dans l'intention de produire un effet purgatif. Leurs successeurs, effrayés de si terribles exemples, avaient rejeté tout-à-fait cette substance, et privé ainsi les hommes des puissans secours qu'elle leur offre. On n'osait s'en servir que dans des occasions extrêmement rares, et sans au moins commencer par affaiblir et changer ses propriétés au moyen d'autres substances, appelées correctifs, qu'on croyait propres à adoucir et dompter le venin dont on la supposait imprégnée. On y accolait d'autres médicamens purgatifs, à l'aide d'un mucilage gommeux, ou l'on détruisait en partie sa force, soit par la fermentation, soit par une ébullition prolongée avec de l'eau, du vin ou même de l'urine, ainsi que les anciens avaient déjà eu l'absurde idée de le faire. Mais, même après avoir subi toutes ces mutilations, qu'on appelait des corrections, la coloquinte n'en demeurait pas moins un moyen dangereux, quand on la prodiguait aux grandes doses habituelles des médecins.

Il est surprenant, en général, que les écoles médicales aient évité, dans tous les temps, de réfléchir, et que, dans des sujets semblables à celui-ci, il ne leur soit point venu l'idée, fort simple cependant, qu'en cas d'action par trop violente des médicamens héroïques, administrés à certaine dose, ce résultat devait tenir moins à la substance en elle-même qu'à l'exagération de la dose; qu'il est possible de diminuer cette dernière; qu'une diminution qu'on lui fait subir, sans rien changer aux propriétés de l'agent médicinal, abaisse assez son énergie pour le rendre incapable de nuire et permettre de l'employer avec succès, et qu'enfin c'est là le correctif le plus naturel et le plus convenable de tous les médicamens doués d'une grande puissance. Il est évident que si une livre d'alcool, avalée d'un seul trait, peut tuer un homme, ce n'est point à une vénénosité absolue de l'alcool qu'il faut s'en prendre, mais à la trop grande force de la dose, et que deux gouttes d'alcool seraient incapables de nuire à ce même homme. Il est évident que, si une goutte d'acide sulfurique concentré brûle et corrode sur-le-champ la partie de la langue sur laquelle on la laisse tomber, elle ne constitue plus qu'un liquide doux et purement acidule quand on l'a mêlée avec vingt ou

cent mille gouttes d'eau, et qu'ainsi le correctif le plus simple et le plus naturel de toutes les substances énergiques consiste uniquement à en atténuer et diminuer la dose, jusqu'à
ce qu'on puisse les employer sans le moindre inconvénient.

Telle est la seule manière de trouver, surtout dans les médicamens héroïques, appelés poisons, d'inestimables secours,
jusqu'ici inconnus, contre les maladies les plus rebelles à tous
les traitemens, et de leur faire opérer, dans les affections, soit
aiguës, soit chroniques, ce que nulle école médicale n'a jamais pu obtenir jusqu'ici, parce que leur manière enfantine
et niaise d'adoucir les substances médicinales trop énergiques,
et de les rendre susceptibles d'être employées, n'arrivait
point au but, qu'elles étaient obligées par conséquent de se
passer des remèdes les plus puissans et les plus salutaires.

En me guidant d'après les symptômes morbides que la coloquinte a par elle-même le pouvoir de provoquer chez
l'homme en santé, je suis parvenu à obtenir homœopathiquement les plus belles guérisons, en employant pour
dose une petite partie d'une goutte de l'octillionnième ou de
la décillionnième dilution de la teinture précédente.

Ainsi, pour me borner à un seul exemple, plusieurs coliques des plus violentes sont guéries souvent avec une grande
promptitude, d'après les symptômes 5, 6, et 64-102, lorsqu'en même temps les autres états morbides caractéristiques
rencontrent, du moins en partie, leur analogues parmi les
symptômes de la coloquinte.

L'action de la coloquinte dure long-temps.

Symptômes de la coloquinte.

Tiraillement et tension au côté gauche du visage, jusqu'à
l'oreille et dans la tête.

Beaucoup d'appétence pour les boissons, sans soif; la bouche est toujours humectée, les boissons ont très-bon goût;
mais, chaque fois qu'on a bu, on éprouve un goût fade dans
la bouche.

Régurgitation d'un liquide bilieux.

De temps en temps, grand ballonnement du bas-ventre.

5. Mal de ventre continuel, dans tous les viscères, com-
posé de douleur contusive et de pression.

Pression qui se dirige des deux côtés du bas-ventre vers le milieu de l'aine, comme s'il y avait des vents qui ne voulussent pas sortir.

Gargouillemens et bruit continuel dans le bas-ventre. comme s'il y avait des grenouilles dedans.

Douleur à la partie inférieure du rectum, due à des hémorrhoïdes gonflées, en se tenant assis, en marchant et en allant à la selle.

Hémorrhoïdes borgnes.

10. Impuissance totale ; le prépuce, qui d'ailleurs couvre toujours le gland, demeure retiré derrière lui, quoiqu'on n'éprouve aucun désir vénérien.

Pendant plusieurs jours, deux accès de respiration courte, sans asthme, ni chaleur.

Pendant la nuit, un accès d'asthme, avec lenteur et gêne de la respiration, qui oblige à tousser.

Entre les omoplates, douleur lancinante, tensive, surtout en marchant, qui oblige à marcher pendant quelque temps le corps ployé en deux.

Douleur pressive, contusive, au bas du dos, avec forte pression au creux de l'estomac, aussi forte pendant le repos que pendant le mouvement.

15. Douleur pressive, tractive, dans les os du bras, pendant le repos, surtout au dessous de la tête de l'humérus et au dessus de l'articulation de la main, où se fait aussi sentir, en levant le bras, une douleur qui a l'air d'avoir son siége dans l'os.

Tension tractive à la cuisse droite.

(Sensation de froid aux genoux, qui sont chauds cependant.)

Douleur paralytique dans le genou, en marchant, comme si l'articulation était fortement serrée par un lien.

Faiblesse, comme de lassitude, dans les jambes surtout.

20. Le soir, dans le lit, prurit cuisant, çà et là, au corps, qui ne cesse que pour quelques instans lorsqu'on se gratte, et finit par dégénérer en une agitation pendant laquelle il est obligé de remuer continuellement les membres, sans pouvoir dormir (au bout de trente-deux heures).

Rêves très-vifs, pleins d'anxiété.

Rêves extrêmement vifs, quoique sans anxiété, dont la vivacité augmente peu à peu jusqu'au point de réveiller.

En dormant, il se tient presque toujours sur le dos, une main sous l'occiput, et presque toujours aussi l'autre bras sur la tête.

(Sensation de froid glacial aux plantes des pieds, quoiqu'elles ne soient point froides.)

25. Froid par tout le corps.

La nuit, forte sueur, d'odeur urineuse, à la tête, aux mains, aux cuisses et aux pieds.

Observations recueillies par d'autres.

En tournant rapidement la tête, vertige qui semble naître dans la tempe gauche, et qui lui fait croire qu'il va tomber, avec vacillation dans les genoux. (*E. Stapf.*)

La tête est entreprise (*Alibert.*).

La tête est entreprise, surtout en devant. (*S. Gutmann.*)

La tête est vide, comme après une débauche nocturne. (*C. G. Hornburg.*)

5. Vertige et hébétude dans la tête, au commencement du mal de ventre. (*F. Hahnemann.*)

Violens maux de tête, comme après un coup d'air, qui se dissipent en marchant au grand air (au bout de trois heures). (*C. F. Langhammer.*)

(1) Légères pressions isolées dans l'intérieur de la tête, tantôt sur un point, tantôt sur un autre (*L. Rueckert.*)

Céphalalgie pressive sur le devant de la tête, violente, surtout en se baissant et en se couchant sur le dos, pendant six heures. (*Gutmann.*)

Mal de tête pressif le long de la suture sagittale, plus fort en se remuant, en secouant la tête et en se baissant. (*Stapf.*)

10. Douleur pressive, resserrante, à la partie supérieure du cerveau. (*Gutmann.*)

Douleur pressive, fouillante, dans la tempe gauche. (*Id.*)

Céphalalgie pressive, tractive, dans le côté gauche du front. (*Id.*)

Hémicrânie tractive (au bout d'une heure et demie). (*Hornburg.*)

Céphalalgie tiraillante dans tout le cerveau, qui devient vers le front une pression, comme si quelque chose appuyait

______

(1) Les espèces suivantes de céphalalgies que la coloquinte provoque expliquent les secours homœopathiques que Dalberg a retirés de la teinture de cette substance dans quelques céphalalgies chroniques, dans celles surtout qu'on a appelées arthritiques.

contre le front; plus forte en remuant les paupières.
(*Gutmann.*)

15. Après être sorti du lit, douleur sourde, en forme
d'élancemens, au front, qui semble être à l'extérieur (au
bout d'un quart d'heure). (*Langhammer.*)

Douleur brûlante dans la peau du front, au dessus des
sourcils. (*Gutmann.*)

Elancemens térébrans dans la tempe droite, qui se dissipent
par l'attouchement (au bout de huit heures et demie).
(*Langhammer.*)

Douleur cuisante, brûlante, au cuir chevelu, du côté
gauche. (*Gutmann.*)

Sensation d'ardeur dans la paupière supérieure droite
(au bout de trente-quatre heures). (*Id.*)

20. Douleur brûlante dans tout l'œil droit. (*Id.*)

Douleur sécante vive dans l'œil droit (au bout de sept
heures). (*Id.*)

Etincelles devant les yeux. (*Schneider.*)

Douleur brûlante, fourmillante, dans l'angle interne
de l'œil droit. (*Gutmann.*)

Douleur brûlante, sécante, dans la paupière inférieure
droite, pendant le repos. (*Id.*)

25. Fort prurit dans l'œil droit, qui oblige à se frotter. (*Id.*)

Pâleur, avec relâchement des muscles du visage; les yeux
semblent comme affaissés. (*Id.*)

Eruption de boutons à la joue gauche, qui causent une
douleur cuisante quand on y touche, et qui, après qu'on
s'est gratté, laissent suinter un liquide aqueux (au bout de
quatre heures et demie. (*Langhammer.*)

Douleur fouillante, brûlante, dans la joue, plus pendant
le repos que pendant le mouvement. (*Gutmann.*)

Eruption de boutons blancs au visage, surtout entre l'œil
et l'oreille, sur le front et au menton, qui démangent un
peu, mais qui causent une douleur cuisante lorsqu'on y
touche (au bout de quatre heures). (*Langhammer.*)

Douleur dans l'oreille droite, qui ne cesse pas par l'introduction du doigt. (*Gutmann.*)

Douleur sécante, lancinante, au fond de l'oreille, qui
s'étend de la trompe d'Eustache jusqu'au tympan, et cesse par

momens, en y introduisant le doigt (au bout d'une heure et demie. (*Stapf.*)

Sensation de fourmillement dans l'oreille interne, que l'introduction du doigt fait cesser. (*Gutmann.*)

Traction douloureuse, long-temps soutenue, derrière l'oreille ganche. (*Hornburg.*)

35. Pression derrière l'oreille gauche. (*Id.*)

Douleur pulsative et fouillante depuis le milieu du côté gauche du nez jusqu'à la racine de cet organe. (*Gutmann.*)

Le soir, violent prurit dans la narine gauche, qui oblige à se gratter, et aussi vif que s'il allait survenir un coryza (au bout de quinze heures. (*Langhammer.*)

Douleur brûlante au coin droit de la bouche (au bout de douze heures). (*Gutmann.*)

Un bouton suppurant au coin gauche de la bouche (au bout de deux heures. (*Langhammer.*)

40. Tiraillement dans les muscles du menton, seulement pendant le repos des parties. (*Gutmann.*)

Douleur dans la série inférieure des dents, comme si les nerfs étaient serrés et tendus. (*Hornburg.*)

(Douleur lancinante, pulsative, dans les dents molaires inférieures droites, comme si l'on frappait dessus avec un fil métallique. (*Stapf.*)

Le matin, langue blanche, avec la même sensation dessus que si l'on avait trop fumé (au bout d'une heure et un quart). (*Langhammer.*)

Langue âpre, comme s'il y avait du sable semé dessus (au bout de trente-six heures). (*F. Hahnemann.*)

45. Goût métallique et styptique sur le bout de la langue. (*Stapf.*)

Douleur cuisante en dedans de la joue droite et sur le côté de la langue. (*Gutmann.*)

Sensation de grattement au palais, même sans tousser. (*Stapf.*)

Petits élancemens dans la gorge, semblables à des coups d'aiguille, ou à des piqûres faites par les barbes d'un épi de blé, à la partie supérieure du voile du palais. (*Id.*)

Petits élancemens tiraillans dans la gorge, qui ne se font point sentir en avalant. (*Gutmann.*)

5o. Hoquet fréquent (au bout d'une heure et un quart).
(*Langhammer.*)

Goût putride et répugnant, plus fort dans la gorge que dans la bouche. (*Gutmann.*)

Amertume dans la bouche, pendant quatre heures (sur-le-champ). (*F. Hahnemann.*)

Après avoir bu de la bière, goût amer dans la bouche, qui augmente pendant quelques minutes (au bout de vingt-sept heures). (*Gutmann.*)

Défaut d'appétit. (*Alibert.*)

55. Diminution de l'appétit, quoique ce qu'il mange lui semble bon. (*F. Hahnemann.*)

Sensation de soif dans la gorge. (*Rueckert.*)

Eructation. (*Hornburg.*)

Nausées. (*Schneider.*)

Nausées pendant deux heures (sur-le-champ). (*F. Hahnemann.*)

6o. Nausées pendant six heures, jusqu'à l'instant de s'endormir, la nuit; les nausées revinrent le matin, après le réveil. (*F. Hahnemann.*)

Nausées, pendant huit heures (au bout de cinq minutes. (*Id.*)

Vomissement, à deux reprises, d'alimens seulement, sans nausées et sans mauvais goût (au bout de dix minutes).(*Id.*)

Vomissement très-fréquent. (*J.-M. Hoffmann.*)

Pression dans l'estomac, comme par une pierre. (*Hornburg.*)

65. Violente pression à l'estomac(sur-le-champ). (*Hoffmann.*

Surtout après avoir mangé, sensation pressive à la région de l'estomac, avec sentiment de faim, qui ne cesse pas en mangeant encore, tous les jours. (*Rueckert.*)

Pression sécante à l'épigastre, comme par l'effet de vents, en inspirant. (*Id.*)

Elancemens isolés dans les dernières côtes. (*Id.*)

7o. Pression dans les viscères, qui semble quelquefois provenir de vacuité, mais qui augmente plutôt qu'elle ne diminue en mangeant, surtout en se baissant lorsqu'on s'est assis, et principalement le soir; pendant à peu près six jours de suite. (*Id.*)

Pression dans le bas-ventre, comme par suite de plénitude.
(*Hornburg.*)

Mal de ventre en forme de colique, avec un peu de ballonnement, et émission de vents. (*Stapf.*)

Colique. (*Tulpius, Alibert.*)

Douleur sécante, cuisante, dans le bas-ventre, qui commença en marchant, et dont la violence augmentait à chaque pas (au bout de cinq jours). (*Rueckert*).

75. Douleurs sécantes dans le ventre.

Tranchées continuelles dans le ventre, qui finissent par devenir si violentes, qu'il est obligé de marcher ployé en deux ; en même temps, lassitude par tout le corps, qui lui rend la marche difficile, avec anxiété en pensant au travail qui lui reste à faire. (*Gutmann.*)

Les plus violentes douleurs dans le ventre. (*Hoffmann.*)

Mal de ventre insupportable. (*Stalpaert van der Wiel.*)

Mal de ventre énorme sur un petit point, au dessous de l'ombilic, qui, après une sueur nocturne, se répand par tout le bas-ventre. (*F. Hahnemann.*)

80. A chaque douleur dans le bas-ventre, agitation par tout le corps, pendant laquelle les deux joues sont comme parcourues par un frisson qui remonte peu à peu du bas-ventre, et disparaît aussitôt après la plus forte douleur. (*Hornburg.*)

Mouvement dans le bas-ventre, comme s'il était encore à jeun, l'après-midi (au bout de huit heures). (*Langhammer.*)

Vide dans le bas-ventre, comme s'il n'y avait rien dedans (au bout de dix heures). (*Hornburg.*)

Vacuité dans le bas-ventre, comme s'il avait eu une forte diarrhée. (*Stapf.*)

Douleurs dans le bas-ventre, comme après un refroidissement, ou comme s'il avait mangé plusieurs alimens inhabilement mêlés ensemble. (*Hornburg.*)

85. Cessation du violent mal de ventre par l'action de fumer, quoiqu'il reste encore pendant long-temps dans le ventre la même sensation que s'il s'était refroidi. (*F. Hahnemann.*)

Sensations pinçantes dans le bas-ventre, qui se terminent au dessus du pubis. (*Hornburg.*)

Pincemens dans le ventre, sans selles (au bout de trente-quatre heures). (*Gutmann.*)

Douleurs pinçantes et corripiantes dans le bas-ventre (au bout de deux heures). (*Hornburg.*)

Douleurs comme si l'on empoignait quelque chose avec violence dans le bas-ventre ; douleur corripiante dans les viscères abdominaux, qui ne permet de rester ni en repos, ni couché, ni assis, et qui oblige à se ployer en deux en marchant ; étant couché tranquille, les douleurs ne diminuaient pas, mais bien lorsqu'il s'était fortement remué, ou qu'il s'était roulé (au bout de six heures). (*Id.*)

90. Douleur lancinante sur un petit point, à la région ombilicale, qui le force à se ployer en deux, et qui n'augmente jamais plus que quand il se redresse, pendant dix-huit heures (au bout de trois quarts d'heure). (*F. Hahnemann.*)

Mal de ventre, qui l'oblige à se ployer en deux. (*Id.*)

Mal de ventre sourdement tensif, qui cesse en appuyant la main sur le ventre. (*Gutmann.*)

Douleur comme si les intestins étaient pressés et serrés dans un étau ; en même temps, douleur sécante qui se dirige vers la région pubienne ; au dessous de l'ombilic, les douleurs étaient si violentes qu'elles l'obligeaient à grimacer et à fermer les yeux ; il ne parvenait à les calmer qu'en appuyant la main sur le bas-ventre et en se ployant en deux (au bout de huit heures). (*Hornburg.*)

Constriction peu à peu croissante des intestins, dans l'hypogastre, toutes les dix à vingt minutes, qui disparaît en appuyant la main avec force sur le ventre (au bout de vingt-quatre heures). (*Id.*)

95. Sentiment de constriction et de serrement des viscères du bas-ventre, surtout autour de la région pubienne. (*Id.*)

Sensation dans tout le bas-ventre, comme si les intestins étaient emprisonnés entre des pierres, et menaçaient de faire irruption au dehors : elle est parfois si forte, que le sang montait au visage et à la tête, avec irruption de sueur à ces parties ; il semblait ensuite que le visage et la tête fussent exposés à un petit vent frais, lorsque les douleurs en forme de crampe cessaient (au bout de sept heures). (*Id.*)

Mal de ventre en forme de crampe, qui empêche de rester assis tranquillement, de se tenir couché et de marcher ; après avoir mangé, il survint de suite une envie presque inutile d'aller à la selle, une sorte de ténesme (au bout de dix-huit heures). (*Id.*)

Douleur térébrante dans l'aine gauche, immédiatement près de l'os des iles (au bout de douze heures). (*Gutmann.*)

Mal de ventre fouillant, tiraillant, à la région ombilicale, plus violent en expirant et en riant aux éclats.(*Id.*)

100. Tous les maux de ventre de la coloquinte cédèrent à une tasse de café ; mais il lui fallut aussitôt après aller à la selle. (*Hornburg.*)

Après avoir mangé une seule pomme de terre, violent mal de ventre, et prompte déjection alvine. (*F. Hahnemann.*)

Violente envie d'aller à la selle, qui fut copieuse ; matières à demi liquides, d'un brun jaunâtre, comme après une médecine, et d'odeur aigrelette, putride ; après cette déjection, le mal de ventre avait presque disparu , mais il ne tarda pas à revenir (au bout de neuf heures). (*Hornburg.*)

Selles diarrhéiques, d'un jaune verdâtre, avec la même sensation que s'il s'était refroidi. (*F. Hahnemann.*)

Selle tout-à-fait liquide, écumeuse, d'un jaune safrané, et d'une odeur de moisi, ressemblant presqu'à du papier gris brûlé (au bout de douze heures). (*Hornburg.*)

105. Diarrhée : quinze selles en dix-huit heures, ce qui calme peu à peu le mal de ventre (au bout d'une heure). (*F. Hahnemann.*)

Jour et nuit, diarrhée avec nausées, sans pouvoir vomir. (*Id.*)

Fréquemment de violentes envies d'aller par le bas ; en même temps sensation à l'anus et au bas du rectum , comme si les parties, affaiblies par une diarrhée chronique, avaient perdu leur ressort. (*Hornburg.*)

Il est obligé à de grands efforts pour retenir les matières alvines, pour qu'elles ne s'échappent pas malgré lui avant qu'il ait atteint la chaise percée (au bout de dix heures). (*Id.*)

Déjections peu copieuses de matières visqueuses et muqueuses. (*Id.*)

110. Selle dure, qui exige peu d'efforts (au bout de quarante-huit heures). (*Gutmann.*)

Selle très-dure, qui sort par fragmens (1) (au bout de cinq, de six jours). (*Rueckert.*)

____
(1) Effet secondaire.

Selles d'abord aqueuses et muqueuses, puis bilieuses, et enfin sanguinolentes. (*Hoffmann.*)

Selles sanguinolentes. (*Hoyer.*)

Ecoulement de sang par l'anus. (*Tulpius.*)

115. La coloquinte excite la dysenterie. (*Zacutus Lusitanus.*)

Dysenterie mortelle (1). (*Plater.*)

Perte de sang par l'anus, peu de temps après la mort (2). (*Stoerck.*)

Gargouillemens dans le bas-ventre, avec des douleurs sécantes. (*Hornburg.*)

Emission fréquente et bruyante de vents par le bas (au bout d'une demi-heure). (*Langhammer.*)

120. Envie trompeuse d'émettre des vents, pendant quelques minutes; il en sort ensuite plusieurs avec bruit. (*Hornburg.*)

Des vents dans tout le bas-ventre, qui ne trouvent pas d'issue (3). (*Id.*)

Vents qui restent dans le corps (4). (*Id.*)

Douleur au dessus des hanches (5) avec nausées et froid (au bout de trois heures). (*F. Hahnemann.*)

Douleur tensive, lancinante, dans la lombe droite, sensible seulement en inspirant, et plus violente que jamais en se couchant sur le dos (au bout de cinquante-quatre heures). (*Gutmann.*)

125. Pression continuelle à la région pubienne (au bout de huit, de dix heures). (*Hornburg.*)

Douleur tensive dans l'aine droite, plus violente en appuyant sur la partie. (*Gutmann.*)

Un violent élancement pruriteux dans l'anus, en n'allant point à la selle. (*Id.*)

---

(1) Par du vin dans lequel on avait fait digérer un fruit.

(2) Par un gros de coloquinte en lavement.

(3) Probablement un effet secondaire.

(4) Effet probablement secondaire.

(5) Le mal de hanches que la coloquinte a de la tendance à produire par elle-même chez les personnes en santé, explique comment Dalberg a pu opérer homœopathiquement des cures si heureuses avec cette plante énergique dans plusieurs cas de sciatique. Les symptômes 168 et 169 indiquent aussi l'efficacité de la coloquinte dans les affections graves de quelques parties voisines de la hanche.

Pression sur la région du tibia, avec envie d'uriner (au bout de huit heures). (*Hornburg.*)

Quelques minutes après avoir uriné, douleur pressive au bout de l'urètre, comme s'il avait été contus (au bout de quatorze heures et demie). (*Langhammer.*)

130. L'urine paraît être sécrétée peu abondamment. (*Hornburg.*)

Fréquentes envies d'uriner, avec émission de peu d'urine (au bout d'une heure). (*Langhammer.*)

Envie d'uriner, sans qu'il puisse émettre d'urine, qui en général sort en très-petite quantité. (*Hornburg.*)

Urine, sur-le-champ, d'une odeur insupportable ; elle devient aussi, dans le pot de nuit, visqueuse et gélatineuse, comme du blanc d'œuf. (*Schneider.*)

Le matin, coryza, sans éternument (au bout d'une heure et demie). (*Langhammer.*)

135. Le matin, en inspirant, sifflement dans la poitrine (au bout d'une heure et trois quarts). (*Id.*)

Le soir, *tussiculation en fumant* (au bout de quinze heures). (*Id.*)

Fréquente irritation dans le larynx, sorte de chatouillement qui excite une toux sèche (au bout d'une heure). (*Stapf.*)

L'endroit du larynx où il éprouve du grattement et du chatouillement, est plus sensible pendant l'inspiration. (*Id.*)

Pression dans le milieu du sternum, comme s'il y avait quelque chose sur les poumons. (*Rueckert.*)

140. Pression opprimante en avant, sur la poitrine ; tout semble être trop étroit ; pression aussi sur les côtés, surtout en se baissant, étant assis, et le soir, pendant six jours (au bout de deux heures et un quart). (*Id.*)

Augmentation de l'oppression de poitrine ; en inspirant, le poumon est comme resserré par une pression du dehors ; mais, en expirant, des élancemens s'y font sentir (au bout de six jours). (*Id.*)

Fourmillement et reptation dans la peau du côté gauche de la poitrine et du ventre, comme si des insectes couraient dedans. (*Gutmann.*)

Pression, avec sourd élancement dans le creux de l'estomac, qui oblige à respirer vite : il semble, en respirant, que le poumon ne puisse pas se dilater assez. (*Rueckert.*)

Elancemens sourds dans le côté droit de la poitrine en inspirant; en expirant, au contraire, douce pression ; pendant six jours (au bout d'une heure.) (*Id.*)

145. Vulsion dans les muscles costaux du côté droit , qui cesse en se redressant (au bout de cinq heures). (*Gutmann.*)

Elancemens isolés dans la poitrine et sous les côtes, çà et là , tous les jours. (*Rueckert.*)

Douleur corripiante dans les muscles costaux du côté droit (au bout de deux heures). (*Gutmann.*)

Elancement sourd dans l'omoplate droite , en inspirant. (*Rueckert.*)

Douleur d'écorchure dans l'omoplate droite, pendant le repos. (*Gutmann.*)

150. *A la région de l'omoplate droite, sensation intérieure de traction, comme si les nerfs et les vaisseaux étaient tendus.* (*Hornburg.*)

Depuis le côté droit du cou jusqu'au dessus de l'omoplate, en descendant , vive douleur comme contusive , ou comme si les nerfs étaient serrés et comprimés avec force. (*Id.*)

Douleur tractive , comme une violente contraction , dans le muscle sterno-mastoïdien gauche, pendant le repos; en se remuant et en marchant , cette douleur se porte en arrière , et cesse tout-à-fait (au bout d'une demi-heure). (*Stapf.*)

Raideur du côté gauche du cou, douloureuse pendant le mouvement. (*Hornburg.*)

Vive douleur fortement tractive dans les muscles gauches du cou, plus forte encore pendant le mouvement (au bout d'une heure). (*Id.*)

155. Traction douloureuse dans la nuque, même pendant le mouvement ; bientôt après , raideur de la nuque , qui est douloureuse, même sans mouvement, mais surtout en tournant la tête. (*Id.*)

A la nuque, vers la saillie de l'os occipital, sensation comme s'il se trouvait là un fardeau exerçant une forte pression en travers, aussi sensible en tournant la tête qu'en restant tranquille. (*Id.*)

Sensation derrière l'omoplate droite, comme si le bras était démis, pendant le repos et le mouvement. (*Id.*)

Abcès des glandes axillaires. (*Kœlpin.*)

Douleur brûlante, chatouilleuse, dans le bras droit, pendant le mouvement. (*Gutmann.*)

160. De temps en temps, élancemens dans les bras, tantôt sur un point, et tantôt sur un autre (au bout de quatre heures). (*Rueckert.*)

Petit élancement pruriteux dans le pli du bras droit, pendant le repos. (*Gutmann.*)

Douleur paralytique, comme de brisure, dans les bras, de temps en temps (au bout de cinq jours). (*Rueckert.*)

Douleur tensive dans l'avant-bras droit (au bout de vingt-sept heures). (*Gutmann.*)

Violentes douleurs tractives dans le pouce de la main droite, ayant l'air d'avoir leur siége dans les tendons qui commencent à l'éminence thénar, et disparaissent à l'extrémité du pouce (au bout de cinq heures). (*Langhammer.*)

165. Douleur spasmodique dans le creux de la main droite, qui fait qu'il a de la peine à ouvrir les doigts; la douleur était plus forte pendant le repos que pendant le mouvement. (*Gutmann.*)

Un point qui cause une douleur brûlante au doigt médius de la main droite. (*Hornburg.*)

Prurit chatouilleux dans les muscles du côté gauche de la face, en se tenant assis (au bout d'un quart d'heure). (*Id.*)

En marchant seulement, douleur dans la cuisse droite, comme si le muscle psoas était trop court; en s'arrêtant, elle cessait, mais elle reprenait en se remettant à marcher (au bout de trente-deux heures). (*Gutmann.*)

Douleur lancinante, tiraillante, dans la cuisse droite, en se tenant debout et assis (au bout de deux jours). (*Rueckert.*)

170. Elancemens tiraillans dans les muscles de la cuisse, en restant assis. (*Id.*)

Tremblement des jambes, comme après une vive frayeur, avec frisson, pendant un quart d'heure (au bout d'une heure). (*F. Hahnemann.*)

Seulement pendant le mouvement, douleurs semblables à des coups d'épingle dans le jarret gauche, qui finissent par dégénérer en élancemens pruriteux. (*Gutmann.*)

Le soir, violent prurit dans le creux du jarret gauche;

qui oblige à se gratter ; mais, après s'être gratté, il survient un sentiment de mordication (au bout de quatorze heures). (*Langhammer.*)

Pression tensive sur les jambes, même en restant assis. (*Rueckert.*)

175. Elancement pruriteux dans la jambe droite, plus violent pendant le repos (au bout de deux heures et demie). (*Gutmann.*)

Elancement dans la jambe droite, qui persiste aussi pendant le mouvement. (*Id.*)

Douleur dans les varices jusqu'alors indolentes de la jambe gauche.

Tressaillement dans le mollet droit, pendant le repos, qui se dissipa pendant le mouvement. (*Id.*)

Vive douleur sécante dans le mollet gauche, au côté interne, pendant le repos. (*Id.*)

180. De temps en temps douleur tiraillante dans les mollets, en se tenant assis et debout (*Rueckert.*)

Elancement pruriteux dans le mollet droit, que le frottement ne dissipe point. (*Gutmann.*)

Douleur pressive, tiraillante, dans l'articulation du pied, en se tenant assis. (*Rueckert.*)

Engourdissement du pied gauche (*Hornburg*), pendant le repos. (*Gutmann.*)

Elancement pruriteux, térébrant, sur le coude-pied droit, violent surtout pendant le repos (au bout de vingt-cinq heures). (*Id.*)

185. Fort tiraillement sur le coude-pied gauche, qui va en remontant (au bout de quatre heures). (*Langhammer.*)

Douleur tiraillante dans la plante du pied droit, plus violente pendant le repos (au bout de trente-cinq heures). (*Gutmann.*)

Vulsion de quelques parties musculaires des membres, (*F. M. Hoffmann.*)

Tous les membres sont retirés, de sorte qu'il ressemble à un hérisson. (*Stalpaert.*)

Elancemens tiraillans, dans le sens de la longueur, par tout le corps, au front, aux tempes, au dos, aux membres supérieurs et inférieurs, au côté du ventre et sur la poitrine (au bout de six heures). (*Langhammer.*)

190. La peau du corps entier se détache par squammes. (*Salmuth.*)

Affaissement total des forces. (*Hoyer.*)

Prurit pénible, l'après-midi et le soir, et sueur ensuite. (*Id.*)

Le matin, en s'éveillant et après s'être levé, violent prurit, comme à la suite d'une forte sueur, par tout le corps, mais surtout à la poitrine et au ventre (au bout de vingt-six heures). (*Langhammer.*)

Eruption psoriforme. (*Kœlpin.*)

195. Syncope. (*Valentini.*)

Syncopes, avec froid des parties extérieures. (*Hoffmann.*)

Syncope mortelle. (*Hoyer.*)

En allant au grand air, lassitude dans tous les membres, comme après un long voyage à pied; il semblait qu'on eût tiré un lourd fardeau avec les membres inférieurs, et il y avait un tremblement, dans la jambe droite surtout, de sorte que la sueur lui découlait de tout le corps (au bout de onze heures). (*Langhammer.*)

Envie de dormir, et nulle envie de se livrer aux travaux d'esprit. (*Gutmann.*)

200. Sommeil agité; il ne fait que se retourner d'un côté sur l'autre (au bout de trente heures). (*Hornburg.*)

La nuit, sommeil troublé par de nombreux rêves (au bout de vingt-neuf heures). (*Langhammer.*)

Il rêve beaucoup et de choses diverses. (*Hornburg.*)

Étant couché sur le dos, rêves lascifs et émission de semence, sans érection. (*Gutmann.*)

La nuit, sommeil interrompu par des rêves voluptueux, sans pollutions (au bout de vingt heures). (*Langhammer.*)

205. Rêves lascifs, avec érection, sans pollution. (*Gutmann.*)

Rêves voluptueux et épanchement de semence (au bout de huit heures). (*Hornburg.*)

Quand il est couché tranquillement, il sent les battemens du cœur et des artères par tout le corps. (*Rueckert.*)

Pouls lent, mais plein, depuis le commencement jusqu'à la dixième heure. (*Hornburg.*)

Pouls vif et plein. (*Schneider.*)

210. Soif violente. (*Hoffmann.*)

Grand froid (au bout de cinq heures). (*F. Hahnemann.*)

Le matin, après s'être levé du lit, frisson par tout le corps, avec froid aux mains, tandis que le visage et le reste du corps étaient chauds, sans soif (au bout d'une demi-heure). (*Langhammer.*)

Sensation de chaleur qui parcourt rapidement le corps, mais se dissipe bientôt, sans soif (au bout de deux heures). (*Rueckert.*)

Le matin, en s'éveillant, il se trouve baigné de sueur aux jambes (au bout de vingt-quatre heures). (*Langhammer.*)

215. Sueur pendant la nuit. (*F. Hahnemann.*)

Sensation de chaleur par tout le corps, à l'intérieur ; le corps est chaud aussi au toucher (au bout de dix heures). (*Hornburg.*)

Le matin, après s'être levé du lit, chaleur au visage, pendant que les mains et surtout les bouts des doigts sont froids (au bout de trois quarts d'heure). (*Langhammer.*)

Chaleur fébrile. (*Hoffmann.*)

Battemens de cœur. (*Schneider.*)

220. Grande anxiété. (*Hoyer.*)

Pendant tout le dernier jour, nulle envie de parler. (*Langhammer.*)

Abattement, morosité, nulle velléité de parler. (*Gutmann.*)

Malaise ; il souhaite et désire beaucoup de choses. (*Rueckert.*)

Morosité ; il prend tout en mal, et n'aime point à répondre. (*Id.*)

---

24. COQUE DU LEVANT.

(*Cocculus.*)

On pulvérise cette graine (*Menispermum Cocculus*, L.), et on en prépare une teinture avec vingt parties d'alcool tiède.

Cette substance végétale n'a été employée jusqu'à présent que pour détruire quelques animaux nuisibles, et pour enivrer le poisson, afin de pouvoir le prendre à la main. Per-

sonne avant moi n'en avait fait usage en médecine, où je l'ai
introduite après avoir étudié ses effets dynamiques sur le
corps de l'homme en santé. Elle possède un grand nombre
de vertus curatives, comme on en pourra juger d'après
l'aperçu que je vais donner de ses symptômes. Sa teinture,
élevée à un haut degré de dilution et de puissance, est indispensable dans un assez grand nombre de maladies fréquentes, entre les symptômes desquelles et les siens il existe de
l'analogie, particulièrement dans quelques espèces de fièvres
nerveuses lentes, dans plusieurs cas de ce qu'on nomme
spasmes du bas-ventre, et dans les douleurs spasmodiques
d'autres parties du corps qui disposent beaucoup l'esprit à
la tristesse, surtout chez les femmes, dans une foule de paralysies des membres et dans les affections morales analogues
à celles qu'elle-même détermine.

Le camphre est son principal antidote.

La durée de son action varie suivant le cas dans lequel on
l'emploie ; courte dans les maladies aiguës, elle se prolonge
un assez grand nombre de jours dans les affections chroniques.

Symptômes de la coque du Levant.

Vertige, comme dans l'ivresse, et hébétude dans le front,
comme s'il avait une planche devant la tête. (*Gross.*)

Accès de vertiges, comme dans l'ivresse (en se tenant
assis) (au bout de trois heures un quart). (*Langhammer.*)

Propension au vertige. (*Haynel.*)

Vertiges pendant six heures.

5. Lorsqu'il se redresse dans le lit, il est pris d'un vertige
tournoyant, avec envie de vomir, qui l'oblige à se recoucher.

Mal de tête, causé par l'envie de vomir, comme s'il avait
pris un vomitif, avec des nausées.

Stupidité.

Stupidité, avec sueur froide au front et aux mains, et
répugnance pour le boire et le manger.

Distraction (défaut de mémoire); il oublie facilement des
choses auxquelles il venait de penser. (*Gross.*)

10. Stupidité et la tête entreprise, ce qui augmente par
la lecture, de sorte qu'il est obligé de relire plusieurs fois
une phrase pour la comprendre. (*Haynel.*)

Pesanteur dans la tête. (*Haynel.*)

Sensation comme s'il avait quelque chose de lourd sur la tête, sans douleur cependant. (*Wahle.*)

La méditation lui fatigue beaucoup la tête. (*Haynel.*)

Le matin, la tête est entreprise; il éprouve des bourdonnemens dedans, comme après avoir fait une débauche, la veille au soir.

15. Pesanteur de la tête, qui est entreprise, comme le lendemain d'une orgie.

Obnubilation de la tête, qui augmente surtout par le boire et le manger.

Douleur de tête, comme si elle était serrée par un lien.

Céphalalgie, comme si le cerveau était serré par une ligature.

Céphalalgie aux tempes, comme si la tête était prise dans un étau.

20. (Ebranlement douloureux dans le cerveau, en marchant, remuant la tête et parlant.)

Céphalalgie composée de constriction, d'ardeur, de tiraillement, de fouillement et de térébration.

Violente pression par toute la tête, principalement au front (avant midi), qui augmente jusqu'à éteindre les facultés intellectuelles, en lisant et en méditant (au bout de soixante heures).

Céphalalgie pressive à la partie antérieure de la tête. (*Wahle.*)

Céphalalgie pressive au vertex (au bout de dix heures). (*Hornburg.*)

25. Compression sourde dans la moitié droite du front. (*Gross.*)

Céphalalgie pressive, comme si le cerveau se trouvait comprimé (au bout de cinq heures). (*Langhammer.*)

Sensation, à la tempe droite, comme d'un corps mousse qu'on enfoncerait lentement dans le cerveau. (*Gross.*)

Pression de dehors en dedans à la tempe gauche. (*Id.*)

Violente pression de haut en bas dans toute la tête, surtout dans le front, qui augmente en marchant (au bout de six heures et demie). (*Langhammer.*)

30. Compression sourde, ondulatoire, dans la moitié gauche du front. (*Gross.*)

II.　　　　　　　　　　　　　12

Céphalalgie tiraillante, pulsative, au front, le soir (de sept à neuf heures), (au bout de trente huit heures).

Accès fréquens de céphalalgie, qui durent quelques minutes, sur un petit point, dans la bosse frontale droite; d'abord douleur violente, pulsative, lancinante, puis sentiment de formication, qui se porte vers la bosse frontale, et s'y éteint.

Un petit élancement dans les tempes.

Un fort élancement dans la tête, au dessus de l'œil droit (au bout de douze heures).

35. Plusieurs élancemens dans le côté droit du cerveau (au bout de vingt-quatre heures).(*Haynel.*)

Coups d'aiguille perforant, par intervalles, dans le côté droit du front. (*Langhammer.*)

Petits coups d'aiguille dans la tempe gauche (au bout de six heures). (*Id.*)

Mal de tête, comme si l'on arrachait les yeux.

Douleur en forme de crampe dans le muscle temporal gauche (au bout d'une heure et demie). (*Langhammer.*)

40. Mal de tête, comme si l'on fermait les yeux avec force.

Tremblement convulsif de la tête.

Horripilation au côté gauche de l'occiput, comme si les cheveux allaient se hérisser. (*Gross.*)

Pression sourde sur le bord externe de l'orbite (sur-le-champ). (*Id.*)

Pression dans les deux yeux, comme s'il y était entré de la poussière (au bout de sept heures). (*Langhammer.*)

45. Douleur pressive dans les yeux, avec impuissance d'ouvrir les paupières, la nuit.

Douleur contusive dans les yeux, avec impossibilité d'ouvrir les paupières; la nuit (au bout de cinq heures).

Elancemens dans les yeux, de dedans en dehors (au bout de vingt-quatre heures).

(Après un grand mal de tête pendant la nuit, le matin, gonflement d'un œil et de la moitié du nez.)

Sécheresse des paupières.

50. *Trouble de l'âme.*

Il passe comme des mouches et des taches obscures devant les yeux, comme s'il allait survenir une amaurose.

Elle voit un spectre noir, qui marche devant elle; quand elle se retourne, il se retourne aussi; cependant elle distinguait tous les objets.

Rétrécissement des pupilles (au bout de cinq heures). (*Langhammer.*)

Cercles bleus autour des yeux. (*Baehr.*)

55. Sensation semblable à une pression, plutôt stupéfiante que douloureuse, dans l'os de la pommette gauche. (*Gross.*)

Crampe à l'os de la pommette, dans les muscles temporaux (au bout de deux heures).

Douleur en forme de crampe dans les muscles temporaux, qui augmente en ouvrant les mâchoires (au bout de trois heures).

(Chaleur dans l'oreille interne et externe droite, le matin, dans le lit.)

Sensation dans les oreilles, comme si elles étaient bouchées, et l'ouïe dure.

60. Bruit dans l'oreille, semblable à celui qu'on entend en l'appliquant à un tube. (*Hornburg.*)

Bruit dans l'oreille, semblable à celui d'une eau qui tombe, avec dureté d'ouïe (au bout d'une heure).

Il lui semble avoir l'oreille droite bouchée, et mal entendre de ce côté.

Gonflement de la moitié droite du nez.

Élancemens à l'extérieur, dans la peau et dans les muscles de la joue.

65. Chaleur passagère aux joues, sans soif (au bout de vingt-sept heures). (*Langhammer.*)

Rougeur des joues et chaleur au visage, sans soif, dans une chambre froide. (*Hornburg.*)

Petit bouton suppurant sous l'angle externe droit de la bouche, avec une auréole rouge, et causant une douleur tensive quand on y touche (au bout de vingt-quatre heures). (*Langhammer.*)

Tuméfaction de la parotide.

Petits élancemens dans les parties extérieures du cou (au bout d'une heure).

70. Gonflement et induration des glandes situées sous la

mâchoire, avec tubercules à l'avant-bras, qui causent de la douleur quand on passe la main dessus.

Gonflement non douloureux des glandes sous-maxillaires (au bout de huit heures). (*Langhammer.*)

Traction paralytique au côté du cou et sur d'autres points, ressemblant parfois presqu'à une pression paralytique sac·cadée. (*Gross.*)

En remuant le cou, et en bâillant, raideur douloureuse des muscles du cou. (*Id.*)

Petit élancement à l'extérieur, au côté droit du cou. (*Haynel.*)

75. Elancemens pulsatifs à l'extérieur, du côté gauche du cou. (*Id.*)

Faiblesse des muscles du cou, avec pesanteur de la tête, pendant plusieurs jours ; ces muscles semblent ne pas pouvoir porter la tête ; il était obligé d'appuyer celle-ci, tantôt par-ci, tantôt par-là, sans quoi les muscles du cou lui faisaient mal ; ce qui le soulageait le plus était d'appuyer sa tête en arrière. (*Id.*)

Douleur tiraillante, fouillante, dans la mâchoire inférieure.

Sensation cuisante dans les dents molaires supérieures et inférieures, comme après avoir mangé beaucoup de sel ; ce qui, en serrant les dents les unes contre les autres, lui cause une sensation désagréable. (*Wahle.*)

Les dents de devant sont comme soulevées, et lui semblent si lourdes qu'il les croit sur le point de tomber. (*Baehr.*)

80. La dent cariée semble être devenue plus longue ; elle branle, et la gencive est tuméfiée (au bout de douze heures).

La dent creuse est douloureuse, mais seulement en mangeant, même des choses molles, comme si elle vacillait ; elle ne l'est cependant point quand il serre les mâchoires sans manger.

(La gencive est sensible et comme à vif.)

(En parlant, elle éprouve une sorte de constriction dans la bouche, et elle est obligée de parler plus lentement.)

Le matin, langue rude.

85. Sécheresse dans la bouche, la nuit, sans soif.

Sécheresse de la langue, qui est couverte d'un enduit blanc jaunâtre, sans soif (au bout d'un quart d'heure). (*Wahle.*)

Sensation de sécheresse dans la bouche, avec salive écumeuse, et soif violente. (*Baehr.*)

L'eau lui afflue à la bouche, sans envie de vomir (au bout d'une heure et demie). (*Haynel.*)

Sensation comme si l'eau lui venait à la bouche, pendant long-temps, sans envie de dormir. (*Id.*)

90. Quand il tire fortement la langue hors de la bouche, elle lui cause, à sa partie postérieure, la même douleur que si elle était contuse. (*Gross.*)

Sécheresse et âpreté dans la gorge, sensibles surtout en avalant, sans soif (au bout de deux heures). (*Langhammer.*)

Grattement dans la gorge, qui se dissipe en avalant. (*Trinks* et *Hartlaub.*)

Grande sensibilité dans l'intérieur de la gorge; les alimens lui semblent aussi âcres et cuisans que s'ils étaient trop salés ou poivrés. (*Baehr.*)

Sécheresse à la partie supérieure et postérieure de la gorge, qui lui semble âpre, avec âpreté de la langue.

95. *Sécheresse dans la gorge.*

Sécheresse dans la gorge, avec sensation de chaleur dans la gorge et l'estomac (au bout de deux heures).

Ardeur au voile du palais.

Ardeur dans la gorge, jusqu'au voile du palais, le soir, et en même temps frisson autour de la tête.

Douleur à la partie supérieure du pharynx, et sensation d'enflure à la base de la langue, qui est douloureuse en avalant.

100. Douleur pressive dans les amygdales, beaucoup plus forte en avalant la salive qu'en avalant des alimens.

Une sorte de constriction ou de strangulation au haut du pharynx, qui oppresse la respiration et en même temps excite à tousser (au bout d'une heure).

Une sorte de paralysie du pharynx; l'œsophage laisse passer difficilement ce qu'on avale.

Goût dans la bouche, comme s'il avait jeûné depuis long-temps.

Goût métallique à la base de la langue.

105. Goût de cuivre dans la bouche.

Goût métallique dans la bouche (avec défaut d'appétit). (*Gross.*)

Après avoir mangé, goût aigrelet dans la bouche. (*Id.*)

En toussant, elle s'aperçoit d'un goût aigre dans la bouche. (*Baehr.*)

Le tabac lui semble amer, en fumant. (*Hornburg.*)

110. Goût muqueux dans la bouche; cependant les alimens ont le goût qu'ils doivent avoir. (*Wahle.*)

Les alimens n'ont pas un bon goût; ils semblent être sans assaisonnement et sans sel. (*Baehr.*)

Sensation dans la bouche, comme si l'haleine avait une mauvaise odeur (au bout de six heures).

Goût amer à la base de la langue.

Violentes éructations (au bout de trois heures et demie). (*Langhammer.*)

115. Rapports amers (au bout d'un quart d'heure). (*Haynel.*)

Rapports amers (sur-le-champ). (*Id.*)

Rapports âcres, grattans, le soir surtout. (*Trinks* et *Hartlaub.*)

Éructations qui laissent un goût amer dans la bouche et la gorge (au bout de vingt-quatre heures).

Rapports ayant le goût des alimens (au bout de dix-huit heures).

120. Avant midi, rapports putrides.

Éructations de mauvaise odeur (au bout de huit heures).

Envies d'avoir des éructations qui causent mal à l'estomac. (au bout d'une demi-heure).

À chaque rapport, douleur au creux de l'estomac, comme si on y avait reçu un coup.

À chaque rapport, douleur comme lancinante au creux de l'estomac. (*Flœming.*)

125. Quand il a des éructations, il éprouve de la pression à la poitrine.

D'abord envie d'avoir des éructations et éructations incomplètes, puis hoquet qui dure une heure (au bout de trois heures).

Hoquet (au bout de dix minutes). (*Hornburg.*)

Hoquet (sur-le-champ). (*Amatus Lusitanus.*)

Propension au hoquet.

130. Hoquet (au bout d'un demi-quart d'heure).

Point d'appétit au déjeûner; il se sent comme rempli.

Dégoût extrême pour les alimens, dont la seule odeur lui répugne, quoiqu'il ait faim. (*Baehr.*)

Sentiment de faim au creux de l'estomac, qui diminue peu en mangeant, pendant presque toute la journée. (*Haynel.*)

Grande soif à toutes les heures du jour, mais surtout en mangeant. (*Baehr.*)

135. Répugnance pour le boire et le manger.

Défaut d'appétit; les choses qu'on mange n'ont point de goût.

En fumant, il trouve un goût amer au tabac (au bout de deux heures).

Les choses acides l'affectent beaucoup; il a de la répugnance pour elles; il trouve un goût aigre au pain (au bout de trois heures).

Sensation dans l'estomac, comme si quelque chose y remuait. (*Baehr.*)

140. Nausées, comme après avoir mangé outre mesure. (*Hornburg.*)

Nausées poussées jusqu'au vomissement en fumant (malgré l'habitude) (au bout de quatre heures). (*Langhammer.*)

Nausées (sur-le-champ). (*Amatus Lusitanus, J. Hill.*)

Envies de dormir. (*Hornburg.*)

Quand elle mange, elle est prise d'envie de vomir.

145. Chaque fois qu'il boit, l'après-midi, nausées qui semblent être surtout dans la bouche.

Fréquentes envies de vomir (au bout de plusieurs heures).

En allant en voiture, nausées violentes et envies de vomir.

Le matin, dans le lit, à peine peut-elle se lever, tant elle éprouve de nausées et d'envies de vomir (au bout de quarante-huit heures).

(*Quand il a froid, ou qu'il se refroidit, il est pris d'envies de vomir, qui excitent un afflux violent de salive.*)

155. *Envie de vomir, coïncidant avec le mal de tête et avec une douleur contusive dans les viscères du bas-ventre (au bout d'une demi-heure).*

(Vomissement vers minuit, avec accès de suffocation; il vomit des alimens et du mucus; en même temps il ressent une saveur amère et aigre dans la gorge.)

Sensation dans l'estomac, comme si l'on était resté longtemps sans manger, et que la faim fût passée.

Immédiatement après avoir mangé, douleur au dessous de l'estomac.

Glocitation au dessous du creux de l'estomac. (*Gross.*)

155. Douleur rongeante, semblable à des coups de bec, sous le creux de l'estomac. (*Id.*)

Après avoir mangé, pression dans l'estomac. (*Hornburg.*)

Pression au creux de l'estomac. (*Id.*)

Douleur pressive dans l'estomac, dans le creux de l'estomac et dans les hypocondres, quelques heures après le repas, ou la nuit dans le lit.

Pression au creux de l'estomac, qui intercepte la respiration (au bout d'une heure.)

160. Tension et coarctation dans le creux de l'estomac, en marchant.

Violente cardialgie, douleur corripiante à l'estomac.

Cardialgie, coarctation dans le creux de l'estomac.

Douleur coarctante à l'estomac, comme s'il était serré par un lien ; elle empêche de s'endormir.

Compression comme par une tenaille dans l'épigastre, qui intercepte la respiration.

165. Douleur coarctante, comme par l'effet d'un lien, à l'épigastre, après le repas ; elle se dirige vers le côté gauche de la poitrine et du ventre (au bout de cent heures).

Pression à l'épigastre.

Sous la dernière vraie côte du côté droit, douleur pressive énorme, qui augmente en se penchant, toussant et respirant, mais non par l'attouchement.

(Douleur dans les hypocondres, comme de brisure (au bout de douze heures.)

Petit élancement soutenu dans la peau du côté gauche de la région épigastrique, qui cessa en se frottant. (*Haynel.*)

170. A gauche près de l'ombilic, élancemens sourds par momens. (*Gross.*)

A droite, sous l'ombilic, léger pincement. (*Id.*)

Douleur pinçante dans les muscles du côté gauche de l'abdomen. (*Wahle.*)

Le ventre lui semble aussi creux et vide que si elle n'avait pas de viscères. (*Baehr.*)

Coarctation dans le bas-ventre (au bout de trois-quarts d'heure). (*Hornburg.*)

175. Borborygmes bruyans dans le bas-ventre. (*Haynel.*)

Douleur tractive dans les intestins.

Douleur tractive dans le bas-ventre, du côté droit au côté gauche (au bout de quatre jours). (*Haynel.*)

Tranchées violentes après le dîner, en marchant, avec sentiment de froid et vertige (le huitième jour). (*Id.*)

Tranchées dans le bas-ventre, qui remontent vers le haut de l'abdomen, et qui diminuent en se tenant debout. (*Id.*)

180. Elancement continuel dans le côté droit du bas-ventre. (*Wahle.*)

Elancemens dans plusieurs parties du bas-ventre, seulement en se baissant (au bout de quinze heures). (*Haynel.*)

Tiraillement dans les intestins.

Ardeur dans le bas-ventre.

185. Grand gonflement du ventre.

Peu après le repas (du soir), sensations désagréables produites par des vents, qui gonflent tantôt un point, tantôt un autre des intestins, et qui sortent difficilement (au bout de cinq heures).

Colique venteuse, vers minuit; il se réveille, et continuellement il se reproduit des vents, qui gonflent le ventre, causent une douleur pressive, tantôt sur un point, tantôt sur un autre, et sortent peu à peu sans soulagement notable, tandis qu'il s'en reproduit sans cesse de nouveaux pendant plusieurs heures; il est obligé, pour se soulager, de changer à chaque instant de côté, de se retourner à tous momens (au bout de vingt heures.)

Pression forte et vive à la région lombaire, le matin, dans le lit, étant couché, qui cesse après qu'il s'est levé.

Les vents remontent dans le ventre.

190. Douleur constrictive dans l'hypogastre, avec pression vers les parties génitales; en même temps sentiment de défaillance au creux de l'estomac, et tendance à l'afflux d'eau vers la bouche.

Malaise tiraillant, ou nausée (sans envie de vomir), du côté droit de l'abdomen, vers l'ombilic (sur-le-champ). (*Gross.*)

Resserrement du ventre pendant plusieurs jours.

Tous les deux jours seulement selle dure, qui ne sort qu'avec de grands efforts.

Après avoir été à la selle, violent ténesme dans le rectum, qui va presque jusqu'à la syncope.

Propension à la formation d'une hernie inguinale (au bout de huit heures).

Ampliation de l'anneau inguinal gauche, et disposition à la sortie d'une hernie, avec douleur semblable à celle que causerait une plaie (au bout de quatorze heures).

Elancement continuel dans la région inguinale droite. (*Haynel.*)

Tendance douloureuse à une hernie inguinale, surtout en se levant de son siége. (*Gross.*)

Douleur paralytique dans l'anneau inguinal droit, comme s'il allait s'en échapper quelque chose; cette douleur ne se fait sentir que dans la situation assise, et cesse en se levant. (*Id.*)

200. Douleur pressive dans les aines, comme au temps des règles. (*Trinks* et *Hartlaub.*)

Les aines sont comme trop pleines et bouchées en dedans, sur les deux côtés seulement, mais non en devant; et surtout en marchant; il semblait, pendant la marche, que la partie épaisse s'agitât et fût sur le point de se résoudre (au bout de quelques heures. (*Id.*)

Selles molles, diarrhée (au bout d'une demi-heure.)

Petites selles fréquentes (au bout de plusieurs heures.)

(Plusieurs selles, d'une couleur clair et pâle, par jour.)

205. (Selles mucilagineuses.)

Emission de vents chauds avant une selle diarrhéique. (*Gross.*)

Ténesme, puis selle diarrhéique, d'odeur putride. (*Id.*)

Selle molle, liquide (au bout d'une heure). (*Hornburg.*)

Envie simultanée d'aller à la selle et de rendre des vents; puis, au milieu d'une émission de vents qui sortent à de courts intervalles, déjection rapide de matières diarrhéiques, divisées par petites portions. (*Gross.*)

210. Inutile envie d'aller à la selle, avec resserrement du ventre, pendant trois jours; le quatrième jour, selle dure, qui ne sort qu'avec peine (*Haynel.*)

Excitation dans le rectum à pousser une selle; mais le mouvement péristaltique manque dans les intestins supérieurs; aussi la selle est-elle différée pendant trente-six heures (au bout d'une demi-heure). (*Wahle.*)

Fourmillement et prurit dans le rectum, semblable à celui que produisent les ascarides. (*Haynel.*)

Douleur constrictive dans l'anus, qui empêche de s'asseoir, l'après-midi (au bout de vingt-heures.)

Prurit ardent à l'anus.

215. (Rétention d'urine pendant dix minutes.)

Urine aqueuse (au bout de deux heures et demie).

(A de très-courts intervalles il émet une grande quantité d'urine, et toujours il éprouve de nouvelles envies d'uriner, à cause de la plénitude de la vessie.) (*Gross.*)

Fréquentes envies d'uriner, tous les quarts d'heure, avec émission très-peu copieuse d'urine, pendant trente heures (au bout de quatre heures). (*Langhammer.*)

Pendant l'envie d'uriner, douleur dans l'urètre. (*Hornburg.*)

220. Prurit lancinant dans l'urètre, à sa partie antérieure (au bout de treize heures).

Douleur tensive, pressive, à l'orifice de l'urètre, pendant le temps qu'il n'urine pas (au bout d'une heure). (*Wahle.*)

Douleur lancinante dans l'urètre (au bout de douze heures).

Douleur lancinante à l'extrémité du prépuce.

Prurit au scrotum.

225. *Prurit au scrotum.*

Ardeur pruriteuse dans le scrotum. (*Haynel.*)

Violentes douleurs, comme contusives, dans les deux testicules, surtout en y touchant (au bout de huit jours). (*Id.*)

Douleur lancinante dans un des deux testicules.

Douleurs tractives dans les testicules.

230. Les règles avancent de sept jours, avec gonflement du bas-ventre, et douleur sécante, constrictive, dans l'abdomen, à chaque mouvement et à chaque inspiration; en même temps, constipation dans le rectum (au bout de quarante-huit heures).

Les règles avancent de huit jours, avec gonflement du bas-ventre et douleur de la région épigastrique, non seulement à chaque mouvement (chaque pas est douloureux), mais encore en restant assis, comme si les parties internes étaient fortement pressées par une pierre; au toucher, les parties causent la même douleur que s'il y avait un ulcère à l'intérieur.

(Métrorrhagie.)

Leucorrhée.

Les règles, supprimées pendant une année, reparaissent sur-le-champ, dans deux cas. (*Trinks* et *Hartlaub*.)

235. Orgasme des parties génitales et désir du coït.

Exaltation de la sensibilité des parties génitales. (*Haynel.*)

Pollutions nocturnes (au bout de six heures).

Pendant la nuit, flaccidité des parties génitales et rétraction du prépuce derrière le gland (au bout de douze heures).

Eternument. (*Gross*, *Wahle*.)

240. Eternument.

En se promenant au grand air, il ne peut éternuer.

(Il mouche du mucus sanguinolent.)

Douleur au bout du nez, dans l'angle antérieur de la narine, surtout en y touchant.

Fort coryza pendant toute la journée. (*Langhammer.*)

245. Douleur dans la narine gauche, semblable à celle que produirait un ulcère, et qui se manifeste sans qu'on touche à la partie.

Violent coryza pendant quatre jours.

Un mucus visqueux, engagé dans le larynx, oblige à faire des efforts pour le détacher.

Irritation qui porte à tousser tout au haut du larynx.

Toux très-fatigante, à cause d'une oppression de poitrine qui ne survénait qu'en toussant (au bout de quarante-huit heures). (*Flœming.*)

250. Le soir, dans le lit, irritation portant à tousser au côté postérieur du larynx; chaque fois deux efforts de toux.

De quatre en quatre nuits, c'est-à-dire, sous le type quarte, vers minuit, et aussi vers deux heures du matin, la toux le réveille, avec sécheresse dans la bouche; il semblait, en toussant, que le larynx ne fût pas assez large.

Sentiment d'oppression, qui intercepte la respiration, rétrécit la trachée-artère, et excite presque continuellement à tousser.

Sensation à la fossette du cou, comme s'il se trouvait là quelque chose qui empêchât l'air de passer; le larynx se resserre. (*Trinks* et *Hartlaub*.)

Borborygmes bruyans, qui semblent avoir lieu dans le côté
gauche de la poitrine, et dépendre d'un vide dans cette partie; sensibles surtout en marchant (au bout de trois heures).
(*Langhammer.*)

255. Elle a de la peine à tirer sa respiration, et ne peut
faire que de courtes inspirations. (*Trinks* et *Hartlaub.*)

La poitrine semble être rétrécie, la respiration est difficile.
(*Hörnburg.*)

*Constriction tensive dans le côté gauche de la poitrine,
qui oppresse la respiration* (au bout d'une demi-heure).

Oppression de poitrine, surtout à la partie supérieure de
l'estomac, qui empêche de respirer (au bout de quatre
heures).

Respiration sibilante, stertoreuse, gênée presque jusqu'à
la suffocation, surtout l'inspiration; des inspirations très-
lentes, souvent tout-à-fait suspendues, alternent avec d'autres plus longues, et la face est gonflée, comme dans l'apoplexie.

260. (Sensation d'âpreté et comme d'écorchure dans la
poitrine.)

Douleur pressive au milieu du sternum, avec angoisses,
suivie d'une douleur lancinante dans le sternum (au bout de
trois heures).

Au milieu du sternum, douleur semblable à celle que produirait un instrument mousse qu'on appuyerait dessus.
(*Gross.*)

Douleur subite dans le sternum, comme si l'on venait de
recevoir un coup de poing. (*Hornburg.*)

En ployant le corps du côté droit, étant assis ou debout,
douleur tractive sourde dans le côté droit de la poitrine,
tant que dure la flexion. (*Haynel.*)

265. La lecture à haute voix lui fatigue tellement la poitrine, qu'il ne peut la continuer qu'avec de grands efforts.
(*Id.*)

Elancemens isochrones au pouls, dans l'intérieur de la
poitrine, pendant qu'il est assis, et qui continuent pendant
près d'un quart d'heure. (*Baehr.*)

En marchant, élancement extrêmement violent à travers
le côté gauche de la poitrine, jusque dans le nez. (*Haynel.*)

Elancemens sourds, qui reviennent par intervalles, en

devant, à la hauteur des fausses côtes droites. (*Gross.*)

Douleurs semblables à de petits élancemens, par accès, dans le côté gauche de la poitrine, en inspirant. (*Flæming.*)

270. Quelques élancemens dans le côté droit de la poitrine (au bout de deux heures). (*Hornburg.*)

Douleur semblable à de petits élancemens dans le sternum, en marchant (au bout de quarante-huit heures).

Elancemens dans le côté droit (au bout d'une heure).

Elancemens dans le côté gauche (au bout de trois heures).

Petits élancemens dans les deux mamelons (au bout d'une demi-heure).

275. Frisson sur les seins (au bout d'un demi-quart d'heure).

Quelques élancemens dans le côté gauche de la poitrine, au voisinage du creux de l'estomac, le soir (au bout de vingt-quatre heures).

Douleur pénétrante dans les articulations de la poitrine et de toutes les vertèbres dorsales, comme si elles étaient luxées ou spasmodiquement contractées; surtout pendant le mouvement (au bout de vingt heures).

Douleur paralytique dans le sacrum, comme par l'effet d'une paralysie des lombes.

Douleur paralytique dans le sacrum, avec traction spasmodique au dessus des hanches, qui gêne beaucoup la marche, et rend l'humeur inquiète, méticuleuse.

280. Douleur paralytique, pression à la région lombaire. (*Gross.*)

Douleur conquassante dans les os, à la région sacrée, qui n'augmente pas en touchant à la partie.

Plusieurs élancemens à travers le ventre, qui gagnent la partie inférieure du dos, le matin, dans le lit.

Tremblement dans le dos.

Prurit au dos, le soir, après s'être déshabillé, avec éruption de boutons rouges.

285. Douleur tractive, se dirigeant vers le dos, en parlant, marchant et se baissant; en se couchant, la traction s'aggrave pendant quelques minutes, puis cesse tout-à-fait.

Douleurs pressives dans le dos, surtout à son côté gauche (en se tenant assis), (au bout de cinq heures). (*Langhammer.*)

Douleurs tractives dans le dos.

Douleurs tiraillantes dans le dos.

Douleurs térébrantes dans le dos.

290. Douleur dans le dos, en se tenant debout, comme si l'on avait soulevé un lourd fardeau (au bout de douze heures).

Douleur dans l'épine du dos, comme si elle se brisait.

Douleur tiraillante entre les omoplates et l'épine du dos, le soir, avant de se coucher (au bout de trente-six heures).

Immédiatement au dessous de l'omoplate gauche, douleurs tractives, en se tenant debout et couché, plus fortes le matin (au bout de six heures). (*Flœming.*)

Sous l'omoplate gauche, douleur paralytique, par intervalles, pendant le repos. (*Gross.*)

Douleur lancinante dans la nuque, en baissant la tête, soit en avant, soit en arrière (*Haynel.*)

Elancemens dans les omoplates, de la droite à la gauche.

Pression dans les omoplates et dans la nuque.

Craquement douloureux des vertèbres du cou, en remuant la tête.

300. En levant le bras, après le repas, douleur tractive énorme dans l'articulation de l'épaule et les os du bras; en touchant aux parties, elles causent la même douleur que si elles avaient été contuses.

Elancemens isolés dans l'articulation de l'épaule et les muscles du bras, pendant le repos (au bout d'une heure).

Elancement pruriteux dans l'aisselle gauche, semblable à une piqûre de puce. (*Haynel.*)

Un petit bouton dans l'aisselle, qui démange sous la couverture du lit. (*Hornburg.*)

Sous l'aisselle droite, sorte de remuement d'un être vivant, avec battement et ardeur, qui s'étend jusque dans les doigts (au bout d'une heure).

305. Dans les articulations de l'épaule et du coude, ainsi que dans l'humérus, douleur composée de brisure, de tiraillement et d'élancement, qui est insupportable pendant le repos, et s'accompagne d'un sentiment de pesanteur; il craint de remuer le bras, et cependant la douleur devient moindre par le mouvement (au bout de cinq heures).

Douleur brûlante, qui revient par accès, dans le bras gauche.

Convulsions du bras, avec renversement du pouce dans la main.

Pendant et après le repas, sensation comme de torpeur et de paralysie dans le bras.

Engourdissement du bras, avec sensation de fourmillement. (*Hornburg.*)

310. En écrivant, sorte de paralysie du bras; à peine pouvait-il tenir sa plume (au bout de quatre heures). (*Id.*)

En remuant le bras avec force, douleur paralytique, comme si les os étaient brisés en deux. (*Gross.*)

Quand il lève les bras, il y éprouve la même douleur que si les os étaient cassés en deux. (*Id.*)

Les humérus, immédiatement au dessus du coude, lui semblent comme brisés, et lui causent une douleur paralytique pendant le mouvement. (*Id.*)

Le bras sur lequel il est couché dans le lit lui cause une douleur comme contusive. (*Id.*)

315. Douleur fouillante, contusive (ondulativement tractive), dans l'humérus gauche. (*Id.*)

Traction au haut de l'humérus, avec douleur contusive. (*Id.*)

Vulsion dans les muscles du bras gauche. (*Haynel.*)

Vulsion visible et semblable à une pulsation dans les muscles du bras gauche, et immédiatement après au dessus du coude droit. (*Id.*)

Elancement dans le bras droit. (*Hornburg.*)

320. Elancemens sourds, par momens (semblables à des coups), au côté externe du bras gauche, au dessous de l'humérus. (*Gross.*)

En mangeant, le bras droit lui fait beaucoup de mal; il lui semble lourd et fatigué quand il veut le lever.

Douleur paralytique subite dans le pli du bras droit. (*Gross.*)

Elancement continuel dans le coude gauche (le quatrième jour). (*Haynel.*)

Douleur lancinante au côté externe de l'avant-bras gauche, jusqu'au petit doigt. (*Wahle.*)

325. Douleur pressive à l'avant-bras droit. (*Id.*)

Pression paralytique, très-sensible, et presque tiraillante, qui se fait sentir par intervalles dans les muscles extérieurs de l'avant-bras, surtout pendant le repos.

Engourdissement de l'avant-bras, avec sensation dans la main, comme si elle était enflée, et douleur constrictive dans les muscles ; les doigts sont froids ; avec un sentiment intérieur de froid glacial (au bout de trois heures).

Sueur froide, tantôt à une main, et tantôt à l'autre.

33o. Mains suantes (sur-le-champ).

Tantôt une main, tantôt l'autre, est comme insensible et engourdie.

Tantôt une main, tantôt l'autre, est alternativement chaude et froide (au bout d'un quart d'heure).

Au bord de la main, à la base du petit doigt, vésicule pleine de sérosité, qui se développe pendant la nuit, et laisse écouler le lendemain la liqueur qu'elle contient (au bout de cinq jours).

La main lui tremble en mangeant, et d'autant plus qu'il la lève davantage. (*Baehr.*)

335. Douleur spasmodique au côté externe de la main droite et des quatre doigts, avec un peu de chaleur à la main. (*Wahle.*)

Contraction en forme de crampe du doigt. (*Gross.*)

Douleur en forme de crampe au petit doigt de la main droite, en écrivant. (*Langhammer.*)

Douleur lancinante, en forme de crampe, d'arrière en avant, dans le doigt indicateur de la main droite. (*Wahle.*)

Vulsion paralytique douloureuse dans les doigts (le sixième jour). (*Gross.*)

34o. Douleur tiraillante, térébrante, tractive, dans les doigts.

Prurit chatouilleux, qui pénètre profondément dans la face palmaire du pouce, et qui ne diminue ni en se grattant, ni en se frottant (au bout de seize heures).

Pincement dans la fesse droite, en se tenant assis, qui plus tard dégénère en coups sourds. (*Gross.*)

Douleur lancinante dans l'articulation de la cuisse gauche, en marchant (le cinquième jour). (*Haynel.*)

En tournant la cuisse, craquement et sensation douloureuse dans l'articulation, surtout pendant la marche (au bout de vingt-quatre heures). (*Id.*)

II. 13.

345. Elancemens répétés à l'extérieur de l'articulation de la cuisse gauche. (*Id.*)

Vulsion dans les muscles qui entourent l'articulation de la cuisse droite. (*Id.*)

Douleur paralytique, pressive par intervalles, dans l'os de la hanche gauche. (*Gross.*)

Douleur contusive, pressive, par intervalles, au milieu de la cuisse gauche. (*Id.*)

En marchant seulement, douleur lancinante dans toute la longueur du fémur droit. (*Haynel.*)

350. En se tenant assis, violens élancemens pulsatifs au côté externe de la cuisse gauche, qui déterminent des mouvemens involontaires. (*Id.*)

Une sensation paralytique de torpeur parcourt, par intervalles, la jambe gauche, depuis le milieu de la cuisse jusqu'au bas du membre. (*Gross.*)

Sensation de torpeur, depuis la cuisse, au-dessus du genou, jusqu'au bas du membre. (*Id.*)

Traction paralytique dans les cuisses, avec faiblesse dans les genoux, comme s'ils allaient fléchir. (*Id.*)

Sensation paralytique dans la cuisse gauche, plus forte pendant le repos. (*Wahle.*)

355. Les cuisses sont comme paralysées et contuses. (*Gross.*)

Lorsqu'il tourne sur lui-même de droite à gauche, le côté interne de la cuisse gauche lui cause une douleur comme contusive. (*Id.*)

Quand il lève les cuisses, il éprouve la même douleur que si les os étaient brisés. (*Id.*)

En commençant à marcher, après être resté assis, douleur comme contusive dans les cuisses. (*Id.*)

Quand il lève les jambes, étant assis, les cuisses lui causent une vive douleur comme contusive. (*Id.*)

360. Sensation non douloureuse de constriction, qui descend le long des cuisses, à laquelle se joint de temps en temps celle d'un commencement de torpeur; la constriction passe ensuite dans les muscles de la jambe, au dessous du jarret. (*Id.*)

Douleurs tractives dans les jambes.

Douleurs tiraillantes dans les jambes.

Douleurs térébrantes dans les jambes.

Immobilité paralytique des membres inférieurs (au bout de vingt-quatre heures).

365. Un furoncle au côte interne du fémur (au bout de douze heures).

(En se mettant à genoux, tremblement des cuisses.)

Craquement du genou pendant le mouvement (sur-le-champ).

En se levant, après être resté assis, douleur tractive insupportable dans le genou.

Elancemens dans le genou.

370. Douleur tractive, tiraillante, dans la rotule.

Fort élancement dans l'articulation du genou gauche (au bout de vingt-sept heures). (*Haynel.*)

Elancement continuel au côté externe du genou gauche, en marchant (le sixième jour). (*Id.*)

La nuit, en ployant les genoux, crampe dans les mollets.

Douleur tensive dans les mollets, pendant le mouvement.

375. En se tenant assis, violent élancement dans la peau du genou gauche, dont chacun oblige de remuer involontairement la jambe. (*Haynel.*)

Prurit dans le creux du jarret gauche, le mollet et l'articulation du pied, en marchant, qui cessa en s'arrêtant, mais reparut en recommençant à marcher. (*Id.*)

Grande lassitude dans le genou, comme après une longue marche, qui revient souvent (sur-le-champ). (*Wahle.*)

Au dessous du genou gauche, sensation comme si la jambe avait été trop serrée par la jarretière. (*Gross.*)

Sensation constrictive au côté externe de la jambe, plutôt stupéfiante que douloureuse. (*Id.*)

380. Douleur sourde, ondulatoire, paralytique, au côté externe de la jambe gauche, de haut en bas. (*Id.*)

En marchant, après être resté assis, sa jambe gauche s'engourdit, et il y ressent des élancemens semblables aux piqûres d'un grand nombre d'épingles. (*Id.*)

Les deux jambes s'engourdissent pendant qu'il est assis. (*Id.*)

Enflure des pieds, le soir.

Sueur froide aux pieds.

385. Chaleur et enflure des pieds, avec prurit rongeant continuel.

Prurit à l'articulation du pied.

Violente douleur, comme de luxation, dans l'articulation du pied, pendant le mouvement.

Douleur contusive sur le coude-pied, en fléchissant le pied et en y touchant (au bout de trois heures).

Coups tiraillans et déchiremens dans un cor jusqu'alors indolent, le soir, pendant le repos.

390. Douleur dans l'articulation postérieure du gros orteil, comme s'il allait y venir une engelure ou un furoncle; l'endroit est douloureux, même au toucher.

Douleur tiraillante dans le gros orteil, même pendant le repos.

Douleur tractive dans les orteils du pied droit (au bout de quatre heures.) (*Hornburg.*)

Douleur rongeante dans les orteils (au bout de trois heures).

Douleur dans l'intérieur du talon, qui a l'air d'être dans le calcanéum, comme si cet os avait été brisé (au bout d'une demi-heure).

395. Les muscles des membres sont douloureux au toucher (au bout de vingt-quatre heures).

Çà et là des élancemens brûlans sourds. (*Gross.*)

Çà et là, élancemens pruriteux brûlans à la peau, qui ressemblent à des piqûres de puces. (*Haynel.*)

Quand il touche du doigt la partie malade (auparavant tuméfiée et enflammée), il y éprouve de petits élancemens, comme si l'on appuyait dessus la pointe d'une épingle.

Prurit à la peau du corps, surtout le soir, en se déshabillant.

400. En se déshabillant, violent prurit cuisant, comme après une forte sueur, à la peau, partout le corps, qui oblige à se gratter (au bout de seize heures). (*Langhammer.*)

Prurit à la peau, dans le lit; après s'être gratté, il dégénère en chatouillement. (*Hornburg.*)

Prurit et ardeur çà et là à la peau, surtout au côté interne des cuisses, qui ressemblent à des piqûres d'orties; là aussi se voit une éruption de boutons qui causent une douleur lancinante lorsqu'on y touche. (*Haynel.*)

La nuit, prurit en diverses parties du corps, qui sont douloureuses après qu'on s'est gratté.

La nuit, prurit, soit sur la poitrine, depuis le creux de l'estomac jusqu'au cou, soit sur les jambes et sous les aisselles; après s'être gratté, ces parties laissent suinter de la sérosité (au bout de quatre heures).

405. Boutons isolés, qui se remplissent de pus, puis se dessèchent et disparaissent, sur le nez, aux tempes, sur la poitrine et entre les omoplates.

Eruption de petits boutons rouges, semblables à des grains de millet, au visage, au dos, et sur la poitrine, qui causent des démangeaisons (non en se déshabillant, mais) à la chaleur.

Pustules tuberculeuses, dures, ne contenant aucun liquide, entourées d'un cercle rouge, et causant toute la journée un prurit ardent douloureux, aux membres, au poignet et sur le dos des doigts.

Eruption de taches rouges informes, qui ressemblent à des taches de vin, sur toute la poitrine et sur les côtés du cou, derrière les oreilles, qui ne font éprouver ni chaleur, ni aucune sensation.

Douleurs tiraillantes dans les glandes gonflées et dures.

410. *Douleurs lancinantes et chaleur dans les gonflemens glandulaires froids, du moins quand on y touche.*

Tous ces symptômes, ceux surtout de la tête, augmentent en buvant, mangeant, dormant et parlant.

Les symptômes sont singulièrement augmentés par l'action de fumer.

Le café exaspère les symptômes.

Après avoir bu, bouffées de chaleur au visage.

415. L'air froid augmente beaucoup les symptômes; ceux surtout de la tête.

Hémorrhagies. (*Rumphius.*)

Il évite le grand air.

Le grand air lui paraît trop froid.

Impossibilité de supporter l'air froid et l'air chaud.

420. Impossibilité de rester au grand air, avec chaleur et rougeur des joues (au bout de quatre heures).

Douleur dans les membres, pendant le mouvement, comme s'ils étaient luxés et brisés.

Palpitation de quelques parties musculaires, surtout aux membres inférieurs, comme à la suite d'une longue marche. (*Gross.*)

*Çà et là, dans les membres, traction paralytique doulou-
reuse , continuelle , et par saccades , qui a l'air en quelque
sorte d'être dans les os. (Id.)*

Douleur fouillante dans l'intérieur des os des membres.
(*Id.*)

425. Douleur interne dans les membres, que l'attouchement et la pression du dehors augmentent (au bout de vingt-
quatre heures).

Douleur tractive dans les membres du côté gauche.

Douleur tractive dans les membres et dans les muscles abdominaux, comme après un refroidissement.

Craquement dans les articulations.

Les articulations craquent en marchant. (*Hornburg.*)

430. Raideur douloureuse de toutes les articulations,
tantôt aux mains et aux doigts, tantôt aux genoux et aux
pieds , pendant deux jours (au bout de vingt-quatre heures).
(*Flœming.*)

Rigidité douloureuse des articulations (au bout de huit
heures).

*Engourdissement tantôt des pieds, tantôt des mains,
alternativement , par accès qui durent peu.*

Propension au tremblement (au bout d'une et de six
heures).

Tremblement dans tous les membres.

435. Langueur des esprits vitaux.

Les membres sont comme paralysés.

Immobilité paralytique des membres, avec douleurs tractives , qui ont l'air de siéger dans les os.

Accès de faiblesse paralytique, avec douleur dans le dos.

Hémiplégie du côté gauche.

440. Une sorte d'épilepsie : il entre d'un air serein dans la
chambre, et s'asseoit, en éprouvant comme un état d'ivresse;
puis il devient taciturne, et, sans répondre aux questions
qu'on lui adresse , il tient ses regards fixés pendant long-
temps sur un objet quelconque; ensuite, il tombe par terre
sans connaissance , et ploye le corps en poussant des excla-
mations inintelligibles, et laissant échapper involontairement
son urine. Les membres et le corps entier sont ébranlés par des
secousses spasmodiques, et les mains étendues se portent convulsivement dans la supination; en même temps il éprouve par

intervalles un sentiment de strangulation dans la gorge, ayant la bouche à demi ouverte, comme pour vomir, et couverte d'une salive écumeuse et bulleuse : les mains sont froides, le visage est couvert d'une sueur froide, les traits sont tirés spasmodiquement, les yeux sont vitreux et saillans hors des orbites ; ensuite il se relève, ne répond cependant point aux questions, mais grince des dents et tire la langue à ceux qui les lui adressent, ne veut pas se laisser toucher, et cherche à frapper les assistans, à se battre avec eux ; son visage exprime une violente fureur ; enfin il soupire, jusqu'à ce qu'au bout d'un quart d'heure, il revienne peu à peu à lui et reprenne ses sens, éprouvant de la répugnance pour tous les alimens et boissons qui auparavant lui plaisaient (au bout d'un quart d'heure). (*Gross.*)

Le moindre mouvement épuise les forces; la moindre chose fatigue.

Une petite promenade fatigue beaucoup.

Elle est si faible qu'elle est obligée de s'asseoir pour faire un léger ouvrage qu'auparavant elle terminait en se tenant debout.

Il est sur le point de tomber, tant il éprouve de lassitude dans les genoux : en marchant, il chancelle et manque de tomber sur le côté.

445. Endolorissement comme paralytique des bras et des jambes; elle peut à peine se lever de sa chaise; en même temps, point d'appétit. (*Gross.*)

Lassitude du corps, surtout en se tenant assis. (*Haynel.*)

Faiblesse extraordinaire du corps en marchant. (*Id.*)

Grande faiblesse du corps, telle qu'il a de la peine à se tenir ferme sur ses jambes. (Id.)

Le matin, vers neuf heures, pesanteur telle dans les membres, et lassitude si grande par tout le corps, qu'elle ne peut s'empêcher de dormir, pendant plusieurs jours, à la même époque. (*Baehr.*)

450. Syncope. (*J. Hill.*)

En remuant le corps, syncope, avec renversement spasmodique des traits du visage.

Faiblesse extrême.

Paresse, avec taciturnité.

La moindre diminution du sommeil épuise les forces, effet que produit déjà une heure de veille.

455. Propension à se coucher.

Après s'être mis au lit, bâillemens continuels et pandiculations. (*Hornburg.*)

Bâillemens courts, interrompus, parce que l'inspiration est difficile.

Beaucoup de bâillemens vers le soir.

Violens bâillemens.

460. Bâillement violent, avec craquement dans l'oreille interne.

Sopeur.

Coma vigil insurmontable.

(En dormant, il se couche sur le dos.)

(En dormant, il se met un bras sous la tête) (au bout de quatre heures).

465. Il se réveille souvent.

Il est souvent réveillé comme par une peur. (*Langhammer.*)

La nuit, il se réveille souvent, avec la même sensation que s'il avait trop chaud.

La nuit, point de sommeil, agitation par tout le corps, où il éprouve çà et là des élancemens et de la cuisson.

Beaucoup d'idées relatives à ses occupations journalières l'empêchent de s'endormir pendant une heure, et il se réveille, vers une heure du matin, sans pouvoir se rendormir. (*Haynel.*)

470. Il se réveille, la nuit, tout effrayé, comme si des spectres lui avaient fait peur.

Rêves très vifs, qui excitent la terreur (au bout de deux heures).

Rêves de mort imminente.

Il rêve qu'il a fait quelque chose de mal.

Rêve vif, dont il ne reste aucun souvenir. (*Langhammer.*)

475. Il rêve que ses genoux sont enflés et douloureux. (*Wahle.*)

Elle jette des cris d'angoisse en dormant, et appelle sa mère et ses sœurs, avec une respiration courte et gênée ; elle cherche partout sur le lit, et semble repousser quelque chose des mains ; elle ouvre les yeux et les tourne sans se réveiller, et remue continuellement la tête, surtout vers le côté gauche. (*Id.*)

Le sommeil est interrompu souvent par des sursauts et des frayeurs qui réveillent.

Angoisse terrible, semblable à un rêve, qui empêche de s'endormir.

Il voudrait encore dormir le matin, et dans la journée aussi il a une forte envie de dormir.

480. Le matin, il s'endort jusqu'à une heure avancée ; les yeux s'ouvraient difficilement ; il s'éveillait bien, mais ne pouvait ni se lever, ni ouvrir les yeux.

Le matin, après le réveil, paresse et nulle disposition à parler. (*Hornburg.*)

Le matin, il n'est pas bien réveillé et bâille continuellement. (*Id.*)

Frisson dans le dos, le soir.

Froid dans le dos, comme si on le touchait çà et là avec de la glace ; la chaleur du poêle ne fait pas cesser ce froid.

485. Frisson aux parties inférieures du corps (très-promptement).

L'après-midi, horripilations par tout le corps.

Le matin (vers huit heures), frisson secouant pendant une demi-heure, sans soif et sans chaleur ensuite.

Froid général, sans frisson, avec les mains bleuâtres (pendant les premières heures).

Frisson qui revient souvent, mais dure peu, surtout aux membres inférieurs (sur-le-champ). (*Gross.*)

490. Frisson qui parcourt le corps entier. (*Id.*)

Le soir, en désirant un confortatif, il est pris tout à coup d'un froid glacial interne, qui le fait trembler, sans que son corps soit froid au toucher. (*Id.*)

Les mains appliquées au visage lui semblent froides, quoiqu'en les appliquant l'une contre l'autre, elles lui paraissent être chaudes. (*Id.*)

Tremblement dans tous les membres, toujours avec froid, qui ne se dissipe même pas dans une chambre chaude, le soir surtout. (*Flæming.*)

Du froid lui parcourt le dos, quoiqu'il soit assis près d'un poêle chaud (le huitième jour). (*Haynel.*)

495. Froid et sensation de froid au dos. (*Id.*)

Froid, que la chaleur du poêle ne fait pas cesser, avec tranchées violentes (le huitième jour). (*Id.*)

Grand froid par tout le corps, le soir (le septième jour). (*Id.*)

Sensation de froid, sans froid appréciable à l'extérieur, sur l'épaule (au bout de quatre heures).

Fièvre ; fréquens frissons, suivis de bouffées de chaleur à la tête.

500. Fièvre ; alternativement chaleur et froid au corps (au bout de quelques heures).

(Fièvre ; froid qui augmente peu à peu, avec peu ou point de soif, chaleur au front, froid aux joues et au nez, froid glacial aux mains ; puis, chaleur avec beaucoup d'anxiété, comme si la respiration ne suffisait point ; nausées et forte soif ; enfin sueur peu abondante et fraîche, presque uniquement à la tête et aux mains, sans que l'anxiété cesse.)

Fièvre ; fréquemment, dans la journée, il est pris de frissonnemens, comme lorsqu'on s'approche du feu dans un temps froid ; puis il se réchauffe, tombe dans un état de langueur, et est obligé de se coucher, mais le tout sans soif et sans sueur.

Fièvre ; le soir (à six heures), chaleur aux mains, avec sensation de chaleur sèche par tout le corps, et insomnie jusqu'à quatre heures du matin ; puis frisson et froid aux mains toute la journée.

(Chaleur extérieure au corps, sans qu'il ressente ni chaleur ni soif) (au bout de cinq heures).

505. Chaleur brûlante aux joues, avec grand froid aux pieds.

Le pouls n'est pas plus fréquent, mais il est très-petit et dur.

Chaleur au front.

Augmentation de la sensation de chaleur, vitesse du pouls (au bout de vingt-quatre heures). (*Haynel.*)

Rougeur de la main gauche, avec traction dans le doigt médius (le quatrième jour). (*Id.*)

510. Les joues brûlent comme du feu, avec froid par tout le corps. (*Id.*)

Alternatives rapides de chaleur et de froid ; elle est tout à coup prise d'une grande chaleur qui monte des pieds et se répand par tout le corps ; il lui semble alors que le sang afflue au visage, mais elle est plutôt pâle que rouge; au bout de quelques minutes, un froid glacial lui descend de la tête aux pieds; ces accès reviennent plusieurs fois dans la journée. (*Baehr.*)

Forte chaleur qui parcourt rapidement le corps. (*Gross.*)

Fréquens accès passagers de chaleur brûlante désagréable et de rougeur des joues, comme à la suite d'un accès de mauvaise humeur, ou après avoir reçu une nouvelle fâcheuse.

Chaleur et rougeur au visage, avec soif.

515. Soif; désir des boissons froides, *surtout de la bière.*

Sueur au corps, sur-le-champ, du soir au matin, avec sueur froide à la figure.

Sueur générale, le matin, surtout à la poitrine et à la partie malade.

Transpiration et sueur par tout le corps, au moindre mouvement (au bout d'une heure).

Découragement.

520. *Ses pensées sont fixées sur un seul objet désagréable; elle demeure concentrée en elle-même, et ne remarque pas ce qui se passe autour d'elle.*

Il est plongé dans des idées tristes, et des offenses qu'il a reçues lui pèsent fortement sur le cœur.

Elle est assise, plongée dans de profondes méditations.

Le temps s'écoule trop rapidement, et plusieurs heures lui semblent n'en durer qu'une. (*Gross.*)

Idées tristes, continuelles, comme s'il avait reçu des offenses. (*Flœming.*)

525. Il n'a de goût pour rien, et rien ne lui fait plaisir. (*Id.*)
Pleurs.

Il n'a de goût pour aucun genre de travail.

Rien ne le flatte, il n'a de goût pour rien.

Grand mécontentement de soi-même. (*Hornburg.*)

530. Il est extrêmement sérieux, et ensuite se répand en plaintes.

Sérieux et peu soucieux de sa propre santé, il s'inquiète beaucoup des incommodités d'autrui.

Elle aime à temporiser, et ne peut parvenir à rien terminer; en même temps elle a les pupilles rétrécies (au bout de de douze heures).

Empressement inquiet; il a l'air affairé.

Anxiété.

535. Le matin, anxiété, parce qu'il croit incurable un petit mal dont il est atteint,

Anxiété, comme si elle avait commis un grand crime.

Grande anxiété, comme s'il avait fait quelque chose de mal (au bout de vingt-neuf heures). (*Langhammer.*)

Anxiété, crainte de la mort (sur-le-champ). (*Amatus Lusitanus.*)

Battemens de cœur.

540. *Anxiété soudaine des plus grandes.*

Propension au désespoir.

Hypochondrie, surtout l'après-midi.

Hypéresthésie (au bout de vingt-quatre heures).

Le moindre bruit lui agite tous les membres.

545. Il redoute toute espèce de surprise.

Propension à la frayeur.

Grande irritabilité; tout l'offense.

Il ne peut supporter aucune interpellation, aucun bruit.

Irritabilité excessive; la moindre chose le contrarie. (*Haynel.*)

550. Tout le fâche et le met de mauvaise humeur; au bout de quelques heures, il recouvre sa gaîté et son humeur facétieuse. (*Hornburg.*)

Il se fâche aisément, et prend tout en mauvaise part (au bout de vingt-quatre heures).

Propension extrême à se fâcher, à s'offenser, même de bagatelles (au bout d'une heure).

La moindre bagatelle l'offense jusqu'aux larmes, avec resserrement des pupilles; après avoir pleuré, défaut d'appétit.

Il relève avec importance les petites fautes et les petits mensonges des autres, et s'en offense beaucoup.

555. Joie, contentement, hilarité; il devient facétieux et plaisant (1) (au bout de six heures).

Hilarité et contentement de soi-même (2). (*Langhammer.*)

Propension irrésistible à fredonner et chanter; sorte de délire.

(1) Effet en partie curatif.

(2) Effet curatif.

25. CYCLAMEN.

(*Cyclamen europœum.*)

Vers l'automne, on exprime le suc de la racine fraîche, et on le mêle avec parties égales d'alcool.

Un injuste soupçon d'action nuisible et incertaine plane depuis les temps les plus reculés sur cette précieuse plante médicinale. En supposant que Dioscoride ait eu réellement sous les yeux celle à laquelle nous donnons ce nom, tout ce qu'il nous en dit ne repose que sur des ouï-dire. Les Arabes faisaient entrer la racine de cyclamen, sous la dénomination d'*arthanita*, dans un onguent purgatif qu'ils employaient en frictions sur le ventre, et qui contenait en outre une multitude de substances purgatives des plus violentes. C'est après l'avoir associée à de tels compagnons, qu'ils lui firent la réputation de médicament drastique, qu'elle ne mérite cependant pas.

Les modernes ne savent rien de plus sur le compte de cette plante; à peine même connaissent-ils les fables que les anciens ont débitées à son égard.

Mais comme notre médecine homœopathique n'admet rien sur la foi des traditions, et qu'elle ne vante ou ne méprise aucune substance avant de l'avoir elle-même examinée sans préjugés, la racine si décriée du cyclamen vint aussi à tomber entre mes mains.

De même qu'on ne peut juger du mérite d'un homme d'après l'apparence trompeuse de son extérieur, d'après la couleur de ses vêtemens, ou d'après l'opinion superficielle de la multitude, de même que ses actions peuvent seules mettre l'observateur consciencieux à même de l'apprécier d'une manière qui ne soit point équivoque, de même aussi ni les qualités extérieures d'un médicament, ni la réputation dont il jouit, ne sauraient nous éclairer sur sa véritable valeur. Ce n'est qu'en essayant soi-même les substances médicinales sur des personnes saines qu'on arrive à la vérité, qu'on parvient à savoir au juste quel est leur degré d'importance, qu'on apprend à connaître les changemens qu'elles produisent dans l'état de l'homme qui se porte bien, et par suite les affections correspondantes à ces changemens qu'elles sont aptes à guérir chez l'homme malade.

D'après le petit nombre de symptômes purs du cyclamen dont je vais donner l'énumération, on pourra juger que c'est un excellent remède dans plusieurs états morbides désespérés.

Jusqu'à présent je me suis servi d'une très-petite partie d'une goutte de la dilution du suc au millionième ; mais j'ai reconnu, dans beaucoup de cas, que cette dose était trop forte encore pour les usages de l'homœopathie.

Symptômes du Cyclamen.

Élancemens continuels dans le cerveau, à sa partie antérieure, en se baissant.

Après le dîner et le souper, nausées, envies de vomir, malaise à l'estomac, comme après avoir mangé trop de choses grasses.

Douleur tractive au bras gauche, jusque dans les doigts.

L'enfant veut toujours rester au lit et couché.

5. Le soir, en se mettant au lit, il sent les battemens du pouls dans le cerveau, et s'endort tard.

Observations recueillies par d'autres.

Tantôt la mémoire est très-obtuse, et à peine peut-il se ressouvenir des événemens qui viennent d'avoir lieu, tantôt elle est très-vive ; alternatives qui ont lieu rapidement. (*C. Franz.*)

Son esprit est dans un état continuel de stupeur, et toute ses facultés sommeillent en quelque sorte ; il ne peut ni se réjouir ni s'affliger, quoiqu'il soit toujours dans le même état qu'à la suite d'une grande affliction déjà passée depuis quelque temps ; ce n'est que quand on l'excite que sa tête s'élucide un peu, et alors il se conduit comme un homme qui sort de l'assoupissement, et qui n'a compris qu'à demi ce qui s'était passé autour de lui (le second jour). (*Id.*)

Engourdissement de l'esprit ; il n'a de goût ni d'aptitude pour aucun genre de travail (le troisième jour). (*Id.*)

Vertige : en se tenant debout tranquille, quand il s'appuye, il lui semble que le cerveau remue dans sa tête, ou qu'il va en voiture les yeux fermés. (*Id.*)

5. Engourdissement dans la tête. (*C.-T. Herrmann.*)

Céphalalgie sourde à l'occiput. (*J.-C. Hartung.*)

Traction douloureuse dans le cerveau, qui, du côté gauche de l'occiput, se porte en ligne droite jusqu'au front, à travers la tempe (au bout d'une heure). (*Herrmann.*)

Douce pression au pariétal, comme si le cerveau était entouré d'un morceau d'étoffe et qu'il fût privé par là d'être maître de ses sens (le second jour). (*Franz.*)

Céphalalgie pressive au milieu du pariétal, qui lui cause quelquefois de l'engourdissement dans la tête. (*Id.*)

10. Douleur pressive, tractive, du côté droit du front au côté gauche, et de celui-ci à l'autre, en retour, puis dans la tempe gauche; la douleur cesse après l'attouchement (au bout de neuf jours). (*C.-G. Langhammer.*)

Élancemens sourds à la région temporale droite, dans toutes les situations (au bout de trois heures). (*Id.*)

Quelques élancemens tractifs, d'abord dans la région temporale gauche, puis dans la droite. (*Hartung.*)

Maux de tête, avec bâillemens, sans envie de dormir (au bout de cinq heures). (*Langhammer.*)

15. Douleur tiraillante, pressive, à l'extérieur de la tête. (*Franz.*)

Petit élancement pruriteux, vif, au cuir chevelu, qui, lorsque l'on se gratte, revient toujours à un autre endroit. (*Id.*)

Apparition sur le cuir chevelu, à l'occiput, de quelques petits boutons, qui ne causent aucune sensation, et ne sont même pas douloureux au toucher (au bout d'une heure et demie). (*Langhammer.*)

Traction rhumatismale dans le côté gauche de la nuque, qui ne se fait sentir que quand on renverse la tête en arrière (au bout d'une demi-heure). (*Franz.*)

Sensation cuisante d'écorchure à la nuque, en dehors et en dedans. (*Id.*)

20. Douleur pressive, paralytique, dans la nuque, qui disparaît quand on penche la tête en arrière. (*Id.*)

Le soir, douleur tractive (rhumatismale) au côté gauche

du cou, en remuant la tête, tandis qu'il y a sentiment de
chaleur dans les muscles du cou et à l'oreille gauche. (*Id.*)

Dilatation des pupilles (au bout d'une heure et demie).
(*Langhammer.*)

Dilatation extrême des pupilles, surtout de la droite (au
bout de quinze heures et demie). (*Id.*)

Pression stupéfiante par toute la tête, avec obscurcissement de la vue ; il lui semblait avoir un nuage devant les
yeux, qui, en même temps, se fermaient (au bout d'une
heure). (*Id.*)

25. *Obscurcissement de la vue* (1) (au bout d'une heure
et demie). (*Id.*)

Gonflement des paupières supérieures (sans dilatation des
pupilles) (au bout d'une heure). (*id.*)

Les yeux sont enfoncés dans leurs orbites, et ont un aspect
terne (au bout d'une heure et demie). (*Herrmann.*)

Sécheresse et pression dans les paupières, comme si elles
étaient tuméfiées, avec violent élancement pruriteux dedans
et dans les globes des yeux (au bout de sept heures). (*Franz.*)

Elancemens sourds sur l'œil droit et la paupière supérieure
(au bout de quatre heures). (*Herrmann.*)

3o. Prurit pénétrant et légèrement lancinant dans les yeux
et les paupières. (*Franz.*)

Léger tiraillement dans le conduit auditif interne gauche.
(*Herrmann.*)

Douleur tiraillante dans le conduit auditif interne droit;
il entend moins bien ensuite de cette oreille (au bout d'une
demi-heure). (*Id.*)

Il lui semble que l'oreille droite soit bouchée avec du coton, ou qu'on tienne quelque chose devant, et que le son ait
de la peine à y pénétrer (au bout de trente-six heures). (*Id.*)

Elancement pruriteux à la joue droite, qui va toujours
en augmentant, puis disparaît de lui-même, et laisse à sa
place de l'ardeur. (*Franz.*)

35. Diminution de l'odorat. (*Id.*)

Sécheresse des lèvres, sans soif. (*Hartung.*)

Sensation de sécheresse à la lèvre supérieure, ou comme
s'il y avait une induration dedans. (*Franz.*)

(1) Voilà pourquoi S. Paulli et J. Lanzoni ont trouvé cette racine utile dans
le trouble de la vue provenant d'une cause froide.

Violens élancemens dans la dernière dent molaire supérieure, qui est creuse (au bout de quinze heures et demie). (*Langhammer.*)

Douleur tiraillante dans les trois dents molaires gauches, comme si on les arrachait (*Hartung.*)

40. (Un mal de dents sourdement tractif, qui avait duré toute la nuit précédente, cessa en une minute (1).) (*Franz.*)

Langue blanche, très-chargée, pendant trois jours (au bout de huit heures). (*Langhammer.*)

Petits élancemens à la langue (au bout de deux heures). (*Franz.*)

Douleur contusive, tractive, profonde, dans les muscles du cou, qui descend en dedans jusqu'à l'œsophage, et y occasione un sentiment de raideur (au bout de dix heures). (*Id.*)

Douleur pressive, tractive, dans les glandes sous-maxillaires, quand il ploye le cou en avant. (*Id.*)

45. Nausées, avec afflux d'eau à la bouche (au bout d'une heure). (*Langhammer.*)

Le soir, et toute la journée, afflux d'eau à la bouche, et éructations ayant le goût des alimens. (*Franz.*)

Nausées, avec écoulement d'eau de la bouche (au bout de cinq heures). (*Langhammer.*)

Le soir, grande sécheresse au palais, avec soif et faim. (*Franz.*)

Continuellement, sentiment d'âpreté et de mucus dans la bouche, comme si on ne se l'était pas rincée le matin. (*Id.*)

50. Eructation, peu de temps après avoir mangé (au bout de huit heures). (*Langhammer.*)

Fréquens rapports, parfois aigrelets. (*Herrmann.*)

Rapports, le soir, après avoir mangé, qui se terminent chaque fois par un hoquet, et qui font remonter jusque dans la gorge un liquide de saveur empyreumatique. (*Franz.*)

Le matin, après avoir fumé (comme d'habitude), nausées et plénitude dans la poitrine; en même temps faim extraordinaire (au bout de trois heures). (*Id.*)

Peu de faim et peu d'appétit. (*Herrmann.*)

55. *Nulle envie de déjeûner.* (*Id.*)

Quelque peu qu'il prenne d'un aliment, le reste lui répugne et le dégoûte, et il éprouve des nausées au palais et dans la gorge (au bout de vingt-quatre heures). (Id.)

(1) Réaction de l'organisme, effet curatif.

II.   14

Défaut total d'appétit : le déjeûner et le souper surtout ne lui plaisent pas ; dès qu'il se met à table, à ces deux époques de la journée, il est rassasié de suite. (Herrmann.)

Plénitude dans l'estomac, comme s'il s'était gorgé d'alimens ; et, six heures après être sorti de table, éructations ayant le goût de ce qu'il a mangé. (*Franz.*)

Pendant huit jours il ne put manger que peu, et il était rassasié de suite. (*Herrmann.*)

60. Mauvais goût ; goût putride dans la bouche tout-à-coup. (*Franz.*)

Répugnance pour le pain et le beurre ; les alimens chauds passent mieux. (Herrmann.)

Ce qu'il mange a bon goût ; mais, en mangeant pendant quelque temps, il a le hoquet, des éructations en forme de hoquet. (*Franz.*)

Les alimens lui semblent être trop fades et sans goût. (Herrmann.)

Point de soif, pendant quatre jours. (*Id.*)

65. Au bout de quatre jours, la soif revint ; elle était parfois plus forte que dans l'état ordinaire. (*Id.*)

Envie de dormir après avoir mangé (au bout de six heures et demie). (*Langhammer.*)

À midi, en sortant de table, grande envie de dormir et lassitude. (*Franz.*)

Hoquet après avoir mangé (au bout de quatorze heures et demie). (Langhammer.)

Toute la journée, pression et plénitude au creux de l'estomac, comme après avoir trop mangé. (*Franz.*)

70. Élancemens tiraillans, qui traversent d'outre en outre l'épigastre, au dessous de l'estomac, pendant le mouvement. (*Id.*)

Aussitôt après être sorti de table, gargouillemens dans le bas-ventre, qui reviennent tous les jours (au bout de vingt-quatre heures). (Herrmann.)

Malaise dans le bas-ventre, avec un peu de nausées dedans. (Id.)

Mal de ventre (au bout de quatorze heures). (*Langhammer.*)

Douleur pinçante dans l'hypogastre (au bout d'une demi-heure). (*Herrmann.*)

75. Douleur pinçante, sécante, dans l'hypogastre ; elle re-

vient subitement à divers momens, et se dissipe avec rapidité (au bout de deux heures). (*Id.*)

Douleurs sourdement lancinantes dans les intestins, au dessous de la région du foie. (*Hartung.*)

Sensation pressive, paralytique, dans l'épigastre, comme si un intestin s'y était détaché, et qu'il fût survenu de là raideur dans la partie voisine. (*Franz.*)

Douleur serrante et pressive de dehors en dedans, dans l'hypogastre. (*Hartmann.*)

Des élancemens isolés parcourent le bas-ventre, quand il se meut (le quatrième jour). (*Franz.*)

80. Pincement dans l'épigastre, comme si la diarrhée allait survenir; et peu de temps après, selle molle, jaune, avec de nouveaux et continuels pincemens dans le ventre (au bout d'un quart d'heure); après quoi resserrement du ventre pendant trois jours. (*Id.*)

Le côté droit du ventre cause, au moindre attouchement, une douleur tantôt pressive, tantôt pinçante, et tantôt ayant ces deux caractères à la fois. (*Herrmann.*)

Après une émission de vents, gargouillemens dans l'hypogastre (au bout d'une heure). (*Langhammer.*)

Selle en bouillie (au bout de quinze heures). (*Id.*)

Fréquentes selles dures (au bout de dix heures). (*Id.*)

85. Point de selle, le second jour. (*Franz.*)

Douleur tractive, pressive, à l'anus et au périnée, comme si les parties étaient malades en dedans, en marchant et en se tenant assis. (*Id.*)

Fréquentes envies d'uriner, sans douleur (au bout d'une heure). (*Langhammer.*)

Emission fréquente et abondante d'urine blanchâtre (au bout de quatre heures). (*Franz.*)

90. Le second jour, deux fois seulement, émission d'urine. (*Id.*)

Fréquente envie d'uriner, avec émission peu copieuse d'urine (au bout de quinze heures). (*Langhammer.*)

Douleur lancinante à la partie antérieure de l'urètre, en urinant (au bout de sept heures et demie). (*Id.*)

Eternument provoqué par l'odeur du suc (au bout d'une demi-heure). (*Id.*)

Violent coryza subit (au bout d'une heure et demie). (*Id.*)

95. Coryza, avec éternument à plusieurs reprises (au bout de sept heures). (*Id.*)

Tussiculation (au bout de trois quarts d'heure). (*Id.*)

Oppression de poitrine, et gêne de la respiration. (*Hartung.*)

Suffocation. (*Pierre d'Abano.*)

Le soir, grande faiblesse et respiration courte; il lui semble n'avoir point assez de force pour dilater complétement ses poumons (au bout de huit heures et demie). (*Franz.*)

100. Douleur pressive dans le côté gauche de la poitrine, surtout autour du cœur, comme s'il y avait trop de sang accumulé dans cette région, avec battemens de cœur sensibles. (*Hartung.*)

En restant assis tranquille, pression paralytique sur la poitrine, le bras et la jambe (au bout de huit heures). (*Franz.*)

Elancemens tiraillans sur la poitrine, pendant le mouvement et le repos, avec respiration courte, le second jour. (*Id.*)

Elancemens tiraillans à la dernière vraie côte, en penchant le corps en avant. (*Id.*)

105. Quelques élancemens sourds, pinçans, pénétrant profondément, et revenant à des intervalles égaux, de quelques secondes, au côté droit de l'épine du dos, entre les os innominés et les fausses côtes, à la région rénale ; plus violens pendant l'inspiration, que l'excès de la douleur empêche de s'exécuter (au bout de vingt-huit heures). (*Herrmann.*)

En se tenant assis, douleurs en forme d'élancemens dans le dos, à gauche, à la région des fausses côtes, que l'attouchement fait cesser (au bout de quinze heures). (*Langhammer.*)

Traction de haut en bas, à l'épine du dos, qui diminue quand on retire les épaules en arrière, mais augmente quand on les reporte en avant (au bout de sept heures). (*Franz.*)

Traction rhumatismale dans le muscle grand fessier gauche, à son insertion à l'os innominé, du côté du sacrum, en se tenant assis, qui cesse en se levant (au bout de sept heures). (*Id.*)

Tiraillement, qui se termine en un élancement au dessus des omoplates, avec douleur paralytique dans le bras. (*Id.*)

110. *Une forte pression paralytique au bras et à l'avant-*

bras droit, qu'au toucher on jugerait être dans le périoste et tout-à-fait à l'intérieur dans les muscles ; elle s'étend de là jusque dans les doigts, et empêché d'écrire (au bout de trente-sept heures). (*Herrmann.*)

Douleur au dessus de la partie externe de l'articulation du coude, comme après un coup ou une contusion, plus vive dans les mouvemens du bras, ou quand on touche la partie, pendant trois jours (au bout de vingt-cinq heures). (*Lang-hammer.*)

Traction douloureuse à la face interne du cubitus et dans l'articulation de la main (au bout de trente-huit heures). (*Herrmann.*)

Une sorte de forte pression paralytique, qui ne commence que faiblement dans l'avant-bras, mais se prolonge jusque dans les doigts, où elle devient si violente, qu'il ne peut écrire qu'avec les plus grands efforts. (*Id.*)

Douleur en forme d'élancemens dans les muscles de l'avant-bras droit, pendant le repos et le mouvement (au bout de deux heures). (*Langhammer.*)

1i5. Léger tiraillement au radius gauche, et dans l'articulation, du poignet qui, au toucher, semble être dans le périoste (au bout de trois quarts d'heure). (*Herrmann.*)

Pression sur le dos de la main gauche. (*Franz.*)

Tiraillement dans le petit doigt, le doigt médius et le doigt annulaire de la main gauche, qui a l'air d'être dans le périoste (au bout de trois quarts d'heure). (*Herrmann.*)

Incurvation lente et spasmodique du pouce et du doigt indicateur de la main droite, dont les bouts se rapprochent l'un de l'autre, et qui ne peuvent être ensuite étendus qu'avec effort (au bout de cinq heures et demie). (*Langhammer.*)

Entre les doigts, prurit lancinant, rapide et léger, semblable à des piqûres d'aiguilles, qui, en se grattant, cesse de suite et sans laisser nulle sensation quelconque après lui (au bout de six heures). (*Franz.*)

120. Une ampoule rouge, qui, après un fort prurit, survient sur l'articulation médiane du petit doigt de la main gauche (au bout de quinze heures). (*Langhammer.*)

Après un violent prurit qui l'oblige à se gratter, il survient, à l'articulation postérieure du doigt annulaire, un bouton rouge, qui ne tarde pas à devenir blanc, comme une ampoule pleine de sérosité, et qui est entouré d'un cercle rouge (au bout d'une heure et demie). (*Id.*)

Faiblesse dans les cuisses et dans les jambes, qui fléchissent en restant long-temps debout (au bout d'une demi-heure). (*Herrmann.*)

Douleur en forme de crampe, à la partie postérieure de la cuisse droite, au dessus du jarret (au bout de huit heures). (*Id.*)

Taches d'un demi-pouce d'étendue et d'une couleur rouge intense, semblables à des taches de gangrène, sur les deux cuisses (au bout de dix heures et demie). (*Langhammer.*)

125. Vulsion intérieure, au dessous du genou gauche. (*Franz.*)

Tantôt à un genou, et tantôt à l'autre, douleur contusive, pressive, qui empêche de le remuer (au bout de onze heures). (*Id.*)

Traction pressive, raidissante, dans les tendons du jarret, en se tenant assis et debout. (*Id.*)

Le soir, chaleur dans toute la jambe gauche, et douleur tractive dedans, en se tenant assis. (*Id.*)

Douleur en forme d'élancemens dans les muscles du mollet droit, pendant le repos et le mouvement (au bout de deux heures). (*Langhammer.*)

130. Prurit dans la peau du mollet (au bout de six heures). (*Id.*)

Fort prurit dans la peau du mollet droit, qui l'oblige à se gratter jusqu'au sang; après quoi l'endroit cause des douleurs brûlantes, le soir (au bout de six heures et demie). (*Id.*)

Le matin, fort prurit au mollet droit, avec gonflement des veines jusqu'au pied; il est obligé de se gratter jusqu'au sang, après quoi la place est rouge et saignante (au bout de vingt-trois heures). (*Id.*)

Douleur tiraillante, pressive, paralytique, aux jambes, pendant le mouvement, avec défaut de force et de fixité dans les genoux (le second jour). (*Franz.*)

Pression tractive aux jambes, tantôt en restant assis, tantôt en marchant; elle disparaît par la marche, quand elle était survenue pendant la situation assise, et par le repos sur une chaise, quand la marche l'avait fait naître; cependant elle a lieu plus fréquemment en se tenant assis (au bout de neuf heures). (*Id.*)

135. Pression tractive sur le dos du pied, en se tenant assis, qui cessa en se levant. (*Id.*)

Douleur comme de luxation dans le pied, surtout au talon et dans les chevilles, en se tenant assis et en restant debout, mais qui augmente par la marche (au bout de trois heures). (*Langhammer.*)

Douleur pressive de luxation dans l'articulation du pied, en marchant et en se tenant debout, qui disparaît en s'asseyant (au bout de quatre heures et demie). (*Franz.*)

Douleur de luxation dans le pied droit, qui disparaît en touchant à la partie et par l'effet de la marche (au bout de quatre heures et demie). (*Langhammer.*)

En marchant seulement, douleur de luxation dans le pied (au bout de six heures). (*Id.*)

140. Prurit au dessus des chevilles et aux orteils, qui commence subitement par un léger élancement, est tantôt plus et tantôt moins fort, et, après sa cessation, laisse à l'endroit où il siégait une sensation tantôt de chaleur, tantôt d'engourdissement de la peau (au bout de trois heures), (*Franz.*)

Violent prurit sur le dos du gros orteil du pied droit, qui oblige à se gratter ; après quoi surviennent des pustules blanches qui démangent encore davantage ; le prurit ne cessa qu'après s'être gratté l'orteil jusqu'au vif (au bout de cinq heures). (*Herrmann.*)

En marchant au grand air, douleur brûlante d'écorchure aux talons, qui ensuite continua encore d'être sensible en restant debout et en s'asseyant (au bout de vingt-quatre heures). (*Langhammer.*)

Violent prurit, non-seulement dans la peau, mais encore en quelque sorte sur les os des orteils du pied gauche, le soir (au bout de seize heures et demie). (*Id.*)

Après avoir marché, les orteils sont comme morts, et cependant on y éprouve, en marchant, et plus encore en sautant, une douleur comme d'écorchure. (*Franz.*)

145. Sueur de mauvaise odeur entre les orteils du pied gauche, pendant quelques jours consécutifs (au bout de seize heures). (*Langhammer.*)

Forte pression au gros orteil du pied gauche. (*Herrmann.*)

Douleur tractive au gros orteil. (*Franz.*)

Forte pression tractive au petit orteil du pied gauche, à l'extérieur, qui, lorsqu'on touche au doigt, à l'air de siéger dans le périoste. (*Herrmann.*)

Traction de dehors en dedans, là où le gros orteil du pied gauche s'articule avec son os métatarsien (au bout de trente heures). (*Id.*)

150. Prurit en diverses parties du corps, qui consiste en un élancement glocitant, rapide, vif et continuel, après la cessation duquel il reste pendant quelque temps un sentiment d'engourdissement. (*Franz.*)

Rongement pruriteux en beaucoup d'endroits du corps, qui excite à se gratter; après quoi il cesse pour quelque temps, puis revient. (*Herrmann.*)

En divers points du corps, où les os sont immédiatement couverts par la peau; par exemple au tibia et à la clavicule, douleur pressive, tiraillante et tractive, plus pendant le mouvement que pendant le repos. (*Fränz.*)

Le soir, il peut à peine rester au lit, à cause d'un prurit lancinant dans toutes les parties du corps. (*Id.*)

Prurit (quelquefois avant midi) en différentes parties du corps, consistant en un gros élancement qui dégénère au même endroit en une douleur tractive et tiraillante, le second jour. (*Id.*)

155. Tant qu'il se meut, il ne sent rien, si ce n'est de la lassitude; mais, dès qu'il s'asseoit, il éprouve des démangeaisons et une foule d'autres symptômes (vers le soir). (*Id.*)

Parfois, mauvaise humeur extrême et engourdissement de l'esprit, avec lassitude du corps; cette dernière disparaît seule, dès qu'il se met en mouvement. (*Id.*)

Grande lassitude du corps, surtout dans les genoux, quoiqu'il se sente l'esprit fort et dispos (au bout d'une heure et demie). (*Id.*)

Il a mal dans tous les membres; il lui semble que quelque chose l'empêche de les mouvoir. (*Id.*)

Relâchement par tout le corps; il lui était pénible de faire agir même un membre. (*Hartung.*)

160. Le soir, lassitude extraordinaire; il est obligé de se coucher, et il s'assoupit; mais, en se réveillant, il a les jambes comme brisées, avec des douleurs tractives et pressives dans les genoux. (*Franz.*)

Envie de dormir en se tenant assis (au bout de trois heures et demie). (*Langhammer.*)

Grande propension à s'assoupir, toute la matinée. (*Franz.*)

Le soir, grande propension à dormir ; il ne peut pas y résister. (*Id.*)

Le soir, à peine venait-il de s'endormir, cauchemar ; il ne pouvait pas crier, même à l'instant de son réveil. (*Id.*)

165. Sommeil agité, rêves d'argent (au bout de vingt-deux heures). (*Langhammer.*)

Fréquens réveils la nuit, comme s'il n'avait plus envie de dormir. (*Id.*)

Sommeil vers le matin, avec rêves légers. (*Franz.*)

Le sommeil est interrompu la nuit, et vers le matin seulement, plein de rêves, avec une pollution (la troisième nuit). (*Id.*)

Le matin, réveil de très-bonne heure ; il ne peut pas se rendormir ; et, en voulant se lever, la lassitude et l'envie de dormir l'en empêchèrent. (*Id.*)

170. Le soir, il ne peut écarter le sommeil, avec sensation continuelle de froid. (*Id.*)

Toute la matinée, froid continuel par tout le corps, qui se renouvelle à chaque dose ; après la cessation du froid, quand la chaleur était déjà établie, le nez resta d'abord froid ; mais lorsqu'il s'échauffa, les mains, auparavant chaudes, se refroidirent (au bout d'une demi-heure). (*Herrmann.*)

Parfois, le soir, au milieu d'un sentiment de froid, horripilation subite. (*Franz.*)

Frisson par tout le corps, avec bâillement, sans froid et sans chair de poule, le matin (au bout de vingt-quatre heures). (*Langhammer.*)

Vers le soir, d'abord du froid, sans soif ; en même temps grande sensibilité au front, avec fréquentes horripilations soudaines ; puis chaleur en diverses parties seulement, avec anxiété, comme s'il était menacé de quelque malheur. (*Franz.*)

175. Froid aux mains pendant que le visage est chaud, sans soif, le matin (au bout de trois quarts d'heure). (*Langhammer.*)

Vers le soir, pendant quelques minutes, froid et grande sensibilité au froid, puis chaleur en quelques parties du corps, le dessus des mains et la nuque, mais non au visage. (*Franz.*)

Le matin, sensation de chaleur aux mains, au visage, et par tout le corps, sans augmentation notable de chaleur et sans soif (au bout de trois quarts d'heure). (*Langhammer.*)

Chaleur à quelques parties du corps, aux mains, à la nuque et au cou, sous la mâchoire inferieure; puis, une heure après, sécheresse de la gorge et soif. (*Franz.*)

Sensation de chaleur, et chaleur appréciable au toucher, dans les mains, avec gonflement des veines, pendant que le reste du corps et le front sont seulement chauds et les joues froides (au bout de quinze heures et demie).(*Langhammer.*)

180. Chaque fois qu'il se réveille, la nuit, sueur légère par tout le corps (au bout de dix heures). (*Id.*)

Chaleur par tout le corps, sans soif, qui succède peu à peu à un froid fébrile, et se fait surtout sentir au visage, avec rougeur, augmentant au sortir de table (au bout de deux heures). (*Herrmann.*)

Toute la journée se passa sans soif; mais le soir, le visage et les mains étant chauds, la fièvre survint. (*Franz.*)

Il est toujours concentré en lui-même, et n'a point envie de parler. (*Herrmann.*)

Par accès qui durent une à deux heures, nulle envie de parler; l'action de parler le fatiguait. (*Id.*)

185. Nul goût pour aucun genre d'occupation, jusque vers le soir; il ne peut se résoudre à entreprendre même la moindre chose. (*Franz.*)

Auparavant dispos, il devint tout à coup très-sérieux, et en quelque sorte morose (au bout de deux heures); au bout de quelque temps la sérénité revint, mais ne tarda pas à faire de nouveau place à la mauvaise humeur. (*Id.*)

Mauvaise humeur, morosité; il avait une grande propension à prendre des riens en mauvaise part, et à s'en offenser beaucoup. (*Langhammer.*)

Enfoncé dans de profondes réflexions, il recherche la solitude, et songe surtout à son avenir (au bout d'une heure). (*Id.*)

190. Profondes méditations sur le présent et l'avenir, presque jusqu'à pleurer (au bout de douze heures). (*Id.*)

Chagrin intérieur et tourmens de conscience, comme s'il n'avait pas fait son devoir, ou s'il avait commis un crime (au bout d'une heure). (*Id.*)

Tristesse extrême, comme s'il avait fait une mauvaise action, et qu'il n'eût pas rempli son devoir (au bout de dix heures). (*Id.*)

Tranquillité d'esprit, satisfaction de soi-même (1) (au bout de trois heures). (*Id.*)

Repos et tranquillité de l'âme (2). (*Hartung.*)

195. Parfois il est de très-mauvaise humeur et morose; mais, peu de temps après, il est pris d'un sentiment inconnu de joie, qui s'annonce même par un léger tremblement dans les articulations. (*Franz.*)

Toute la journée, il est de mauvaise humeur, n'ayant nulle envie de parler, et privé presque de sentiment, en sorte qu'il se sent peu de ce qu'éprouve son corps. (*Id.*)

Vers le soir, survient subitement un sentiment inconnu de joie, avec une grande vivacité d'imagination, qui lui offre à l'esprit des images agréables. (*Id.*)

---

26. DIGITALE.

(*Digitalis purpurea.*)

On exprime le suc des feuilles fraîches de cette plante, et on le mêle avec parties égales d'alcool.

Quoique la liste suivante de symptômes ne soit pas encore, à beaucoup près, complète, elle suffira cependant pour prouver que dans toutes les maladies chroniques qu'ils ont réussi à guérir avec la digitale, les médecins ont constamment, et sans exception, agi d'une manière homœopathique, à leur propre insu. Mais les cas infiniment plus nombreux où ils ont échoué dans les traitemens entrepris avec cette plante extrêmement énergique, ne doivent point être séparés de ceux où elle n'a été dirigée que contre des noms pathologiques de maladies, d'après de pures conjectures sur les propriétés générales qu'on lui prêtait hypothétiquement. Tant qu'on agira ainsi, l'homœopathie seule, en l'appliquant aux cas morbides dont les symptômes ont une grande analogie avec les siens, ne la donnera que là où elle peut et doit être utile, avantage immense que cette méthode a sur la déplorable marche suivie par la médecine vulgaire. En outre, on trouvera, dans le peu de symptômes qu'on va lire, des secours efficaces contre des maladies bien

______

(1) Effet secondaire et curatif. — (2) Idem.

plus nombreuses que celles dont jusqu'à présent on a obtenu la guérison avec la digitale.

Une très-petite partie d'une goutte de la quintillionnième, ou mieux encore de la décillionnième dilution, sera souvent trouvée trop forte encore pour les usages de l'homœopathie.

L'action de cette faible dose dure plusieurs jours ; celle d'une dose plus forte se prolonge pendant plusieurs semaines.

Symptômes de la digitale.

Mal de tête, pression et pesanteur, comme quand le sang se porte à la tête.

Idées mélancoliques dans la tête, comme dans l'hypochondrie.

Le soir et la nuit, pendant le sommeil, élancemens sourds, isolés, dans la tempe gauche, qui traversent tout le cerveau.

Douleur énorme dans les yeux, en y touchant.

5. Douleur pressive dans les globes des yeux.

(Gonflement de la paupière inférieure, qui le gêne quand il regarde en bas.)

Inflammation des glandes de Meibomius, au bord des paupières.

Les larmes qui sortent des yeux cuisent sur la joue.

Ophthalmie violente.

10. Rongement et prurit à la joue et au menton, plus forts la nuit.

Un gros bouton, causant une douleur cuisante, sous la narine gauche.

Eruption au cou.

Mal de gorge ; élancemens, même en n'avalant pas.

Salivation.

15. Fétidité de l'haleine (au bout de quatre heures).

Nausées.

Vomissement.

(Tension anxieuse, et resserrement comme par un lien, au dessous des fausses côtes.)

Borborygmes en forme de colique, dans le bas-ventre, pendant une demi-heure.

20. Maux de ventre tiraillans, autour de l'ombilic, le matin (au bout de huit heures).

Froid avant d'aller à la selle.

Mal de ventre, plutôt tiraillant que lancinant, le matin, dans le lit, suivi de deux selles diarrhéiques, après lesquelles il reste encore dans le rectum envie d'aller à la selle.

Diarrhée.

Il laisse échapper involontairement les matières alvines et l'urine.

25. Douleur simple, comme d'écorchure, dans l'anneau inguinal gauche, comme s'il allait survenir uue hernie (au bout de six heures).

Diabètes.

Elle est obligée de se relever toutes les nuits pour uriner.

En urinant, sensation de pression (d'ardeur), dans le milieu de l'urètre, comme si ce canal était trop étroit, mais qui se dissipe pendant l'émission même de l'urine.

A plusieurs reprises, dans la nuit, même sensation que s'il allait survenir des pollutions, quoiqu'il n'en survienne point; le matin, un liquide visqueux à l'orifice de l'urètre.

30. Douleur comme contusive dans le testicule droit.

Le matin, il a la voix rauque.

Après une sueur nocturne, enrouement tel, le matin, qu'il ne pouvait pas parler.

Coryza et toux à un haut degré; à peine pouvait-il parler.

L'excitation à tousser s'étend jusqu'au voile du palais.

35. *Hémoptysie.*

(Après avoir mangé, la toux est si forte, qu'elle vomit les alimens.)

(Toux et sueur vers minuit.)

Sorte d'âpreté et élancemens dans la poitrine.

Constriction douloureuse et suffocante de la poitrine, comme si toutes ses parties internes étaient adhérentes ensemble, surtout le matin; aussi, en s'éveillant, est-il obligé de se mettre subitement sur son séant.

40. Elancemens sourds entre les épaules.

(Eruption boutonneuse sur le dos.)

En se mouchant, douleur comme de brisure dans le sacrum.

Ardeur semblable à celle d'une partie à vif, au bras droit.

Pesanteur dans le bras gauche, qui se fait sentir aussi pendant le repos.

45. Sorte d'éruption miliaire sur le dos de la main, qui ne cause aucune sensation.

Prurit sur le dos de la main, pendant la nuit principalement.

Lorsqu'il est couché et qu'il remue les genoux, au commencement du mouvement, il éprouve une douleur comme contusive dans les cuisses, les jambes et le sacrum.

Pesanteur dans la jambe gauche, qui a l'air d'avoir son siége dans le tibia, et qui l'empêche de marcher.

Après avoir été assis (en voiture), grande raideur dans les articulations des membres inférieurs, qui se dissipa en marchant.

50. Battement vulsif douloureux dans les chairs du bras et de la cuisse.

Prurit sur le dos du pied droit, principalement pendant la nuit.

Douleur pénétrante dans les articulations.

Accablement dans tous les membres, les jambes surtout et les articulations, comme après une longue marche.

Elancemens tiraillans, brûlans (et peu pruriteux), lents, en divers points du corps.

55. Affaissement des forces vitales.

Chute subite des forces, avec sueur générale, et quelques heures après, toux.

Lassitude extrême subite, comme s'il allait perdre connaissance (après le dîner), avec chaleur générale et sueur, sans soif.

Après la méridienne, toutes les articulations causent la même douleur que si elles avaient été rouées.

Lassitude qui porte au sommeil, assoupissement (au bout de huit heures).

60. La nuit; assoupissement seulement, au lieu de sommeil; il conserve à demi sa connaissance, et ne peut dormir.

Il se réveille souvent la nuit, comme s'il éprouvait de l'anxiété, et comme si le temps était venu de se lever.

Pouls plus lent de moitié, pendant plusieurs jours.

Pouls dur, petit, vite.

L'après-midi, frisson à trois ou quatre reprises, et pendant la nuit, forte sueur, même à la tête et au cuir chevelu.

65. Froid d'abord aux doigts, aux mains et aux pieds, puis à la paume des mains et à la plante des pieds, ensuite par tout le corps, aux membres surtout.

Dans la journée, froid intérieur, sans frisson ; en marchant au grand air, il avait si froid, qu'il lui fut impossible de s'échauffer.

Sueur, la nuit, pendant le sommeil.

Violente propension au travail (au bout d'une heure et demie).

(Aliénation mentale cachée, avec désobéissance et opiniâtreté ; il cherche à s'échapper.)

70. Il s'attriste jusqu'à pleurer de ce que certaines choses lui manquent (au bout d'une heure et demie).

Il est triste, et se sent très-malade; tous les objets lui apparaissent tels qu'ils sont quand on a la fièvre; il lui semble avoir la vue altérée comme dans la fièvre.

Crainte de la mort.

Battemens de cœur.

Observations recueillies par d'autres.

Vertige. (*Quarin*, *Maclean*, *Withering*, *J. Penkivil*, *Lettsom.*)

Vertige, qui le fit tomber en montant l'escalier. (*Penkivil.*)

Vertige et tremblement. (*Drake.*)

Toute la tête est embarrassée, avec même sensation que si le cerveau battait comme de l'eau des deux côtés du crâne, par saccades, et allait enfoncer cette boîte. (*C. Teuthorn.*)

5. Mal de tête pulsatif, semblable au choc d'une vague, de l'intérieur à chacun des deux côtés ; il cesse en se couchant et se baissant en avant, mais augmente en se tenant debout et se penchant en arrière (au bout de deux heures). (*Id.*)

La tête est douloureusement entreprise. (*E. Stapf.*)

Il est d'abord tout étourdi et comme hors de lui-même. (*C. Franz.*)

Faiblesse de la mémoire. (*Lettsom.*)

La tête s'entreprend. (*Withering.*)

10. Mal de tête. (*Quarin*, *Lettsom*.)

Céphalalgie, pendant plusieurs jours (1). (*Schiemann*.)

Traction étourdissante dans les côtés de la tête. (*G. Gross*.)

Tiraillement dans le côté gauche de la tête. (*Id.*)

Tiraillement à la région temporale droite, près de l'oreille. (*Id.*)

15. Pression et distension dans les côtés de la tête (au bout de dix minutes). (*Id.*)

Douleur constrictive et pressive dans le front et dans les tempes, qui augmente par la méditation. (*Franz.*)

Douleur pressive, tensive, au front, en avant. (*C.-G. Hornburg.*)

Au milieu du front, à sa partie supérieure, pression comme par un corps dur, en se fatiguant l'esprit. (*Franz.*)

Vive douleur pressive dans le front, un peu au dessus de l'œil, sur une petite étendue (au bout d'une demi-heure). (*Stapf.*)

20. Elancement tantôt dans la région temporale droite, tantôt dans la gauche, mais passager. (*F. Meyer.*)

Céphalalgie pressive, paraissant par saccades, tantôt dans les tempes, tantôt dans toute la tête. (*E.-F. Rueckert.*)

Douleur pulsative dans le front, ou au fond des orbites. (*Maclean.*)

En tournant les yeux à droite ou à gauche, sans remuer la tête, pour voir de côté, il éprouvait un sentiment désagréable de tension à la partie antérieure de la tête (au bout de trente heures). (*Becher.*)

Pendant plusieurs heures, chaque fois qu'il se baisse, tension lancinante sur un petit point de la partie latérale du cerveau, qui se propageait dans une dent supérieure du côté gauche, mais cessait chaque fois en se levant. (*Stapf.*)

25. Quand il penche la tête en avant, même sensation que s'il y avait dedans quelque chose qui retombât sur le front; cette sensation se reproduit souvent. (*Rueckert.*)

Mal de tête, d'un seul côté, qui ressemble à un prurit interne. (*J.-C. Lehmann.*)

Douleur pressive à la saillie de l'os occipital, comme après un coup ou une chute (au bout d'une heure et demie). (*Hornburg.*)

______

(1) Par la vapeur du suc.

Elancemens pressifs à l'extérieur du côté gauche du front (au bout de quatre heures). (*Langhammer.*)

Elancemens tiraillans à l'extérieur de la tempe gauche (au bout de vingt-quatre heures). (*Id.*)

3o. Au milieu du front, bouton rouge, causant une douleur brûlante et cuisante, que l'attouchement augmente. (*Hornburg.*)

Elancemens isolés au côté gauche du front (au bout de quatre-vingt-quatre heures). (*Langhammer.*)

Enflure de la tête. (*Quarin.*)

Chaleur par toute la tête, à l'extérieur et à l'intérieur; il lui était difficile de penser, et il oubliait tout sur-le-champ (au bout d'une heure). (*Meyer.*)

La tête tombe toujours en arrière, pendant la situation assise et la marche, comme si les muscles antérieurs du cou n'avaient pas de soutien et étaient paralysés. (*Teuthorn.*)

35. Pâleur du visage. (*Withering.*)

Convulsions au côté gauche du visage. (*G. Mossmann.*)

Douleur brûlante dans le sourcil droit, avec trouble de la vue, comme s'il y avait une gaze devant les yeux (au bout de cinq minutes). (*Meyer.*)

Douleur pressive au sourcil droit, du côté de l'angle externe de l'œil (au bout de cinquante-deux heures). (*Langhammer.*)

Tendance des deux yeux à se tourner du côté gauche; les portait-il avec effort à droite, il éprouvait de la douleur, et voyait alors tous les objets voisins doubles ou triples de ce côté; en même temps, bouffissure du visage (au bout de vingt-neuf heures). (*Becker.*)

4o. Pression dans l'œil droit, qui paraît et disparaît rapidement (au bout de deux heures). (*Stapf.*)

(Pupilles très-rétrécies (au bout d'une demi-heure).) (*Id.*)

Forte dilatation des pupilles (au bout d'une heure). (*Teuthorn.*)

Obscurcissement de la vue. (*Quarin.*)

Vue indistincte. (*Penkivil.*)

45. Léger obscurcissement de la vue. (*Mossmann.*)

Il ne voit les objets qu'à travers un nuage obscur. (*Withering.*)

Trouble de la vue. (*Id.*)

Cécité. (*Lettsom.*)

Cécité, amaurose pendant trois jours. (*Remer.*)

5o. Vision incomplète, comme s'il passait un nuage ou un brouillard devant les yeux. (*Maclean.*)

Quand il veut regarder des objets éloignés, il lui passe des corps noirs, comme des mouches, devant les yeux. (*Baker.*)

Toutes sortes de figures voltigent devant ses yeux. (*Penkivil.*)

Apparitions devant les yeux. (*Lettsom.*)

Quand il se couvre les yeux, il croit voir des corps brillans sautiller devant. (*Baker.*)

55. Le matin, en s'éveillant, tous les objets lui semblent comme couverts de neige. (*Mossmann.*)

La flamme d'une bougie lui semble plus grande et plus brillante qu'elle ne l'est réellement. (*Baker.*)

Pendant le crépuscule, il aperçoit des teintes chatoyantes rouges, vertes et jaunes, devant ses yeux, comme une lumière vacillante (au bout de huit heures). (*Lehmann.*)

Le visage des personnes marchant dans la chambre lui semblait être d'une pâleur cadavéreuse. (*Baker.*)

Hallucination de la vue; *les objets paraissent verts ou jaunes.* (*Withering.*)

6o. Les objets lui paraissent jaunes, même l'argent. (*Penkivil.*)

Les yeux larmoyent. (*Withering.*)

Les yeux s'emplissent d'eau dans une chambre médiocrement échauffée, moins au grand air; ils sont troubles, chauds, pleins de petits vaisseaux rouges, avec douleur pressive, et il y a de la chassie dans leurs coins (comme dans un violent coryza). (*Stapf.*)

Sensation douloureuse, de grattement dans l'angle interne de l'œil, comme s'il y était entré un gros grain de poussière. (*Hornburg.*)

Les bords des paupières douloureux comme s'ils étaient à vif, quand on ferme les yeux (le soir, dans le lit). (*Rueckert.*)

65. Traction paralytique au dessous de l'arcade zygomatique gauche, devant l'oreille. (*Gross.*)

Douleur tractive, en forme de crampe, à l'arcade zygomatique, qui se dissipe en appuyant fortement dessus. (*Franz.*)

Crampe sous l'arcade zygomatique droite, en remuant la mâchoire inférieure, qui, en mordant, serre spasmodiquement et avec plus de force qu'il ne le voudrait. (*Id.*)

Saignement de nez; du sang clair coule des deux narines (au bout d'une heure). (*Teuthorn.*)

Sensation dans les deux oreilles, comme si elles étaient serrées en dedans par une ligature; il y entend le pouls (l'ouïe reste bonne). (*Franz.*)

70. Pression tensive dans l'oreille gauche. (*Stapf.*)

Frémissement dans les deux oreilles, semblable à celui de l'eau qui bout. (*Theutorn.*)

Elancemens isolés derrière l'oreille, à l'extérieur. (*Id.*)

Douleur tractive dans les muscles, au dessous de l'apophyse mastoïde. (*Franz.*)

Sous l'apophyse mastoïde droite, traction qui cesse en appuyant fortement sur la partie. (*Id.*)

75. Traction pressive à l'occiput, dans l'endroit où s'attachent les muscles du cou, en ployant la tête en arrière. (*Id.*)

Raideur des muscles postérieurs et latéraux du cou, avec douleur pressive, par saccades (au bout de dix heures). (*Hornburg.*)

Douleurs lancinantes, à l'extérieur, dans les muscles du cou, en remuant celui-ci. (*Becher.*)

Raideur douloureuse et tension dans les muscles du cou et de la nuque, surtout pendant le mouvement. (*Stapf.*)

Gonflement des lèvres et de la langue (1). (*G. Henry.*)

80. Le matin, langue chargée et blanche (au bout de quarante-huit heures). (*Langhammer.*)

Ecorchures dans l'intérieur de la bouche, à la langue et à la gencive, avec salivation, pendant trois jours. (*Baylies.*)

Ecorchures dans l'intérieur de la bouche, la gorge, l'œsophage, l'estomac. (*Boerhaave.*)

Accumulation de salive dans la bouche (au bout d'un quart d'heure). (*Becher.*)

Salivation. (*Withering, Lentin.*)

____

(1) Chez une femme qui avait pris une once de décoction, l'enflure des lèvres et de la langue s'accompagna de la fétidité de la salive et de suppression des urines.

85. Afflux de salive dans la bouche , comme après avoir bu du vinaigre. (*Hornburg.*)

Afflux à la bouche d'une salive aqueuse , qui a une saveur d'abord douceâtre , puis très-salée ; par accès fréquens (au bout d'une demi-heure). (*Stapf.*)

Afflux à la bouche d'une salive très-sucrée. (*Schiemann.*)

Accumulation de salive dans la bouche , avec expuition , et fortes nausées en avalant cette salive (au bout d'un quart d'heure). (*Becher.*)

Salivation copieuse, d'odeur fétide. (*Henry.*)

90. Goût fade et muqueux; la bouche semble aussi douce en dedans que si elle était tapissée de velours. (*Teuthorn.*)

Apreté au palais, comme après avoir trop fumé, sans soif. (*Franz.*)

(Endolorissement des dents de devant.) (*Stapf.*)

Après avoir fumé , goût comme d'amandes douces dans la bouche. (*Franz.*)

95. Constriction spasmodique du larynx , comme par un lien. (*Lentin.*)

Elancemens à la partie postérieure du palais et au haut du pharynx, dont il ne s'aperçoit pas en avalant. (*Rueckert.*)

Appétit faible ; il est de suite rassasié. (*Stapf.*)

Très-peu d'appétit , à cause de nausées. (*Becher.*)

Défaut d'appétit , avec un vide indescriptible dans l'estomac. (*R. Kinglake.*)

100. *Défaut d'appétit, avec langue nette.* (*Penkivil.*)

Quoiqu'il ait bon appétit, il trouve le pain amer. (*Teuthorn.*)

Appétence pour les alimens amers. (*Becher.*)

Désirs des boissons acides. (*Teuthorn.*)

Rapports aigres , après avoir mangé. (*Id.*)

105. Nausées. (*Baylies.*)

Nausées à la région de l'estomac , sans constriction à la gorge, ni vomissement (au bout de onze heures). (*Becher.*)

Nausées après avoir mangé. (*Lehmann.*)

Nausées pendant trois jours, sans interruption.(*Maclean.*)

Nausées à périr. (*Warren.*)

110. Nausées et soulèvemens de cœur à périr , par accès

fréquens , avec abattement extrême de l'esprit et·inquié-
tudes (1).(*Withering.*)

Nausées de la plus fâcheuse espèce et vomissement. (*Maclean.*)

Enormes nausées et soulèvemens de cœur , avec vomissemens immodérés ; froid aux membres et sueurs froides, pendant deux jours. (*Baker.*)

Avec des nausées énormes , vomissement de bile verte.
(*Id.*)

Augmentation des nausées, avec vomissement des alimens
qu'il a pris, et qui sont enveloppés d'un mucus blanc, insipide ; le mal de ventre qu'il éprouvait cessa par là (au bout de
huit heures et demie). (*Becher.*)

115. Violent vomissement pendant quatre heures. (*Baylies.*)

Vomissement pendant la nuit. (*Penkivil.*)

Vomissement le matin. (*Mossmann* , *Penkivil.*)

Vomissement énorme. (*Lentin.*)

Vomissement qui dure long-temps. (*Withering.*)

120. Pendant six jours , vomissement que rien ne peut
arrêter (2).

Vomissemens bilieux pendant plusieurs jours. (*Beddoes.*)

Hoquet qui ne montait pas tout-à-fait jusqu'à la gorge ;
six à sept secousses (au bout de vingt-une heures). (*Becher.*)

Hoquet (*Lentin.*)

Sensation désagréable à la région de l'estomac. (*Mossmann.*)

125. Faiblesse d'estomac , comme si la vie allait s'éteindre (*Maclean.*) (3).

Cardialgie. (*Withering.*)

Pesanteur dans l'estomac. (*Penkivil.*)

Sensation d'une constriction au dessus de la région de
l'estomac , qui s'étend vers le foie. (*Hornburg.*)

Les alimens pèsent au creux de l'estomac , après avoir
mangé, quand il s'asseoit , mais non quand il se tient debout.
(*Franz.*)

---

(1) Chaque fois elles duraient plusieurs heures , souvent quatre, et elles sur-
venaient soit avant , soit après le flux d'urine.

(2) Chez une femme qui , deux jours auparavant, avait pris douze feuilles en
six fois. Elle mourut le septième jour. On trouva l'iléon enflammé, et ses parois
presque entièrement adhérentes sur plusieurs points.

(3) Tous les malades s'en plaignaient dans les mêmes termes.

130. Pesanteur dans l'estomac, alternant avec de la lassitude. (*Mossmann.*)

Pression comme par un corps pesant au creux de l'estomac, en redressant le corps. (*Franz.*)

Pression sécante au creux de l'estomac, avec sensation de nausées au même endroit. (*Gross.*)

Elancemens resserrans au creux de l'estomac, auxquels la respiration ne change rien, et que l'attouchement augmente, seulement pendant la station, mais non dans la situation assise (au bout de vingt-quatre heures). (*Gross.*)

Pression et ardeur à la région stomacale. (*Horn.*)

135. Douleur d'estomac, et en même temps sensation de grande chaleur dans l'estomac et dans les intestins. (*Withering.*)

Sensation dans les intestins, comme s'ils étaient tordus sur eux-mêmes, et que la région stomacale fût tirée de dehors en dedans. (*Drake.*)

Constriction pinçante dans le bas-ventre, comme après un grand refroidissement, en se tenant assis, mais dont il n'éprouve aucun ressentiment en marchant (au bout de trois, de quatre jours). (*Franz.*)

Vifs élancemens dans l'ombilic. (*Gross.*)

Un élancement continuel dans la région sous-costale gauche, avec la même sensation, surtout en expirant, que si les parties environnantes étaient engourdies. (*Franz.*)

140. (En mangeant), élancemens sourds, en quelque sorte resserrans, à droite, au dessus de l'ombilic. (*Gross.*)

Elancemens isolés et pincement dans le bas-ventre, parfois avec un commencement de soulèvement de cœur (au bout de vingt-quatre heures). (*Rueckert.*)

Pincement dans le bas-ventre, comme par l'action d'un purgatif (au bout d'une demi-heure). (*Meyer.*)

Coups d'épingle passagers partout le ventre. (*Gross.*)

Petits élancemens dans le côté droit du ventre, en expirant, se tenant debout et marchant (au bout de cinquante-huit heures). (*Langhammer.*)

145. Elancemens dans le côté gauche du ventre, en expirant, pendant qu'il se tient assis (le matin) (au bout de soixante-quinze heures). (*Id.*)

Petits élancemens isolés dans le côté gauche du ventre,

pendant le repos et le mouvement, qui augmentent par l'expiration (au bout de quatre-vingt-huit heures). (*Id.*)

Immédiatement au dessus de l'ombilic, fouillement,
pression, élancement à l'intérieur (au bout de dix minutes).
(*Gross.*)

Élancement dans l'arcade crurale, en marchant. (*Franz.*)

En marchant, tiraillemens lancinans dans la région ombilicale. (*Id.*)

150. Le soir, tiraillemens sécans dans le bas-ventre,
comme après un refroidissement, surtout en se levant de sa
chaise, avec céphalalgie pressive au vertex. (*Id.*)

Douleur sécante dans tout l'hypogastre, et l'épigastre.
(*Gross.*)

Dans la troisième fausse côte gauche, un point qui cause
la même douleur que si tout était déchiré en dedans.
(*Franz.*)

Tiraillement vulsif du mont de Vénus à l'aine gauche,
quand il penche le corps en arrière. (*Id.*)

Dans l'arcade crurale (dans le tendon du muscle psoas,
qui fait saillie pendant le mouvement); douleur tensive,
qui ne se fait guère sentir qu'en marchant; en pressant dessus, douleur comme s'il y avait un corps dur sous la peau,
qui la rendît plus forte. (*Id.*)

155. Crampe tractive en devant, dans l'arcade crurale
droite, qui augmente après les mouvemens du muscle psoas,
et continue aussi en se tenant assis. (*Id.*)

Pression, circulation et gargouillemens dans le bas-ventre.
(*Gross.*)

Vents et émission de vents. (*Ruéckert.*)

Bruit dans le ventre, sans qu'on y sente de vents, ni qu'il
en sorte. (*Bécher.*)

Tension de la peau du bas-ventre, quand il se redresse.
(*Franz.*)

160. Pendant le mouvement, mais non en y touchant,
douleur comme d'ulcération au bas-ventre. (*Id.*)

Pression de haut en bas, et térébration d'arrière en avant
dans le côté gauche du ventre. (*Id.*)

Sensation dans le côté gauche du bas-ventre, comme si
quelque chose cherchait à en sortir. (*Id.*)

Envie d'aller à la selle. (*Hornburg.*)

Après quarante-huit heures de constipation, selle molle et jaune, sans difficultés. (*Franz.*)

165. Diarrhée de couleur cendrée, comme chez les ictériques. (*Schiemann.*)

Après les vomissemens syncope, puis violente diarrhée de matières cendrées en bouillie, comme chez un ictérique. (*Meyer.*)

Jaunisse. (*Withering.*)

Purgation. (*Id.*)

Selle liquide. (*Hornburg.*)

170. D'abord, deux à trois selles liquides (au bout de vingt-quatre heures), puis resserrement du ventre, le matin; le soir seulement, évacuation qui entraîne beaucoup d'ascarides (au bout de cinquante-cinq heures). (*Stapf.*)

Au bout de soixante-douze heures, les selles deviennent très-molles et liquides, et aussi beaucoup plus fréquentes (*Franz.*)

Deux ou trois selles par jour, pendant plusieurs jours. (*Langhammer.*)

Violente diarrhée. (*Lentin, Baylies.*)

Purgation douloureuse pendant trois à quatre jours. (*Withering.*)

175. Diarrhée, avec tranchées dans le ventre. (*Becher.*)

Plusieurs selles diarrhéiques, précédées de tranchées (au bout de huit heures, et plus tard). (*Id.*)

Diarrhée; matières mêlées de mucus; auparavant mal de ventre, tantôt pressif, tantôt sécant (au bout de six à huit heures), qui cesse chaque fois qu'il va à la selle. (Id.)

Dysenteries presque incurables. (*Boerhaave.*)

Léger élancement dans la région rénale gauche, en se tenant assis. (*Hornburg.*)

180. Envie pressante d'uriner (au bout d'une demi-heure). (*Id.*)

Rétention d'urine. (*Henry.*)

Vains efforts pour uriner. (*Mangold.*)

Une douleur constrictive dans la vessie, pendant l'émission de l'urine; cette douleur était cause que l'urine sortait avec beaucoup de peine. (*Lehmann.*)

Le premier jour, il n'urine que deux fois, et peu à chaque fois, mais sans difficulté; au bout de quarante-huit heures l'urine devient beaucoup plus abondante, et son émission s'accompagne d'une tráction sécante dans la vessie. (*Franz.*)

185. Fréquentes envies d'uriner; l'uriné ne sort que goutte à goutte, avec sensation brûlante dans l'urètre et à la région du gland, et elle a une teinte rougeâtre (au bout de trois heures). (*Meyer.*)

L'urine commence à sortir moins souvent, mais en plus grande quantité et avec moins d'ardeur, le matin (au bout de vingt heures). (*Id.*)

Envie d'uriner continuelle pendant la nuit; quand il se levait pour uriner, il éprouvait des étourdissemens et des vertiges (au bout de douze heures et jusqu'au matin). (*Id.*)

Urine trouble, sans besoin pressant; par le repos, elle devient encore plus rouge et se trouble (au bout de quatorze heures). (*Becher.*)

Après le flux d'urine rétention d'urine, puis nausées, vomissement et diarrhée (1). (*Withering.*)

190. Emission fréquente d'urine aqueuse. (*Stapf.*)

Envies fréquentes d'uriner; il rend beaucoup d'urine de couleur naturelle (au bout de huit, neuf, dix heures). (*Becher.*)

Augmentation de l'émission de l'urine et des besoins d'uriner, avec impossibilité de la retenir. (*Withering.*)

Impossibilité de retenir l'urine. (*Id.*)

Nausées après avoir uriné. (*Id.*)

195. Pendant l'émission de l'urine et la diarrhée, pouls petit et vite; cependant froid glacial aux pieds et aux mains. (*Id.*)

L'urine est âcre. (*Id.*)

Inflammation du col de la vessie. (*D. Monro.*)

Le matin, avec léger coryza, obturation du nez (au bout de soixante-treize heures). (*Langhammer.*)

Le matin, le larynx est plein de mucosités qui se détachent aisément, mais qui retombent ordinairement dans la gorge, de sorte qu'il est obligé de les avaler. (*Gross.*)

____

(1) C'est un effet alternatif très-rare de la digitale, et qui n'a lieu que quand la dose est par trop forte. Il est beaucoup plus fréquent et ordinaire de voir la difficulté d'uriner pendant l'action primitive de ce médicament. C'est par là qu'il se montre assez souvent utile dans des hydropisies qui sont accompagnées d'une difficulté semblable d'uriner et d'autres symptômes analogues à ceux qui caractérisent ses effets primitifs. Car les émissions d'urine copieuses et souvent involontaires qui ont lieu par l'emploi de la digitale ne sont que le résultat de son action secondaire, ou de la réaction de l'organisme.

200. Le matin, expuition de mucosités, qu'il détache volontairement de sa gorge (au bout de soixante-treize heures). (*Langhammer.*)

Toux sèche, sourde, comme par l'effet d'un chatouillement dans la trachée-artère. (*Stapf.*)

Toux sèche, qui cause des douleurs pressives et tensives dans le bras et l'épaule (au bout de trente-six heures). (*Id.*)

Douleur de poitrine, qui rend la toux pénible. (*Brandis.*)

Le matin, au sortir du lit, asthme, avec toux sèche. (*Hornburg.*)

205. *Expectoration teinte de sang.* (*Penkivil*)

À chaque inspiration, même sensation que si on l'électrisait. (*Sackenreuter.*)

Battemens du cœur plus forts, presque perceptibles à l'oreille, avec anxiété et douleurs constrictives sous le sternum. (*Becher.*)

Battemens de cœur pressifs (constrictifs et pressifs), avec anxiété et douleurs spasmodiques, dans le sternum et sous les côtes, qui augmentent quand il penche la tête et le haut du corps en avant (au bout d'une demi-heure). (*Id.*)

Battement très-sensible dans le côté droit de la poitrine, semblable à celui d'une artère, et isochrone au pouls (au bout d'une demi-heure). (*Hornburg.*)

210. Douleurs constrictives dans le sternum même, qui augmentent quand on penche la tête et le haut du corps en avant (au bout de deux heures et demie). (*Becher.*)

En redressant le corps, tension au côté gauche de la poitrine, comme si les parties y étaient contractées. (*Franz.*)

Quand il s'asseoit le corps baissé, pression sur la partie inférieure de la poitrine; la respiration est plus courte et insuffisante; il ne peut pas retenir long-temps son haleine, et il est forcé de humer promptement de nouvel air. (*Id.*)

Respiration difficile, lente et profonde. (*Rueckert.*)

Tension sur la poitrine, et pression dans le creux de l'estomac, qui oblige à faire fréquemment de profondes inspirations. (*Id.*)

215. Pendant plusieurs jours, asthme pénible; il est obligé de faire souvent des inspirations profondes, et cependant il lui semble n'avoir point encore assez tiré d'air, surtout en se tenant assis. (*Stapf.*)

Douleur tractive dans le milieu du sternum, en marchant. (*Franz.*)

Traction pressive sur la poitrine, en toussant. (*Id.*)

En remuant le bras avec force, il éprouve de suite une pression sécante au côté opposé de la poitrine, à l'extérieur et en devant, à la hauteur de la troisième côte. (*Id.*)

Grande chaleur sur la poitrine, comme s'il était tout nu devant un poêle; bientôt après, fraîcheur autour de la poitrine. (*Hornburg.*)

220. A droite, au dessus du creux de l'estomac, vifs élancemens. (*Gross.*)

Petits élancemens pruriteux et rongeans, isochrones au pouls, dans le côté gauche, vis-à-vis du creux de l'estomac. (*Id.*)

Au dessous de l'aisselle droite, élancemens sourds (resserrans) sous les côtes. (*Id.*)

Prurit rongeant dans la région lombaire gauche, qui force à se gratter. (*Id.*)

Dans le côté gauche, près des vertèbres lombaires, douleur lancinante tractive, qui diminue en appuyant la main sur la partie. (*Id.*)

225. Traction dans l'épine du dos, les membres et les doigts, comme on en ressent quelquefois après un refroidissement. (*Rueckert.*)

Sensation en forme de secousse dans les premières vertèbres dorsales (au bout de deux heures). (*Hornburg.*)

L'articulation de la première vertèbre dorsale avec la dernière du cou cause la même douleur que si elle était à vif, en ployant le cou en avant, mais non en y touchant. (*Franz.*)

Douleur sécante, avec engourdissement de la peau, à la nuque, qui oblige à tirer la tête en arrière; il semble qu'une partie molle et morte soit prise entre les articulations, et qu'elle empêche la tête de se renverser tout-à-fait en arrière. (*Id.*)

Tiraillement, au dessous de l'omoplate droite. (*Gross.*)

230. Prurit voluptueux dans le creux de l'aisselle. (*Franz.*)

En remuant le bras, douleur tensive et pressive dans les muscles et dans l'épaule. (*Stapf.*)

Faiblesse paralytique dans le bras gauche; à peine pouvait-il le lever, et il lui était impossible de fermer le poing sans douleur. (*Hornburg.*)

Sensation brûlante, lancinante, dans le bras gauche. (*Id.*)

Elancemens tiraillans au bras droit (en marchant) (au bout de soixante-quatorze heures). (*Langhammer.*)

235. Coups d'aiguille à la partie inférieure du bras gauche, qui continuent en le remuant. (*Rueckert.*)

Sensation au côté interne de l'articulation du coude droit, comme si le bras allait s'engourdir, et que le nerf eût été comprimé (au bout d'une demi-heure), et même sensation en touchant à la partie (au bout de dix-huit heures). (*Id.*)

Douleur paralytique au milieu du cubitus, en étendant le bras. (*Franz.*)

Fort gonflement, la nuit, de la main droite et des doigts, qui dure trois heures (au bout de vingt, de vingt-deux heures). (*Meyer.*)

Pincement et vif élancement resserrant au dessus de l'articulation de la main droite, sur le dos du cubitus. (*Gross.*)

240. Forts élancemens dans les muscles de l'avant-bras droit (au bout d'une demi-heure). (*Langhammer.*)

Tiraillement paralytique dans les os du carpe droit. (*Gross.*)

Fort tiraillement à l'avant-bras droit, plus à l'extérieur qu'à l'intérieur, pendant le repos et le mouvement (au bout de trente-deux heures). (*Langhammer.*)

Tiraillement paralytique dans les os métacarpiens de la main droite (au bout de huit heures). (*Gross.*)

Elancemens spasmodiques dans l'éminence thénar gauche, pendant le repos et le mouvement (au bout de six heures et demie). (*Langhammer.*)

245. Tiraillement paralytique, vulsif, dans le doigt indicateur de la main droite, en devant et en arrière. (*Gross.*)

Tiraillement paralytique dans les articulations des doigts, pendant le repos et le mouvement. (*Id.*)

Vulsion involontaire du doigt indicateur de la main gauche, qui l'écarte en dehors. (*Franz.*)

Elancement brûlant au pouce gauche, immédiatement au dessus de l'ongle, qui augmente en appuyant sur la partie. (*Id.*)

Le soir, la fesse s'engourdit et devient comme morte, en se tenant assis. (*Id.*)

250. Traction lente au dessus des fesses. (*Id.*)

Prurit rongeant à la partie supérieure et antérieure de la cuisse. (*Gross.*)

Vifs élancemens à la cuisse, un peu au dessus du genou gauche, en dehors (au bout d'un quart d'heure). (*Id.*)

Traction pressive dans les muscles antérieurs de la cuisse. (*Franz.*)

Traction au côté interne de la cuisse, en se tenant assis, et au côté interne du pied gauche, quand il est pendant et non soutenu. (*Id.*)

255. Pression dans la cuisse droite, au côté antérieur, plutôt tractive que pressive, qui peu à peu augmente et diminue. (*Hornburg.*)

En croisant les jambes, sensation sécante dans la cuisse, qui cesse en les décroisant. (*Franz.*)

Traction en forme de crampe, dans les muscles situés au dessus du jarret, en se tenant assis, qui cesse après avoir fait quelques pas. (*Id.*)

Raideur non douloureuse au condyle externe du genou, comme s'il y avait là un gonflement interne, avec sensation de froid. (*Id.*)

En montant l'escalier, sentiment comme d'une grande lassitude dans les genoux. (*Becher.*)

260. Vifs élancemens sous le genou gauche, au côté externe du tibia, pendant le mouvement et le repos (au bout d'une heure). (*Gross.*)

En marchant, douleur de lassitude dans les genoux et les jambes, comme après une longue route faite à pied. (*Becher.*)

Vulsion des muscles situés sous le jarret gauche, isochrone au pouls, et cessant par l'attouchement. (*Franz.*)

Tension dans les jarrets, qui ne permet pas de les allonger. (*Id.*)

Traction sur le tibia gauche, comme si une partie de l'os avait été arrachée. (*Id.*)

265. La fatigue oblige à étendre continuellement les jambes. (*Hornburg.*)

En marchant, la jambe gauche cause une douleur cuisante et comme contusive. (*Franz.*)

Il éprouve une chaleur brûlante dans le mollet droit, dès qu'il le pose sur l'autre jambe. (*Id.*)

L'articulation du pied, quand il étend celui-ci, cause la même douleur que si elle avait été distendue outre mesure.(*Id.*)

Prurit rongeant au dessus de la cheville externe. (*Gross.*)

270. Le soir, vifs élancemens dans la plante du pied droit, qui font tressaillir tout le membre inférieur. (*Franz.*)

Endolorissement général de tout le corps. (*Penkivil.*)

(Les accidens semblent s'exaspérer dans une chambre chaude.) (*Stapf.*)

L'épiderme du corps se détache. (*Haller.*)

Prurit rongeant en diverses parties du corps, qui oblige à se gratter, ce qui le fait bien cesser, mais n'empêche pas qu'il ne revienne ensuite. (*Gross.*)

275. *Quand il ne se gratte pas, malgré le prurit rongeant qu'il éprouve dans presque toutes les parties du corps, ce prurit devient ordinairement de plus en plus pénible, et finit par dégénérer en élancemens brûlans insupportables, qui tantôt cessent, et tantôt reviennent plus forts.* (*Id.*)

Douleur à la partie souffrante. (*Quarin.*)

Chatouillement à la partie souffrante. (*Id.*)

Faiblesse et lassitude des membres inférieurs, avec sensation de tremblement. (*Rueckert.*).

Fatigue, défaut de force, et faiblesse paralytique des membres inférieurs, sans douleur. (*Hornburg.*)

280. Paresse et pesanteur des membres. (*Mossmann.*)

En se levant du lit, le matin, il est paresseux et las. (*Lehmann.*)

Faiblesse, prostration des forces. (*Withering.*)

Tous ses muscles sont sans force; il lui semble n'avoir pas assez dormi. (*Franz.*)

Fréquentes lassitudes; elle est obligée de se coucher, parce que la situation assise la fatigue. (*Penkivil.*)

285. Lassitude extraordinaire. (*Maclean.*)

Grand degré de faiblesse et vertige, avec pouls intermittent. (*Drake.*)

Lassitude et faiblesse, que le malade ne croit pas pouvoir supporter sans mourir. (*Id.*)

Epuisement général des forces. (*Lettsom.*)

Faiblesse générale, comme si toutes les parties du corps étaient fatiguées (au bout de deux heures). (*Hornburg.*)

290. Apoplexie (mortelle). (*Scherwen,*)

Faiblesse, jusqu'à mourir (1). (*Maclean.*)

Propension continuelle aux syncopes. (*Id.*)

Violente disposition aux syncopes. (*Drake.*)

Tendance aux syncopes, et détente de la force vitale. (*Id.*)

295. Syncopes. (*Withering.*)

Syncopes au milieu de soulèvemens de cœur. (*Id.*)

Il lui semble que son corps soit très-léger (au bout de quatre heures). (*Franz.*)

Bâillemens et pandiculations fréquentes. (*Stapf.*)

Fréquentes envies de dormir, à un haut degré. (*Maclean.*)

300. Envies de dormir fréquentes. (*Drake.*)

Fort sommeil. (*Maclean.*)

Sommeil, avec beaucoup de rêves non désagréables. (*Hornburg.*)

La nuit, sommeil troublé par des rêves désagréables, dans lesquels rien ne lui réussit (au bout de vingt-trois heures). (*Langhammer.*)

Sommeil agité; il se retourne sans cesse, la nuit, dans son lit, avec des rêves joyeux. (*Teuthorn.*)

305. La nuit, sommeil agité à cause d'une envie continuelle d'uriner. (*Meyer.*)

Agitation et jecticulation la nuit, étant à demi éveillé et non entièrement maître de ses sens. (*Rueckert.*)

La nuit, réveil fréquent, comme par l'effet d'une peur (au bout de quarante-sept heures). (*Langhammer.*)

La nuit, fréquens réveils causés par des rêves effrayans, comme s'il tombait de haut ou dans l'eau (au bout de vingt-quatre, de soixante-douze heures). (*Langhammer.*)

Sommeil agité; il ne peut rester tranquille qu'étendu sur le dos. (*Lehmann.*)

310. La nuit, violente douleur dans l'articulation de l'épaule et du coude gauches, pendant un état de demi-sommeil, sans qu'il ait une conscience parfaitement claire de ce qui lui arrive; et tandis qu'il est étendu sur le dos, le bras gauche sur la tête. (*Rueckert.*)

____

(1) L'opium agit comme antidote.

Spasmes. (*Withering.*)

Convulsions épileptiques, ensuite cécité et amaurose, pendant trois jours. (*Remer.*)

Etat fébrile. (*Quarin.*)

Lenteur du pouls. (*Lentin.*)

315. Le pouls fut, pendant vingt-quatre et même quarante-huit heures, beaucoup plus lent que de coutume; il n'en devint ensuite que plus vite et plus petit (1). (*Lettsom.*)

Pouls à quarante pulsations par minute. (*Withering.*)

Pouls lent, mais fort. (*Hornburg.*)

Au milieu de faiblesse et de paresse par tout le corps, diminution des pulsations, dont le nombre tombe de quatre-vingt-deux à trente-neuf : à des intervalles plus ou moins longs, le pouls faisait une pause; les pulsations étaient petites. (*Becher.*)

D'abord lent, le pouls commence ensuite tout-à-coup à faire une couple de pulsations, ou le doigt qui le tâte perd de temps en temps une pulsation entière. (*Maclean.*)

320. Le pouls tombe de soixante-cinq à cinquante pulsations, qui étaient tout-à-fait irrégulières; toujours, entre trois ou quatre molles, il y en avait une pleine et dure, le premier jour; au troisième jour, le pouls était à soixante-quinze. (*Franz.*)

Diminution du pouls, qui tombe de cent pulsations à quarante. (*Mossmann.*)

Le pouls tombe à cinquante et enfin à trente-cinq pulsations. (*Withering.*)

Le nombre des pulsations est diminué presque de moitié. (*Becher.*)

Une fois que le pouls est devenu lent, le moindre mouvement du corps l'accélère. (*Maclean.*)

325. Pouls inégal, de quarante à quarante-huit pulsations. (*Becher..*)

____

(1) Ce phénomène est le plus ordinaire et le plus certain des effets de la digitale ; après qu'elle a commencé par ralentir le pouls (effet primitif) au bout de quelques jours, la vie produit (effet réactif ou secondaire) un état inverse, c'est-à-dire que le pouls reste plus vite et plus petit. On voit d'après cela combien les médecins ordinaires se trompent quand ils cherchent à provoquer, par le moyen de la digitale, un ralentissement durable du pouls.

La quantité des pulsations ne diminue presque pas pendant la station, et diminue peu dans la situation assise, mais diminue surtout dans la situation couchée, où le nombre en descend à soixante, tandis qu'il est de cent dans la station. (*Baidon.*)

Avant la mort, cent pulsations par minute. (*Withering.*)

Fréquemment des bâillemens et des pandiculations, avec sensibilité au froid. (*Stapf.*)

Froid intérieur par tout le corps (au bout de cinq minutes). (*Gross.*)

330. Frisson par tout le dos (au bout d'une heure). (*Meyer.*)

Léger frissonnement dans le dos (au bout de trente heures et demie). (*Becher.*)

Il est continuellement frileux, surtout dans le dos. (*Stapf.*)

Sensation de froid, et froid d'abord dans les mains et les bras, puis par tout le reste du corps, jusqu'aux pieds (au bout d'une demi-heure). (*Becher.*)

Froid au corps, avec sueur visqueuse. (*Macleän.*)

335. Sueurs froides. (*Withering.*)

Froid à l'intérieur et à l'extérieur par tout le corps (au bout de trente-six heures). (*Gross.*)

Frissonnement intérieur par tout le corps, avec chaleur extraordinaire à l'extérieur, appréciable au toucher (au bout de quatorze heures). (*Id.*)

Sentiment de froid par tout le corps à la fois ; le corps était frais au toucher, à l'exception du visage, où le froid ne se faisait pas sentir, et qui resta chaud (au bout d'une demi-heure). (*Becher.*)

L'une des mains est froide, et l'autre chaude. (*Lehmann.*)

340. Chaleur qui survient subitement par tout le corps, et cesse avec non moins de rapidité, laissant de la faiblesse dans toutes les parties (au bout de vingt-cinq heures). (*Becher.*)

Fièvre : succession de frisson, de chaleur et d'abondante transpiration. (*Mossmann.*)

Fréquemment de la chaleur par tout le corps, mais une sueur froide sur le front, treize à quatorze heures après le froid. (*Becher.*)

II.   16

Un milieu d'un léger frissonnement dans le dos, ardeur à la tête, au visage et aux oreilles, avec rougeur des joues; en même temps, l'œil gauche paraît beaucoup plus petit (après avoir mangé, et dans une chambre médiocrement échauffée). (*Stapf.*)

Rougeur et chaleur du visage entier, avec froid au reste du corps (au bout de trois heures). (*Teuthorn.*)

345. La face interne des mains est baignée d'une sueur chaude. (*Hornburg.*)

Le matin, en s'éveillant, il se trouva dans un état de douce sueur (au bout de vingt-quatre heures). (*Langhammer.*)

Propension aux travaux de cabinet et à toutes sortes d'occupations (1). (*Hornburg.*)

Il n'est point disposé à parler. (*Id.*)

Il est morne et de mauvaise humeur. (*Id.*)

350. Humeur morne et morose; il trouve à redire à tout. (*Rueckert.*)

Abattement de l'esprit et inquiétudes. (*Withering.*)

Découragement. (*Penkivil.*)

Sentiment d'anxiété, comme si l'on avait fait quelque chose de mal. (*Lehmann.*)

Indifférence; il est aussi renfermé en lui-même que s'il n'avait pas assez dormi, sans cependant éprouver le besoin du sommeil. (*Teuthorn.*)

355. L'esprit est en général tranquille, si ce n'est qu'il se présente à lui des images très-vives (2).

---

27. DOUCE-AMÈRE.

(*Dulcamara.*)

On exprime le suc des jeunes pousses et des feuilles de cette plante grimpante (*Solanum Dulcamara*), avant l'époque de la floraison, et on le mêle avec parties égales d'alcool. Après avoir décanté le liquide clair qui, au bout de quelque temps, surnage le sédiment, on l'étend, et peu à peu on le porte

(1) Effet curatif.
(2) Effet en grande partie secondaire et curatif.

à la décillionnième dilution. Deux globules imbibés de cette dilution suffisent pour une dose.

Il est très-probable que cette plante énergique appartient à la classe des antipsoriques, comme semble déjà l'indiquer la liste suivante de ses effets purs.

On la trouvera spécifique aussi dans quelques fièvres épidémiques, de même que dans diverses maladies aiguës provenant d'un refroidissement.

Son action dure long-temps, comme on peut déjà s'en convaincre chez les personnes bien portantes.

Symptômes de la douce-amère.

Vertige léger et passager.

A midi, avant de se mettre à table, en marchant, sensation de vertige, comme si les objets s'arrêtaient devant lui, et comme si un voile noir s'étendait devant ses yeux.

Vertige momentané. (*Piquot.*)

Vertige. (*Althof.*)

5. En voulant sortir du lit, le matin, vertige presqu'à tomber, avec faiblesse générale et tremblement par tout le corps (au bout de vingt-quatre heures). (*Mueller.*)

Stupeur. (*Carrère.*)

Violente stupeur de la tête. (*Starke.*)

Mal de tête stupéfiant, hébétant.

Mal de tête, le matin, dans le lit, qui augmente en se levant. (*Mueller.*)

10. Mal de tête, paresse, froid par tout le corps, et tendance au vomissement. (*Id.*)

Pesanteur de la tête. (*Carrère.*)

Pesanteur dans le front (au bout de douze heures). (*Wahle.*)

Pesanteur dans le front, pendant plusieurs jours, avec fréquens élancemens de dedans en dehors, à la région temporale. (*Id.*)

Pesanteur à l'occiput, pendant trois heures. (*Id.*)

15. Pesanteur de toute la tête, pendant la journée, comme si les tégumens de la tête étaient tendus, surtout à la nuque, où la sensation dégénérait en une sorte de fourmillement. (*Id.*)

Pesanteur de la tête, avec douleur térébrante de dedans en dehors dans la tempe et dans le front, comme à la suite d'une orgie nocturne. (*Wagner.*)

Sentiment d'hébétude dans la tête, comme après l'ivresse, qui cessa au grand air. (*Id.*)

Hébétude et vide dans la tête, le soir, vers six heures.

Hébétude dans la tête, et légère traction dans la bosse frontale gauche.

20. Le mal de tête stupéfiant dure pendant dix jours.

Vacillation dans la tête, avec chaleur qui montait par tout le visage.

Chaleur dans la tête. (*Carrère.*)

Pression fouillante dans toute l'étendue du front. (*Gross.*)

Violent mal de tête, comme un fouillement dans le milieu du cerveau, sur le devant de la tête, comme un étourdissement et une sensation semblable à celle que produirait le cerveau s'il était enflé; douleur qui se manifesta, dès le matin, dans le lit, et qui ne diminuait ni n'augmentait par le repos, non plus que par le mouvement; cependant elle devint plus forte en se levant. (*Mueller.*)

25. Céphalalgie térébrante de dedans en dehors, tantôt au front et tantôt dans les tempes (au bout de quinze heures). (*Wagner.*)

Céphalalgie térébrante dans la tempe droite (au bout de vingt-trois heures). (*Wahle.*)

Avant minuit, mal de tête térébrant de dedans en dehors. (*Id.*)

La céphalalgie n'occupe jamais toute la tête, mais seulement une très-petite étendue, où elle ressemble à une pression avec un instrument moussé. (*Gross.*)

Tout l'après-midi, céphalalgie sourde, surtout à la bosse frontale gauche.

30. Le soir, la céphalalgie, sourdement pressive, devint plus violente, avec augmentation du coryza.

Pression douloureusement stupéfiante dans le côté gauche du synciput (au bout de trois heures).

Céphalalgie stupéfiante, pressive, à l'occiput, en remontant de la nuque. (*Rueckert.*)

Pression dans les tempes, comme avec un instrument moussé, tantôt au côté droit, tantôt au côté gauche. (*Gross.*)

Sensation sourde dans le front et à la racine du nez, comme s'il avait une planche devant la tête. *(Id.)*

35. Vers le soir, en allant au grand air, mal de tête, semblable à une pression de dedans en dehors. *(Wahle.)*

Le soir, très-tard, douleur pressive de dedans en dehors, dans la bosse frontale gauche.

Douleur pressive de dedans en dehors, par saccades, dans la partie antérieure de la tête, plus forte pendant le mouvement.

Pression tractive dans la bosse frontale gauche (le sixième jour.)

Traction pressive dans la région temporale gauche, l'après-midi.

40. Mal de tête tractif de l'une et l'autre tempes vers l'intérieur.

Tiraillement pressif dans les tempes, par intervalles.

Douleur pressive, pulsative, dans le côté gauche du front, avec tournoyement.

Compression tiraillante dans le haut de la tête. *(Gross.)*

Tiraillement, par intervalles, dans la tempe gauche. *(Id.)*

45. Elancemens dans la tête, qui lui donnent de l'humeur, le soir surtout; ils sont moins forts dans la situation couchée.

Un grand et lent élancement dans l'occiput, comme avec une épingle qu'on retirerait sans cesse. *(Wahle.)*

Profondément dans le cerveau violent élancement sur le devant de la tête, avec nausées. *(Mueller.)*

Pression, par intervalles, au côté gauche du sommet de la tête, comme si un instrument mousse pénétrait dans cette dernière. *(Gross.)*

Sensation comme si le derrière de la tête avait grossi. *(Wahle.)*

50. Douleur pressive dans le côté gauche de l'os occipital. *(Id.)*

Mal de tête à l'occiput, le soir, dans le lit. *(Id.)*

Douleur lentement tractive à travers le cerveau entier, le soir (au bout d'un quart d'heure).

Le soir, en mangeant, douleur tractive sur le crâne, jusque dans les os du nez, où elle devient constrictive. *(Wahle.)*

Traits vulsifs rapides, qui descendent de la bosse frontale jusque dans le bout du nez. (*Gross.*)

55. Légère traction dans la bosse frontale gauche, surtout en se baissant.

Douleur stupéfiante à la tête, immédiatement au dessus de l'oreille gauche, comme si quelqu'un y enfonçait un instrument mousse. (*Gross.*)

Bosses au front, qui, lorsqu'on y touche, causent une douleur lancinante.

Douleur pressive, tensive, au dessus de l'œil droit (au bout de trois heures). (*Wagner.*)

Douleur térébrante de dedans en dehors, au dessus du sourcil droit. (*Wahle.*)

60. Douleur constrictive au bord de l'orbite. (*Gross.*)

Pression dans les yeux, tant en lisant qu'en ne lisant pas, mais plus forte dans le premier cas. (*Rueckert.*)

Lorsqu'elle va au soleil, il lui semble que du feu sorte de ses yeux ; il en est de même dans la chambre.

Etincelles devant les yeux. (*Piquot.*)

Commencement d'amaurose, et affaiblissement tel de la vue, qu'il n'aperçoit les objets proches ou éloignés que comme à travers un nuage ; la paupière supérieure était comme à demi paralysée, comme si elle allait tomber. (*Mueller.*)

65. Trouble de la vue. (*Carrère.*)

Inflammation de l'œil (chemosis). (*Tode, Starcke.*)

Pression indolente sur l'os jugal gauche (sur-le-champ). (*Gross.*)

Tintement dans les oreilles. (*Rueckert.*)

Tintement d'oreilles.

70. Fréquens tintemens d'oreilles (au bout de quatre, de huit jours). (*Stapf.*)

Une sorte de fourmillement dans l'oreille gauche, puis dans la droite, comme si de l'air très-froid était entré dans l'oreille. (*Wahle.*)

Tiraillement dans l'oreille gauche, mêlé d'élancemens de dedans en dehors ; grand bruit dans l'oreille, après lequel il n'entend pas bien ; en ouvrant la bouche, crépitation dans l'oreille, comme si quelque chose s'y brisait en deux. (*Trinks et Hartlaub.*)

Douleur dans l'oreille gauche ; en même temps grandes nausées. (*Id.*)

Otalgie terrible toute la nuit, qui l'empêche de dormir : le matin, la douleur cesse tout d'un coup ; cependant il reste encore pendant quelque temps un bruissement dans l'oreille. (*Id.*)

75. Elancement pinçant dans l'oreille gauche, qui se dirige vers le tympan. (*Wahle.*)

Petits élancemens dans le conduit auditif et dans la parotide. (*Rueckert.*)

Douleur accompagnée de petits élancemens, dans l'oreille droite. (*Wahle.*)

Traction passagère dans le conduit auditif externe. (*Gross.*)

Au dessous de l'oreille gauche, se dirigeant vers la branche de la mâchoire inférieure, constriction en forme de crampe. (*Id.*)

80. Il survint un si fort saignement de nez, que la quantité de sang s'éleva à quatre onces. Le sang était d'un rouge clair ; il coulait très-chaud de la narine gauche, avec une pression à la région du sinus longitudinal supérieur, laquelle continua même après l'épistaxis.

Saignement de nez. (*Starcke.*)

Bouton dans l'intérieur de l'aile gauche du nez, qui cause une douleur ulcérative. (*Wahle.*)

Eruption : petit bouton, dans les deux coins du nez.

Traction et tiraillement dans la joue entière.

85. Prurit aux joues, immédiatement aux ailes du nez (au bout d'une demi-heure).

Eruption suintante sur la joue (*Carrère.*)

En dedans de la lèvre supérieure, à la partie antérieure du palais, et aussi à l'extérieur de la bouche, tout autour, petits boutons et petits ulcères, qui, lorsqu'on touche à la partie, causent une douleur tiraillante.

Mouvemens vulsifs des lèvres et des paupières (à l'air froid). (*Carrère.*)

Pincement au bas du menton, sur une petite étendue. (*Gross.*)

90. Boutons pruriteux au menton.

Une douleur tractive dans les muscles droits du cou. (*Mueller.*)

Emoussement des dents, comme si elles étaient privées de sentiment. (*Id.*)

Même sensation dans la gorge que si la luette était trop longue.

Douleurs dans la gorge. (*Carrère.*)

95. Salivation. (*Id.*)

Salivation, avec gencives molles, spongieuses. (*Starcke.*)

Ecoulement de salive, avec constriction de la gorge.

Ecoulement d'une grande quantité de salive visqueuse et savonneuse. (*Starcke.*)

Fourmillement pruriteux au bout de la langue. (*Wahle.*)

100. Sécheresse de la langue. (*Carrère.*)

Langue sèche et âpre. (*Id.*)

Paralysie de la langue, qui empêche de parler (par un temps froid et humide), chez une femme qui faisait usage de la douce-amère). (*Id.*)

Paralysie de la langue, après un long usage de la douce-amère. (*Linné.*)

Paralysie de la langue. (*Gouan.*)

105. Beaucoup de rapports. (*Mueller.*)

Grattement très-vif dans la gorge, d'où il arrache sans cesse un mucus très-visqueux.

Rapports, à quatre reprises différentes, avec grattement dans l'œsophage et soda (au bout de neuf heures).

Eructations, avec horripilations, comme celles qu'excite le dégoût.

Fréquentes éructations. (*Gross.*)

110. Eructations mêlées de hoquets. (*Id.*)

Goût fade et savonneux dans la bouche, avec défaut d'appétit. (*Starcke.*)

En mangeant rapports fréquens, de sorte que la soupe qu'il vient à peine d'avaler lui remonte de suite à la gorge. (*Gross.*)

Faim, avec répugnance pour tous les alimens quelconques.

Il a bon appétit, et tout aussi lui semble bon ; cependant il est promptement rassasié, avec beaucoup de borborygmes et de gargouillemens dans le ventre. (*Gross.*)

115. En marchant, pincemens répétés dans le ventre, qui enfle. (*Id.*)

Nausées. (*Althof, Linné.*)

Nausées et dégoût. (*Carrère.*)

Nausées, vomissement, chaleur et anxiété. (*Starcke.*)

Dégoût, avec frissonnement, comme si le vomissement allait survenir.

120. Grandes nausées, comme pour vomir, avec un frissonnement. (*Trinks* et *Hartlaub.*)

Vomissement réel d'un simple mucus visqueux, dans lequel il n'y a rien du médicament (au bout d'une demi-heure).

Il lui monte des chaleurs au haut du corps; puis il survient des vomissemens de mucus, le matin.

Constriction spasmodique de la gorge. (*Althof.*)

Sensation d'accroissement de la chaleur du sang dans la gorge. (*Rueckert.*)

125. Vomissement. (*Linné.*)

Après un repos très-modéré, gonflement du ventre, comme s'il allait crever. (*Gross.*)

Sensation de gonflement dans le creux de l'estomac, avec un sentiment désagréable de vacuité dans le ventre.

Constriction subite, presque comme une douleur sécante, dans le côté gauche, au dessous des fausses côtes. (*Gross.*)

En se mettant au lit, pincement continuel dans la région de l'estomac, jusqu'au moment de s'endormir (le deuxième jour).

130. Agitation dans le ventre, comme s'il y avait des vents dedans, avec des éructations fréquentes (le troisième jour).

Douleur tensive à droite, près du creux de l'estomac, comme s'il s'était donné un effort en soulevant quelque fardeau trop lourd. (*Wahle.*)

Douleur pressive vive dans le creux de l'estomac, comme s'il y avait reçu un coup avec un instrument mousse, et qui devient plus vive encore après avoir appuyé la main sur la partie (au bout de trente-cinq heures). (*Ahner.*)

A gauche, près du creux de l'estomac, élancement sourd, qui disparut promptement, revint peu de temps après, et cette fois ne se dissipa que peu à peu. (*Id.*)

Douleur lancinante dans le creux de l'estomac (au bout de neuf heures et demie). (*Id.*)

135. Douleur lancinante à la région ombilicale, qui ne se dissipe point en appuyant sur cette dernière (au bout d'une heure). (*Id.*)

Sous les côtes, au côté droit, élancemens sourds, qui coupent la respiration. (*Gross.*)

Elancemens sourds, par intervalles, dans le côté gauche du ventre; en appuyant ensuite le doigt précisément sur l'endroit douloureux, il fait mal, et l'élancement devient plus fort. (*Id.*)

Elancemens courts et sourds, à gauche de l'ombilic, le soir.

Elancemens sourds, de dedans en dehors, qui se succèdent rapidement sur un petit point, dans le ventre, à gauche, et coupent la respiration; si l'on appuie le doigt sur la partie, elle fait mal; il semble que quelque chose soit là sur le point de percer du dedans en dehors. (*Gross.*)

140. Elancemens pulsatifs isolés, au dessous des fausses côtes gauches, en se tenant assis, qui cessèrent en se levant (au bout de six jours). (*Ahner.*)

Douleur pinçante, lancinante, à la droite de l'ombilic, qui ne se dissipa point en appuyant sur la partie (au bout de quatre heures et demie). (*Id.*)

A gauche, au dessus de l'ombilic, léger pincement sur un petit point, dans le ventre. (*Gross.*)

Violent pincement dans le ventre, comme si un long ver rampait dans les intestins, rongeant et pinçant tout (au bout de trente-une heures). (*Ahner.*)

Pincement sourd dans le ventre, comme si la diarrhée allait survenir (au bout de deux heures).

145. Immédiatement au dessous de l'ombilic, douleur pinçante en se tenant assis le corps ployé; s'il s'étendait, la douleur diminuait, puis ne tardait pas à cesser (au bout de quatre heures et demie). (*Ahner.*)

Le matin, de très-bonne heure, douleur pinçante autour de la région ombilicale, qui semble comme produite par des vents. (*Gross.*)

Mal de ventre (sur-le-champ).

Mal de ventre, comme par l'effet d'un refroidissement.

150. Gargouillemens dans le ventre (sur-le-champ).

Chaque fois qu'il se baisse, circulation dans les intestins, comme après la prise d'un purgatif.

Gargouillemens dans le ventre, comme s'il devait aller à la selle, avec un peu de douleur au sacrum.

Mal de ventre, comme s'il s'était refroidi (au bout de vingt-trois heures). (*Wahle.*)

Mal de ventre, semblable à celui que cause souvent un temps humide et froid. (*Id.*)

155. Des vents circulent dans le ventre, avec douleur pinçante, sécante et fouillante, comme si la diarrhée allait survenir. (*Gross.*)

Dès le matin, sans avoir rien mangé, douleur pinçante et sécante passagère dans le ventre, avec gonflement de celui-ci. (*Id.*)

Douleur pinçante et sécante, vulsive, çà et là dans le ventre, qui passe très-promptement. (*Id.*)

Douleur tournoyante, fouillante, pinçante, autour de la région ombilicale (au bout de dix heures). (*Ahner.*)

Douleur pressive, de dedans en dehors, à gauche, sous l'ombilic, comme s'il allait survenir là une hernie.

160. Douleur pulsative, rongeante, immédiatement au dessus de l'ombilic. (*Gross.*)

Douleur pressive, tantôt dans les glandes inguinales droites, tantôt dans les gauches.

Gonflement d'une glande inguinale gauche, qui est grosse comme une noisette.

(Violente ardeur, avec un peu d'élancemens dans le bubon, au moindre mouvement; les élancemens sont plus vifs en touchant à la partie.)

Gonflement des glandes inguinales. (*Carrère.*)

165. Gonflement et dureté des glandes inguinales, qui sont de la grosseur d'un haricot blanc, sans douleurs néanmoins. (*Wahle.*)

Douleur pinçante dans la région ombilicale, et au dessus de la hanche gauche, qui le force d'aller à la selle; mais, après l'émission de quelques vents, malgré tous ses efforts, il ne sort qu'un peu de matières dures; cependant la douleur diminue ensuite un peu (au bout de deux jours et demi). (*Ahner.*)

Mal de bas-ventre, comme s'il allait être pris de la diarrhée, mais qui cessa, le soir, après l'émission d'un vent. (*Wahle.*)

Le soir, pincemens dans tout l'hypogastre, avec envie d'aller à la selle; après avoir déjà eu auparavant, dans l'après-midi, sa selle ordinaire, qui fut cependant très-dure et pénible, il en a encore une autre abondante et molle, suivie d'une grande quantité de matières très-liquides et d'odeur aigre, ce qui le soulage beaucoup, mais lui laisse un sentiment de lassitude. (*Gross.*)

Très-légère sensation de froid au dos, avec gargouillemens dans le ventre, et douleur dans l'aine gauche, n'augmentant point quand on touche à la partie (au bout de douze heures).

170. Tension dans la région du pubis, en quittant son siége.

Selle molle, divisée en petites morceaux. (*Wahle.*)

Diarrhée muqueuse, alternativement jaune et verdâtre. (*Carrère.*)

Diarrhée muqueuse, blanche. (*Id.*)

Diarrhée muqueuse, avec faiblesse. (*Id.*)

175. Selle molle (sur-le-champ).

Plusieurs après-midi de suite, selles liquides, avec vents (au bout de trois jours).

Selle ordinaire, cependant avec un peu de pression (au bout de trois quarts d'heure).

Il a une envie très-pressante d'aller à la selle, et à peine peut-il se retenir, quoiqu'il ne rende qu'une petite quantité de matières dures (au bout d'une demi-heure). (*Ahner.*)

Fréquentes envies pressantes d'aller à la selle, avec nausées, quoiqu'il ne puisse rien rendre de toute la journée (au bout d'une demi-heure). (*Mueller.*)

180. Il éprouve des pincemens dans le ventre, et il est obligé d'aller à la selle, mais il a le ventre très-resserré, et il ne rend que très-peu de chose avec beaucoup d'efforts (au bout de huit heures). (*Ahner.*)

Pression dans le bas-ventre, et mal de ventre avant d'aller à la selle, point en y allant, qui revient ensuite, avec des gargouillemens dans le ventre. (*Rueckert.*)

Selle difficile, sèche, rare. (*Carrère.*)

Tout à coup une pression énorme sur le rectum, qui fait qu'à peine peut-il retenir sa selle; et, quand il se présente pour la pousser, il ne peut sortir, au bout de quelque temps, et avec de grands efforts, que des matières fort dures, dont l'éjection est lente, et accompagnée de douleurs pinçantes et sécantes, passagères, dans divers points du ventre. (*Gross.*)

Selle rare, lente et dure ; quoiqu'il éprouve un besoin pressant, il n'y a point d'énergie dans le rectum, et ce n'est qu'avec les plus grands efforts qu'il se débarrasse lentement de matières dures et très-épaisses. (*Id.*)

185. Emission copieuse de vents. (*Wahle.*)

Vents ayant l'odeur de l'assa fœtida. (*Mueller.*)

Urine trouble, blanchâtre. (*Carrère.*)

Emission fréquente d'urine, d'abord claire et visqueuse, puis épaisse et lactescente. (*Id.*)

Urine d'abord claire et visqueuse, puis blanche, ensuite trouble, puis de nouveau claire, avec un sédiment visqueux blanc. (*Id.*)

190. Urine trouble et de mauvaise odeur, avec sueur fétide. (*Id.*)

Urine trouble. (*Id.*)

Urine trouble, blanchâtre. (*Id.*)

Urine rouge et brûlante. (*Id.*)

Urine avec un sédiment muqueux, tantôt rouge et tantôt blanc. (*Id.*)

195. Pulsation de dedans en dehors dans la vessie. (*Wahle.*)

Dysurie; émission difficile de l'urine. (*Starcke.*)

Ardeur à l'orifice de l'urètre, pendant l'émission de l'urine.

Eruption herpétiforme aux grandes lèvres. (*Carrère.*)

Chaleur et prurit aux parties génitales, et désir du coït. (*Id.*)

200. Augmentation des règles. (*Id.*)

Abondance plus grande du flux menstruel (*Id.*)

Diminution du flux menstruel. (*Id.*)

Règles retardées de plusieurs jours, jusqu'à vingt-cinq. (*Id.*)

Enchifrènement, tête entreprise, et un éternument.

205. Nez très-sec, le soir.

Eternument. (*Wahle.*)

Tussiculation qui paraît être produite par l'action de faire des inspirations profondes. (*Gross.*)

Crachement de sang. (*Carrère.*)

A travers le côté gauche de la poitrine passe par momens

une douleur ondulatoire très-sensible, qui ressemble presqu'à une pression tiraillante. (Gross.)

210. Elancement sourd stupéfiant sous la clavicule droite, qui pénètre dans la poitrine. (*Id.*)

A gauche, au dessus du cartilage xyphoïde (en s'asseyant le corps courbé), pression douloureuse, comme avec un instrument mousse; elle revient ensuite aussi dans la situation droite du corps, à de longs intervalles, et dégénère comme en des coups pénétrant profondément dans la poitrine. (*Gross.*)

Tension et traction en dehors, à la partie antérieure de la poitrine.

Douleur, par intervalles, dans les deux côtés, sous les aisselles, comme si l'on y enfonçait les deux poings avec force. (*Gross.*)

Douleur vulsive dans l'aisselle droite (au bout de trois jours) (*Ahner.*)

215. Douleur pulsative dans le creux de l'aisselle gauche, qui disparaît par le mouvement (au bout de neuf heures). (*Id.*)

Vulsion et traction sous le sternum. (*Gross.*)

Pression, par intervalles, sous la surface entière du sternum. (*Id.*)

En faisant une inspiration profonde, tension sur la poitrine. (*Wahle.*)

Au haut de la poitrine, au dessous du sternum, et sur une petite étendue, serrement par intervalles. (*Gross.*)

220. Resserrement de la poitrine. (*Wahle.*)

Elancement douloureux sur le sternum (au bout d'une demi-heure). (*Ahner.*)

Elancement sourd et semblable à un coup sur le sternum (au bout de huit heures). (*Id.*)

Douleur sourdement lancinante dans le côté droit, à la hauteur de la troisième côte, surtout en appuyant dessus; ensuite la douleur se porta dans le sacrum, puis remonta entre les deux épaules : élancement au bord interne de l'omoplate gauche, en respirant (*Trinks* et *Hartlaub.*)

Elancemens sourds, à de longs intervalles, dans le côté gauche. (*Gross.*)

225. Sur le milieu du sternum, douleur lancinante, tiraillante, qui, étant assis, traversa toute la poitrine jus-

qu'à l'épine du dos, et cessa en se levant (au bout de sept jours). (*Ahner.*)

Douleur fouillante dans le côté droit de la poitrine, qui cesse en appuyant dessus (au bout de huit heures et demie). (*Id.*)

Douleur dans la poitrine, comme un fouillement, ou comme si l'on s'était blessé en soulevant quelque chose. (*Gross.*)

Dans le côté droit, entre les quatrième et sixième côtes, élancement douloureux, qui se manifeste tout d'un coup, et disparaît subitement (au bout de huit heures et demie). (*Ahner.*)

Elancement douloureux dans le côté gauche de la poitrine, à la hauteur de la cinquième et de la sixième côtes, semblable à un coup de couteau un peu mousse (au bout de six heures et demie). (*Id.*)

230. Douleur lancinante dans le côté gauche de la poitrine, à la région de la sixième côte. (*Id.*)

Violent élancement dans la poitrine, tantôt au côté droit, tantôt au côté gauche; il fut obligé de tousser beaucoup, et expectora un mucus visqueux (au bout de quatre heures). (*Id.*)

Douleur sécante profonde dans le côté gauche de la poitrine, immédiatement au dessous de la clavicule, qui cesse en appuyant dessus (au bout de trente heures). (*Id.*)

Douleur pinçante dans la poitrine, qui augmente par l'inspiration (au bout de vingt-quatre heures). (*Id.*)

Oppression de poitrine, comme après s'être assis le corps ployé en avant. (*Wahle.*)

235. *Grande douleur coarctante dans toute la poitrine, surtout en expirant et en inspirant. (Ahner.)*

Il lui semble que tout ce que la poitrine contient est refoulé en dehors, vers le côté gauche. (*Gross.*)

Battemens de cœur, pulsations du cœur plus fortes, sensibles à l'extérieur, surtout la nuit.

Forts battemens de cœur; il lui semblait sentir le cœur battre hors de la poitrine. (*Stapf.*)

Douleur fouillante, lancinante, à gauche, le long du sacrum (au bout de dix heures). (*Ahner.*)

240. Douleur dans le sacrum, comme après être resté long-temps baissé. (*Wahle.*)

Au dessus de la crête iliaque gauche, douleur fouillante, qui se dissipa en appuyant sur la partie (au bout de six heures). (*Ahner.*)

En s'asseyant le corps ployé en deux (après un petit voyage à pied), élancement sourd de dedans en dehors, dans les deux lombes, à chaque inspiration. (*Gross.*)

Au dessus de la hanche gauche, immédiatement près des vertèbres lombaires, douleur comme s'il avait reçu un coup auparavant (au bout de douze heures.) (*Ahner.*)

Dans la lombe, au dessus de la hanche droite, douleur sécante, profonde, qui cessa en appuyant sur la partie, mais revint peu de temps après, et alors ne disparut que peu à peu d'elle-même (au bout de quatre jours). (*Id.*)

245. Douleur comme si l'on fendait le ventre à la région lombaire, au dessus des hanches ; la douleur l'oblige de se mouvoir de côté et d'autre, sans pouvoir rester tranquille, mais aussi sans trouver de soulagement. (*Gross.*)

Douleur lancinante, fouillante, dans la lombe, au dessus de la hanche gauche, qui cessa en marchant, mais revint en s'asseyant (au bout de quatre jours et demi). (Ahner.)

En arrière, au côté gauche, dans la lombe, immédiatement au dessus de la hanche, élancement sourd de dedans en dehors, à chaque respiration. (*Gross.*)

Elancemens douloureux, isolés, pendant la respiration, dans le milieu de l'épine du dos (au bout de vingt-neuf heures). (*Ahner.*)

250. Elancemens sourds, par intervalles, semblables à un battement douloureux, dans le dos, à gauche, le long de l'épine. (*Gross.*)

Pression par intervalles, à gauche, immédiatement auprès de la colonne vertébrale, au commencement du dos, à sa partie supérieure, dans le voisinage de la nuque, le matin, dans le lit, en se tenant couché sur le dos. (*Id.*)

Sensation chatouilleuse, agréable, au bord externe de l'omoplate droite. (*Ahner.*)

Elancement chatouilleux dans le milieu de l'omoplate droite. (*Id.*)

Douleur tractive, tiraillante, au bord externe de l'omoplate droite (au bout de six jours). (*Id.*)

255. Tiraillement tractif dans l'aisselle droite, au dessus

de l'articulation de la hanche droite, et au dessus comme au dessous de celle du genou droit. (*Trinks* et *Hartlaub.*)

Coups tiraillans, par intervalles, au côté externe de l'omoplate gauche. (*Gross.*)

Raideur douloureuse dans les muscles de la nuque, en tournant la tête de l'un et l'autre côté. (*Id.*)

Raideur dans les muscles de la nuque. (*Rueckert.*)

Douleur dans la nuque, comme si la tête avait été placée à faux. (*Wahle.*)

260. Douleur constrictive dans les muscles de la nuque, comme si on lui tordait le cou. (*Grosss.*)

Violente douleur, sourde, dans tout le bras droit, comme après une attaque d'apoplexie, avec pesanteur excessive, immobilité et sentiment de froid; le bras était froid comme glace au toucher; les muscles, même dans le repos, étaient comme tendus; le bras était presque entièrement paralysé; il ne pouvait pas le ployer de lui-même, ni le soulever, ni s'en servir pour écrire; en faisant des efforts pour cela, il éprouvait une vive douleur comme contusive dans l'articulation du coude ; celle-ci était même douloureuse au toucher, comme si elle eût reçu des contusions (au bout d'une demi-heure); le même froid glacial du bras droit revient le lendemain matin, au bout de vingt-quatre heures. (*Mueller.*)

Quand elle voulait porter les bras en avant ou en arrière, elle ne le pouvait pas, parce qu'alors elle éprouvait des coups ou des secousses dedans.

Lorsqu'elle ployait le bras et le portait en arrière, elle éprouvait des vulsions dans les chairs de sa partie supérieure ; quand elle l'allongeait, il n'y survenait pas de vulsions, mais les doigts devenaient si raides, qu'elle ne pouvait les ouvrir.

Le soir, dans le lit, et le matin, après s'être levé, douleur à la partie supérieure du bras.

265. Prurit ardent à l'extérieur, au bras droit, qui oblige à se gratter; l'endroit était rouge, avec une ampoule dessus, et une sensation brûlante. *Wahle.*)

Le bras gauche cause une douleur paralytique, comme après une contusion, presque uniquement pendant le repos, peu pendant le mouvement; il est indolent au toucher; cependant il a sa vigueur ordinaire.

Sensation paralytique dans le haut du bras droit, qui cesse en remuant ce membre avec force (au bout de quatre jours et demi). (*Ahner.*)

Au côté externe du coude droit, douleur rongeante, à de courtes intervalles. (*Gross.*)

Douleur tractive dans l'avant-bras droit (au bout de trois jours). (*Ahner.*)

270. Traction sourde depuis le coude gauche jusqu'au poignet, sensible surtout pendant la pronation de la main, le soir (le neuvième jour).

Traction sensible, répétée, dans l'os cubitus gauche. (*Gross.*)

Tiraillement pinçant et secouant, subit, dans le milieu de l'avant-bras gauche (au bout de douze heures). (*Ahner.*)

Dans l'avant-bras droit, depuis l'articulation du coude jusqu'au poignet, douleur lentement tractive de haut en bas, perforante et tournoyante, qui cesse par le mouvement du bras, mais revient de suite pendant le repos (au bout de quatre heures). (*Id.*)

L'avant-bras gauche est sans force et comme paralysé, avec une sensation paralytique dans l'articulation du coude (au bout de trente-six heures). (*Wahle.*)

275. Prurit désagréable sur le milieu de l'avant-bras droit, qui obligea à se gratter, et cessa par là, mais revint bientôt (au bout de trente-six heures). (*Ahner.*)

Dans le pli du bras, éruption de boutons rouges, visibles le soir et le matin, à la chaleur de la chambre, qui occasionnent un prurit légèrement lancinant et brûlant, après qu'on s'est gratté, pendant douze jours.

Sur le poignet droit, un élancement, comme avec une pointe mousse, qui se dissipe par le mouvement (au bout d'une heure). (*Ahner.*)

Tremblement des mains. (*Carrière.*)

Eruption herpétiforme, principalement sur les mains. (*Id.*)

280. Beaucoup de sueur dans le creux des mains. (*Wahle.*)

Les mains sont couvertes d'une espèce de verrues, dont il n'avait jamais eu aucune (au bout de vingt-un jours). (*Stapf.*)

Sur le dos de la main, une rougeur qui cause une douleur brûlante, lorsqu'il s'échauffe en marchant au grand air.

Dans l'éminence thénar de la main gauche, traction en forme de crampe, qui fait qu'à peine ose-t-il remuer le pouce. (*Gross.*)

Douleur vulsive en manière de crampe dans la première phalange du doigt médius de la main droite. (*Id.*)

285. Petits élancemens isolés sur la fesse droite (au bout de huit jours). (*Ahner.*)

Douleur tractive, tiraillante, dans la hanche gauche (au bout de quatorze heures). (*Id.*)

Douleur tractive, pinçante, dans la hanche droite (au bout de vingt-six heures). (*Id.*)

Douleur tractive, lancinante, dans l'articulation de la hanche gauche plus que dans l'aine, seulement en marchant, à chaque pas, avec la même sensation que si la tête du fémur allait se déplacer; l'extension forte du membre diminuait la douleur, en produisant la même sensation que si l'os de la cuisse rentrait par là dans son articulation; cependant il resta quelque temps dans les parties une douleur contusive, qui l'obligea de marcher comme s'il avait eu une attaque de paralysie (pendant quinze jours). (*Cunitz.*)

Douleur dans la cuisse.

290. Douleur tiraillante, lancinante, dans toute la cuisse droite, qui ne se dissipa pas en appuyant dessus. (*Ahner.*)

Petite douleur lancinante au côté postérieur de la cuisse gauche, immédiatement près du genou, qui ressemble à des piqûres d'aiguille (au bout de quatre-vingt-une heures). (*Id.*)

Douleur continuelle, tantôt lancinante, tantôt pulsative ou pinçante, dans les deux cuisses, qui disparut en marchant, mais dégénéra en lassitude; elle revenait de suite en s'asseyant (au bout de trois jours). (*Id.*)

Douleur tractive, tiraillante, dans les deux cuisses, qui disparut en marchant, mais fit place alors à de la lassitude, et revint de suite en s'asseyant (au bout de douze, de quatorze heures). (*Id.*)

Çà et là, traction dans les chairs de la cuisse; les parties étaient sensibles au toucher.

295. Sensation tractive sur le côté antérieur de la cuisse droite (au bout de trente-six heures). (*Ahner.*)

Douleur tractive, tiraillante, au côté postérieur de la

cuisse droite, depuis son milieu jusque dans l'articulation du genou (au bout de cinq quarts d'heure). (*Id.*)

Sensation paralytique , tractive , sur le côté antérieur de la cuisse droite (au bout de trois jours et demi). (*Id.*)

Douleur lancinante , tiraillante , qui remonte de l'articulation du genou jusque dans la cuisse, pendant la marche au grand air. (*Rueckert.*)

Sensation de prurit ardent à l'extérieur des cuisses, qui oblige à se gratter (au bout de sept heures). (*Wagner.*)

3oo. Engourdissement et faiblesse des cuisses. (*Carrère.*)

Grande fatigue des genoux, comme après une longue marche à pied (le troisième jour).

Vulsion des jambes. (*Carrère.*)

Tiraillement dans l'articulation du genou , en se tenant assis. (*Rueckert.*)

Au côté interne du genou, douleur mesurée, ondulatoire, pressive. (*Gross.*)

3o5. Au côté externe de la jambe droite, prurit, qui se termine par un élancement pruriteux (au bout d'un quart d'heure). (*Wahle.*)

Au côté externe de la jambe gauche , prurit qui cessa en se grattant, mais qui revint bientôt (au bout d'un quart d'heure). (*Id.*)

Douleur en forme de crampe, tractive , presque sécante, qui descend à travers la jambe gauche. (*Gross.*)

Enflure de la jambe et du mollet (mais non du pied), avec douleur tensive et sensation de lassitude extrême, vers le soir.

Léger tiraillement dans la jambe droite, de bas en haut, le matin (le troisième jour).

3ı0. Douleur dans la jambe, comme de fatigue , après une longue marche (au bout de trente-six heures). (*Wahle.*)

Douleur qui descend au côté postérieur du mollet gauche, comme si quelqu'un le déchirait en dedans (au bout d'une demi-heure). (*Ahner.*)

Douleur tiraillante au côté postérieur du mollet gauche, qui se dissipa par le mouvement du pied (au bout d'une demi-heure). (*Ahner.*)

Un élancement soudain, comme une piqûre d'aiguille, dans

le mollet gauche ; ensuite sensation comme si du sang chaud
coulait de l'endroit. (*Id.*)

Sensation d'engourdissement dans le mollet, l'après-midi
et le soir.

315. Crampe douloureuse dans le mollet gauche , en marchant (au bout de neuf heures). (*Wagner.*)

Ardeur dans les pieds.

Il est réveillé, la nuit, par une crampe cruelle à la cheville
interne du pied droit , qui l'oblige à quitter son lit , et à se
promener , ce qui la fit cesser.

Tiraillement tractif auprès de la cheville interne du pied
droit (au bout de douze heures).

Tiraillement dans la jambe gauche, depuis la cheville externe jusque vers la partie antérieure du pied.

320. Douleur sécante dans le milieu de la plante du pied
droit , qui ne se dissipa pas en marchant (au bout de vingt-
sept heures). (*Ahner.*)

Douleur tiraillante pulsative dans le gros et le second
orteils du pied gauche. (*Wahle.*)

Ardeur lancinante , par intervalles, aux orteils. (*Gross.*)

Petites convulsions aux mains et aux pieds. (*Carrère.*)

Convulsions d'abord dans les muscles de la face, puis par
tout le corps. (*Fritze.*)

325. Douleur de crampe çà et là dans les membres , les
doigts surtout. (*Gross.*)

Les accidens paraissent surtout aimer à survenir le soir.

Fort tremblement des membres. (*Carrère.*)

Elancemens sourds çà et là dans les membres et dans le
reste du corps, ordinairement de dedans en dehors.
(*Gross.*)

Douleur dans les membres.

330. Douleurs en diverses parties du corps , comme si
elles avaient été refroidies. (*Wahle.*)

Prurit ardent çà et là, qui court rapidement , comme un
insecte ; il l'oblige à se gratter avec violence, ce qui augmente d'abord , puis le diminue; il est moins sensible
dans la journée; il ne tourmente beaucoup que la nuit,
mais surtout de minuit à trois heures ; le sujet est réveillé
par lui après un court sommeil (au bout de quinze jours).
(*Stapf.*)

Élancemens pinçans, pruriteux, en diverses parties du corps. (*Wahle.*)

Violent prurit par tout le corps. (*Carrère.*)

Prurit lancinant en diverses parties du corps. (*Id.*)

335. Éruption fortement pruriteuse de taches rouges, avec des ampoules. (*Id.*)

Éruption aux bras et aux cuisses, comme des tubercules blancs, entourés d'une auréole rouge; il n'y a que les tubercules qui causent un prurit légèrement lancinant; après s'être gratté, il survient une chaleur ardente.

Éruption de petits boutons à la poitrine, au bas-ventre, avec prurit modéré. (*Stapf.*)

Éruption d'une croûte lichéniforme sur tout le corps. (*Carrère.*)

Petits boutons pointus, d'un rouge clair, sur la peau, qui se remplissent de pus (au bout de cinq à six jours). (*Starcke.*)

340. Taches rouges, proéminentes, comme des piqûres d'ortie. (*Carrère.*)

Places rouges sur le corps. (*Id.*)

Taches rouges, semblables à des piqûres de puces. (*Id.*)

Sécheresse, chaleur et ardeur de la peau. (*Id.*)

Sécheresse et chaleur de la peau, resserrement du ventre, et rétention douloureuse d'urine; pouls mou, plein, lent. (*Id.*)

345. Gonflement subit du corps, et enflure des membres, qui est parfois douloureuse, ou accompagnée d'un sentiment d'engourdissement. (*Starcke.*)

Maigreur.

Fatigue; il évite le mouvement.

Lassitude.

Lassitude, pesanteur et fatigue dans tous les membres, qui oblige à s'asseoir et à se coucher (au bout de douze heures). (*Wagner.*)

350. Grande sensation de brisure dans tous les membres, durant la journée presque entière. (*Ahner.*)

Pesanteur dans les cuisses et les bras. (*Rueckert.*)

Grande faiblesse continuelle. (*Carrère.*)

Accès subit de faiblesse, comme une syncope.

Il est obligé de se coucher.

355. Toute la journée, il a une grande envie de dormir et beaucoup de bâillemens. (*Ahner.*)

Forte envie de dormir, paresse, bâillemens. (*Mueller.*)

Fréquens et forts bâillemens. (*Gross.*)

Agitation, vulsion, insomnie. (*Carrère.*)

Insomnie. (*Id.*)

360. Sommeil agité, interrompu, inquiet, à cause de rêves confus, avec fréquente sueur pendant le sommeil. (*Wagner.*)

Sommeil agité, interrompu, inquiet, plein de rêves pénibles. (*Starcke.*)

Le soir, au moment de s'endormir, il éprouve un sursaut, comme par l'effet d'une peur. (*Gross.*)

Sommeil avec fort ronflement, la bouche ouverte (sur-le-champ).

Après minuit, inquiétudes et craintes de choses futures.

365. Rêves effrayans, qui le forcent à sauter en bas du lit (la première nuit). (*Wagner.*)

Après quatre heures du matin, le sommeil fut très-agité, de quelque manière qu'il se couchât. (*Ahner.*)

Jecticulation dans le lit, pendant toute la nuit, avec hébétude dans la tête (*Wahle.*)

Sommeil agité; il ne fait que se retourner dans son lit. (*Stapf.*)

Il s'éveille de très-grand matin, et ne peut plus se rendormir; il s'étend avec beaucoup de lassitude, et passe d'un côté sur l'autre, parce que, les muscles du derrière de la tête étant comme paralysés, il ne pouvait rester couché dessus. (*Wahle.*)

370. Elle s'éveille la nuit, comme si on l'avait appelée, et voit un spectre qui grandit toujours et semble se perdre dans le haut.

Vers le matin, une sorte de veille, avec les yeux fermés. (*Wahle.*)

Vers le matin, pas de sommeil, et cependant fatigue extrême dans tous les membres, comme s'il était paralysé, ou comme s'il avait été exposé à une chaleur extrême. (*Id.*)

Insomnie, révolution de sang, élancement et prurit à la peau. (*Carrère.*)

(Point de sommeil la nuit, à cause d'un prurit à la partie antérieure du corps, depuis la poitrine, jusqu'au bas-ventre et aux cuisses , qui démangent comme après des piqûres de puces ; en même temps chaleur et transpiration, sans sueur ; la transpiration était d'odeur désagréable.)

375. Horripilation , comme par l'effet d'une nausée, et froid en même temps , avec sensation de froid par tout le corps ; il ne pouvait s'échauffer , même auprès des poêles les plus chauds; de temps en temps frisson et frissonnement (sur-le-champ). (*Mueller.*)

Fièvre double tierce. (*Carrère.*)

Il éprouve du froid et du malaise dans tous les membres. (*Wahle.*)

Fréquens frissons, pesanteur de tête, lassitude générale (après un refroidissement pendant l'usage de la douce-amère). (*Carrère.*)

Au grand air, et surtout à un courant d'air, frissonnement dans le dos , sans soif.

380. Vers le soir, frissonnement dans le dos, la nuque et l'occiput, avec sensation, comme si les cheveux se hérissaient sur la tête (le troisième jour).

Plusieurs jours de suite, frissonnement léger , mais désagréable , qui remonte du dos à l'occiput.

Le frisson au dos, vers le soir, dura plus de dix jours, en revenant tous les jours.

Chaleur sèche, la nuit.

Peau chaude, sèche ; bouillonnement de sang. (*Carrère.*)

385. Ardeur dans la peau de tout le dos , comme s'il était assis près d'un poêle chaud, avec sueur au visage et chaleur modérée. (*Wahle.*)

Chaleur ; agitation. (*Carrère.*)

Fièvre violente, avec forte chaleur, sécheresse de la peau, et délire tous les jours, revenant toutes les quinze à seize heures. (*Id.*)

Chaleur et sensation de chaleur par tout le corps, surtout dans les mains ; le pouls est lent, mais plein ; en même temps soif, ensuite frissonnement. (*Rueckert.*)

Chaleur du corps, ardeur au visage , resserrement du ventre. (*Carrère.*)

390. Sueur générale, surtout au dos.

Sueur pendant cinq jours et plus. (Carrère.)

Sueur par tout le corps, dans la nuit; sous les aisselles et dans le creux des mains, pendant la journée. (*Id.*)

Le matin, forte sueur par tout le corps, mais surtout à la tête entière (au bout de vingt heures).

Sueur de mauvaise odeur, et en même temps émission abondante d'urine transparente. (*Carrère.*)

395. Agitation. (*Id.*)

Délire. (*Dehaen.*)

Augmentation de la douleur, la nuit, avec délire. (*Carrère.*)

Délire. (*Starcke.*)

Grande impatience, le matin; il frappe du pied, veut tout jeter loin de lui, et commence à délirer; ensuite, il pleure. (*Id.*)

400. Très-mal disposé, incapable de rien faire, pendant plusieurs jours; l'après-midi, disposition particulière de l'esprit, comme s'il devait se disputer avec tout le monde, sans pour cela se fâcher.

---

28. DROSERA.

(*Drosera rotundifolia.*)

On exprime le suc de cette plante fraîche, et on le mêle avec parties égales d'alcool.

Le *drosera*, une des plantes médicinales les plus énergiques de nos contrées, a été jadis employé, mais avec peu de succès, à l'extérieur, dans les affections cutanées; on s'en est servi aussi intérieurement, et à ce qu'il paraît avec quelque utilité. Les modernes qui, fidèles aux traditions, ne connaissaient que son emploi à hautes doses, n'osèrent point s'en servir à l'intérieur, dans la crainte de tuer leurs malades, et en conséquence le rejetèrent.

J'ai fait usage d'abord de la dilution de son suc au trillionnième; mais depuis j'ai eu recours à des dilutions bien plus fortes, et j'ai fini par m'arrêter à celle au décillionnième. Une très-petite portion d'une goutte de cette liqueur, c'est-à-dire, un ou deux globules qui en ont été imbibés, suffisent dans les états morbides analogues à ceux que la plante est par elle-même en état de provoquer chez les personnes qui jouissent de la santé.

Ainsi, par exemple, une seule dose suffit pour la guérison homœopathique complète de la coqueluche épidémique (1), ainsi qu'on peut en juger d'après les symptômes 50, 53, 57 et 62, mais surtout d'après le symptôme 58, et d'après la seconde partie du symptôme 87.

Dans cette redoutable maladie qui, différente en cela des autres affections aiguës, ne se termine jamais d'elle-même, si ce n'est par la mort, ou après avoir martyrisé les malades pendant 20 à 22 semaines, l'allopathie n'a pu rien faire de bien jusqu'à ce jour, et elle a été obligée d'y laisser succomber un grand nombre d'enfans, lors même qu'il ne lui arrivait pas encore de hâter la mort par les hautes doses de médicamens inconvenans qu'elle leur prodiguait.

Que celui qui, dans cet exemple et dans d'autres du même genre, ne reconnaîtra pas la seule vraie médecine, la seule parfaite, s'en tienne, comme par le passé à l'habitude routinière d'employer des médicamens inconnus, propres uniquement à nuire aux malades.

Le drosera réclame encore de nouvelles recherches, à l'égard de ses effets purs sur la manière de sentir et d'agir de l'homme bien portant.

Le camphre en est le calmant et l'antidote.

Symptômes du drosera.

Vertige en allant au grand air (au bout de quatre jours).
La tête est entreprise et lourde.
Céphalalgie pressive.
En se baissant, mal de tête au dessus de l'orbite, qui disparaît en marchant.
5. Après un fort exercice et en marchant, mal de tête au

---

(1) La guérison s'obtient à coup sûr dans l'espace de sept à neuf jours, en s'abstenant de tous médicamens; qu'on se garde bien de donner une seconde dose immédiatement après la première; qu'on s'abstienne bien aussi de faire prendre aucune autre substance médicinale quelconque, car on ne manquerait pas par là d'empêcher le bon effet de cette première dose, et même de produire des accidens graves, comme l'expérience m'en a convaincu.

front, semblable à celui qui survient quand on parle beaucoup.

Forts élancemens de dedans en dehors , dans les yeux ,
surtout en se baissant.

Les paupières s'agglutinent , comme par de la chassie.

Les paupières lui causent des démangeaisons (au bout de
vingt-quatre heures).

Quand il se fatigue les yeux à regarder , il éprouve une
douleur, qui est plus cuisante que pressive.

10. Presbytie et faiblesse de la vue ; quand il s'efforce de
reconnaître des objets d'un petit volume , il éprouve une
sorte de papillotage devant les yeux ; il lui semble avoir une
gaze devant les yeux ; en lisant, les lettres se confondent les
unes avec les autres.

Le soir (à sept heures), en rentrant dans sa chambre ,
après une promenade au grand air , il est pris d'obscurcissement de la vue, sans vertige , et il éprouve comme un
papillotage devant les yeux.

Rétrécissement des pupilles.

(Derrière l'oreille gauche , et au dessous , un tubercule
douloureux, au toucher.)

15. Bruissement et bourdonnement dans les oreilles, ou
bruit comme d'un tambour éloigné , qui persiste pendant le
repos et le mouvement.

Difficulté d'entendre, avec augmentation du bruissement
dans les oreilles.

Saignement de nez, en se baissant.

Saignement de nez, le matin et le soir.

La lèvre inférieure est gercée dans le milieu.

20. Mal de dents lancinant, le matin, après avoir eu
chaud.

(Branlement des dents.)

Un ulcère blanchâtre survient au bout de la langue.

Une petite tumeur ronde et indolente au milieu de la
langue (au bout de quarante-huit heures).

Ecoulement fréquent de salive aqueuse.

25. Lèvres toujours sèches , et peu de goût.

Soif.

Les alimens ont perdu pour lui toute espèce de goût.

Le pain lui semble amer.

Il lui revient de l'estomac quelque chose d'amer à la bouche.

30. Quelque chose d'amer et d'aigre lui remonte de l'estomac à la bouche.

Le matin, goût amer dans la gorge, jusqu'au dîner.

(Point d'appétit mais souvent, dans la journée, faim canine ; quoiqu'il crût l'avoir satisfaite, elle reparaissait cependant au bout d'une heure et demie à deux heures.)

(L'imagination suffit déjà pour lui donner des nausées)

Après avoir mangé, nausées et soulèvemens de cœur.

35. Vomissement pendant la nuit.

Vomissement avant le dîner.

Le matin, vomissement en grande partie de bile.

Vomissement de sang.

Les hypocondres sont douloureuses au toucher et en toussant ; et, quand il tousse, il est obligé d'appuyer la main sur cette région du corps, pour diminuer la douleur.

40. Elancement et battement dans le creux de l'estomac.

Pincement et douleur corripiante dans le bas-ventre, avec diarrhée.

Douleur tortillante dans le bas-ventre.

Elancement dans le coté droit du ventre, en se tenant assis.

Tranchées dans le bas-ventre (au bout de trois heures).

45. Fréquentes selles, avec tranchées dans le ventre.

Les selles entraînent du mucus sanguinolent ; ensuite maux de ventre et douleur dans le sacrum.

Les premiers jours, selle liquide, puis selle un peu plus dure ; mais, après avoir satisfait à ce besoin, il reste une envie inutile d'aller encore par le bas.

Urine aqueuse, inodore, avec selles blanches, muqueuses, fétides (au bout de vingt-quatre heures).

Eternument douloureux et toux, pendant laquelle il est obligé de tenir la main appuyée sur la poitrine.

50. En toussant, douleur dans les hypochondres, comme si cette région était violemment serrée par un lien.

Douleur en travers, au dessus de la partie inférieure de la poitrine et des hypochondres.

En travers de la poitrine, même en ne toussant pas, violente douleur en se tenant assis, qui est plus composée de pression que d'élancemens , et qui se dissipe par le mouvement; l'endroit cause aussi une douleur pressive quand on y touche.

Les hypochondres font éprouver une douleur constrictive, qui suspend la toux ; cette douleur empêche de tousser quand il n'appuye pas la main sur le creux de l'estomac.

Respiration profonde.

55. Difficulté de respirer.

Asthme, surtout en parlant, même à chaque mot ; sa gorge se resserre; il n'avait pas la respiration gênée en marchant.

Toux venant des profondeurs de la poitrine.

Toux dont les secousses se succèdent avec tant de rapidité, qu'à peine peut-il respirer.

Toux, le soir, aussitôt après s'être mis au lit.

60. Toux pendant la nuit.

Il s'éveille la nuit, vers deux heures, pour tousser, et se rendort de suite.

Le soir, étant couché dans le lit, lorsqu'il expire, contraction subite de l'hypogastre, qui le porte en quelque sorte à vomir, et le fait étouffer.

Lorsqu'il ne crachait pas bien, la toux affectait vivement le bas-ventre, et produisait des soulèvemens de cœur.

En toussant, il est au moment de vomir.

65. En toussant, il vomit de l'eau, des mucosités et des alimens.

En toussant, son haleine exhale une odeur de brûlé.

Toux, le matin, avec expectoration.

(Le goût de ce qu'il détache par la toux est salé.)

Ce qu'il détache, le matin, par la toux, à une saveur amère.

70. Le matin, et non dans la journée, les matières qu'il détache en toussant ont une saveur dégoûtante.

Elancemens dans la poitrine, en toussant.

Depuis le matin, élancemens insupportables, en toussant et faisant de profondes inspirations, à la partie supérieure de la poitrine, sur le côté, près du creux de l'aisselle, qui ne diminuent un peu qu'en appuyant la main sur l'endroit douloureux, avec crachats purulens, rouillés et rouges; l'endroit n'est point douloureux au toucher (au bout de vingt-quatre heures).

Hémoptysie.

En toussant et en respirant, élancemens dans les muscles de la poitrine.

75. Çà et là, au dos, douleur comme contusive.

Le matin, dans le dos, douleurs comme s'il avait été brisé de coups (au bout de douze heures).

Pendant les mouvemens, rhumatisme appréciable au toucher entre les omoplates, qui s'étend jusqu'au sacrum.

La nuque est raide et douloureuse pendant le mouvement.

Douleur comme de brisure, dans l'articulation de l'épaule, lorsqu'il ploye le bras en arrière, qu'il le soulève, ou s'appuye dessus, ou même seulement en touchant à l'articulation.

80. Douleur dans l'articulation de l'épaule, comme si le bras allait s'engourdir et était faible, qui se dissipe par la continuation du mouvement.

Le bras cause, pendant le mouvement, la même douleur que si les chairs étaient détachées des os.

Il éprouve des élancemens dans le bras, et, même pendant le repos, une douleur depuis l'aisselle jusque dans le coude; l'articulation du coude cause, quand on y touche, la même douleur que si elle était malade en dedans.

Douleur comme contusive, d'abord à la région de l'articulation du coude, puis à celle de l'articulation de l'épaule.

A l'articulation de la main, dans l'endroit où les deux têtes du cubitus et du radius se touchent, douleur en ployant et tournant la main, et en touchant à la partie.

85. Douleur comme de brisure et de contusion dans les mains, jusqu'à l'articulation du coude.

Élancemens de dedans en dehors, qui se dirigent vers les doigts, et se font sentir aussi à leur bout, même pendant le repos.

Propension des doigts à se contracter en forme de crampe; et, quand on saisit quelque chose, raideur dans leurs articulations médianes, comme si les tendons ne voulaient point céder, tantôt dans la main droite, et tantôt dans la main gauche.

(Après avoir mangé, douleur tiraillante dans la cuisse, avec pesanteur de la jambe.)

La nuit, douleur pressive dans les muscles postérieurs de la cuisse gauche, qui augmente en appuyant dessus et en se baissant ; il ne pouvait pas rester couché sur cette cuisse ; la douleur cessa quand il se fut levé.

90. Raideur douloureuse des jarrets ; à peine pouvait-il ployer les genoux.

Tremblement des genoux en marchant, même dans la chambre, mais surtout en montant l'escalier.

Élancemens qui remontent dans le péronée, vers le mollet, pendant le repos ; la douleur l'éveilla la nuit.

Démarche vacillante, incertaine, par faiblesse des jambes, en commençant à marcher, qui se dissipa en continuant la marche.

Il ne peut étendre la jambe sans une très-grande douleur, et il est obligé de boiter.

95. *Raideur dans les articulations des pieds.*

Douleur tiraillante dans le talon, pendant le mouvement (la marche).

(Élancement et battement autour de l'articulation du pied droit, surtout étant couché, la nuit.)

Douleur tractive dans les pieds, jusqu'aux mollets.

En tournant la tête et le tronc pour regarder autour de soi, crampe douloureuse dans les muscles du dos et du ventre, qui dure long-temps.

100. (Vulsion ou sensation vulsive dans les membres.)

Tous les membres sont comme brisés, et douloureux aussi à l'extérieur.

Il a tous les membres comme paralysés...

Pesanteur dans tous les membres ; il lui semble être tout paralysé.

Endolorissement de tous les membres sur lesquels il est couché, comme s'il avait été étendu sur un lit trop dur.

105. Sursauts fréquens, la nuit, comme par suite d'une frayeur ; mais il n'éprouvait pas d'angoisse en s'éveillant.

La nuit, rêves inquiétans.

Le soir, fréquens réveils par des frayeurs vives.

Insomnie.

Le matin, lassitude énorme ; il ne veut pas quitter le lit.

110. Fatigue telle, le matin, en s'éveillant, qu'à peine peut-il ouvrir les yeux.

Frisson pendant le repos ; pendant le mouvement, point de frisson.

Tandis qu'il repose ; et, quoiqu'il ait convenablement chaud au corps, cependant il frissonne, et même, dans le lit, il ne peut se débarrasser ni du frissonnement, ni de la sensation du froid.

Il lui semble toujours avoir froid ; il ne peut s'échauffer.

La nuit, dans le lit, il éprouve un sentiment de froid, mais sans frisson.

115. La figure, le nez et les mains sont froids.

(Froid au côté gauche de la figure, avec douleur lanci-nante dedans, tandis que le côté droit est chaud et sec, après minuit.)

(Le soir, froid aux joues et chaud aux mains.)

L'après-midi, fréquens accès tantôt de froid, tantôt de chaleur, avec envies de vomir.

Fièvre intermittente quotidienne ; le matin, avant neuf heures, froid, avec froid glacial aux mains, et teinte bleue des ongles jusqu'à midi (il est obligé de se coucher) ; après le froid, soif ; puis, pesanteur dans la tête, douleur pulsa-tive dans l'occiput et chaleur au visage, avec chaleur conve-nable au reste du corps, jusqu'à trois heures après-midi ; le soir, il se trouve bien ; la nuit, forte sueur, surtout au bas-ventre ; après la chaleur envie de vomir.

120. Fièvre ; tête entreprise et lourde ; froid continuel ; il ne peut pas s'échauffer ; les alimens lui semblent n'avoir point de goût ; ensuite il éprouve de la soif et de la chaleur dans la tête, avec écoulement d'une salive aqueuse.

Pendant un froid fébrile, vomissement, qui finit par ame-ner de la bile.

Toute la journée, froid ; chaleur pendant toute la nuit (au bout de trente-six heures).

Chaleur à la partie supérieure du corps, vers le soir.

Chaleur dans la tête.

125. Chaleur et rougeur au visage (au bout de cinq heu-res).

Trois nuits de suite, sueur au visage seulement.

(Chaleur et sueur à la poitrine, aux cuisses et dans le creux des jarrets, avec soif, pendant le jour et la nuit.)

Sueur nocturne.

Sueur aussitôt après minuit.

130. De très-mauvaise humeur, une bagatelle suffit pour changer son humeur.

Il est très-sensible aux offenses, et s'en dépite.

Opiniâtreté dans l'exécution des résolutions prises.

Observations recueillies par d'autres.

En marchant au grand air, accès de vertige; il était toujours au moment de tomber du côté gauche (au bout de neuf heures). (*C.-F. Langhammer.*)

Sensation tournoyante et vertigineuse dans la tête, avec nulle propension à aucun genre de travail (au bout de trente-trois heures). (*S. Gutmann.*)

Céphalalgie pressive de dedans en dehors, à la tempe droite. (*Id.*)

Douleur pressive de dedans en dehors, au front et aux os des pommettes (au bout de sept heures et demie). (*Id.*)

5. Céphalalgie pressive au dessus de la tempe droite (au bout de trois heures et demie). (*Id.*)

Douleur térébrante de dedans en dehors au front, seulement en se baissant pour écrire (au bout de sept heures). (*Id.*)

Douleur sourdement tractive dans le côté gauche du cerveau, qui se porte vers la tempe (au bout de vingt-huit heures). (*Id.*)

Douleur tractive dans la moitié droite du cerveau, qui se porte vers l'occiput (au bout de neuf heures). (*Id.*)

Céphalalgie tiraillante, tensive, dans le front, plus forte en se baissant (au bout de onze heures). (*Id.*)

10. Coups d'aiguille vivement sécans dans le côté droit du front (au bout de trente-trois heures). (*Langhammer.*)

Douleur tiraillante dans le cerveau, qui se porte surtout vers le front, plus violente en remuant les yeux, mais qui diminue en s'appuyant la tête sur la main (au bout de dix heures). (*Gutmann.*)

Appesantissement de la tête, en se tenant droit, mais non en se baissant (au bout de trente-sept heures). (*Id.*)

Endolorissement de tout le cerveau; chaque pas retentit dedans (au bout de huit heures). (*Id.*)

Douleur brûlante d'écorchure à droite, sur le cuir chevelu, qui cesse toutes les fois qu'on met la main sur la partie
(au bout de six heures et demie). (*Id.*)

15. Douleur brûlante, cuisante, dans le cuir chevelu, au
vertex (au bout de dix heures). (*Id.*)

Douleur d'écorchure au cuir chevelu, au dessus du côté
droit du front (au bout de trente-deux heures). (*Gutmann.*)

Douleur d'écorchure à la bosse frontale gauche. (*Id.*)

Sensation d'écorchure dans la peau de la tempe droite.
(*Id.*)

Rongement pruriteux, en devant, au cuir chevelu, qui
cesse en se frottant. (*G.-E. Wislicenus.*)

20. Prurit rongeant sur tout le cuir chevelu, mais principalement sur les côtés, qui oblige à se gratter (au bout de
dix heures). (*Langhammer.*)

Pression, parfois accompagnée de rongement, à l'extérieur du sommet de la tête (au bout de deux heures). (*Wislicenus.*)

Douleur térébrante sourde, à l'extérieur du sommet de
la tête (au bout de dix heures). (*Id.*)

Douleur pressive, rongeante, à l'extérieur de la tête, au
dessus des sourcils, avec traction de là jusque dans le cerve-
let, le matin (au bout de vingt-huit heures). (*Id.*)

En appuyant sur le sourcil et la paupière gauche, douleur
comme si ces parties étaient malades en dedans (au bout de
trois jours). (*Gutmann.*)

25. Douleur brûlante, tractive, à l'arcade surcilière, plus
du côté de la tempe (au bout de vingt-cinq heures). (*Id.*)

Rétrécissement des pupilles (au bout de deux heures).
(*Langhammer.*)

Dilatation des pupilles (au bout de vingt-cinq heures).
(*Id.*)

Papillotage brillant et changeant devant l'œil droit, surtout en haut et de côté ; quand il veut fixer ses regards sur
cette apparence, elle s'écarte toujours du rayon visuel ;
elle l'empêche de lire (au bout de quarante-huit heures).
(*Wiscilenus.*)

Ardeur tensive, en travers, dans l'œil gauche et les paupières (au bout de treize heures). (*Gutmann.*)

30. Douleur d'écorchure dans la paupière inférieure droite,

plus violente en touchant à la partie (au bout de onze heures). (*Id.*)

En travers, au dessus de l'œil gauche, douleur sécante. (*Id.*)

Tiraillement sourd dans l'œil gauche, en travers (au bout de trente-deux heures). (*Id.*)

Un vif élancement dans l'œil gauche, pendant le repos. (*Id.*)

Douleur brûlante dans l'œil droit, et petits élancemens dans l'oreille interne gauche (au bout de neuf heures). (*Id.*)

35. Larges et lents élancemens à travers l'oreille gauche, dans l'intérieur (au bout de deux heures). (*Wislicenus.*)

Douleur et élancemens dans la conque de l'oreille gauche (au bout de trente heures). (*Gutmann.*)

Elancement mousse dans l'oreille droite, qui n'est pas tout-à-fait extérieur (au bout de trois heures). (*Id.*)

Un élancement chatouilleux dans l'intérieur de l'oreille droite. (*Id.*)

Douleur dans l'oreille externe droite, presque semblable à une crampe, et comme si tout y était comprimé (au bout de sept heures et demie). (*Id.*)

40. Douleur tractive dans le lobule et dans une partie du cartilage de l'oreille droite (au bout de trente-une heures.)(*Id.*)

Rongement vif, au dessous des cartilages des deux oreilles (au bout d'une demi-heure). (*Wislicenus.*)

Tiraillement et douleur vulsive au devant de l'oreille gauche (au bout de trente-cinq heures). (*Gutmann.*)

Elancement tensif dans l'oreille gauche, plus à l'extérieur qu'à l'intérieur (au bout de douze heures). (*Id.*)

Douleur semblable à des coups de bec et brûlante à l'extérieur, dans toute l'oreille droite : bientôt après, une traction sourde de dehors en dedans (au bout de cinquante-une heures). (*Id.*)

45. *Douleur fourmillante, brûlante, dans la peau de la joue, au dessous de la paupière gauche* (au bout d'une demi-heure). (*Id.*)

Pression tractive sur les os maxillaires supérieurs (au bout de deux heures). (*Wislicenus.*)

Légère vulsion soudaine dans la joue gauche, qui lui fait éprouver un sursaut (au bout de huit heures). (*Id.*)

Pression fouillante dans l'articulation droite de la mâchoire et les os voisins, qui persiste pendant le repos et le mouvement, et augmente chaque fois qu'il ouvre la bouche (au bout de cinquante-deux heures). (*Gutmann.*)

Forte douleur pressive dans l'articulation droite de la mâchoire, pendant le repos et le mouvement (au bout de vingt-six heures). (*Id.*)

50. Fourmillement au côté gauche du nez et dans l'oreille gauche. (*Id.*)

Le matin, en se lavant la figure, il mouche du sang (au bout de quatre jours). (*Id.*)

Il est très-sensible aux odeurs aigres (au bout de trois jours). (*Id.*)

Petit bouton rouge au milieu du menton, immédiatement sous la lèvre inférieure, couvert au sommet d'une pellicule blanchâtre, et ne causant aucune sensation, même quand on y touche (au bout de vingt-sept heures). (*Langhammer.*)

Çà et là au visage, petits boutons qui ne causent qu'une faible sensation lancinante, quand on y touche, au milieu desquels se forme une ampoule pleine de pus ; et qui se dessèchent au bout de quelques jours. (*Wislicenus.*)

55. Tiraillement lancinant au côté gauche de la mâchoire inférieure, qui a l'air d'être dans le périoste (au bout de huit heures). (*Id.*)

Douleur brûlante à la peau, au devant du coin droit de la bouche. (*Gutmann.*)

La drosera cause des maux de dents. (*Haller.*)

Sensation de froid dans la couronne d'une dent incisive (au bout de cinquante-six heures). (*Gutmann.*)

Petits élancemens, semblables à des coups de bec, sur le dos de la langue (au bout de vingt-cinq heures). (*Id.*)

60. Douleur lancinante, cuisante, au côté droit et au bout de la langue. (*Id.*)

Douleur cuisante dans l'intérieur de la joue gauche, semblable à celle que produirait du poivre (au bout de deux heures). (*Id.*)

Sensation d'âpreté et de grattement aux parties molles du palais, et dans le fond de la gorge, qui excite à tussiculer. (*Wislicenus.*)

Sensation de fourmillement et de cuisson dans la gorge,

à droite, en n'avalant pas (au bout de trente-cinq heures). (*Gutmann.*)

Fréquent hoquet (au bout de vingt-huit heures). (*Langhammer.*)

65. Nausées, avec céphalalgie pressive, stupéfiante, surtout au front (au bout de quatre heures). (*Id.*)

Tension resserrante dans le creux de l'estomac, comme si tout y rentrait au dedans, surtout en faisant une inspiration profonde (au bout de dix heures). (*Wislicenus.*)

Léger griffement passager dans le creux de l'estomac (au bout de quatre heures). (*Id.*)

Douleur tensive dans l'épigastre, avant d'aller à la selle et après, quand il retient sa respiration; en inspirant et en expirant, il ne sent rien; en se tenant assis et en se baissant, la douleur devient très-violente; la selle est plus molle qu'à l'ordinaire (au bout de cinquante heures). (*Gutmann.*)

Du côté droit du ventre au côté gauche, en travers, élancement sourd et tractif, qui lui coupe presque la respiration en marchant (au bout de cinq jours). (*Id.*)

70. Pincement sécant dans le bas-ventre, qui semble produit par des déplacemens de vents (au bout de treize heures). (*Langhammer.*)

Coups sécans dans les muscles du ventre et de la poitrine, plus forts en se tenant assis que pendant le mouvement (au bout de huit heures). (*Wislicenus.*)

Elancemens térébrans dans le côté droit des tégumens du ventre (au bout de treize heures). (*Gutmann.*)

Elancement sourd dans l'aîne gauche (au bout de cinquante-une heures). (*Id.*)

Douleur pressive de dedans en dehors dans le rectum, en n'allant point à la selle (au bout de six heures). (*Id.*)

75. Tranchées dans le ventre, qui ne sont pas suivies de selle (au bout de cinq heures). (*Id.*)

Selle qui devient de plus en plus molle (au bout d'une heure). (*Id.*)

Selle copieuse, en bouillie (au bout de quatorze heures). (*Langhammer.*)

Envies fréquentes d'uriner; l'urine sort en très-petite quantité, et quelquefois même il n'en coule que quelques gouttes (au bout de deux heures). (*Id.*)

80. **Flux d'urine.** (*Nicolai.*)

Fréquentes et copieuses émissions d'urine, toute la journée (au bout de quarante-huit heures). (*Langhammer.*)

Elancement sourd et pruriteux dans le gland, qui dure quelques minutes (au bout de trente-trois heures). (*Gutmann.*)

Sensation de fourmillement dans la narine droite, qui porte à éternuer (au bout de vingt-six heures). (*Id.*)

Fréquens éternumens, avec ou sans coryza (au bout de treize, de vingt-quatre heures). (*Langhammer.*)

85. Grand coryza, surtout le matin. (*Id.*)

Fourmillement dans le larynx, qui excite à tussiculer, avec même sensation que s'il se trouvait là un corps mou, et petits élancemens qui s'étendent jusqu'au côté droit de l'œsophage (au bout de quatre jours). (*Gutmann.*)

Au fond de la gorge (et au voile du palais) sensation d'âpreté, de grattement et de sécheresse, qui excite à tussiculer, avec expuition d'un mucus jaune, et enrouement (1), de sorte qu'il ne peut parler qu'avec effort et sur un ton très bas; en même temps il éprouve oppression dans la poitrine, comme si quelque chose y retenait l'air en toussant et en parlant, et qu'il ne pût point expirer (pendant plusieurs jours). (*Wislicenus.*)

Sensation brûlante d'âpreté, dans le fond de la gorge, aussitôt après le dîner (au bout de vingt-neuf heures). (*Gutmann.*)

Douleur tensive dans les muscles de la poitrine, en inspirant et en expirant, qui dure plusieurs heures (au bout de huit heures). (*Id.*)

90. Sensation d'ardeur brûlante dans le milieu de la poitrine, sans soif (au bout de quatre heures.) (*Id.*)

Sensation de fourmillement dans les muscles costaux

---

(1) A ce symptôme doit ressembler beaucoup l'état qui a lieu dans quelques espèces de phthisie laryngée, où le drosera déploie une si grande efficacité, en supposant que l'affection ne dépende pas de quelque miasme spécifique, de la syphilis, de là gale. Borrichius témoigne que cette plante excite aussi une toux très-violente chez les moutons. Plusieurs anciens médecins s'en étaient déjà servis dans quelques toux de mauvais caractère et dans des phthisies suppurantes : ils l'y avaient trouvée salutaire, et avaient ainsi confirmé son efficacité homœopathique dans ces maladies. Mais les modernes, raisonnant d'après leurs théories antipathiques, ont détourné de l'employer à cause de sa prétendue âcreté.

gauches, avec céphalalgie pressive dans les deux tempes, la droite surtout (au bout de huit heures et demie). (*Id.*)

Elancement chaud et sourd dans les muscles des vraies côtes droites, qui persiste pendant l'inspiration et l'expiration. (*Id.*)

Elancemens sourds dans les muscles costaux gauches, si violens qu'ils coupaient presque la respiration; ils persistaient pendant l'inspiration et l'expiration (au bout de trois jours). (*Id.*)

Elancement pruriteux au coccyx, en se tenant assis (au bout de vingt-neuf heures). (*Id.*)

95. En marchant vite, pincement corripiant dans la région lombaire gauche, qui resserre la poitrine, et qu'on soulage en appuyant la main sur la partie (au bout d'une heure). (*Wislicenus.*)

Elancement tractif depuis la lombe gauche jusque dans la verge (au bout de six heures). (*Gutmann.*)

Tiraillement lancinant depuis l'épine du dos jusqu'à l'épine antérieure de l'os iléon gauche, en se tenant assis (au bout de huit heures). (*Wislicenus.*)

Elancement sourd dans les muscles du côté gauche du dos (au bout de douze heures). (*Gutmann.*)

Douleur tractive dans le dos et dans les aisselles, pendant le repos et le mouvement (au bout de six heures). (*F. Hahnemann.*)

100. *Tressaillement sur l'épaule droite, pendant le repos seulement* (au bout de cinquante-deux heures). (*Gutmann.*)

En marchant ou restant debout, douleur de luxation dans le creux de l'aisselle gauche, qui diminua en touchant à la partie (au bout de onze heures). (*Langhammer.*)

Vive pression de dedans en dehors, dans le creux de l'aisselle, pendant le repos (au bout de sept heures). (*Wislicenus.*)

Tension resserrante dans le pli du bras, en le fléchissant, et qui n'est que peu sensible en l'étendant (au bout de vingt-quatre heures). (*Id.*)

Forts élancemens très-douloureux à travers le milieu du l'avant-bras gauche (au bout de douze heures). (*Id.*)

105. Douleur sécante subite derrière l'articulation du poignet, entre les deux os de l'avant-bras, accompagnée

d'une faiblesse paralytique du bras (au bout de quarante-huit heures). (*Wislicenus.*)

Sur le dos de la main et derrière l'articulation du poignet, deux taches rouges, élevées, et de la grandeur d'une lentille, d'abord douloureuses, et dont l'une fait ensuite éprouver des élancemens pruriteux, que le frottement rend plus violens. (*Id.*)

Contraction spasmodique des muscles fléchisseurs des doigts, qui fait qu'il a de la peine à étendre ceux-ci, quand il tient quelque chose à la main (au bout de huit heures). (*Id.*)

Un petit ulcère profond et rongeant sur le dos de la main droite, causant une sensation pruriteuse qui, après s'être gratté, dégénère en ardeur ; il en découle ensuite une sérosité sanguinolente (au bout de vingt-quatre heures). (*Langhammer.*)

Il sent des pulsations dans un vaisseau du dos de la main gauche, avec douleur pressive de dedans en dehors au front (au bout de sept heures). (*Gutmann.*)

110. Douleur tiraillante dans l'éminence thénar de la main gauche, qui dure quelques minutes, pendant le repos et le mouvement (au bout de vingt-huit heures). (*Id.*)

Violent et vif élancement dans l'os ischion, en se levant de son siége (au bout de cinquante-cinq heures). (*Id.*)

Douleur paralytique dans l'articulation de la hanche droite, la cuisse et l'articulation du pied, en marchant, qui oblige à boiter ; cependant la douleur est plutôt de luxation dans cette dernière partie (au bout de onze heures). (Id.)

Douleur vive dans les os de la cuisse et de la jambe gauches, survenue pendant la nuit, en dormant, et qui oblige, en s'éveillant, d'étendre la jambe sur-le-champ, pour se procurer du soulagement (pendant dix-huit heures). (*F. Hahnemann.*)

Un seul élancement sécant dans le milieu du côté antérieur de la cuisse gauche, qui revient de temps en temps (au bout de vingt-quatre heures). (Wislicenus.)

115. Pincement sécant au côté postérieur de la cuisse gauche (au bout de deux heures). (*Id.*)

Douleur dans la cuisse gauche et dans l'articulation du genou, comme si toutes deux étaient brisées, seulement en marchant (au bout d'une heure et demie). (*Gutmann.*)

Un petit élancement sécant dans le mollet droit, qui sur-
vient en se tenant debout et cesse en marchant. (*Id.*)

Tiraillement paralytique dans les articulations des deux
pieds, plus fort quand on laisse ceux-ci en repos (au bout
de huit heures). (*Wislicenus.*)

Douleur tiraillante dans l'articulation du pied droit,
comme si elle était luxée, seulement en marchant (au bout
de trente-quatre heures). (*Gutmann.*)

120. Douleur tiraillante dans le gras du gros orteil droit,
sur un point, pendant le repos (au bout de vingt-six heures).
(*Id.*)

Douleurs semblables à de petits élancemens dans les trois
orteils médians, assez vives pour faire boîter, et sensibles
seulement en marchant (au bout d'une heure et demie).
(*Id.*)

Douleur composée de rongement et d'élancemens dans les
os longs des bras, des cuisses et des jambes, fortes surtout
dans les articulations, où de grands élancemens se font
sentir, et moins prononcées pendant le mouvement que pen-
dant le repos. (*Wislicenus.*)

Pression en forme de crampe, tantôt aux membres supérieurs, tantôt aux inférieurs, pendant le repos et le mouvement (au bout de treize heures). (*Langhammer.*)

125. *Pression douloureusement lancinante dans les muscles*
des membres supérieurs et inférieurs à la fois, dans toutes
les situations (au bout de quatre heures et demie et de trente
heures). (*Id.*)

Appliquée à l'extérieur, l'herbe corrode la peau. (*Haller.*)

Il est faible par tout le corps, avec affaissement des yeux
et des joues (au bout de huit heures). (*Gutmann.*)

Bâillemens et pandiculations fréquens, comme s'il n'avait
point assez dormi (au bout de trente heures). (*Langhammer.*)

Il se réveille souvent, comme s'il avait assez dormi, et
comme si le moment était venu de se lever. (*Id.*)

130. Etant couché sur le dos, il ronfle en dormant. (*Id.*)

Rêves vifs, les uns agréables; les autres tourmentans. (*Id.*)

Rêve vif et tourmentant, de mauvais traitemens dont un
autre est victime. (*Id.*)

Fréquens réveils, le matin, causés chaque soir par un commencement de sueur (la première nuit). (*Id.*)

Il rêve de soif et de boissons, s'éveille ayant soif, et est obligé de boire (la seconde nuit). (*Gutmann.*)

135. Fièvre, affadissement du cœur, nausées qui semblent naître de l'estomac, avec sensation de chaleur au visage, froid et frisson par tout le corps, et froid glacial aux mains (au bout de vingt-sept heures et demie). (*Langhammer.*)

Frisson fébrile par tout le corps, sans chaleur, ni soif (au bout de douze heures et demie). (*Id.*)

Frisson fébrile par tout le corps, avec chaleur au visage, mais froid glacial aux mains, sans soif (au bout de trois, de vingt-sept heures). (Langhammer.)

Frisson fébrile par tout le corps, avec chaleur au front et aux joues ; mais froid aux mains, sans soif (une seconde fois, le lendemain) (au bout de trente-quatre heures). (*Id.*)

Sueurs. (*Bonfigli.*)

140. Inquiétudes, avec sensation de chaleur qui parcourt rapidement le corps, mais principalement la figure entière, comme s'il allait apprendre une nouvelle fâcheuse (au bout de trois heures et demie), et ensuite (au bout de vingt-sept heures) frisson fébrile par tout le corps, sans chaleur ni soif. (*Langhammer.*)

Agitation : en lisant, il ne peut point s'arrêter long-temps sur un objet, et il est obligé de passer sans cesse à un autre (au bout de trente-six heures). (Gutmann.)

Toute la journée, agitation d'esprit et inquiétudes ; il est plein de défiance, comme s'il n'avait à traiter qu'avec des gens de mauvaise foi (au bout de trente-huit heures). (*Langhammer.*)

Esprit extrêmement agité et triste, toute la journée ; il croyait être trompé par des envieux. (*Id.*)

Taciturne et concentré en lui-même, avec des inquiétudes ; il craignait toujours d'apprendre quelque chose de désagréable. (*Id.*)

145. Inquiétudes, comme si ses ennemis ne lui laissaient pas de repos et le persécutaient. (*Id.*)

Il est triste et abattu, à cause des désagrémens que les hommes se causent les uns aux autres et qu'ils lui causent à lui-même, ce qui lui donne des inquiétudes et des soucis ; en

même temps défaut d'appétit (au bout de cinq heures).
(*Gutmann.*)

Il est abattu , redoutant des attaques de tous les côtés ; en même temps découragement et soucis pour l'avenir (au bout de quatre jours). (*Gutmann.*)

Inquiétudes , surtout le soir (vers sept et huit heures) , comme si quelque chose le poussait à se jeter à l'eau pour se débarrasser du fardeau de la vie ; il n'est excité à aucun autre genre de suicide. (*Langhammer.*)

Inquiétudes dans la solitude ; il désirait avoir continuellement quelqu'un auprès de lui, ne voulait absolument pas rester seul, et était plus tranquille quand il avait quelqu'un à qui il pût parler ; mais, lorsqu'on le quittait, il n'en devenait que plus tourmenté, jusqu'à ce qu'il s'endormît. Dès qu'il s'éveillait, les inquiétudes reparaissaient (six soirs de suite). (*Id.*)

150. L'anxiété paraissait monter de la région sous-costale. (*Id.*)

Défaut d'hilarité ; émoussement des sens ; nulle propension aux travaux de corps et d'esprit (au bout de trente-trois heures). (*Gutmann.*)

Une circonstance insignifiante le révolta tellement qu'il était tout hors de lui de fureur (au bout de quatre jours). (*Id.*)

Il éprouve un calme intérieur et de la sérénité (1) (au bout de douze heures). (*Id.*)

Repos de l'esprit (2). (*Langhammer.*)

155. Gaîté et fermeté ; il ne craint rien, parce qu'il a la conscience d'avoir agi comme il devait le faire (3). (*Id.*)

---

29. ÉPONGE BRULÉE.

(*Spongia marina tosta.*)

On coupe l'éponge en morceaux d'un médiocre volume, on les met dans un brûloir à café, et on les grille sur des charbons ardens, en tournant toujours, jusqu'à ce qu'ils

(1) Réaction de la face vitale, effet secondaire , effet curatif. — (2) Idem.
(3) Idem.

aient acquis une couleur brune, et qu'ils se laissent réduire en poudre sans beaucoup de peine. Vingt grains de cette poudre sont mêlés avec quatre cents gouttes de bon esprit-de-vin. On laisse le tout digérer pendant une semaine, en le remuant chaque jour deux fois et sans le secours de la chaleur. Vingt gouttes de la teinture ainsi obtenue contiennent un grain de la vertu de l'éponge brûlée.

L'éponge convertie en charbon noir, telle qu'on la trouve assez souvent dans les pharmacies, paraît être dénuée de toute énergie, tandis que celle qui n'a été grillée que jusqu'au brun, comme je viens de le dire, conserve beaucoup d'odeur, et communique à l'esprit-de-vin toutes ses puissantes vertus médicinales. La teinture versée dans de l'eau rend celle-ci laiteuse; cependant elle en retient une assez grande quantité en dissolution. L'éponge doit contenir de l'iode.

Le gonflement particulier de la glande thyroïde auquel on donne le nom de goître, et qui appartient en propre aux habitans des vallées profondes, et de leurs aboutissans dans les plaines, dépendant d'un concours de circonstances qui à la vérité nous sont inconnues pour la plupart, mais semblent néanmoins rester toujours à peu près les mêmes, constitue par cela seul une maladie offrant presque constamment un caractère identique, quant à son essence, et contre laquelle tout médicament qui se serait déjà montré une fois efficace, devrait l'être aussi dans tous les cas et dans tous les temps.

Mais la médecine ayant ignoré jusqu'ici comment on doit s'y prendre, avant d'appliquer les médicamens au traitement des maladies, pour déterminer d'avance quels sont les états morbides dans lesquels ils agiront d'une manière salutaire, ayant, par conséquent, été toujours dans l'usage jusqu'à présent de ne les administrer qu'en aveugle, et même d'en prescrire toujours plusieurs mêlés ensemble, il lui était impossible d'arriver à la connaissance de remèdes certains contre les maladies chroniques, celles même qui se montrent constamment sous un aspect semblable. Le vulgaire en était donc réduit à chercher lui-même des secours contre ces dernières affections; mais il ne pouvait y arriver que par la plus longue de toutes les voies, en essayant des substances simples de toute espèce, à mesure que le hasard les lui faisait tomber sous la main ; de sorte que ce n'était qu'après des millions d'expériences en pure perte, qu'il arrivait enfin à rencontrer un moyen propre à soulager, et capable de le faire dans tous les cas. C'est donc à cette méthode populaire que nous sommes redevables du peu de remèdes sûrs que nous connaissons contre les maladies toujours identiques, ou, en d'autres termes, produites par une même cause. L'ancienne école, tout habile qu'elle croit être, ne pouvait arriver à ce résultat.

Il a bien pu s'écouler ainsi des milliers d'années avant que la médecine domestique trouvât enfin, parmi les innombrables substances médicinales essayées en vain par elle, un médicament propre à guérir la maladie si gênante du goître. Mais, du moins, l'a-t-elle rencontré dans l'éponge brûlée, dont Arnauld de Villeneuve, au treizième siècle, est le premier qui nous en parle comme d'un moyen employé pour combattre cette affection.

La médecine profita alors d'une récolte qu'elle n'avait point semée, et elle s'appropria cette découverte de la pratique domestique ; mais, comme en tout temps, elle a cru son honneur intéressé à fuir la simplicité, elle mêla l'éponge brûlée, en qualité d'antistrumeux, avec d'autres drogues, variant sans cesse. Ces mélanges ne produisaient souvent aucun effet, à cause des additions uniquement propres à troubler l'action du vrai remède ; et, lorsqu'ils se montraient utiles, on en attribuait l'efficacité aux ingrédiens accessoires, de telle sorte qu'on finissait même par ne plus savoir à quoi on devait la rapporter en réalité. Voilà comment l'éponge brûlée perdit peu à peu le rang qu'elle aurait dû garder, et disparut même quelquefois des poudres contre le goître, de manière que plusieurs traités modernes de matière médicale l'ont passée sous silence, comme chose tout-à-fait inutile. La médecine dominante en vint ainsi à faire retomber dans l'oubli la vérité que l'expérience du peuple était parvenue à trouver par d'innombrables et pénibles essais. C'est là un exemple des services qu'elle a rendus jusqu'à présent au genre humain.

Cependant, en admettant même qu'elle reconnût l'importance de l'éponge brûlée comme moyen curatif du goître des habitans des vallées, comment réussirait-il à découvrir les grandes propriétés de cette substance dans beaucoup d'autres états morbides qui ne se représentent pas invariablement identiques, puisqu'elle ignore ou dédaigne la seule manière certaine de découvrir les vertus pures des médicamens, qui consiste à les essayer sur des sujets bien portans?

Les symptômes suivans, que l'éponge brûlée fait naître chez les personnes en santé, et dont je voudrais bien voir la liste plus complète, apprendront à quels autres usages salutaires la médecine homœopathique peut appliquer cet énergique médicament.

Là même où la pratique vulgaire avait encore recours à l'éponge brûlée pour la guérison du goître, elle la donnait mêlée avec du poivre, de la suie, etc., à la dose d'un demi-gros à un gros entier, par jour, pendant que j'ai trouvé qu'il suffisait, pour arriver au but, d'une ou deux doses de la plus petite goutte de la teinture convenablement étendue, c'est-à-dire de la décillionnième dilution.

L'antidote le plus puissant de l'éponge brûlée est le camphre. L'application la plus remarquable que l'homœopathie ait faite de cette substance, est celle contre la redoutable maladie aiguë qu'on désigne sous le nom de *croup*. Après avoir commencé par calmer ou détruire l'inflammation locale, à l'aide de l'aconit, il sera très-rarement nécessaire, en pareil cas, d'employer concurremment une petite dose de foie de soufre calcaire.

Symptômes de l'éponge brûlée.

Faiblesse de la tête et engourdissement, qui rend inhabile à tous les travaux d'esprit, avec sentiment de lassitude par tout le corps.

La tête est entreprise et légèrement frappée de stupeur.

Pesanteur de la tête, toute la journée.

Quand elle relève la tête, qu'elle tenait appuyée sur la table, pour se reposer, elle la trouve pesante.

5. Douleur tractive au sommet de la tête (sur-le-champ).

Violente pression dans le front et dans l'occiput en même temps, comme s'ils étaient refoulés l'un vers l'autre, à midi (au bout de cinq heures).

Battement dans la tempe gauche.

En se tenant couchée, elle sent dans la tête, à la région de l'oreille sur laquelle elle est appuyée, un bruissement qui ressemble à une forte pulsation, chaque fois avec un double battement; se couche-t-elle ensuite sur l'autre oreille, elle ressent la même chose aussi de ce côté.

Sensation d'accumulation du sang dans le front.

10. Augmentation de l'afflux du sang vers la tête.

Sensation dans la tête, comme si tout allait sortir par le front.

Forte chaleur d'un seul côté du visage, qui se renouvelle même en y pensant.

Douleur pressive au dessus de l'œil droit, plus à l'extérieur qu'à l'intérieur (au bout d'une demi-heure).

Pression tout autour des paupières.

15. Tension à l'œil gauche, près de la tempe (au bout d'un quart d'heure).

Le matin, dans le lit, les paupières de l'œil gauche se ferment, de sorte qu'elle a de la peine à les ouvrir.

Quand elle regarde fixement un objet, elle éprouve mal à la tête et larmoyement des yeux.

Elle ne peut reconnaître les objets éloignés qu'avec de grands efforts.

Prurit aux paupières.

20. Ardeur dans l'œil gauche, tout autour du globe oculaire.

Elancemens dans l'œil.

Les yeux suppurent.

Les yeux sont renfoncés dans les orbites.

Pâleur du visage.

25. Gonflement rouge du cartilage antérieur de l'oreille droite, avec un petit bouton dedans, qui suinta comme un ulcère pendant neuf jours; l'oreille était douloureuse à la pression (au bout de vingt-quatre heures).

Pression dans les oreilles et douleur dedans.

Otalgie; douleur constrictive (au bout de trois heures).

Dureté d'oreille.

Prurit à la joue gauche (au bout d'une demi-heure).

30. Prurit lancinant dans la joue gauche (au bout de trois quarts d'heure).

Elancement à la joue.

Enflure de la joue.

Gêne en forme de crampe qui descend de l'articulation gauche de la mâchoire à la joue, le soir, en mangeant (pendant cinq jours).

Tiraillement dans le nez.

35. (Rétention du mucus dans le nez.)

Eruption au bout du nez et aux lèvres.

La mâchoire inférieure est douloureuse au toucher.

Sensation dans la glande thyroïde et les glandes du cou, en respirant, comme si l'air y entrait et en sortait.

Sensation comme si les glandes du cou étaient gonflées (au bout de quatorze heures).

40. Douleur comme si les glandes du cou qui avoisinent le larynx et la trachée-artère étaient tuméfiées (au bout de trois heures).

Sentiment de pression dans.la tête, plusieurs fois pendant la journée.

Coups d'aiguille continuels à l'extérieur, au dessus de la fossette du cou (à la partie inférieure du goître).

Plusieurs gros boutons sous le menton, au cou, qui causent de la douleur quand on appuye dessus (au bout de douze heures).

Ampoules au bord de la langue, avec douleur d'écorchure.

45. Au côté interne de la joue et au bord de la langue, ampoules qui causent une douleur lancinante et brûlante, et ne permettent de manger aucun aliment solide.

Prurit dans les dents supérieures et inférieures.

Douleurs dans les dents molaires inférieures droites, au fond de la bouche, comme si la gencive et les dents molaires étaient gonflées, et ces dernières soulevées, pendant deux jours.

En mâchant, la gencive, qui est tuméfiée, cause de la douleur.

Douleur comme s'il s'était mordu lui-même.

50. Salivation (au bout d'un quart d'heure).

Ardeur dans la gorge, dans le larynx et ensuite dans les oreilles.

Dans l'intérieur de la gorge, surtout après avoir mangé,

un élancement qui s'accompagne, à l'extérieur du cou, de la même sensation que si quelque chose pressait là de dedans en dehors, le matin et le soir.

Goût douceâtre dans la bouche.

Profondément dans la gorge, et non dans la bouche, goût amer continuel.

55. Éructations (au bout d'une demi-heure).

Nausées continuelles.

Augmentation de l'appétit.

Forte faim ; elle ne peut parvenir à se rassasier.

Pression dans le creux de l'estomac, l'après-midi.

6o. Douleur pressive dans la région de l'estomac, qui dure pendant toute la matinée (au bout d'un quart d'heure).

Elle ne peut souffrir aucun vêtement qui lui serre le corps, à la région stomacale principalement.

Après avoir mangé, gêne et plénitude dans le bas-ventre, comme si la digestion ne pouvait pas s'accomplir.

Tension du ventre (au bout de vingt-quatre heures).

Gargouillemens dans le ventre et éructations (au bout d'une demi-heure).

65. Spasmes dans le bas-ventre (au bout de six jours).

Douleur dans l'anneau inguinal, comme s'il existait une hernie.

Tous les jours il rend beaucoup d'ascarides ; tous les soirs il éprouve des fourmillemens dans le rectum.

(La première partie de la selle est dure, et la seconde molle.)

Diarrhée blanche (au bout de quarante-huit heures).

7o. Ténesme à chaque selle.

Douleur contusive à l'anus, presque comme s'il était écorché.

Avant chaque selle, élancemens dans l'anus et gargouillemens dans le ventre.

(Douleur au col de la vessie, comme un avertissement d'uriner.)

Urine coulant par un jet très-grêle.

75. (Impuissance de retenir l'urine.)

(L'urine est écumeuse.)

L'urine dépose un sédiment épais, blanc-grisâtre.

Douleur simple dans les testicules, même en y touchant.

Douleur serrante, contusive et strangulante dans les testicules.

80. Grands élancemens un peu mousses, qui s'étendent des testicules dans le cordon spermatique.

Gonflement des testicules, qui cause une douleur pressive (au bout de dix, de vingt-quatre heures).

Gonflement douloureux du cordon spermatique.

Avant l'apparition du flux menstruel, d'abord mal de reins, puis battemens de cœur, toute la journée.

Pendant l'écoulement des règles, traction dans les cuisses et dans les jambes.

85. *Enrouement.*

Toux et coryza très-forts.

En toussant, douleur dans la poitrine et la trachée-artère, avec âpreté dans la gorge.

Toux irrésistible provenant d'un point profond dans la poitrine, où elle cause de la douleur, comme si elle l'avait rendu à vif et saignant (au bout d'une demi-heure).

Toux sèche (au bout d'un quart d'heure).

90. Toux sèche, jour et nuit, avec ardeur dans la poitrine, comme si il y avait dedans quelque chose de chaud; la toux cesse après avoir bu et mangé.

(Toux fréquente, la nuit, pendant deux minutes; il a l'air fâché en toussant.)

(Fort asthme) (au bout de dix jours).

Respiration lente et profonde, comme après l'épuisement, pendant plusieurs minutes (au bout d'une demi-heure).

Après quelques efforts, elle était tout à coup prise de lassitude, et avait surtout la poitrine affectée; elle ne pouvait presque plus parler, et il lui venait de la chaleur au visage, avec des nausées; au bout de quelques heures, pesanteur dans la tête.

95. Après avoir dansé, respiration très-rapide, bruyante.

Après tous les mouvemens du corps entier, même les moins considérables, elle devient faible, le sang lui bouillonne dans la poitrine, sa figure s'échauffe, une chaleur ardente se répand sur tout son corps, les vaisseaux sont fortement gonflés, et la respiration s'arrête; ce n'est qu'après un long repos qu'elle revient à elle.

Après un mouvement modéré, au grand air, elle devient

faible tout à coup et chancelle sur sa chaise ; grande anxiété, nausées, pâleur du visage, respiration courte et bruyante, battemens violens du cœur dans la poitrine, comme s'il allait sortir par le haut ; en même temps, les yeux se ferment involontairement, d'une manière presque spasmodique, et les larmes se font jour à travers les paupières : elle conserve sa connaissance, mais il lui est impossible de faire agir sa volonté sur ses membres.

Prurit lancinant au côté gauche de la poitrine, vers l'aisselle (au bout d'un quart d'heure).

Légers élancemens à l'extérieur de la poitrine et aux bras, pendant plusieurs jours.

100. Fort élancement dans le sacrum.

Le sacrum et les fesses sont très-engourdis.

Elancemens dans l'articulation du coude, pendant le mouvement.

En ployant le bras, élancement au bout du coude, et ensuite tiraillement dans l'articulation, tant qu'il tient le bras ployé.

Douleur pressive à l'extrémité du coude gauche (au bout de trois quarts d'heure).

105. Douleur dans l'avant-bras gauche, comme si les os étaient serrés avec force l'un contre l'autre (au bout d'une heure).

Grosses vésicules à l'avant-bras droit.

Douleur tractive dans les avant-bras.

(Ardeur dans les bras et les mains.)

Plusieurs élancemens dans le poignet droit, pendant le repos (au bout d'un quart d'heure).

110. Douleur tensive dans le poignet gauche, pendant le repos et le mouvement (au bout d'un quart d'heure).

Forte traction dans l'articulation de la main gauche (au bout de trois jours).

Prurit dans l'éminence thénar de la main gauche, qui ne cesse point par le frottement (au bout de trois quarts d'heure).

Enflure des mains : elle ne pouvait pas ployer les doigts.

L'articulation médiane du doigt médius de la main gauche était gonflée, rouge et raide, quand il ployait le doigt.

115. Douleur pressive dans l'articulation postérieure des

doigts de la main droite (au bout d'un quart d'heure).

Douleur à la partie interne de la cuisse, au dessus du genou droit ; pression d'avant en arrière (au bout d'un quart d'heure).

Forte traction dans le genou gauche, ensuite sueur copieuse ; la nuit, il avait les jambes raides.

Tiraillement dans la jambe, tout l'après-midi.

120. Tiraillement dans les chevilles ; les pieds sont lourds comme du plomb, et la pesanteur remonte dans les jambes.

(Après une longue marche , élancémens semblables à des coups d'épingle dans les talons, en restant assis, pendant une heure.)

A toutes les époques de la journée, sur un point quelconque du corps, parfois très-peu étendu, et souvent pendant une minute seulement, d'abord une reptation dans la peau, après quoi l'endroit devient rouge et chaud ; parfois il éprouve un prurit rongeant, semblable au mouvement continuel d'une puce qui ne piquerait pas ; ensuite il s'y développe des ampoules en forme de miliaire ; l'action de se gratter ne diminue pas le rongement pruriteux ; loin de là, elle semble, au contraire, ne le faire durer que plus longtemps (au bout de deux heures).

L'éponge brûlée détermine une éruption pruriteuse à la peau et des taches rouges , causant de la démangeaison.

Lorsqu'il se frotte une partie qui démange , il éprouve du prurit en beaucoup d'autres endroits.

125. Surtout lorsqu'elle se sent froide, il survient un rongement pruriteux à la poitrine, au creux de l'estomac , sur le dos et sur les bras (en d'autres temps, aux pieds seulement) ; .e frottement fait rougir la partie , et rend le rongement plus fort encore pour quelque temps ; il se manifeste aux endroits frottés des ampoules qui disparaissent promptement.

Sentiment d'engourdissement de la moitié inférieure du corps.

Lassitude par tout le corps, surtout dans les bras.

C'est quand elle se repose étendue horizontalement , qu'elle se trouve le mieux.

Détente extrême du corps et de l'esprit ; elle voudrait rester sans rien faire et se reposer.

130. Sentiment comme de brisure au haut du corps (au (bout de vingt-quatre heures).

Il s'éveille avec des douleurs contusives par tout le corps.

Insomnie jusqu'à minuit.

Il ne peut pas dormir, et dès qu'il s'endort, son imagination travaille ; il lui semble avoir le front enflé, et cette partie lui fait mal quand il y touche ; douleur pressive au dessus de l'œil, plus forte encore en se baissant, comme si tout allait sortir par le front ; il était très-sensible au froid, et avait comme froid dans le dos ; cet état dura, avec froid, pendant vingt-quatre heures.

La nuit, elle parle haut plusieurs fois en dormant, mais sans que sa voix annonce d'anxiété.

135. Rêves tristes.

Rêves qui occupent beaucoup.

Rêves tourmentans, inquiétans, qui font pleurer.

Froid aux mains.

Sentiment de froid dans les jambes.

140. Avec chaleur par tout le corps, froid, pâleur et froid au visage.

Pandiculations des membres supérieurs et inférieurs (au bout d'un quart d'heure).

Pandiculations des bras (au bout de trois quarts d'heure).

Fièvre : le matin, d'abord mal de tête et mal de ventre, puis grand froid secouant, avec froid aux mains, qui sont bleuâtres, et un peu de soif ; puis, étant couché, chaleur sèche et brûlante, avec un peu de soif et beaucoup d'assoupissement inquiet, pendant trente-six heures ; durant la nuit, en s'éveillant et se remuant, nausées et vertiges ; de temps en temps, toutes les douze heures, sueur douce, quand la chaleur s'apaise ; ensuite, tiraillement et élancement dans l'œil gauche et la joue du même côté, avec éruption aux lèvres.

L'après-midi, céphalalgie à l'occiput, comme une pesanteur et un élancement dans cette partie, quand il tourne la tête, avec chaleur au visage, aux mains et aux pieds, froid au reste du corps, propension au coryza, lassitude du corps et amertume dans la bouche ; le soir, après s'être déshabillé, froid en se couchant, et un quart d'heure après, dans le lit, chaleur par tout le corps, les cuisses exceptées, qui étaient engourdies et froides; la nuit, sueur.

145. Elévation de la chaleur par tout le corps, avec soif.

Le soir, en se tenant assis, sueur fraîche au visage, et en même temps augmentation de la sensation de chaleur par tout le corps.

Chaleur passagère au visage et dans le sang, avec excitation des nerfs.

Dans la journée, plusieurs accès de chaleur, avec anxiétés, douleur au creux de l'estomac, pleurs et tristesse inconsolable; elle aimerait mieux mourir sur-le-champ.

Elle est craintive, elle est surtout poursuivie et tourmentée sans relâche par une image effrayante d'un événement triste du passé.

150. Inquiétude, comme s'il était menacé d'un malheur, et qu'il en eût le pressentiment.

Elle est très-facile à effrayer, et la moindre chose lui donne des sursauts, à chacun desquels elle éprouve une sensation particulière dans les jambes, où elle ressent ensuite comme de la pesanteur.

Ce qu'elle a fait ne la contente pas; elle n'est pas contente de son travail.

Il parle par monosyllabes; il est mécontent.

Arrogance, opiniâtreté, impolitesse.

155. Humeur espiègle, portée aux saillies.

Alternatives d'humeur gaie et d'humeur pleureuse, chagrine et querelleuse.

Observations recueillies par d'autres.

Vertige en se tenant assis, comme si la tête allait tomber de côté, avec sensation de chaleur dans la tête (au bout d'un quart d'heure). (*G. Wagner.*)

Sensation vertigineuse, presqu'à tomber en arrière. (*F. Hahnemann.*)

Il éprouve comme des tournoiemens dans la tête, sa démarche est chancelante, et il est obligé de s'appuyer, comme un homme ivre (au bout de cinquante-une heures). (*F. Hartmann.*)

Violent afflux du sang vers le cerveau, avec chaleur extérieure au front ; les artères du cou battaient d'une manière sensible au toucher (au bout d'une heure). (*Wagner.*)

5. La tête est entreprise, il chancelle, comme un homme ivre, en marchant, pendant une heure (au bout d'une demi-heure). (*A.-F. Haynel.*)

Pesanteur douloureuse dans l'occiput, comme s'il y avait du plomb dedans, pendant la marche ; elle se renouvelle par momens (au bout d'une heure et demie). (*Hartmann.*)

Pesanteur de la tête (au bout d'un quart d'heure). (*Wagner.*)

Pesanteur et plénitude de la tête, qui augmentent en se baissant. (*Id.*)

Céphalalgie pressive au vertex (au bout de cinq minutes). (*F. Hahnemann.*)

10. Douleur sourdement pressive dans la bosse frontale droite, de dedans en dehors (au bout de trente heures). (*Hartmann.*)

Céphalalgie sourde dans la moitié droite du cerveau, en passant du grand air dans une chambre chaude (au bout d'une heure et demie, de trente-cinq heures). (*S. Gutmann.*)

Céphalalgie pressive de dedans en dehors au pariétal droit, étant couché. (*Id.*)

Céphalalgie pressive sourde au front, au dessus des yeux, jusque dans l'occiput, pendant dix heures, jusqu'au moment de s'endormir (au bout de trois heures). (*Wagner.*)

Violente céphalalgie tiraillante dans la tempe gauche, immédiatement près de l'orbite, qui produit aussi une sensation pressive dans la moitié gauche de cet œil (au bout de deux heures). (*Hornburg.*)

15. Mal de tête pressif dans le front (au bout d'un quart d'heure). (*G.-E. Wislicenus.*)

Sentiment de pression dans la tempe droite, de dedans en dehors (au bout d'une heure et un quart). (*Hartmann.*)

Violente douleur pressive dans le côté gauche de l'occiput, comme si tout allait sortir par là (au bout de neuf heures et demie). (*Id.*)

Il éprouve des secousses à travers les deux côtés de la tête, surtout aux tempes, jusqu'à l'occiput, chaque fois qu'il remue le bras et qu'il marche (au bout d'une heure). (*Wislicenus.*)

Endolorissement par intervalles dans tout le côté où se trouve le (petit) goître ; dans le goître lui-même, battement, qui remonte dans les joues, et s'étend, comme un tiraille-ment, jusque dans le cou. (*E. Stapf.*)

20. Elancemens vulsifs dans le front, qui augmentent en marchant (au bout de cinq heures). (*Wagner.*)

Douleur pressive et tractive de haut en bas, sur le côté droit de la tête et du cou (au bout de quatre heures). (*Id.*)

Petit élancement pressif, tantôt dans le front, tantôt dans l'occiput, seulement à chaque mouvement, avec une sensa-tion de chaleur brûlante depuis la région située derrière les oreilles, au dessus de l'occiput, jusque dans la nuque. (*Id.*)

Coups d'aiguille qui se dirigent en travers au côté gauche du front (au bout de quatre heures). (*C.-F. Langham-mer.*)

En marchant au grand air, coups d'aiguille perforans au côté gauche du front, qui ont l'air de se diriger du dedans au dehors (au bout de trente-quatre heures). (*Id.*)

25. *Vifs élancemens à la tempe gauche, extérieurement, qui s'étendent jusque dans le front* (au bout de six, de qua-torze heures). (*Id.*)

Pression au côté gauche du front (au bout de huit heures et demie). (*Id.*)

Vive pression à l'extérieur, aux deux tempes (au bout d'un quart d'heure). (*Wislicenus.*)

Douleur pressive, de dedans en dehors, à la partie gauche et supérieure du front, qui se dissipe après s'être levé (au bout de six heures et demie). (*Langhammer.*)

Douleur rongeante, à l'extérieur, au sommet de la tête (au bout d'une heure). (*Wislicenus.*)

30. Sensibilité désagréable des tégumens de la tête, sur-tout en les remuant. (*Id.*)

Ardeur dans la peau de la tête, au côté droit (au bout de quinze heures). (*Gutmann.*)

Sensation, comme si les cheveux se hérissaient au vertex, ou comme si quelqu'un y touchait, plus forte pendant les mouvemens du corps, quels qu'ils soient (au bout d'une heure) (*Wislicenus.*)

Sentiment de tension constrictive au dessus de la racine du nez (au bout de onze heures et demie). (*Hartmann.*)

Elancemens fourmillans à l'os nasal gauche (au bout d'une demi-heure). (*Wislicenus.*)

35. Eruption croûteuse jaune au sourcil gauche, qui ne cause un peu de douleur que quand on y touche. (*F. Hahnemann.*)

Les yeux ont une apparence terne, et les paupières sont gonflées, comme après l'ivresse ou une nuit passée en débauche; en même temps, lassitude, accablement et envie de dormir (au bout de trois heures un quart). (*Hartmann.*)

Traction lancinante, soudaine, à l'angle externe de l'orbite gauche, qui se propage au dessus et au dessous de l'œil, jusqu'à son angle interne (au bout d'une heure et demie). (*Wislicenus.*)

Douleur lancinante, tensive, dans l'angle externe de l'œil gauche, plus forte pendant le mouvement de l'œil; elle se dissipe par l'effet du contact de la main (au bout de quatre heures et un quart). (*Gutmann.*)

Prurit lancinant, au dessous de l'œil gauche, que le frottement diminue un peu (au bout de cinq heures). (*Wislicenus.*)

40. Pesanteur des paupières. (*Wagner.*)

Pesanteur pressive dans les paupières, comme si elles allaient se fermer (au bout d'une demi-heure). (*Id.*)

Dans les deux yeux, douleur lancinante et enfin pressive, le soir (au bout de neuf heures). (*Id.*)

Pression dans l'œil droit, et élancement dedans. (*F. Hahnemann.*)

Douleur brûlante à la face externe de la paupière inférieure gauche. (*Gutmann.*)

45. Rougeur du blanc de l'œil. (*F. Hahnemann.*)

Fort larmoyement de l'œil. (*Id.*)

Il a les joues rouges, quoique sa figure ne soit pas plus chaude qu'à l'ordinaire. (*Hartmann.*)

Tintement sourd dans les oreilles (au bout d'une demi-heure). (*Wagner.*)

Tintement dans l'oreille droite (au bout de dix heures). (*Langhammer.*)

50. Dans la conque de l'oreille gauche, immédiatement à l'entrée du conduit auditif, bouton inflammatoire qui finit

par se couvrir d'une croûte, et qui reste ainsi plusieurs jours, douloureux au toucher. (*Haynel.*)

Formation à l'oreille gauche de tubercules, qui causent de la douleur quand on y touche (au bout d'une heure). (*J.-G. Lehmann.*)

Ardeur à l'orifice de l'oreille droite. (*Gutmann.*)

Douleur dans les cartilages de l'oreille, semblable par elle-même à celle d'une plaie, et qui ne change pas de caractère par l'attouchement (au bout de trois quarts d'heure). (*Wislicenus.*)

Douleur tensive et gonflement à l'entrée du conduit auditif, et fourmillement dedans, comme s'il allait commencer à s'ulcérer ; quelquefois des élancemens en dedans (au bout de quinze heures et demie). (*Haynel.*)

55. Petits élancemens dans l'oreille droite, de dedans en dehors, qui ont l'air de traverser le tympan (sur-le-champ). (*Wislicenus.*)

Douleur en forme de crampe dans l'oreille gauche, en marchant au grand air (au bout de vingt-quatre heures et demie). (*Hartmann.*)

Douleur tractive dans l'oreille interne droite (au bout de neuf heures). (*Wagner.*)

Sensation de tiraillement pressif dans l'arcade zygomatique droite (au bout d'un quart d'heure). (*Hartmann.*)

Petit élancement vulsif, en arrière, du côté droit de la mâchoire supérieure à l'oreille interne droite, le soir, dans le lit. (*Haynel.*)

60. Douleur en forme de crampe au côté gauche de la mâchoire supérieure (au bout d'une heure et demie). (*Langhammer.*)

Coups d'aiguille dirigés en travers au côté gauche de la mâchoire supérieure (au bout de trois heures et demie). (*Id.*)

Pendant le dîner, après s'être mouché doucement, violent saignement de nez qui dure long-temps (au bout de trois jours). (*Haynel.*)

Petits élancemens sous la lèvre inférieure (au bout de sept heures). (*Wislicenus.*)

Violente ardeur continuelle au dessous du coin droit de la bouche, au menton, comme s'il allait survenir là une éruption; en tendant la peau, l'ardeur devient plus vive (au bout de six heures). (*Haynel.*)

65. Le côté gauche du menton, jusqu'à l'angle de la bouche, cause, quand on y touche, la même douleur que si la peau y était malade en dessous (au bout de quatre jours). (*Wislicenus.*)

Plusieurs gonflemens glandulaires sous le côté droit de la mâchoire inférieure, qui gênent les mouvemens du cou, et causent une douleur tensive quand on y touche (au bout de trente-huit heures). (*Langhammer.*)

Gonflemens glandulaires sous le côté gauche de la mâchoire inférieure, qui causent de la douleur quand on touche au cou (au bout de soixante-treize heures). (*Id.*)

Douleur lancinante dans le goître; mais en n'avalant pas, légère douleur. (*E. Stapf.*)

Elancemens dans le goître, même en n'avalant pas. (*Id.*)

70. Raideur du cou, en baissant et en tournant la tête. (*Lehmann.*)

Pression lente, par intervalles, au côté droit du cou, comme si l'on comprimait la peau avec les doigts; cette région, en descendant le long de la veine jugulaire, était douloureuse aussi à l'extérieur, quand on y touchait. (*Hornburg.*)

Pression douloureuse au dessus du cartilage thyroïde, qui augmente par les effets de l'attouchement (sur-le-champ). (*Id.*)

Pendant le chant, douleur pressive à la région du larynx (au bout de six heures et un quart). (*Hartmann.*)

Tension des muscles du cou, de ceux surtout du côté droit, en fléchissant la tête en arrière (au bout de trois jours). (*Wislicenus.*)

75. Sensation dans le goître, comme si tout remuait et y tournait en rond, comme s'il renfermait un être vivant, surtout en avalant. (*Stapf.*)

Sensation dans le goître, comme s'il s'y opérait un travail dont le résultat fût de le souffler et de le raidir, comme si tout ce qu'il renferme allait en sortir. (*Id.*)

Tension douloureuse au côté gauche du cou, près de la pomme d'Adam, en tournant la tête du côté droit (au bout d'une heure et demie). (*Wislicenus.*)

La région de la glande thyroïde est comme indurée (au bout de quatre jours). (*Id.*)

Vulsion des muscles droits du cou ; en se tenant couché (au bout de vingt-quatre heures.) (*Gutmann.*)

8o. En différens temps, petits élancemens vulsifs à l'extérieur de la région du larynx. (*Haynel.*)

Un élancèment passager au côté gauche du cou (au bout d'une heure et un quart. (*Wislicenus.*)

Grands élancemens lents dans les muscles du côté droit du cou, aussitôt après le réveil, qui cessent en avalant, et reviennent immédiatement après (au bout de vingt-trois heures). (*Hartmann.*)

Fourmillement passager au cou (au bout d'une heure et demie). (*Wislicenus.*)

Après avoir ouvert largement la bouche, et ensuite l'avoir fermée avec force, spasme douloureux dans les muscles du cou, qui tirent violemment la mâchoire inférieure en bas, avec pesanteur dans l'articulation de cette dernière, comme si elle était luxée. (*Haynel.*)

85. Coups d'aiguille tractifs à travers le côté gauche du cou (au bout de soixante heures). (*Wislicenus.*)

Sensation douloureuse de raideur au côté gauche de la nuque, lorsqu'il tourne la tête à droite (au bout d'une heure et demie). (*Hartmann.*)

Douleur pressive, craquante, et qui revient souvent, au côté gauche de la nuque, immédiatement à l'omoplate, à laquelle nul mouvement ne change rien (au bout de sept heures et demie). (*Id.*)

En se baissant, craquement dans la nuque (au bout de seize heures). (*Haynel.*)

Elancement dans les dents incisives du haut. (*Hornburg.*)

9o. En mâchant les alimens, sensation douloureuse, comme si les dents molaires étaient agacées et peu solides (au bout de six heures et demie). (*Langhammer.*)

Douleur (brûlante) dans les dents molaires gauches du haut (au bout de douze heures). (*Id.*)

Rapports à plusieurs reprises (au bout de deux heures). (*Wagner.*)

Régurgitation de matières aigres (au bout de soixante-quinze heures). (*Hartmann.*)

Hoquet (au bout de huit, trente-trois, trente-sept et cinquante-sept heures). (*Langhammer.*)

95. Hoquet répété (au bout d'une heure). (*Wagner.*)

Goût amer dans la gorge (au bout d'un quart d'heure). (*Hartmann.*)

Rapports amers (au bout d'une heure). (*Wagner.*)

Appétence pour l'eau froide, le soir (au bout de trente-huit heures). (*Langhammer.*)

Diminution de l'appétit. (*F. Hahnemann.*)

100. L'eau lui vient à la bouche, avec des nausées (au bout de vingt-quatre heures). (*Haynel.*)

Nausées en fumant, comme d'habitude (au bout de trente heures). (*anghammer.*)

Soulèvemens de cœur sans vomissement. (*Stapf.*)

Le tabac (dont il a l'habitude) lui cause, en fumant, une sensation de grattement et d'amertume dans la bouche et la gorge (au bout d'une demi-heure). (*Hartmann.*)

Chaque fois qu'il a faim (comme d'habitude), soif violente. (*Id.*)

105. Sensation extrêmement désagréable d'atonie dans l'œsophage et l'estomac, comme s'il avait bu une grande quantité d'eau tiède, pendant plusieurs heures (au bout de vingt-trois heures). (*Haynel.*)

Sensation intérieure de froid dans le creux de l'estomac, avec plénitude dans cette région (au bout d'un quart d'heure). (*Hartmann.*)

En fumant (comme d'habitude), il éprouve sur-le-champ de la chaleur dans le ventre, qui remonte aussi ensuite dans la poitrine, sans chaleur au reste du corps, qui, au contraire est pris de frissonnemens (au bout de trois heures). (*Wisli-cenus.*)

En se tenant assis, contraction douloureuse à gauche, au-dessous de l'estomac, surtout quand il est couché sur le côté droit (au bout de dix-sept heures). (*Haynel.*)

Elancemens dans le côté droit du ventre, à la région hépatique (au bout d'une heure). (*Wagner.*)

110. Pincement dans l'hypogastre, avec borborygmes bruyans (au bout de cinq heures). (*Gutmann.*)

Fréquens pincemens dans le bas-ventre, qui cessent après une émission de vents (au bout de quatorze heures). (*Langhammer.*)

Après avoir mangé ; tranchées dans l'épigastre , le matin (au bout de vingt-six heures). (*Haynel.*)

Le soir , après avoir mangé , tranchées dans l'hypogastre, qui se dirigent vers le côté gauche de la poitrine (au bout de quatre jours). (*Id.*)

Le matin, après avoir mangé , violentes tranchées dans le ventre, qui l'obligent à ployer le corps en deux ; en même temps , forte envie d'aller à la selle ; selle parfaitement naturelle, mais peu copieuse (au bout de cinq jours). (*Id.*)

115. Mal de ventre , pincement dans tout l'hypogastre. (*Stapf.*)

Pincement profond dans le bas-ventre, en se tenant assis, qui l'oblige à se lever, parce qu'il croit avoir envie d'aller à la selle ; cependant, dès qu'il est levé, la douleur diminue, et elle disparaît tout-à-fait en se tenant debout, baissé en avant (au bout de dix heures). (*Hartmann.*)

Petit élancement à l'extérieur, au nombril (au bout de deux heures). (*Wislicenus.*)

Douleur tensive dans l'épigastre, en marchant, plus vive cependant en se penchant (au bout d'une heure). (*Gutmann.*)

Douleur tensive dans l'épigastre, en se tenant assis. (*Id.*)

120. Élancement fouillant dans l'hypogastre , au côté gauche, qui ne s'aperçoit qu'en expirant , et qui n'est jamais plus fort qu'en se baissant (au bout de dix heures et demie). (*Id.*)

Sensation pareille à un léger fourmillement exercé par quelque être vivant, sous la peau du ventre, au dessus de la hanche gauche, dans le côté gauche, sur lequel il est couché dans le lit, le matin (au bout de vingt-deux heures). (*Wislicenus.*)

Au côté gauche du bas-ventre, sensation très-désagréable de constriction , qui devient plus prononcée par l'application de la main (au bout d'une demi-heure). (*Hartmann.*)

Profondément, dans le bas-ventre, sensation constrictive très-pénible, qui diminue par l'émission de quelques vents, mais ne tarde pas à reparaître plus forte (au bout de sept heures). (*Id.*)

Élancement sourd dans les muscles de la lombe droite (au bout de six heures). (*Gutmann.*)

125. Douleur en forme de crampe dans la région inguinale gauche, pendant la situation assise (au bout d'une heure et demie). (*Hartmann.*)

Gonflement glandulaire dans l'aine droite, qui cause une douleur tractive en marchant. (*Langhammer.*)

En se tenant assis seulement, douleur pressive, tiraillante, à la région de l'anneau inguinal, des deux côtés, en des temps différens. (*Haynel.*)

Nausées dans le bas-ventre, avec fréquentes selles liquides et comme diarrhéiques. (*Lehmann.*)

Emission de vents et selle molle, sans difficultés (au bout de six heures). (*Gutmann.*)

13o. Selle dure, retardée de sept heures (au bout de neuf heures). (*Wagner.*)

En allant à la selle, pression causée par des vents, dans la région lombaire (au bout de trente-six heures). (*Wislicenus.*)

Douleur tensive, de dedans en dehors, depuis le milieu de l'hypogastre jusqu'à l'anus (au bout de onze heures et demie). (*Gutmann.*)

En allant à la selle, douleur d'écorchure, pendant quelques jours (au bout de deux jours). (*Haynel.*)

En allant à la selle, ténesme à l'anus, comme si la diarrhée allait survenir (au bout de quatre jours). (*Wislicenus.*)

135. *Emission fréquente d'urine* (au bout d'une heure et demie).(*Langhammer.*)

L'urine claire, et d'un jaune intense, forme un sédiment jaune par le repos (au bout de vingt-trois heures). (*Gutmann.*)

Prurit voluptueux au bout du gland, pendant plusieurs heures, qui oblige à se frotter (au bout de cinquante-deux heures). (*Langhammer.*)

Ardeur pruriteuse au scrotum et au corps de la verge, à plusieurs reprises. (*Haynel.*)

Elancemens tractifs, douloureux, du corps à travers le gland (au bout de quatre jours). (*Id.*)

14o. Les règles paraissent beaucoup trop tôt, et sont trop abondantes (de suite). (*Stapf.*)

Eternument et coryza. (*Langhammer.*)

Enchifrènement (au bout de vingt-cinq heures). (*Gut-mann.*)

Ardeur grattante et constrictive au larynx. (*Lehmann.*)

Sécheresse à la région du larynx, qui augmente en tussiculant (au bout d'une demi-heure). (*Wagner.*)

145. Respiration difficile, comme si le larynx était bouché, et que son rétrécissement empêchât l'air de passer (au bout d'une demi-heure). (*Lehmann.*)

Toux creuse, avec un peu d'expectoration, le jour et la nuit. (*F. Hahnemann.*)

En toussant, pression douloureuse sous les fausses côtes (au bout d'une heure). (*Hartmann.*)

Tussiculation qui détache des mucosités(au bout de vingt-cinq heures). (*Langhammer.*)

Élancement térébrant dans les muscles costaux droits, qui continue pendant l'inspiration et l'expiration (au bout de sept heures). (*Gutmann.*)

150. Forts coups d'aiguille au côté droit de la poitrine, de dedans en dehors (au bout de cinquante-six heures). (*Langhammer.*)

En se tenant assis, le dos un peu courbé, mais surtout en faisant une lente et profonde inspiration, élancemens tractifs dans le côté gauche de la poitrine (au bout de cinq jours). (*Haynel.*)

Forts élancemens, par intervalles, au côté gauche de la poitrine (au bout de deux heures). (*Langhammer.*)

Elancemens tractifs sous la seconde côte gauche, seulement en marchant (au bout de huit heures). (*Haynel.*)

Elancemens douloureux, passagers, au côté droit de la poitrine; en se frottant l'endroit, il semble qu'un corps lourd y descende sous la peau (au bout de cinquante heures). (*Langhammer.*)

155. En faisant de profondes inspirations, douleur pressive et sécante dans le côté gauche de la poitrine; en tout autre temps, il les sent peu (au bout de trois jours). (*Wislicenus.*)

Fourmillement pinçant, lancinant, dans le côté gauche de la poitrine, à la hauteur des sixième et septième côtes, qu'une pression exercée du dehors rend plus douloureux(au bout de dix jours). (*Id.*)

Douleur subite à la fois dans les muscles de la poitrine et
du dos, au côté gauche, comme s'il en sortait un large corps
armé de pointes; large pression, accompagnée d'élancemens
nombreux et petits (au bout de trois jours). (*Id.*)

Pression dans le côté gauche de la poitrine, et parfois
plusieurs élancemens dedans, pendant le repos et le mouvement. (*Haynel.*)

Coup pinçant au côté gauche de la poitrine, de dedans
en dehors (au bout de vingt minutes). (*Wislicenus.*)

160. Douleur sourde à l'endroit de la réunion de l'os iléon
droit avec le sacrum, en se tenant debout (au bout de vingt-
sept heures.) (*Haynel.*)

Sensation pressive, qui remonte et qui descend à travers
l'épine du dos, en se tenant assis droit (au bout de six
heures). (*Hartmann.*)

Sensation de froid au dos, à la hauteur des dernières
côtes (au bout de trois quarts d'heure). (*Wislicenus.*)

En marchant seulement, et surtout en s'appuyant sur le
pied gauche, douleur pressive dans le sacrum (au bout d'un
quart d'heure). (*Haynel.*)

Seulement en se tenant assis, léger tiraillement au sacrum,
du côté droit au côté gauche, qui se dirige surtout de bas
en haut (au bout de cinq jours). (*Id.*)

165. La nuit, prurit ardent, qui excite à se gratter, au
dos surtout ; il ne fait que sommeiller, et se retourne à chaque
instant, avec chaleur par tout le corps, sans soif, surtout
vers le matin. (*Wislicenus.*)

Elancement passager, extrêmement douloureux, à l'o-
moplate droite (au bout de dix-sept heures). (*Haynel.*)

Douleur sur les omoplates, comme si on y enfonçait un
corps pointu ; douleur pongitive continuelle, accompagnée
de douleur d'écorchure (au bout d'un quart d'heure), (*Wislicenus.*)

*Vulsion musculaire autour de l'articulation de l'épaule
gauche. (Gutmann.)*

Ardeur sur l'épaule gauche (au bout de seize heures).
(*Haynel.*)

170. Petits élancemens dans le creux de l'aisselle (en se
tenant assis) (au bout d'une heure). (*Wislicenus.*)

Prurit fourmillant continuel dans le creux de l'aisselle

II.   20

gauche, en se tenant assis (au bout de cinq heures). (*Hay-nel.*)

Traction lancinante à travers le bras (au bout d'un quart d'heure). (*Wislicenus.*)

Sous l'articulation du coude, au haut de l'avant-bras, douleur en forme de crampe, avec un lent tressaillement, surtout en s'appuyant sur le bras (au bout de trois jours). (*Id.*)

Forts élancemens, perforans de dedans en dehors, dans les muscles internes de l'avant-bras droit (au bout d'une demi-heure). (*Langhammer.*)

175. Pesanteur dans les avant-bras (au bout d'une demi-heure). (*Wislicenus.*)

Tremblement des avant-bras et des mains (au bout de quelques minutes). (*Id.*)

Douleur pressive, tractive, au dessus du poignet droit (au bout de six heures). (*Hartmann.*)

Sentiment de brisure dans les articulations des mains et derrière (au bout de trois quarts d'heure). (*Wislicenus.*)

Pincement tractif de dehors en dedans, sur un point, au milieu du creux de la main (au bout de quelques minutes). (*Id.*)

180. Le bout des doigts perd tout sentiment, sans pâlir (au bout de trois quarts d'heure). (*Id.*)

Douleur en forme de crampe, dans l'éminence thénar de la main gauche, seulement en remuant la main, toute la journée (au bout de six heures). (*Langhammer.*)

Traction douloureuse dans l'articulation postérieure du pouce gauche, qui s'étend jusque dans l'avant-bras (au bout d'une heure et demie). (*Haynel.*)

Douleur en forme de crampe dans l'éminence thénar de la main droite, qui dure toute la journée, et s'étend aussi dans le pouce, en remuant la main (au bout d'une, de quatorze et de vingt-cinq heures). (*Langhammer.*)

Elancement continuel et accompagné d'une douleur d'écorchure à l'articulation antérieure du pouce (au bout d'une heure et demie). (*Wislicenus.*)

185. Vulsions rapides d'une partie musculaire à la fesse droite. (*Haynel.*)

Petit élancement, extrêmement sensible, dans la peau

du côté interne de la cuisse droite (au bout de cinquante-quatre heures). (*Id.*)

Forts élancemens, térébrans de dedans en dehors, à la partie antérieure de la cuisse droite, près de la hanche (au bout de huit heures). (*Langhammer.*)

Surtout en marchant, élancemens tractifs soutenus au haut de la cuisse, immédiatement au dessous de l'aine gauche (au bout de deux heures et demie). (*Haynel.*)

Prurit chatouilleux à la cuisse gauche, tout près de l'aine, qui oblige à se frotter (au bout de deux heures et demie). (*Langhammer.*)

190. A l'extrémité supérieure de la cuisse, à chaque pas, tension comme si un muscle était trop court, et accompagnée chaque fois d'un élancement (au bout d'un quart d'heure). (*Wislicenus.*)

Le matin, dans le lit, vifs élancemens pulsatifs à travers la cuisse droite, au dessus du genou (au bout de vingt-deux heures). (*Id.*)

Douleur lancinante, pressive, au dessus du genou droit (en se tenant assis) (au bout de quatre heures). (*Hartmann.*)

Pesanteur dans les articulations des genoux, sensible en marchant (au bout d'une heure). (*Wislicenus.*)

En marchant, lassitude dans les genoux, comme s'ils allaient ployer, quoiqu'il soit ferme sur ses jambes (au bout de quatre heures). (*Hartmann.*)

195. Au jarret gauche, pression tractive par saccades, qui ne survient qu'en ployant le genou, et qui alterne avec une sensation pareille dans le creux de l'aisselle (au bout de six heures). (*Id.*)

Le soir, en se tenant couché, élancement sourd dans le genou gauche (qui persiste aussi pendant le mouvement), pendant un quart d'heure (au bout de quarante et une heures). (*Langhammer.*)

En marchant, prurit fourmillant continuel dans le creux des jarrets, qui oblige à se gratter (au bout de cinq heures). (*Haynel.*)

Douleur pressive dans le tendon du jarret droit, plus forte en marchant qu'en restant assis (au bout de sept, de neuf heures). (*Id.*)

Après un léger assoupissement à midi, engourdissement

d'abord de la jambe droite, puis de la gauche; en essayant de marcher, la jambe gauche se retirait spasmodiquement vers la cuisse; même en s'asséyant, il ne pouvait la tenir allongée, et elle se retirait spasmodiquement en arrière (au bout de cinq jours). (*Id.*)

200. Vifs élancemens au mollet droit, en marchant (au bout d'une heure et demie). (*Wislicenus.*)

Grande excitation et agitation dans les deux jambes; il est obligé souvent de changer de position (au bout de seize heures et quart). (*Haynel.*)

Sensation tiraillante de pesanteur dans la jambe gauche, immédiatement auprès du tarse (au bout de trente-quatre heures). (*Hartmann.*)

En marchant vite, sensation, à la partie inférieure de la jambe gauche, comme si un grand poids s'y trouvait attaché (au bout de trois jours). (*Wislicenus.*)

Tiraillement tractif de l'articulation du pied droit vers le genou (au bout de huit heures et demie). (*Haynel.*)

205. Douleur tractive, qui s'étend de la jambe droite jusque dans la cuisse (au bout de onze heures et demie.) (*Id.*)

Fourmillement à la jambe gauche, qui commence en marchant, et ne cesse point en s'asseyant (au bout d'une heure). (*Wislicenus.*)

Forts élancemens saccadés, de dedans en dehors, au talon gauche, en se tenant debout, qui disparaissent pendant le mouvement (au bout d'une heure). (*Langhammer.*)

Elancemens de bas en haut, dans le talon droit, en se tenant assis (au bout de six heures). (*Id.*)

En se tenant debout, un fort élancement de dedans en dehors, au talon droit (au bout d'une demi-heure). (*Id.*)

210. Douleur pressive au talon droit, qui augmente en marchant (au bout d'une heure et demie). (*Id.*)

Le matin, en s'éveillant, prurit voluptueux sur le dos des orteils du pied droit, qui oblige à se gratter (au bout de vingt-quatre heures). (*Id.*)

Prurit par tout le corps, comme à l'apparition d'une sueur, qui oblige à se frotter, et qui revient toujours, le matin, au réveil (au bout de quarante-huit heures). (*Id.*)

Par tout le corps, tantôt sur un point, tantôt sur un autre, élancement pruriteux soutenu, semblable à la piqûre d'une très-fine aiguille, qui oblige à se gratter, mais ne cesse point par là. (*Wislicenus.*)

Elancemens douloureux en plusieurs parties du corps, qui obligent à se gratter (au bout de quarante-neuf heures). (*Haynel.*)

215. Lassitude dans les membres inférieurs (au bout d'une demi-heure). (*Wagner.*)

Appesantissement tel du corps, qu'en marchant au grand air il fut forcé de s'asseoir par terre, sans éprouver d'envie de dormir (au bout de cinq heures). (*Langhammer.*)

Lassitude et brisure continuelles dans tous les membres, surtout dans les muscles des membres inférieurs (au bout de de deux heures). (*Wagner.*)

Grande lassitude, et propension au sommeil (au bout d'une heure). (*Haynel.*)

Envie de dormir, avec bâillement, sans défaut d'activité, l'après-midi (au bout de huit, de trente-huit heures). (*Lang hammer.*)

220. *Sommeil interrompu par des rêvasseries.* (*Id.*)

Il passe la nuit presque sans sommeil, avec des rêves terribles de mort et de meurtre (la sixième-nuit). (*Haynel.*)

La nuit, réveil fréquent, comme par une peur. (*Langhammer.*)

Quatre nuits de suite, sommeil très-court, avec beaucoup de rêves ; il s'éveille vers minuit, mais l'agitation l'empêche de se rendormir ; jusqu'au matin, il ne peut fermer les paupières, sans qu'aussitôt les images les plus vives s'offrent à lui, quoiqu'il soit éveillé ; il lui semblait tantôt qu'une batterie faisait feu, tantôt que tout était en flammes, ou que des scrupules pesaient sur sa conscience, en un mot une foule d'objets se croisaient dans son imagination, mais disparaissaient lorsqu'il ouvrait les yeux, pour reparaître aussitôt qu'il les fermait. (*Haynel.*)

Le matin, au réveil, il est couvert de sueur par tout le corps (au bout de vingt-cinq heures). (*Langhammer.*)

225. Grand froid dans le dos, que la chaleur du poêle ne dissipe pas (au bout d'une heure et demie.) (*Haynel.*)

Frisson et froid par tout le corps, mais surtout dans le dos, quoiqu'il soit auprès d'un poêle échauffé, sans soif, pendant deux heures (au bout d'une demi-heure et de vingt-deux heures). (*Id.*)

Il a comme un mouvement de fièvre dans les membres; il a de la tendance aux pandiculations (au bout de trente heures). (*Gutmann.*)

Pouls plus vite et plus plein (au bout d'une heure et demie). (*Wagner.*)

Sensation de chaleur brûlante au front, sans chaleur au toucher, avec pouls plein et dur, pendant une demi-heure (au bout d'un quart d'heure). (*Id.*)

230. Chaleur violente au front, avec des alternatives de frisson dans le dos, sans soif, l'après-midi (au bout de dix heures). (*Id.*)

Tout à coup, il éprouve une chaleur anxieuse par tout le corps, avec chaleur et rougeur au visage, et sueur (au bout d'une demi-heure). (*Stapf.*)

Mal de tête, défaut d'appétit, envie de dormir, lassitude par tout le corps, mauvaise humeur; il ne parlait et ne répondait pas volontiers. (*Wagner.*)

Il est de mauvaise humeur et paresseux; il voudrait rester couché, et il est peu disposé à parler (au bout de trois heures). (*Id.*)

235. *Propension irrésistible à chanter, avec hilarité excessive*, pendant une demi-heure (au bout d'une demi-heure), puis distraction et nulle *aptitude à aucun travail quelconque*, pendant une heure. (*Gutmann.*)

---

30. ÉTAIN.

(*Stannum.*)

L'étain le plus pur est celui qu'on trouve dans le commerce réduit en feuilles très-minces. Pour l'appliquer aux usages de la médecine, on le broyé avec du sucre de lait jusqu'à la millionième dilution, que j'ai fini par reconnaître suffisante, après m'être long-temps servi de celle au billionième.

Les anciens nous ont transmis des cures surprenantes de maladies fort graves par l'étain, dont j'indiquerai quelques unes en peu de mots dans les notes de cet article. Mais les modernes ne savent rien ou ne tiennent aucun compte de ces faits. Serait-ce parce qu'ils les ont soumis à un examen scrupuleux, et parce qu'ils sont bien convaincus de l'opinion qu'ils émettent sur leur compte ? J'en doute beaucoup.

Les modernes ne connaissent l'étain que comme un remède contre le ver solitaire, et ils ne l'employent qu'à l'état de limaille, supposant, d'après de simples vues théoriques, qu'il n'agit que d'une manière mécanique, en vertu de sa pesanteur et de ses pointes aiguës, sans réfléchir que, s'il en était ainsi, la limaille de fer, d'argent ou d'or devrait produire les mêmes effets.

Afin de déterminer plus sûrement l'expulsion théoriquement admise du ver solitaire par les pointes de la limaille d'étain, ils donnaient cette substance à la dose d'un demi-gros, d'un gros et au-delà, répétée plusieurs fois.

Mais c'est là un procédé arbitraire et inspiré par de purs préjugés. Car la recette primitive qu'Alston nous a le premier donnée, d'après la pratique domestique, au commencement du siècle dernier, s'exprime tout autrement, et, avant lui, les médecins ne savaient pas un mot de l'emploi de l'étain contre le ver solitaire.

Une femme de Leith, en Ecosse, dit Alston, avait une recette contre le ver solitaire, qu'une marchande de vin lui demanda, et qui guérit cette dernière. Alston se la fit donner par la fille de la marchande. En voici la teneur : Prenez une once et demie d'étain, réduisez-le en poudre, mêlez-le avec du sirop de sucre, et prenez la moitié du tout le vendredi avant la nouvelle lune, puis la moitié du restant le lendemain, et ce qui reste le dimanche; ensuite, un purgatif le lundi.

Il n'est point question là de limaille grossière et garnie de pointes, mais d'une poudre fine obtenue par la trituration. La poudre contenue dans cette recette, d'après laquelle seule on apprit à connaître les vertus de l'étain contre le ver solitaire, n'aurait pu être utile si l'efficacité du métal n'eût dépendu que de l'action mécanique des pointes de sa limaille.

On voit de quelle manière insensée la théorie des écoles médicales avait coutume de gâter le peu de bon qu'elle empruntait à la médecine domestique.

Cependant l'observation et l'expérience démontrèrent que ni la limaille d'étain, ni la poudre de ce métal, mêlée avec le sirop de sucre, d'après la formule d'Alston, ne faisait réellement périr aucune sorte de tænia. Car en quelles circonstances a-t-on vu l'une ou l'autre faire sortir ce ver mort des intestins ? Il fallait toujours avoir recours aux purgatifs, et alors même le tænia sortait rarement, ou, s'il abandonnait le canal intestinal, l'étain paraissait n'avoir agi sur lui que comme moyen stupéfiant ; car il le tue si peu par lui-même que quand les purgatifs ne l'expulsent pas tout entier, ce qui arrive presque toujours, l'animal ne fait que s'accroître encore davantage dans le corps, et que les ouvriers en étain sont très-souvent malades au plus haut degré des accidens déterminés par sa présence. L'étain paraît donc se borner à apaiser d'une manière purement palliative les mouvemens désagréables auxquels le ver solitaire se livre, d'où s'ensuit un effet secondaire plutôt nuisible qu'utile au malade.

Mais, quoique cette palliation soit parfois nécessaire, il n'en est pas moins vrai, comme l'expérience me l'a démontré, qu'on n'a jamais besoin, pour l'obtenir, de faire prendre des gros entiers d'étain, et qu'une très-faible portion d'un grain de la dilution au millionième suffit et au-delà.

Le tableau suivant, quoique peu étendu, des symptômes morbides que ce métal provoque chez les personnes bien portantes, suffit déjà pour montrer qu'on peut tirer un autre parti bien plus avantageux des puissantes vertus curatives de l'étain en l'employant d'une manière homœopathique.

L'action de l'étain se prolonge au-delà de trois semaines dans les maladies chroniques.

Symptômes de l'étain.

Le matin, en s'éveillant, la mémoire lui manque.

Grande faiblesse, et tête entreprise ; état qui est pire le soir.

La tête entreprise et hébétée, comme à l'approche d'un coryza ; éternument aussi ; mais le coryza ne se prononce pas.

Pesanteur dans la tête, pendant le repos et le mouvement, le soir, durant deux heures (au bout de neuf heures).

5. Ordinairement, tous les matins, mal de tête, nausées, défaut d'appétit et mauvaise humeur.

Bruissement dans la tête; le bruit du dehors retentissait dans la tête.

Etat comme de sommeil et lassitude dans la tête.

Céphalalgie pulsative dans les tempes.

Chaleur en dedans, au front, qui est chaud aussi au toucher.

10. Mal de tête; ardeur dans la moitié du devant de la tête, qui brûle comme le feu ; ardeur aussi dans le nez et les yeux ; ces parties sont également chaudes au toucher ; l'ardeur reste la même pendant le mouvement et le repos; il est obligé de se coucher; en même temps, nausées et constriction de la gorge, comme s'il allait vomir (tout une journée, du matin au soir).

Avec froid au corps, chaleur dans la tête, élancement pulsatif dans la tempe et faiblesse de tête, telle que l'entendement lui manque presque ; en même temps, assoupissement et perte des sens.

Elancemens dans le front, même pendant le repos, durant plusieurs jours ; en se baissant, il semble que tout va sortir par le front.

Douleur comme de brisure dans le front.

Céphalalgie térébrante dans la tempe gauche, toute la journée (au bout de quatre jours).

15. Douleur pressive dans le front.

Sensation douloureuse dans la tête, comme si le cerveau était violemment distendu par une action diductive.

Sentiment de compression aux tempes et à l'occiput.

Douleur à la tempe, comme si on l'enfonçait, toute la journée.

Mal de tête, comme si on enfonçait la tempe.

20. Douleur spasmodique à la tête, comme si on serrait celle-ci avec un lien.

Douleur en dedans de la peau, à la tête.

Boutons pruriteux à la face, qui causent une douleur cuisante en y touchant ou en se lavant.

Un bouton au sourcil gauche, causant par lui-même une douleur brûlante, qui devient pressive quand on y touche.

Prurit dans l'angle interne de l'œil.

25. Ardeur dans les yeux.

Les paupières se contractent, avec rougeur de la conjonctive, et sensation d'ardeur (au bout de cinq jours).

Les yeux sont gros et douloureux, comme si elle avaj pleuré.

Douleur dans les yeux, comme si elle se les était frottés avec du coton, qui diminue en remuant les paupières (au bout d'une heure).

Abcès dans l'angle interne de l'œil gauche, comme une fistule lacrymale.

3o. Les paupières sont collées par de la suppuration, toutes les nuits, et les yeux sont très-faibles, dans la journée.

Elle a la vue trouble.

Pression dans les yeux.

Tressaillement de l'œil gauche, pendant une semaine.

Vulsion des yeux.

35. (Prurit dans l'oreille gauche.)

Le trou de la boucle d'oreille s'ulcère.

Douleur térébrante dans l'oreille droite, avec froid aux pieds.

Pression extérieure à l'os, derrière l'oreille.

Cri dans l'oreille, en se mouchant.

4o. En s'éveillant, le matin, violent saignement de nez.

Douleur lancinante, tiraillante, à la lèvre inférieure, sur un point peu étendu. Crampe et spasme dans les mâchoires.

Douleur de la mâchoire supérieure ; elle est gonflée, les joues sont rouges, et des élancemens s'y font sentir.

Enflure douloureuse de la joue gauche, avec ulcération de la gencive ; les douleurs empêchent de dormir.

45. Au coin droit de la mâchoire inférieure, tubercule rouge, causant une douleur tractive, que les attouchemens augmentent, pendant huit jours.

Gonflement douloureux des glandes sous-maxillaires (au bout de huit heures).

Les dents sont comme trop longues.

Les dents ne tiennent pas.

Le parler lui est désagréable.

5o. Mucus visqueux dans la bouche.

Beaucoup de mucosités dans la gorge.

Le soir, irritation dans la gorge, d'où il détache beaucoup de mucosités, après quoi il y éprouve une forte douleur d'écorchure.

Sensation douloureuse dans la gorge, comme si elle était gonflée, avec douleur d'écorchure; cette sensation n'augmente ni ne diminue par la déglutition; après avoir détaché de la gorge beaucoup de mucosités, la voix est plus aiguë qu'à l'ordinaire, en chantant.

Dans la gorge, état comme d'enflure, avec douleur tractive, tensive, et sentiment de sécheresse.

55. Grattement dans la gorge, le soir.

Le matin, grattement dans la gorge.

Quelque chose de douceâtre lui remonte dans la gorge.

Goût aigre et amer dans la bouche (les trois premiers jours).

L'enfant quitte le sein de sa mère, qui avait pris de l'étain, se renverse en arrière, et ne veut plus téter.

60. La bière a un goût aigre et amer.

Goût amer et aigre dans la bouche.

Le tabac a un goût âcre et sec, en fumant.

Mauvaise odeur de l'haleine.

Fréquens rapports amers, après avoir mangé.

65. Hoquet, de temps en temps.

A plusieurs reprises, horripilations, comme par l'effet d'un dégoût, avec plénitude nauséeuse au creux de l'estomac (sur-le-champ).

Nausées, après avoir mangé.

Après avoir pris un peu de soupe, elle éprouve des nausées, et vomit des choses amères comme de la bile.

(Il vomit des choses aigres.)

70. Violente constriction de la gorge, et enfin vomissement d'alimens non digérés (au bout de deux heures); le soir, nouveau serrement de gorge, et ensuite, goût d'abord aigre, puis amer dans la gorge; le lendemain, constriction de la gorge; de même le troisième jour; avec grandes nausées, et un sentiment comme de malaise et d'amertume dans l'estomac.

Avant midi, pression dans l'estomac.

Après avoir pris un peu de soupe, pression dans l'estomac et malaise.

Violente pression à l'estomac.

Douleur sécante autour de l'estomac.

75. Douleur corripiante, spasmodique, dans l'estomac et

autour de l'ombilic, qui lui cause des nausées continuelles, et qui détermine de grandes anxiétés, lorsqu'elle remonte vers le creux de l'estomac.

Après avoir mangé, plénitude dans le bas-ventre.

Gonflement douloureux du bas-ventre, qui est douloureusement sensible, même au toucher.

Gonflement du bas-ventre par des vents.

Déplacemens de vents.

8o. Quand il appuye la main sur la région ombilicale, il y ressent de la douleur jusque dans l'estomac et les deux côtés, sous les côtes.

Douleur de brisure dans le côté gauche, sous les côtes.

Pression à la région du foie.

Plusieurs forts élancemens qui se succèdent rapidement dans le côté droit du ventre, surtout en toussant et en respirant.

Un élancement dans le côté droit du ventre; ensuite traction dans l'épaule droite; elle est obligée de se coucher, avec sueur au visage et aux bras, et froid qui lui parcourt le corps.

85. Fréquens accès de mal de ventre.

Douleur pinçante, sécante, à la région ombilicale, presque toute la journée.

Fouillement dans le bas-ventre, avant d'aller à la selle, chaque fois.

Mal de ventre spasmodique, au dessous et au dessus de l'ombilic, qui, en se couchant sur une table, disparaît dans l'espace de quelques minutes, sans émission de vents.

Douleur brûlante dans le bas-ventre.

9o. Sentiment d'ardeur dans l'hypogastre.

Douleur cuisante dans le bas-ventre.

Pression dans les glandes inguinales, qui sont un peu tuméfiées.

Inutile envie d'aller à la selle.

Fréquentes envies d'aller à la selle; mais il rend peu de matières, et parfois seulement du mucus.

95. Selle peu copieuse.

Resserrement du ventre, pendant quelque temps, chez la mère et son nourrisson.

Selle sèche, marronée.

Selle de mucus vermiforme.

Selle verdâtre et peu abondante.

100. Après avoir été à la selle, douleur brûlante à la région hépatique.

Après la selle, pression sourde dans le rectum.

De temps en temps, presque toujours aussitôt après avoir été à la selle, mais aussi dans d'autres momens, chaleur ardente à l'anus.

Après la selle, déjection de mucosités.

Douleur brûlante, rongeante, à l'anus, en marchant et en restant assis.

105. Suppression d'urine.

Il n'a point envie d'uriner; une plénitude dans le bas-ventre semble seule indiquer ce besoin; quand il urine, le liquide qu'il rend est en très-petite quantité, et de fort mauvaise odeur; il ne peut uriner que très-rarement, mais toujours sans douleur.

Ardeur à la partie antérieure de l'urètre, surtout en urinant; à chaque minute, il éprouvait le besoin d'uriner, et urinait copieusement.

(Écorchure au bout de l'urètre.)

Une ampoule au bord de l'orifice de l'urètre.

110. Erection sur-le-champ; aucune érection les jours suivans.

Vulsion dans le membre viril, jusqu'à sa partie postérieure, presque comme dans l'éjaculation.

Ardeur dans les parties génitales internes; une sorte de violente excitation à éjaculer (au bout de vingt-quatre heures).

Sensation insupportable de volupté dans les parties génitales et le corps entier, qui va jusqu'à l'éjaculation (au bout de quarante heures).

(La procidence du vagin gêne beaucoup, en poussant une selle dure.)

115. Flux leucorrhoïque; mucus transparent, qui coule du vagin.

Cessation des fleurs blanches (1).

Dans la semaine qui précède les règles, douleur à l'os jugal, en y touchant; mais, pendant l'écoulement, douleur au même

____

(1) Réaction curative de la force vitale.

endroit, comme à la suite d'un coup ; cette douleur est excitée même par les mouvemens des muscles de la face.

La narine gauche ne laisse point passer l'air ; elle est gonflée à l'extérieur, rouge et douloureuse au toucher.

120. Fort coryza (au bout de quatre jours).

Apreté dans le larynx.

Chatouillement qui excite à tousser, et ressemble à celui d'une écorchure profondément située dans la trachée-artère; grattement ensuite jusque dans la gorge.

Toux qui gratte, avec crachats verdâtres, d'un goût douceâtre, répugnant, plus forte le soir, avant de se coucher (à dix heures) ; en même temps, voix enrouée ; après chaque quinte de toux sensation, comme d'écorchure, dans la trachée-artère et la poitrine ; l'irritation à tousser siége au bas de la trachée, à la partie supérieure du sternum (au bout de cinq jours).

Crachats jaunes et de goût putride, venant de la trachée-artère.

125. Crachats de saveur salée.

Avant minuit, beaucoup d'excitation à tousser, avec peu d'expectoration ; pendant plusieurs nuits.

Toux violente, creuse, qui ébranle le corps.

Quintes de toux très-fatigantes, qui causent une douleur comme de brisure à la région de l'estomac.

La poitrine est douloureuse, et comme brisée, pendant le mouvement et le repos.

130. En respirant, élancemens dans la poitrine et l'articulation de l'épaule.

Violens élancemens dans la poitrine et les côtes, depuis le matin jusqu'à midi, qui coupent la respiration, pendant plusieurs matinées ; l'après-midi, gonflement du ventre.

Douleur constrictive de poitrine, sous le bras droit, qui devient lancinante pendant le mouvement.

Tension et pression à la poitrine, le matin, en sortant du lit.

Constriction de la poitrine, comme par un lien, le soir, avec anxiété.

135. Le soir, anxiété : la respiration devient plus courte, et pendant long-temps plus accélérée, jusqu'à ce que, tout à coup, il puisse faire une inspiration profonde, comme pour

bâiller ; après quoi plus d'anxiété, ni plus de brièveté de la respiration.

Le soir, elle est prise d'un fort accès d'asthme ; respiration courte, avec anxiété effrayante (au bout de soixante heures).

Douleur tractive, tiraillante, dans l'omoplate gauche, qui se dirige en partie vers le dos, et en partie vers l'aisselle.

Sentiment de compression dans l'aisselle.

Douleur de luxation dans les articulations des bras ; elle ne pouvait les ployer sans éprouver de grandes douleurs.

140. Dans l'humérus gauche, douleur pénétrante, par saccades, comme s'il était comprimé et brisé, pendant le repos et le mouvement.

Douleur, comme de brisure, à la partie inférieure du bras gauche.

Le bras et les doigts sont presque entièrement immobiles.

Tremblement et sentiment de chaleur dans la main gauche.

Prurit brûlant sur le dos de la main, comme s'il avait été piqué par un cousin, et que le frottement n'apaise point, pendant huit heures.

145. Sous le poignet, petits tubercules, avec prurit, pendant la journée, qui devient plus fort en se grattant.

Sur le dos des deux mains, une multitude de petites taches rouges indolentes.

Engelures à la main (par un temps doux).

Enflure des mains (le soir).

Dans l'articulation postérieure du doigt indicateur gauche, élancement tractif, qui se dirige vers le bout de ce doigt.

150. Crampe dans les doigts, qui restent long-temps contractés.

Envies très-douloureuses au bout des doigts (au bout de quatre jours).

Élancement au bout des doigts des deux mains.

Vive douleur dans les muscles qui entourent l'articulation de la hanche, en soulevant la cuisse.

Un bouton pruriteux à la cuisse gauche.

155. Prurit lancinant au côté externe de la cuisse, qui ne cesse que pour très-peu de temps, lorsqu'on se frotte (au bout d'une demi-heure).

Douleur tensive dans le jarret gauche.

Raideur dans le jarret droit.

Raideur soudaine du genou, qu'on ne peut ployer qu'avec de grandes douleurs.

Le soir, douleur contusive dans les jarrets et les mollets, pendant le repos et le mouvement, comme après avoir fait une longue route à pied.

160. Grand froid aux genoux et aux pieds.

Chaleur passagère dans les pieds.

Taches rondes, jaunes, petites, et dont quelques unes assez grandes sur la jambe gauche, pendant deux jours.

Sensation à la jambe, comme si elle avait été liée avec force.

Forte crampe dans le mollet, pendant presque toute la nuit.

165. (Sur la jambe, petite tumeur surmontée d'un point rouge, qui est douloureuse au toucher, comme si la chair ne tenait point à l'os.)

Aux pieds, et surtout aux chevilles, gonflement rougeâtre, avec la même sensation que si les parties avaient été serrées par un lien.

Le soir, enflure subite autour des chevilles.

Le soir, dans le lit, douleur au dessous des deux chevilles, comme si l'on arrachait le talon gauche.

Violente ardeur dans les mains et les pieds.

170. Après être allé au grand air, chaleur interne, surtout dans la poitrine et dans le bas-ventre, sans soif.

Pesanteur dans tous les membres, et lassitude sur la poitrine, alternant avec de violentes inquiétudes.

Brisure dans les membres, et surtout au dessus du sacrum.

(Par l'effet d'une peur, paralysie dans le bras et la jambe gauches, qui se dissipa pendant la nuit.)

Eruption pruriteuse par tout le corps.

175. Lassitude par tout le corps, surtout après avoir monté l'escalier, pendant sept jours.

Grande lassitude dans la journée; il est obligé de se coucher, mais ne peut pas dormir, et ne fait que s'assoupir; il est pris ensuite de vertiges et d'une sorte d'absence d'esprit ou d'hébétude, pendant une demi-heure.

Il est très-las, et éprouve une envie de dormir telle qu'il peut à peine la surmonter.

Après avoir été au grand air, envie de dormir, excitée surtout par la musique; dès qu'elle fermait les yeux, elle avait de suite un rêve lucide.

En marchant au grand air, beaucoup de bâillemens, mais avec oppression de poitrine.

180. Quelque envie qu'il eût de bâiller, il ne le pouvait pas, même en ouvrant beaucoup la bouche.

Pandiculations et bâillemens (au bout de quelques minutes).

Assoupissement, le soir, sans cesse troublé par des inquiétudes dans les jambes.

Après s'être éveillé la nuit, vers une heure, agitation par tout le corps, et en même temps fouillement dans les tibias.

Sommeil profond, pendant plusieurs nuits.

185. (Il parlait en dormant, et décidait de l'inconvenance d'un remède, dans une maladie interne, comme s'il eût été en état de somnambulisme.)

L'enfant se plaint la nuit, en dormant, pleure, prie et éprouve des frayeurs.

Rêves très-vifs, inquiétans, la nuit.

Le matin, en s'éveillant, céphalalgie, avec chaleur à la tête.

Frisson, seulement dans le bras gauche, qui éprouve des tressaillemens convulsifs.

190. Frisson, le soir, seulement dans la jambe gauche, jusqu'au milieu de la cuisse.

Plusieurs matinées de suite (vers dix heures), frisson, froid aux mains, et engourdissement des doigts, dont les extrémités sont insensibles.

Au milieu d'une légère sensation de froid et d'un faible frisson, chair de poule aux bras et claquement continuel des dents, comme par l'effet d'une convulsion des muscles masticateurs.

Grande chaleur dans la tête, avec front chaud, et même rougeur de la face; chaleur générale, quoique faible, par tout le corps, plus forte le soir, avec beaucoup de soif; pendant cinq soirées de suite (au bout de cinq jours).

L'après-midi (de quatre à cinq heures), chaleur et sueur par tout le corps (au bout de neuf heures); ensuite, horripilation; pendant et après la chaleur, soif; plusieurs après-

II.   21

midi de suite, à la même heure, il éprouve aussi de la soif.

195. Forte sueur nocturne, pendant deux nuits (au bout de quarante-huit heures).

Tous les matins, vers quatre heures, forte sueur.

Le matin, sueur, surtout au col, à la nuque et au front.

Capricieuse et irritable ; avec chaleur au visage ; elle commence une foule de choses, sans en terminer aucune.

Morosité, hypochondrie.

200. (Inquiétudes pendant plusieurs jours, anxiété et mélancolie extrêmes.)

Aversion pour les hommes.

Il n'a point envie de parler.

Rien ne lui plaît, quoiqu'il ne soit pas précisément de mauvaise humeur.

Découragement.

Observations recueillies par d'autres.

Vertige stupéfiant, seulement en marchant au grand air ; il chancelait en marchant, à tel point que souvent il craignait de se laisser tomber (au bout de six heures). (*C.-F. Langhammer.*)

Sensation vertigineuse, en se tenant assis, comme s'il allait tomber de son siége (au bout de douze heures). (*S. Gutmann.*)

Accès subit de vertige, en s'asseyant (au bout de douze heures). (*G.-E. Wislicenus.*)

Sensation de vertige qui se dissipe promptement, comme si les personnes ou objets qui l'entourent étaient placés à une grande distance de lui (au bout de vingt-quatre heures). (*Id.*)

5. Vertige, comme si le cerveau tournait en rond (au bout d'une heure. (*C.-T. Herrmann.*)

Vertige qui se dissipe promptement, mais revient plusieurs fois ; il lui semble que le cerveau tourne sur lui-même ; il perd toutes ses idées, ne peut plus continuer à lire, et reste assis, comme privé de ses sens. (*Id.*)

Etourdissement par toute la tête (au bout de deux heures). (*Id.*)

Pression indolente de dedans en dehors, au côté gauche de l'occiput (au bout de cinq jours). (*A. Haynel.*)

Dans la moitié gauche du cerveau, sensation de vacuité, avec sentiment de pesanteur et de pression, que rien ne peut diminuer (au bout de vingt-cinq heures). (*C. Hartmann.*)

10. Céphalalgie pressive de dedans en dehors, au côté droit de la tête. (*Gutmann.*)

Douleur pressive dans la tempe droite, de dedans en dehors, qui a presque l'air d'être à l'extérieur (au bout de trois heures). (*Id.*)

Pression dans la tempe gauche, d'abord faible, qui croît ensuite, puis va en diminuant, comme si cette partie était refoulée en dedans. (*G. Gross.*) (1)

Céphalalgie pressive, qui s'étend depuis le milieu du front jusque dans le milieu du cerveau (au bout de onze heures). *Gutmann.*)

Une sorte de pression dans la tempe, au pariétal et surtout dans le front, qui diminue en appuyant la main sur la partie. (*Gross.*)

15. Douleur pressive à la tempe droite, en se couchant dessus, qui cesse en se redressant (au bout de cinq jours). (*Gutmann.*)

Pression dans le front, qui ne diminue pas en se baissant, mais bien en appuyant la main sur la partie, et augmente quand on renverse la tête en arrière. (*Gross.*)

Vive pression soudaine sur le pariétal, avec la même sensation que si les cheveux remuaient. (*Id.*)

Pression sourde de dedans en dehors au front, surtout en haut, dans le milieu, à la région de la suture sagittale, en dedans (au bout de trois heures). (*Herrmann.*)

Céphalalgie pressive de dedans en dehors au front, avec envie de dormir, qui ne change pas quand il se baisse en avant ou en arrière, mais cesse quand il appuye la main sur le front. (*Gross.*)

20. Douleur pressive de dedans en dehors aux bosses frontales. (*Id.*)

Céphalalgie pressive stupéfiante, immédiatement au-dessus des sourcils, comme si l'on comprimait le cerveau en

____

(1) Cinq grains d'étain pur en feuilles furent broyés avec cent grains de sucre de lait, et deux personnes prirent chacune la poudre à jeun, le matin, pendant quatre jours consécutifs, en augmentant un peu la dose chaque jour; l'homme consomma en tout trois grains d'étain, et la femme deux.

cet endroit ; pendant le repos et le mouvement (au bout de trois heures et demie). (*Langhammer.*)

Sensation pressive et stupéfiante, qui est répandue dans toute la tête. (*Herrmann.*)

Mal de tête pressif, stupéfiant, surtout au front, plus à l'extérieur qu'à l'intérieur, pendant le mouvement et le repos (au bout de quatre heures). (*Langhammer.*)

Compression à l'occiput, au dessous du vertex. (*C. Franz.*)

25. Pression douloureuse du cerveau, au vertex et à l'occiput, de dedans en dehors, le soir, avant de se coucher ; elle persiste après s'être mis au lit. (*Haynel.*)

Douleur pressive, constrictive, qui s'empare subitement de toute la moité supérieure de la tête, commence faiblement, augmente avec lenteur, et diminue ensuite peu à peu. (*Gross.*)

Céphalalgie constrictive au côté gauche de l'occiput (au bout de cinquante-huit heures). (*Gutmann.*)

Il lui semble souvent que sa tête soit serrée dans un étau, avec des alternatives de lentes secousses, ou de pression tractive, çà et là. (*Gross.*)

Violent coup douloureux au front, à travers la moitié antérieure du cerveau, laissant une pression sourde, jusqu'à ce que le coup se renouvelle (au bout de six heures). (*Hartmann.*)

30. Coup pressif, subit, dans le côté gauche du front et la tempe, qui lui fait jeter un cri. (*Gross.*)

Douleur stupéfiante, pressive, térébrante, à la surface de la moitié gauche du cerveau, qui s'étend depuis le mileu du pariétal jusqu'à la bosse frontale gauche (au bout de huit heures). (*Hartmann.*)

Douleur pressive, térébrante, dans la tempe droite, qui disparaît par une pression exercée du dehors (au bout de trois heures). (*Id.*)

Pesanteur gênante dans l'os occipital, avec sentiment de térébration (au bout de onze heures). (*Id.*)

Une douleur passagère parcourt avec une douce pression (1) la bosse frontale gauche. (*Gross.*)

35. Traction pressive, à travers le front et le vertex. (*Id.*)

____

(1) Une pression tractive ou une traction pressive paraît être une des principales douleurs de l'étain.

Tiraillement pressif à travers le côté droit de la tête (au bout de deux heures). (*Wislicenus.*)

Tiraillement pressif dans la moitié droite du cerveau, qui revient par intervalles, et qui augmente en se baissant (au bout de douze heures). (*Hartmann.*)

Douleur pressive, tiraillante, dans le côté gauche de l'os occipital (au bout de cinq heures). (*Id.*)

Pression tractive du pariétal droit à l'orbite du même côté. (*Gross.*)

40. Pression tractive sur le bord supérieur de l'orbite gauche. (*Id.*)

Traction pressive, stupéfiante, dans la tempe et le côté correspondant du front. (*Id.*)

Douleur pressive, tiraillante, dans le front. (*Herrmann.*)

Pression tiraillante dans la moitié droite de la tête (au bout de deux heures et demie). (*Id.*)

Douleur pressive, tiraillante, dans le pariétal gauche, à l'intérieur (au bout d'une heure et demie). (*Id.*)

45. Douleur pressive, tiraillante, dans l'occipital, à gauche. (*Id.*)

Tiraillement pressif continuel à la tête, avec étourdissemens et vertiges. (*Id.*)

Douleurs tiraillantes à gauche, dans le pariétal et le front. (*Id.*)

Tiraillement tractif, saccadé, au dessus du sourcil gauche, à l'extérieur (au bout d'une heure). (*Langhammer.*)

Un long élancement sourd sur la bosse frontale gauche. (*Gross.*)

50. A droite, sur le haut de la tête, quelques élancemens rapides et cependant sourds. (*Gross.*)

Petit élancement sur le front, au dessus de l'entre-deux des sourcils. (*Franz.*)

Elancement brûlant au pariétal. (*Id.*)

Céphalalgie lancinante, surtout au côté gauche du front, avec coryza. (*Langhammer.*)

Douleur brûlante, tensive, en devant, sur le cuir chevelu, immédiatement au dessus du côté droit du front (au bout de sept heures). (*Gutmann.*)

55. En secouant la tête, il lui semble que le cerveau ne

tienne à rien, et qu'il batte douloureusement contre les parois du crâne. (*Gross.*)

Chaleur qui se développe et se dissipe rapidement à la figure, sensible à l'intérieur et à l'extérieur. (*Id.*)

Pâleur et affaissement du visage (au bout de deux jours). (*Herrmann.*)

Visage pâle, allongé, ayant l'air malade (au bout de deux jours). (*Id.*)

Pression tractive par saccades au côté droit des os de la face, surtout à l'os jugal et à l'orbite. (*Gross.*)

60. Rongement pressif au côté gauche du visage, surtout à l'os jugal (au bout de trois jours). (*Wislicenus.*)

Sentiment de stupeur au visage, surtout au front (au bout d'une demi-heure). (*Langhammer.*)

Pression en forme de crampe dans les muscles du visage, à l'os de la pommette, au dessous de l'œil (au bout de six heures). (*Wislicenus.*)

Douleur constrictive dans les os de la face, au côté droit, y compris les dents; il semble que cette moitié du visage soit devenue plus courte que l'autre. (*Gross.*)

Douleur brûlante dans les muscles de la face, au dessous de l'œil droit (au bout de six heures). (*Gutmann.*)

65. Quelques coups subits au bord supérieur de l'orbite droite, et en d'autres parties, avec engourdissement pénible de la tête. (*Gross.*)

Au côté externe du bord supérieur de l'orbite gauche, coups sourds, mais sensibles, qui se succèdent rapidement. (*Id.*)

Yeux ternes, troubles, affaissés (au bout de deux jours). (*Herrmann.*)

Rétrécissement des pupilles (au bout d'une demi-heure, de trois quarts d'heure). (*Langhammer.*)

Dilatation des pupilles (au bout de vingt-six heures). (*Id.*)

70. Tiraillement dans les yeux, comme après les avoir frottés avec du coton. (*Franz.*)

Sensation pruriteuse dans tout l'œil gauche, qui ne cessa pas entièrement après s'être frotté l'œil (au bout de trente heures). (*Gutmann.*)

Pression dans l'œil gauche, comme s'il y avait un orgeolet à la paupière. (*Franz.*)

Pression dans l'angle interne de l'œil gauche, comme s'il y avait un orgeolet, avec larmoyement de l'œil (au bout de cinq heures). (*Herrmann.*)

Douleur pressive dans l'angle interne de l'œil droit. (*Id.*)

75. Pression dans les deux paupières supérieures (au bout de quatre heures). (*Gutmann.*)

Sensation derrière la paupière droite, comme s'il y avait un corps dur entre elle et l'œil (au bout de quatre heures et demie). (*Id.*)

Élancement tensif dans l'œil gauche, plus violent lorsqu'on remue cet organe (au bout de cinquante-huit heures). (*Id.*)

Douleur lancinante, brûlante, qui se dirige vers l'angle externe de l'œil droit (au bout de six heures). (*Id.*)

Douleur brûlante et légèrement lancinante dans l'angle de l'œil gauche (au bout de deux heures). (*Id.*)

80. Petits élancemens violens et brûlans dans les deux paupières de l'œil droit, qui se dirigent surtout vers l'angle externe (au bout de neuf heures). (*Hartmann.*)

Douleur brûlante dans la paupière inférieure gauche (au bout de quatre heures). (*Gutmann.*)

Tressaillement dans l'angle interne de l'œil droit (au bout de quatre jours). (*Haynel.*)

Tiraillement depuis l'os jugal jusque dans la mâchoire inférieure, près du coin de la bouche. (*Gross.*)

Pression tractive sur l'os de la pommette droite. (*Id.*)

85. Le soir, douleur brûlante de crampe dans la joue gauche; et, peu après, fluxion à la joue, qui ne cause une douleur brûlante et sécante que pendant les mouvemens de la face, comme s'il y avait des morceaux de verre entre la joue et les dents. (*Franz.*)

Sensation brûlante dans la joue droite (au bout de dix heures). (*Gutmann.*)

Contraction et pression au dessous de la joue droite, en dedans. (*Franz.*)

Tintement dans l'oreille gauche (au bout d'un quart d'heure et de neuf heures et demie). (*Langhammer.*)

Bruissement dans l'oreille, comme par l'effet du sang qui la traverse. (*Franz.*)

90. Le soir, bruit semblable à celui d'une porte dans l'oreille gauche. (*Id.*)

Sensation comme si l'oreille gauche était bouchée, avec dureté de l'ouïe, qui diminue après s'être mouché, le matin, après être sorti du lit; pendant quatre jours. (*Haynel.*)

Traction dans l'oreille externe, sorte d'otalgie douloureuse. (*Gross.*)

Traction réitérée dans l'oreille gauche. (*Id.*)

Douleur tiraillante dans le conduit auditif interne droit (au bout de six heures). (*Herrmann.*)

95. Traction dans toute l'oreille interne et externe droite, plus douloureuse pendant les mouvemens de la mâchoire inférieure (au bout de trois heures). (*Gutmann.*)

Douleur en forme de crampe dans toute l'oreille droite, pendant huit heures (au bout de six heures). (*Id.*)

Tiraillement pinçant, à travers le cartilage de l'oreille, au lobule de la gauche, avec sensation comme si un vent froid soufflait quelquefois sur ce dernier (au bout de quatre heures). (*Wislicenus.*)

Élancement tractif au côté gauche supérieur de l'oreille (au bout de dix heures). (*Gutmann.*)

Sensation d'obstruction et pesanteur à la partie supérieure des fosses nasales. (Herrmann.)

100. Saignement de nez, le matin, aussitôt après être sorti du lit (au bout de vingt-deux heures). (*Haynel.*)

Larges élancemens sécans en avant, au menton (au bout de dix heures). (*Wislicenus.*)

A la partie antérieure du cou, tache rouge, un peu saillante, ayant dans son milieu un petit bouton blanc, indolent, même au toucher. (*Id.*)

Élancemens pruriteux à la nuque, le matin, dans le lit (au bout de vingt-quatre heures). (*Id.*)

Élancemens sourds, térébrans, qui se dirigent de l'intérieur de la gorge vers les muscles de la nuque (au bout de treize heures). (*Gutmann.*)

105. Tiraillement de bas en haut à la nuque, avec sentiment de raideur, qui lui rend les mouvemens de la tête difficiles. (*Gross.*)

En baissant la tête, il éprouve de la douleur dans la nuque. (*Id.*)

Élancement douloureux qui survient tout à coup au bas de la nuque. (*Id.*)

Faiblesse des muscles de la nuque ; il lui semble ne pouvoir plus soutenir sa tête, avec endolorissement lorsqu'elle la remue. (*Id.*)

Quand elle secoue vivement la tête, les vertèbres du cou font entendre un craquement, perceptible même pour les autres. (*Id.*)

110. Il n'aime point à parler, parce qu'il n'en a point la force. (*Gross.*)

En avalant, douleur sécante dans le pharynx. (*Franz.*)

Elancement au haut de la gorge, en n'avalant pas. (*Id.*)

Sensation de sécheresse et élancement dans la gorge, à l'amygdale droite, qui oblige à tousser, et qui diminue un peu tant par la toux que par la déglutition. (*Id.*)

Au dessous de la fossette du cou, à l'intérieur, sensation de grattement. (*Gross.*)

115. Afflux de salive à la bouche. (*Franz.*)

Langue chargée d'un mucus jaunâtre (au bout de cinq jours). (*Gutmann.*)

Goût fade dans la bouche (au bout de cinq jours). (*Id.*)

La bière a un goût herbacé (au bout de cinquante-cinq heures). (*Id.*)

Il n'a point d'appétit, et cependant les alimens lui semblent de bon goût (au bout de treize heures). (*Id.*)

120. Il a bon appétit, comme d'ordinaire, et mange beaucoup, parce qu'il trouve tout bon. (*Gross.*)

Un seul jour, à dîner, point d'appétit, quoique l'estomac semble vide ; du reste, la faim et l'appétit restent dans l'état ordinaire. (*Id.*)

Grand appétit et faim; il mange plus que de coutume, et ne peut point se rassasier (au bout de sept jours). (*Id.*)

Augmentation de la faim (au bout de trente-six heures). (*Herrmann.*)

Accroissement de la faim, et de l'appétit (au bout de soixante heures). (*Id.*)

125. Augmentation de la soif (au bout de huit heures). (*Id.*)

A peine vient-il d'avaler une bouchée qu'un bruit particulier sourd se fait entendre dans le ventre. (*Gross.*)

Peu après avoir mangé (en fumant, comme d'habitude), hoquet. (*Franz.*)

Hoquet fréquent (au bout d'une heure et un quart, de huit heures). (*Langhammer.*)

Fréquentes éructations (au bout d'un demi-quart d'heure). (*Id.*)

130. Rapports venant de l'estomac, avec goût fade et beaucoup de salive dans la bouche. (*Franz.*)

Rapports aigres, après lesquels il sent de l'âpreté dans la gorge ; en allant au grand air (au bout de neuf heures). *Gutmann.*)

Dès le matin, fréquens rapports, d'abord de gaz ayant l'odeur d'œufs pourris, puis d'air pur. (*Gross.*)

Sentiment de nausée dans la bouche (où il éprouve aussi comme de l'amertume. (*Franz.*)

Nausées et envies de vomir dans la gorge (au bout de huit heures). (*Herrmann.*)

135. *Nausées, comme s'il allait vomir, dans la gorge et l'œsophage* (au bout d'une heure). (*Id.*)

Vomissement de sang (1). (*Geischlæger.*)

Douleur pressive anxieuse dans le creux de l'estomac, en se tenant couché, comme s'il allait avoir un coup de sang, pendant une couple d'heures ; elle cessa en appuyant sur la partie (au bout de trois jours). (*Gutmann.*)

Pression dans l'estomac. (*Geischlæger.*)

Pression dans le creux de l'estomac. (*Franz.*)

140. Pression dans le creux de l'estomac, qui, lorsqu'on y touche, cause la même douleur que s'il était malade en dedans (2). (*Franz.*)

Douleur tensive, pressive, dans le creux de l'estomac (au bout de deux jours). (*Gutmann.*)

En avant, dans le ventre, immédiatement au dessous des cartilages des dernières côtes, à gauche, près du creux de l'estomac, pression comme avec un morceau de bois mousse, que l'application de la main soulage un peu. (*Gross.*)

____

(1) Alston a vu l'étain arrêter, comme par miracle, le vomissement de sang.

(2) Ce symptôme, le précédent, le suivant, et quelques autres encore, par exemple 71 à 91 et 150, indiquent que l'étain est homœopathiquement salutaire dans quelques espèces de spasmes hypochondriaques et hystériques, et de douleurs dans le ventre et la région diaphragmatique, propriété déjà connue de J.-A. Albrecht et de Geischlæger.

Peu après avoir mangé, long et grêle élancement douloureux au cartilage xyphoïde. (*Gross.*)

Sensation dans le creux de l'estomac, comme après avoir eu mal à ce viscère. (*Franz.*)

145. Plénitude et gonflement de l'estomac ; cependant faim en même temps. (*Id.*)

Pendant la marche, sensation dans l'estomac, comme si le dessous de la peau était devenu spongieux, avec pincement dans les intestins. (*Id.*)

Douleur dans l'estomac et les intestins. (*G.-E. Stahl.*)

Ardeur qui se dissipe promptement, sous le diaphragme. (*Franz.*)

Douleur sécante dans la région sous-costale droite, plus forte quand il s'asseoit ployé en deux (au bout de six heures). (*Wislicenus.*)

150. Douleur pressive, en forme de crampe, sous les fausses côtes gauches, alternativement plus et moins forte (au bout de sept heures). (*Hartmann.*)

D'abord une douleur simple dans les deux côtés, sous les fausses côtes, puis des espèces de coups sourds qui passent du côté droit au gauche, dans le ventre ; en appuyant sur le côté droit, tout s'aggrave. (*Gross.*)

Secousse ou sursaut douloureux soudain, dans les deux côtés, sous les vraies côtes. (*Id.*)

Coups douloureux dans le bas-ventre, tantôt sur un point, et tantôt sur un autre. (*Id.*)

A gauche, entre le creux de l'estomac et l'ombilic, douleur comme si quelqu'un pinçait les muscles entre deux doigts. (*Id.*)

155. Elancement térébrant dans le côté gauche de l'épigastre, en marchant (pendant douze heures). (*Gutmann.*)

A droite, près de l'ombilic, pression sourde et lente. (*Gross.*)

En respirant, un élancement semblable à un coup de couteau bien aiguisé, traverse tout à coup le ventre de gauche à droite, ce qui cause un sursaut. (*Id.*)

Le bas-ventre douloureux au toucher, comme s'il était malade en dedans ; en même temps, respiration courte. (*Franz.*)

Fouillement tournoyant douloureux au dessus de la région

ombilicale; en appuyant sur la partie, il semble qu'on mette la main sur une plaie. (*Gross.*)

160. *Sensation d'écorchure dans tout le bas-ventre*, plus forte en appuyant dessus. (*Id.*)

Au milieu d'une sensation comme de relâchement par tout le corps, tous les viscères semblent être dans un état de langueur, avec grand vide dans le ventre, et cependant point de véritable faim; en se mettant à manger, les alimens lui parurent bons; il en prit beaucoup, et se trouva mieux ensuite. (*Id.*)

Après avoir mangé, sentiment de vacuité dans le bas-ventre. (*Herrmann.*)

Gargouillemens dans le ventre. (*Gross.*)

Borborygmes bruyans, après avoir mangé, toutes les fois, mais seulement en se tenant couché (au bout de cinquante-quatre heures). (*Gutmann.*)

165. Il éprouve beaucoup de borborygmes dans le ventre. (*Gross.*)

En étendant le corps, borborygmes dans le ventre, comme par effet de vacuité (au bout de deux heures). (*Langhammer.*) *Borborygmes dans l'hypogastre* (au bout de deux heures). (*Herrmann.*)

Des vents en grand nombre s'accumulent dans le bas-ventre. (*Franz.*)

Pincement et rumeur dans l'estomac, comme si la diarrhée allait survenir. (*Id.*)

170. Pincement dans le bas-ventre. (*Id.*)

Pincement à la région ombilicale, comme après un refroidissement. (*Gross.*)

Nausées dans le bas-ventre, avec vents douloureux; le tout diminue en appuyant sur le ventre. (*Id.*)

Mouvemens dans le ventre, pincemens comme causés par des vents incarcérés (au bout de trois quarts d'heure). (*Langhammer.*)

Mouvemens fourmillans dans le côté droit du bas-ventre, comme après un purgatif (au bout de trois heures). (*Id.*)

175. *Douleur pinçante et pressive dans le bas-ventre, surtout à la région ombilicale, avec même sensation que s'il était sur le point d'aller à la selle* (au bout de deux heures). (*Herrmann.*)

Douleur pressive dans l'hypogastre, çà et là, avec envie d'aller à la selle. (Id.)

Pression brûlante dans le côté droit du ventre. (*Franz.*)

Pression en haut, au foie. (*Id.*)

Pression/tractive dans le bas-ventre, tantôt sur un point, et tantôt sur un autre (au bout d'une heure). (*Herrmann.*)

180. Douleur tensive dans le ventre, qui se dirige principalement vers le sacrum, et qui est plus violente en se baissant (au bout de cinq heures). (*Gutmann.*)

Douleur sécante en travers, au dessus de l'hypogastre, semblable à des coups de couteau (au bout de soixante heures). (*Herrmann.*)

Sensation tractive, sécante, dans l'hypogastre, immédiatement auprès de l'os ilion droit (au bout de trois heures et demie). (*Hartmann.*)

Douleur légèrement lancinante dans l'hypogastre (au bout de trente heures). (*Gutmann.*)

Elancemens sourds dans la région rénale gauche, de dehors en dedans. (*Franz.*)

185. Douleur pinçante, en se baissant, immédiatement au dessus de l'os innominé gauche (au bout de vingt-cinq heures). (*Hartmann.*)

Au dessus de la crête iliaque, sensation comme de distension dans les muscles du côté droit de l'abdomen. (*Franz.*)

Petit élancement dans la symphyse des pubis, à gauche. (*Id.*)

Léger pincement dans l'aine gauche (au bout de quarante-huit heures). (*Wislicenus.*)

En se baissant, douleur lancinante dans l'aine droite, comme s'il s'était blessé en sautant; elle disparut en se redressant (au bout de trois heures et demie). (*Langhammer.*)

190. Sensation dans l'aine gauche, comme s'il allait survenir une hernie. (*Franz.*)

Douleur pressive dans le rectum (au bout de quatre jours). (Gutmann.)

Elancement pruriteux dans le rectum (au bout de quatre jours). (*Id.*)

Prurit continuel autour de l'anus (au bout de six heures). (Id.)

A gauche de l'anus, petit tubercule, semblable à une hémorrhoïde, qui ne cause une douleur d'excoriation que quand on y touche. (*Gross.*)

195. Resserrement du ventre : il alla à la selle vingt-cinq heures plus tard qu'à l'ordinaire. (*Haynel.*)

Selle six heures plus tard que de coutume. (*Gutmann.*)

La selle n'est point changée, quoiqu'il éprouve des besoins fréquens. (*Herrmann.*)

Envie soudaine d'aller à la selle ; celle-ci est d'abord ordinaire, puis en bouillie, enfin liquide ; elle s'accompagne d'une sensation semblable au frisson par tout le corps, de haut en bas, et d'une traction depuis le sacrum jusque dans les cuisses ; quand il veut se relever, il lui semble toujours n'avoir pas terminé (1). (*Gross.*)

Peu de temps après avoir été à la selle, nouvelle envie de s'y présenter. (*Franz.*)

200. Envie fréquente d'aller à la selle, quoiqu'il y ait déjà été deux fois le même jour ; et en s'y présentant de nouveau, il ne put rien faire. (*Gross.*)

Il va plus souvent à la selle que de coutume. (*Id.*)

Le soir, il lui semble qu'elle va avoir la diarrhée, et elle croit éprouver à chaque instant le besoin d'aller à la selle, avec pincement et circulation douloureuse dans le ventre, comme après un refroidissement : en même temps, elle éprouve dans le côté gauche quelques coups semblables à ceux d'un enfant vers la fin de la grossesse ; le ventre est gonflé ; en allant ensuite à la selle, elle rendit des matières plus liquides, et quand elle voulait se lever, il lui semblait avoir encore quelque chose à pousser ; le mal de ventre persista aussi jusqu'à ce qu'elle se mît au lit, où il disparut peu à peu. (*Id.*)

Selle sèche et moulée, avec douleurs sécantes vives (au bout de deux jours). (*Haynel.*)

Sortie d'une seule masse dure, avec pression (au bout de six heures). (*Langhammer.*)

205. Déjection difficile de matières très-fermes, mais non dures, comme si les intestins n'avaient pas la force de les pousser (au bout de vingt-quatre heures). (*Wislicenus.*)

Aussitôt après avoir été à la selle, sensation à l'anus,

____

(1) Chez un homme habituelle ne

comme s'il était écorché et gercé, avec de petits élancemens. (*Id.*)

Selle ferme, qui lui semblait être visqueuse, quoiqu'elle
e le fût pas. (*Franz.*)

Avant midi, selle molle; après midi, selle liquide (au bout
de trois jours). (*Gutmann.*)

Fréquentes envies d'uriner, qui le réveillent toutes les
nuits, pendant trois jours; ensuite l'urine et les envies d'u-
riner diminuent bien au dessous de ce qu'elles sont dans l'état
ordinaire. (*Langhammer.*)

210. Pression presque douloureuse au col de la vessie, et
e long de l'urètre, après avoir uriné; il lui semble toujours
avoir encore à uriner, et s'il rend encore quelques gouttes, la
pression est plus forte après, pendant dix minutes (au bout
e vingt-cinq heures). (*Hartmann.*)

Douleur brûlante au gland, et, immédiatement après, en-
ie d'uriner (au bout de cinq heures et demie). (*Gutmann.*)

Élancement brûlant dans le gland (au bout de vingt-six
eures). (*Id.*)

Sensation semblable à des coups d'épingle, dans le gland
au bout d'une heure). (*Id.*)

Émission de semence, sans réves lascifs. (*Langhammer,*
Gutmann.)

215. *Pression dans le bas-ventre, comme si les règles*
allaient venir, et qui devient plus forte en appuyant la main
ur la partie. (*Gross.*)

Les règles sont plus abondantes qu'à l'ordinaire (le pre-
ier jour). (*Id.*)

Fréquens éternumens, sans coryza (au bout de trois quarts
'heure). (*Langhammer.*)

Fort enchifrènement; l'air ne traverse que la narine droite.
Gross.)

À midi, en se mouchant, le nez se dégage tout-à-fait, et
ivre un libre passage à l'air (au bout de quatre jours). (*Id.*)

220. En voulant chanter, elle était obligée de s'interrom-
re à chaque instant, de faire des inspirations profondes, à
use de la faiblesse et du vide énorme qu'elle éprouvait dans
poitrine; sa voix devenait rauque sur-le-champ; deux
bles quintes de toux dissipaient l'enrouement, mais seule-
ent pour quelques instans. (*Id.*)

De temps en temps, tussiculation comme par suite de faiblesse dans la poitrine, sans nulle irritation qui porte à tousser et sans expectoration : la trachée-artère paraît être entièrement libre de mucosités ; la tussiculation s'accompagne d'un bruit rauque très-faible, parce que la poitrine n'est point assez forte. (*Id.*)

Avant midi, mucus dans la trachée-artère, qui se détache par de légers efforts de toux, avec faiblesse de la poitrine, lassitude par tout le corps et dans les membres, où monte et descend un sentiment de faiblesse; cette expectoration reparut plusieurs matinées de suite. (*Id.*)

Il a la poitrine comme remplie de mucus; stertoration sensible, surtout en dedans, et qui s'aperçoit en respirant. (*Franz.*)

Irritation dans la trachée-artère, qui porte à tousser en respirant, comme par l'effet de mucosités, quoique la toux ne soit ni grasse, ni sèche ; cette irritation est moins sensible en marchant, qu'en se tenant le corps ployé. (*Id.*)

225. Tussiculation ; trois secousses de toux. (*Id.*)

Irritation continuelle dans la poitrine, qui porte à tousser, comme si elle renfermait beaucoup de mucosités; sensation de bruissement et de stertoration (au bout de vingt-quatre heures). (*Id.*)

Constriction continuelle de la trachée-artère, qui excite à tousser. (*Id.*)

Resserrement de poitrine, comme si elle était contractée en dedans, ce qui fait que l'inspiration semble être très-sèche. (*Id.*)

Serrement pressif dans le côté gauche de la poitrine, en se tenant assis, qui augmente par l'inspiration (au bout de trois heures). (*Hartmann.*)

230. Pression profonde, dans l'intérieur de la poitrine, comme par l'effet d'un poids dont elle serait chargée. (*Franz.*)

Asthme; au moindre mouvement, il était hors d'haleine. (*Herrmann.*)

En montant l'escalier, et au moindre mouvement quelconque, perte de la respiration. (*Id.*)

(*Asthme; il est obligé d'ouvrir ses habits, croyant qu'ils le serrent trop, et qu'ils l'empêchent de respirer.*) (*Id.*)

Oppression fatigante au haut de la poitrine, qui l'oblige à faire souvent des inspirations profondes, avec sensation d'un grand vide dans le creux de l'estomac. (*Gross.*)

235. Oppression de poitrine; quelque chose lui remonte jusque dans le cou, et lui coupe la respiration. (*Id.*)

En faisant une inspiration profonde, il éprouve un sentiment agréable de légèreté, mais qui ne dure pas plus longtemps que l'inspiration. (*Id.*)

Pendant le repos, il est pris quelquefois d'un sentiment d'amplitude de la poitrine, comme si elle se dilatait; cependant il s'y en joint un autre d'inquiétude, comme par l'effet de battemens de cœur. (*Id.*)

Respiration courte, et, quoiqu'il ne manque pas d'haleine, cependant elle a lieu d'une manière pénible, à cause de la faiblesse des organes respiratoires. (*Id.*)

Elancement tensif dans le sternum, qui continue pendant l'inspiration et l'expiration (au bout de trois jours). (*Gutmann.*)

240. *Elancement tensif dans le côté gauche de la poitrine, qui continue pendant l'inspiration, et qui augmente en se baissant* (au bout de quatre heures). (*Id.*)

Elancement tensif dans le côté droit de la poitrine, qui coupe presque la respiration (au bout d'une heure et demie). (*Id.*)

Tout à coup, un long élancement dans le côté gauche de la poitrine, à cinq travers de doigt au dessous de l'aisselle, qui cause un sursaut. (*Gross.*)

Tout à coup, des élancemens vifs dans le côté gauche de la poitrine. (*Id.*)

Elancemens vifs et pénétrans sur la clavicule. (*Id.*)

245. Elancemens sécans, non rapides, et répétés souvent, qui remontent dans la cavité pectorale, et se font sentir, en devant, de dedans en dehors, à la côte supérieure, sans nul rapport avec l'inspiration, ni avec l'expiration (au bout de quatorze heures). (*Wislicenus.*)

Tiraillemens sécans, presque semblables aux tranchées du ventre, dans le côté gauche de la poitrine, en marchant et se tenant debout. (*Langhammer.*)

En marchant, douleur sécante, resserrante, dans les côtes

droites, qui ne se manifeste que pendant l'inspiration (au bout de sept heures et demie). (*Hartmann.*)

En marchant au grand air, élancemens brûlans dans le côté gauche de la poitrine, plus en expirant qu'en inspirant. (*Haynel.*)

Élancement semblable à une piqûre de puce, dans la dernière vraie côte droite et dans la dernière fausse côte gauche. (*Franz.*)

250. Pression intérieure au dessous du mamelon droit, de dedans en dehors (au bout de trois heures). (*Herrmann.*)

Toute la poitrine, à partir du cou, lui semble être à vif en dedans. (*Gross.*)

Douleur dans toute la poitrine, surtout au dessus du creux de l'estomac, plus forte en inspirant. (*Id.*)

Endolorissement dans la poitrine, qui ressemble à un fouillement ; ensuite la douleur descend dans le bas-ventre, où elle devient fouillante, avec envie d'aller à la selle. (*Id.*)

Pression tractive sur l'éminence que les cartilages des fausses côtes forment par leur réunion au côté gauche de la poitrine. (*Id.*)

255. Traction depuis les clavicules jusque dans l'aisselle gauche. (*Id.*)

En se redressant dans le lit, tout à coup une traction au dessous du côté gauche de la poitrine ; ensuite il part de là une couple de vifs et violens élancemens internes, qui s'étendent de ce point, au dessous de la clavicule, vers l'aisselle ; puis la douleur reste dans l'aisselle, passe au côté gauche, et envahit le bas-ventre, où elle prend le caractère d'une traction non saccadée ; l'état devient plus grave en se ployant du côté gauche, en appuyant sur le côté, mais principalement en inspirant et en tussiculant, ce qui procure toujours une secousse douloureuse, qui ne cesse que lentement. (*Id.*)

Vulsion musculaire au haut de la poitrine, près du creux de l'aisselle gauche (au bout de six heures et demie). (*Gutmann.*)

Vulsion tressaillante dans les muscles des fausses côtes (au bout de trente-six heures). (*Id.*)

Ardeur pressive dans le sacrum, un peu à droite. (*Franz.*)

260. Douleur pressive de haut en bas, dans le côté gauche du dos, au dessus de la hanche (sur-le-champ). (*Gross.*)

A gauche, près de l'épine du dos, au dessus du bassin, un coup ondulatoire, qui cause un sursaut. (*Id.*)

Pincement lancinant sur le dos, aux fausses côtes (au bout d'une heure). (*Wislicenus.*)

Violente douleur, tiraillante, dans les vertèbres lombaires, qui s'étend des deux côtés jusque dans la région rénale, et augmente à chaque mouvement du tronc (au bout de deux heures). (*Herrmann.*)

Coups sourds dans le dos, à la région lombaire, avec sensation de froid qui s'appliquerait du dehors (au bout de vingt-quatre heures). (*Gross.*)

265. Vif élancement vulsif dans le côté gauche du dos, et en même temps dans la cuisse gauche (au bout de quelques jours). (*Gutmann.*)

Petits élancemens brûlans sur un point peu étendu, au milieu du dos (au bout de treize heures). (*Hartmann.*)

Petits élancemens de dedans en dehors, au dos. (*Gutmann.*)

Elancement fouillant dans les muscles du côté droit du dos, qui continue pendant l'inspiration et l'expiration (au bout de quatre jours). (*Id.*)

Tiraillement en forme d'élancement au côté gauche du dos, qui s'étend plus en haut qu'en bas, en se tenant assis (au bout de trois quarts d'heure). (*Langhammer.*)

270. *Traction pressive dans la colonne vertébrale, au dessous des omoplates et entre elles, plus violente pendant le mouvement, et surtout en tournant le corps.* (*Herrmann.*)

Entre les omoplates, au milieu de l'épine du dos, élancemens lents, sourds et saccadés. (*Gross.*)

En soulevant un poids considérable, elle éprouve tout à coup, entre les omoplates, plus à gauche qu'à droite, la même sensation que si elle s'était donné un effort; vient-elle ensuite à se remuer le moins du monde, ou à respirer, ou à bâiller, elle ressent les plus vifs et les plus violens élancemens; il lui est encore possible de se baisser, mais quand elle se renverse le corps en arrière, elle sent d'insupportables douleurs; la pression de la main ne change rien à cet état de choses. (*Id.*)

Vifs et larges élancemens dans l'épine du dos, entre les

omoplates, de dedans en dehors (au bout de cinq heures). (*Wislicenus.*)

A la partie supérieure de l'omoplate, violent élancement brûlant, qui se dissipa par le frottement, mais qui revint sur-le-champ. (*Haynel.*)

275. Un élancement brûlant dans l'acromion de l'épaule droite (au bout de deux jours). (*Gutmann.*)

Douleur tiraillante sur l'épaule gauche (au bout de deux jours). (*Id.*)

Douleur, composée de pression et de traction, sur l'épaule gauche, comme par l'effet d'un poids qu'on y aurait porté; la même douleur se fait sentir aussi au côté externe du bras, et, à partir du coude, dans les muscles profonds de l'avant-bras; elle cesse peu à peu dans la chambre. (*Franz.*)

Douleur tiraillante, paralytique, dans l'articulation de l'épaule droite, et au dessous, plus violente pendant le mouvement (au bout d'une heure). (*Herrmann.*)

Quelques coups sensibles, comme avec un petit marteau de fer, qui se font sentir tout à coup sur l'épaule gauche. (*Gross.*)

280. Elancemens pruriteux dans le creux de l'aisselle et au dessous (au bout de cinq heures). (*Wislicenus.*)

Douleur en forme de paralysie, comme après une luxation, immédiatement au dessous de l'articulation du bras, pendant le repos seulement; le mouvement la dissipa pour un court espace de temps (au bout de six heures). (*Gutmann.*)

Lassitude dans les bras et les jambes; il est obligé de tenir ses bras pendans. (*Gross.*)

Grand accablement, surtout dans les bras et les jambes; il lui semble que ses membres sont sans force, et que ses jambes ne peuvent pas porter le corps. (*Id.*)

Çà et là, aux membres, tantôt sur le bras, tantôt sur un point de la main, ou à un doigt, vulsion presque douloureuse, comme s'il venait de recevoir un coup un peu vif. (*Id.*)

285. *Lassitude paralytique du bras droit. (Herrmann.)*

Pesanteur et lassitude paralytique dans les deux bras, et dans leurs articulations, plus violentes à chaque mouvement (au bout de quatre heures et demie). (Id.)

Lassitude paralytique et pesanteur du bras droit, surtout dans l'articulation, plus forte pendant le mouvement. (Id.)

Pression paralytique et pesanteur dans le bras droit, plus forte pendant le mouvement, lequel fatigue sur-le-champ et coupe la respiration (au bout de quatorze heures). *(Id.)*

Faiblesse paralytique dans les bras, pour peu qu'il tienne un poids, même peu considérable (au bout de huit heures). *(Wislicenus.)*

290. Lassitude paralytique et pesanteur du bras gauche, moins violente toutefois que celle du droit, et venant un peu plus tard que celle-ci. *(Herrmann.)*

Le bras droit se fatigue aisément par des efforts très-modérés, de manière qu'il laisse tomber ce qu'il y tient; le bras gauche est dans le même cas, mais d'une manière moins prononcée, et plus tard. *(Id.)*

Tiraillement paralytique dans le bras gauche, surtout dans l'articulation de la main, plus fort pendant le mouvement (au bout de quatre heures). *(Id.)*

Tiraillement pressif, qui survient rapidement et cesse tout aussi vite, dans le milieu du bras droit. *(Id.)*

Douleur tiraillante dans le bras gauche, qui paraît être profonde. *(Id.)*

295. *Pression tiraillante dans le milieu du bras gauche, d'avant en arrière et de dehors en dedans, bornée à une étendue large comme la main* (au bout de quarante-huit heures). *(Herrmann.)*

Tiraillement pressif, par intervalles, dans les deux bras. (Id.)

En levant le bras gauche, vulsion continuelle d'une partie musculaire au côté interne du bras, qui cesse en changeant de position, mais revient en reprenant la première. *(Haynel.)*

Tressaillement dans les muscles du bras droit, au dessus du coude, pendant le repos (au bout de cinq heures et demie). *(Herrmann.)*

Tressaillement dans le muscle deltoïde droit (au bout de vingt-six heures). *(Id.)*

300. Élancement fouillant dans le muscle deltoïde droit (au bout de cinq jours). *(Id.)*

Douleur tiraillante en devant, dans la moitié supérieure

du bras droit (au bout de vingt-quatre heures). (*Franz.*)

Traction, comme par défaut de force, dans le muscle deltoïde gauche. (*Franz.*)

Traction passagère, qui remonte du coude dans le bras. (*Gross.*)

Tension, avec douleur d'écorchure, au bout du coude droit, surtout en ployant le bras (au bout de cinq heures). (*Wislicenus.*)

3o5. Raideur en forme de crampe, dans l'avant-bras droit. (*Franz.*)

Douleur tiraillante paralytique à l'avant-bras droit, au dessus de l'articulation du poignet. (*Herrmann.*)

Douleur pressive à l'avant-bras droit, en devant et en dehors. (*Id.*)

Au dessus du poignet gauche, douleur comme s'il s'était foulé ou luxé la main. (*Franz.*)

Douleur comme de luxation dans l'articulation de la main gauche. (*Id.*)

3io. Douleur tiraillante, pressive, dans l'articulation de la main droite, plus violente pendant le mouvement (au bout de trente-deux heures). (*Herrmann.*)

Vulsion passagère sur la main gauche, au dessus de l'articulation. (*Gross.*)

A deux pouces au dessus de l'articulation de la main gauche, au côté radial, une douleur pinçante. (*Id.*)

Elancemens rapides de l'articulation du poignet à la main, du côté du radius, à de courts intervalles. (*Id.*)

Les mains tremblent, surtout quand il les pose sur la table. (*Id.*)

3i5. L'action même d'écrire lui est pénible, à cause de faiblesse dans les mains, qui tremblent après. (*Id.*)

Douleur en forme de crampe, sur le dos de la main gauche, entre les doigts indicateur et médius. (*Franz.*)

Contraction en forme de crampe, dans le creux de la main gauche, le soir. (*Id.*)

Tiraillement saccadé, qui remonte des doigts dans la main. *Gross.*)

Tiraillement pressif par intervalles dans les os du carpe, ceux du métacarpe et les phalanges postérieures des doigts de la main gauche. (Herrmann.)

320. *Tiraillement pressif dans les phalanges postérieures des doigts de la main droite, plus violent pendant le mouvement. (Id.)*

Ardeur lancinante, pressive, au bord externe de l'os métacarpien du petit doigt de la main gauche (au bout de onze heures). (*Hartmann.*)

Douleur sécante dans l'éminence hypothénar de la main gauche, plus forte en ployant le doigt (au bout de cinq heures). (*Id.*)

Petits élancemens au bout du doigt médius de la main gauche. (*Franz.*)

Douleur tractive dans la phalange postérieure du pouce gauche, et en même temps sous le poignet. (*Id.*)

325. Traction spasmodique dans le doigt médius de la main gauche, entremêlée de secousses, en sorte que le doigt tremble. (*Gross.*)

En écrivant, lorsqu'il saisit la plume, douleur vulsive entre le pouce et le doigt indicateur ; s'il tient la plume moins serrée, ou qu'il cesse d'écrire, il ne sent rien, mais la vulsion revient au bout de quelque temps, et dure longtemps. (*Id.*)

Petits coups sourds et sensibles sur l'os métacarpien du doigt indicateur gauche et en d'autres parties de la main, comme si un nerf tendu était touché douloureusement avec un petit marteau. (*Id.*)

Douleur tiraillante à l'articulation postérieure du doigt indicateur, qui se dissipe peu à peu en remuant la main (au bout d'une heure et demie). (*Langhammer.*)

Par tout le doigt indicateur gauche, douleur de luxation en le ployant, l'étendant et le laissant tranquille, qui dure plusieurs heures et revient souvent, pendant cinq jours (au bout de six heures). (*Id.*)

330. *Elancement pruriteux continuel à la fesse gauche, au voisinage de l'anus (au bout de trente-trois heures). (Gutmann.)*

Vulsion musculaire à la fesse gauche (au bout de trois jours). (*Id.*)

Agitation dans les membres inférieurs ; il est obligé de les changer à chaque instant de place, le soir (au bout de quinze heures). (*Haynel.*)

Pesanteur et sentiment de lassitude dans les membres inférieurs, surtout les cuisses et les genoux, comme si les jambes allaient s'affaisser; il est obligé de s'asseoir ou de se coucher (au bout de cinq heures). (*Herrmann.*)

Pesanteur et lassitude énormes des membres inférieurs, surtout dans les genoux; à peine peut-il se traîner pendant la marche, qui lui est très-pénible (au bout de huit heures). (*Id.*)

335. *Lassitude paralytique et pesanteur des membres inférieurs, les cuisses surtout; à peine peut-il marcher.* (*Id.*)

En se tenant assis, sentiment de faiblesse dans les membres inférieurs, comme s'ils étaient accablés de fatigue. (*Gross.*)

Après un voyage à pied de deux heures, grande lassitude des membres inférieurs. (*Id.*)

Grande pesanteur dans les membres inférieurs; à peine peut-elle monter l'escalier, et arrivée au haut elle est obligée de s'asseoir de suite. (*Id.*)

En se tenant debout, il éprouve une lassitude douloureuse dans les membres inférieurs, qui ont si peu de force qu'ils refusent de porter le corps et menacent de ployer. (*Id.*)

340. Les membres inférieurs causent une douleur de brisure en montant l'escalier; mais, en descendant, ils sont si dépourvus de soutien, qu'il court risque de tomber. (*Id.*)

En se tenant assis, pression sourde, subite et passagère, dans les ischions. (*Id.*)

En marchant, douleur de luxation à la hanche droite, qui le fait boiter, et qui dure plusieurs heures (au bout de cinq heures). (*Langhammer.*)

Traction dans la hanche gauche. (*Franz.*)

Douleur en forme de paralysie, dans l'articulation de la hanche, en marchant (au bout de ving-cinq heures). (*Gutmann.*)

345. Douleur comme de luxation, immédiatement au dessous de l'articulation de la hanche, à la cuisse, en marchant seulement, et non en se tenant debout (au bout d'une heure). (*Id.*)

Quand il remue la cuisse d'arrière en avant, pendant la marche, douleur de luxation en avant, dans les muscles supérieurs, qui l'empêche de marcher, pendant deux jours. (*Haynel.*)

Faiblesse de la jambe droite, surtout de la cuisse, qui a l'air d'être dans l'os, de sorte que la cuisse causait de la douleur en se tenant debout : il était obligé de s'appuyer sur la jambe gauche. (*Id.*)

Sentiment de défaut de force dans les cuisses. (*Franz.*)

Elancement pruriteux tout-à-fait au haut de la cuisse, au côté interne (sur-le-champ). (*Gutmann.*)

350. Seulement en se tenant debout, douleur en forme d'élancement dans les muscles de la cuisse droite, au dessus du gènou, qui disparaît en marchant (au bout de deux heures). (*Langhammer.*)

Elancement semblable à un coup d'aiguille, au côté interne de la cuisse gauche, au dessus du genou. (*Franz.*)

Traction pressive au côté interne de la cuisse gauche, dans l'aine, depuis la branche ascendante de l'ischion jusqu'à la partie postérieure des membres, d'où elle s'étend dans la branche, puis remonte, le long du sacrum, dans le côté droit du corps; quelquefois elle dégénère en une sorte de fourmillement dans l'ischion. (Gross.)

Douleur sécante au côté interne de la cuisse gauche. (*Franz.*)

Pression pulsative, comme avec un morceau de bois mousse, au côté interne de la cuisse, dans son milieu. (*Gross.*)

355. En marchant, une sorte de douleur de luxation dans les muscles de la cuisse, au dessous de l'articulation de la hanche. (*Id.*)

Tiraillement tractif dans les muscles de la cuisse gauche, pendant le repos et le mouvement (au bout de six heures et demie). (*Langhammer.*)

Traction pressive presque douloureuse au côté externe de la cuisse droite, qu'il a croisée sur l'autre en se tenant assis. (*Id.*)

Pression dans l'articulation du genou (au bout de neuf heures). (*Herrmann.*)

Tiraillement tractif, depuis le genou jusqu'au milieu de la cuisse, en se tenant assis. (*Hartmann.*)

360. Pression tiraillante dans l'articulation du genou droit,

en avant, en dedans et au dessous de la rotule (au bout de trois heures). (*Herrmann.*)

Douleur tiraillante dans les ligamens du côté interne du genou gauche, pendant le repos et le mouvement (au bout de neuf heures). (Langhammer.)

Sensation brûlante de grattement au côté externe du genou gauche. (*Gross.*)

Élancement sourd dans le côté externe du genou droit, seulement en se tenant debout, qui disparut en remuant le pied et en s'asseyant (au bout de deux heures et demie). (*Langhammer.*)

Petits élancemens douloureux au genou et au jarret gauches, en se tenant assis. (*Haynel.*)

365. Lassitude dans l'articulation du genou, qui l'empêche presque de marcher, avec propension à s'assoupir. (*Franz.*)

Tressaillement pruriteux au dessous de la rotule (au bout de cinquante-cinq heures). (*Gutmann.*)

Tiraillement tractif dans les muscles de la jambe gauche, en se tenant assis (au bout de dix heures). (*Langhammer.*)

Tiraillement en forme de crampe dans les muscles de la jambe droite, en marchant (au bout de trois quarts d'heure). (*Id.*)

Traction douloureuse dans les muscles de la jambe droite, au côté externe du mollet, pendant le repos et le mouvement (au bout de dix heures). (*Id.*)

370. Sentiment de tension dans la jambe gauche, (au bout de cinquante-six heures). (*Gutmann.*)

Traction du jarret droit vers le mollet. (*Franz.*)

Grande lassitude des jambes, de la gauche surtout, principalement lorsqu'il se tient debout ; traction des pieds jusque dans les genoux, et de ceux-ci dans les pieds ; en même temps, douleur comme d'écorchure à la plante des pieds (en restant debout). (*Wislicenus.*)

En marchant, les genoux sont disposés à ployer, avec lassitude par tout le corps, surtout lorsqu'elle va au soleil, qui lui fait venir la sueur au visage. (*Gross.*)

En se tenant debout, raideur douloureuse au haut du côté interne du mollet gauche. (*Id.*)

375. Pression pulsative sur la jambe droite. (*Id.*)

Douleur pressive générale dans le mollet droit (au bout de quatre jours). (*Gutmann.*)

Douleur pinçante à la partie supérieure des muscles internes du mollet (au bout de vingt-quatre heures). (*Hartmann.*)

Fréquemment, douleur d'appesantissement dans les muscles externes du mollet gauche, en marchant (au bout de quatorze heures). (*Id.*)

Pression générale dans le mollet gauche, pendant le repos et le mouvement (au bout de trois jours). (*Gutmann.*)

380. En se tenant assis, sensation douloureuse dans la jambe gauche croisée sur l'autre, comme s'il y avait un gros poids suspendu à son extrémité. (*Gross.*)

En se tenant assis, les pieds lui font mal, depuis le dessus des chevilles jusqu'à la plante, avec quelque peu de traction; la douleur est moindre en marchant et en se tenant debout. (*Id.*)

Les pieds souffrent d'une chaleur désagréable, quoiqu'au toucher ils ne soient guère plus chauds que les jambes. (*Id.*)

Tiraillemens mêlés de secousses, dans les deux chevilles (plus dans l'interne que dans l'autre) du pied droit, et de là jusque dans les orteils, en restant assis; la douleur est moins forte en se tenant debout; ensuite le tiraillement remonte des orteils aux chevilles. (*Id.*)

En se tenant assis, sensation continuelle de fourmillement dans les pieds, comme s'ils allaient s'engourdir, ce qui n'arrive cependant pas, ou comme s'il avait beaucoup marché, ce qui n'est point non plus; peu à peu cette sensation remonte dans les jambes. (*Id.*)

385. Elancement pruriteux au dessous de la cheville interne du pied gauche (au bout de sept heures). (*Gutmann.*)

Elancement pruriteux à la cheville externe du pied gauche (au bout de trois jours). (*Id.*)

Prurit sur le coude-pied gauche (au bout de quatre et de soixante-douze heures). (*Id.*)

Douleur tractive, tiraillante, entre les os métatarsiens des deux derniers orteils du pied gauche (au bout de sept heures). (*Hartmann.*)

Pression tiraillante dans le talon droit (au bout de trente heures). (*Herrmann.*)

390. En s'appuyant sur le côté externe du talon droit, douleur pressive, sourdement lancinante, qui remonte jusque dans le mollet, disparaît en levant le pied, et ne se fait sentir qu'en marchant (au bout de quatre heures). (*Hartmann.*)

Douleur en forme de crampe à la plante du pied droit, en se tenant assis (au bout de trois quarts d'heure). (*Langhammer.*)

Vive pression à la plante du pied droit, en travers, en se tenant assis. (*Gross.*)

Pincement lancinant, par intervalles, en divers points du corps (au bout de dix heures). (*Wislicenus.*)

Elancemens pruriteux brûlans par tout le corps, plus forts néanmoins au tronc qu'aux membres, surtout le matin, dans le lit, pendant quelques jours (au bout de vingt-quatre heures). (*Id.*)

395. En se déshabillant, prurit rongeant à la peau de tout le corps, qui force à se gratter, comme au début d'une éruption (au bout de treize heures). (*Langhammer.*)

En marchant et en se tenant debout, petits coups d'aiguille dans presque tout le côté gauche du corps; le lendemain au côté droit seulement. (*Haynel.*)

Pression appesantissante, presque douloureuse, tantôt dans un os, tantôt dans un autre, par exemple dans la tempe droite, l'os jugal gauche, le milieu des os de l'avant-bras, etc. (au bout de neuf heures). (*Hartmann.*)

Très-souvent les symptômes commencent doucement, puis montent lentement jusqu'à un haut degré de violence, et diminuent ensuite avec non moins de lenteur, surtout les douleurs pressives, tractives. (*Gross.*)

En marchant, les accidens semblent disparaître, mais ils renaissent de suite pendant le repos ; là lassitude seule n'est jamais plus sensible que pendant la marche. (*Id.*)

400. L'étain amène l'atrophie et la phthisie. (*Stahl.*) (1)

Détente extrême de l'esprit et du corps. (*Herrmann.*)

---

(1) Lorsqu'on compare les symptômes 120 à 131 et 224 (ainsi que les suivans) avec cette observation de Stahl, on conçoit comment on a pu guérir quelques espèces de phthisie pulmonaire ulcéreuse avec l'étain, par exemple, Muraltus, F. Hoffmann, Ettmuller, et R. A. Vogel, à part ce que je pourrais citer de ma propre expérience en faveur des vertus curatives du métal dans ces maladies.

Lassitude extrême par tout le corps, et détente de l'esprit; il ne peut supporter long-temps aucun genre de travail, est obligé de se coucher, et ne peut résister au sommeil; il s'endort, mais est souvent réveillé par des rêves indifférens. (*Id.*)

Défaut de force; il lui semble avoir les jambes brisées en deux. (*Gross.*)

Abattement énorme; il veut toujours être assis ou couché, et quand il s'asseoit, il tombe en quelque sorte sur sa chaise, parce qu'il n'a pas la force de s'y poser doucement. (*Id.*)

405. Lassitude énorme, quoiqu'il ait fait peu de mouvement dans la journée; il veut toujours rester assis; c'est en marchant lentement qu'il sent le mieux cette lassitude; aussi va-t-il involontairement avec vitesse, ce qui lui en diminue le sentiment. (*Id.*)

Quand il monte vite un escalier, ou qu'en général il se meut avec vitesse, il ne sent pas autant son épuisement que quand il se remue doucement; mais il ne s'en trouve que plus faible après. (*Id.*)

Il éprouve des tremblemens dans les membres et par tout le corps; rien en lui n'a de soutien; quand il empoigne quelque chose, sa main ne tremble pas, mais elle le fait quand il ne tient la chose que faiblement. (*Id.*)

En montant l'escalier, elle ne s'aperçoit pas de lassitude; mais après l'avoir descendu, elle se trouvait si accablée qu'à peine pouvait-elle respirer. (*Id.*)

Véritable épilepsie (1). (*Meyer.*)

410. Fréquens sursauts, la nuit, dans le lit, comme par l'effet d'une peur. (*Langhammer.*)

Envie de dormir; les yeux se ferment (au bout de deux heures). (*Herrmann.*)

Fréquens bâillemens, comme s'il n'avait pas assez dormi (au bout de six heures et demie). (*Langhammer.*)

Propension à bâiller. (*Herrmann.*)

Fréquens réveils la nuit, comme s'il avait assez dormi. (*Langhammer.*)

---

(1) Chez un garçon de sept ans, qui ordinairement était pris de convulsions, le matin, à jeun (l'étain fut pris de concert avec la poudre de jalap). Si cet effet doit être attribué en propre à l'étain, on conçoit comment D. Monro a pu guérir des affections semblables avec l'étain, et comment Quiney a pu dire qu'il n'y a pas de plus puissant antiépileptique que ce métal.

415. Deux nuits de suite, rêves sur le même objet, avec inquiétude, comme s'il avait manqué ses affaires. (*Franz.*)

Rêves inquiétans de disputes, de querelles et de batteries. (*Gutmann.*)

Rêves confus, et cependant très-vifs, dans lesquels il lui arrive beaucoup de contrariétés, et où elle parle quelquefois à haute voix; elle se retourne souvent dans le lit, et quatre fois s'éveille, se trouvant chaque fois, à sa grande surprise, assise dans son lit. (*Gross.*)

Elle a des songes confus, dont il ne lui reste aucun souvenir. (*Id.*)

Rêves vifs, et cependant confus, dont elle ne se souvient que partiellement le matin. (*Id.*)

420. Rêves de feu. (*Haynel.*)

Rêves vifs, pleins de cruautés, la seconde nuit. (*Langhammer.*

Rêves agréables de grandeurs et de splendeurs mondaines, qui, après son réveil, l'entretiennent dans une disposition gaie d'esprit. (*Gross.*)

Rêves lascifs, sans érection, et cependant avec éjaculation. (*Langhammer.*)

Rêves lascifs, avec érection, sans éjaculation. (*Gutmann.*)

425. La nuit, érection, sans rêves lascifs. (*Langhammer.*)

Quand il s'éveille la nuit, il se trouve, contre son habitude, étendu sur le dos, la jambe droite allongée, la gauche ramenée vers le ventre, et à demi nud. (*Gross.*)

S'il s'éveille la nuit, avant de se rendormir, il éprouve dans une main une secousse tractive et ondulatoire douloureuse, qui le ferait presque crier. (*Id.*)

Après s'être mis au lit, le soir, il s'endort bientôt (1), et ne se réveille que tard le lendemain matin. (*Id.*)

Le matin, étourdissemens au réveil, comme s'il n'avait pas encore assez dormi, quoique son sommeil ait été plus long qu'à l'ordinaire. (*Gutmann.*)

430. Le matin, en se levant, douleur comme de brisure dans le dos et les jambes; elle est aussi lasse que si elle n'avait point dormi, et que si ses membres avaient trop peu re-

---

(1) Réaction de la force vitale, effet secondaire, curatif; auparavant il était obligé de rester couché long-temps avant de pouvoir s'endormir.

posé; cet état diminue un peu quelques heures avant le lever. (*Gross.*)

En sortant du lit et s'habillant, elle est prise tout à coup d'un accablement tel, qu'à peine peut-elle respirer. (*Id.*)

Frisson par tout le corps, pendant une demi-heure (au bout de trois heures). (*Herrmann.*)

Frisson qui passe rapidement, et parcourt surtout le dos. (*Id.*)

Sensation de chaleur, surtout à l'intérieur.(*Id.*)

435. *Sensation de chaleur par tout le corps, perceptible surtout aux cuisses et au dos.*(*Id.*)

Forte chaleur par tout le corps, principalement à la poitrine et au dos, avec sensation comme si une sueur chaude découlait du corps, sans chaleur appréciable à l'extérieur (au bout de quatre heures). (*Id.*)

Il suffit d'un faible mouvement pour faire couler une sueur chaude de tout le corps et épuiser complétement les forces. (*Id.*)

*Il semble que la sueur va s'établir; une chaleur agréable s'empare de lui par momens. (*Gross.*)

Chaleur anxieuse et sueur continuelle, même au moindre mouvement. (*Id.*)

440. Agitation et distraction extrêmes; il ne peut persévérer dans aucun genre de travail. (*Langhammer.*)

Il ne reste long-temps nulle part, et change continuellement de place. (*Herrmann.*)

Il a l'air de s'occuper beaucoup, sans résultat; il s'efforce de terminer un travail nécessaire à l'heure fixée, mais n'en peut pas même faire la moitié, comme s'il en était empêché par une exubérance de pensées, qui lui offrent à l'esprit mille autres choses dont il devrait également s'occuper. (*Gross.*)

Mauvaise humeur; rien ne va au gré de ses désirs. (*Langhammer.*)

Il n'est disposé à aucun genre de travail, et ne peut suivre aucune idée. (*Herrmann.*)

445. L'esprit est obtus; indifférence pour les objets extérieurs; nulle propension à quoi que ce soit; il est pâle et a la vue trouble (au bout de dix heures). (*Gutmann.*)

Mauvaise humeur toute la journée, qui se dissipe peu à peu en allant au grand air. (*Franz.*)

Taciturne, concentré en lui-même, il songe au présent et à l'avenir; ce dernier lui inspire beaucoup de soucis. (*Langhammer.*)

Mauvaise humeur taciturne; il n'aime ni à parler ni à répondre, et ne lâche que des mots entrecoupés (au bout de dix heures). (*Herrmann.*)|

Mauvaise humeur et taciturnité; il se fâche aisément, s'échauffe pour des riens, parle et répond avec répugnance. (*Id.*)

450. Concentré en lui-même, avec un malaise indéfinissable par tout le corps (au bout de sept heures). (*Gutmann.*)

Durant les trois premiers jours, son humeur chagrine se dissipe promptement, il n'est point emporté, il n'a point de vivacités ; le quatrième jour, il est enclin aux accès de colère violente et d'emportement, mais sa colère ne dure cependant pas long-temps. (*Gross.*)

Accès de colère très-violens, mais qui passent promptement. (*Id.*)

Il a l'esprit tranquille et sans mauvaise humeur (1) (au bout de quatorze heures). (*Langhammer.*)

Bonne humeur, loquacité, goût pour la société. (*Id.*)

455. Il est bien maître de lui ; il est satisfait de son sort. (*Id.*)

Gaîté expansive (2) (au bout de douze heures). (*Gutmann.*)

---

34. EUPHRAISE.

(*Euphrasia officinalis.*)

On mêle le suc exprimé de la plante fraîche avec parties égales d'alcool, vers la fin de l'été; cependant, ce suc est souvent si visqueux que presque toujours, après avoir réduit l'euphraise en une pâte molle et homogène, on est obligé de délayer celle-ci avec une petite quantité du même esprit-de-vin, afin de pouvoir l'exprimer.

(1) Réaction, effet curatif, de même que le symptôme suivant,
(2) Ce paraît être là un effet alternatif,

Quelque peu nombreuses que soient les observations suivantes, elles suffiront néanmoins pour faire voir que les anciens n'avaient pas donné sans fondement à l'euphraise le nom sous lequel on la désigne, et qu'elle ne mérite pas l'oubli dans lequel les médecins modernes la laissent languir.

L'homœopathie, qui n'a besoin dans les maladies que de médicamens propres à faire naître des symptômes analogues aux leurs chez les personnes bien portantes, trouvera presque toujours que la plus petite partie d'une goutte de ce suc sera une dose trop forte encore.

Symptômes de l'euphraise.

(La tête est entreprise; il y éprouve de la pression à l'extérieur, en haut.)

Beaucoup de chaleur dans la tête, avec pression.

Chaleur au front, avec céphalalgie à la tempe.

Convulsions des paupières supérieures et inférieures.

5. La lumière lui paraît moins brillante.

Il lui semble que la lumière vacille, qu'elle brille tantôt plus et tantôt moins.

Les yeux sont endoloris par la lumière, comme si on n'avait point assez dormi.

Pression constrictive dans l'œil, en allant au grand air.

Parfois, une cuisson dans l'œil; il en sort de l'eau cuisante.

10. Chassie dans les angles internes des yeux, même pendant la journée.

Élancement dans les dents inférieures.

(Battement dans deux dents, après avoir mangé, et en d'autres instans.)

Goût fade dans la bouche.

Rapports ayant le goût des alimens.

15. Gonflement du bas-ventre, avant le dîner.

Selle journalière, mais dure et peu abondante.

Pression à l'anus, en se tenant assis.

(Élancement dans les verrues, même en se tenant assis, plus fort encore en marchant; lorsqu'on y touche, elles causent une douleur ulcérative et brûlante.)

(Sensation pruriteuse dans les verrues.)

II. 23

20. Toux, plus forte dans la journée, avec mucosités dans la poitrine, qui ne veulent point se détacher.

Toux dans la journée seulement ; la nuit, il ne tousse point.

Pendant la toux, il ne peut respirer, presque comme dans la coqueluche.

Respiration pénible, même dans la chambre.

Il lui est impossible de faire des inspirations profondes, même en se tenant assis.

25. Sensation dans les bras, comme s'ils avaient été engourdis.

Elancement dans l'articulation de la hanche gauche, en marchant.

Elancement vulsif dans le genou gauche, en marchant.

En marchant et en restant assis, tension qui s'étend depuis la cheville externe, le long du tendon d'Achille, jusqu'au mollet.

Bâillemens énormes, en allant au grand air.

30. Grande envie de dormir dans la journée, quoiqu'il eût dormi toute la nuit précédente.

Grande lassitude pendant la journée, et cependant il ne put s'endormir que vers deux heures du matin, pendant trois nuits de suite.

Accès, trois matinées de suite ; il s'éveille la nuit, vers trois heures, à chaque instant, puis retombe vers six heures dans un sommeil de stupeur, sans rêves, mais au sortir duquel il éprouve de la pression au haut de la poitrine, avec des vertiges et de la pesanteur dans la tête ; en même temps, il a des nausées, et la sueur inonde tout son corps ; à chaque mouvement, quelque faible qu'il soit, le vertige augmente jusqu'au point de tomber de côté, et tous les membres sont faibles et tremblans ; lorsqu'il se tient debout, le haut du corps lui semble trop lourd pour que ses jambes puissent le porter ; l'accès diminue peu à peu jusqu'à midi, avec défaut de sérénité d'esprit.

Il est toujours comme frileux.

Toute la matinée, froid intérieur ; mais l'après-midi (après deux heures), grand froid dans les deux bras, qui étaient comme glacés.

35. Sueur la nuit, pendant le sommeil, qui se dissipa au réveil ; deux nuits de suite.

Trois nuits de suite, sueur par tout le corps, pendant le sommeil, qui répand une très-forte odeur, et abonde surtout à la poitrine (froid en se levant du lit).

Paresse, hypochondrie ; les objets extérieurs ne lui offrent aucun attrait, et la vie n'a point de charmes pour lui.

Observations recueillies par d'autres.

Le soir, douleur contusive et stupéfiante, dans la tête (avec coryza), si violente qu'il fut obligé de se coucher plus tôt qu'à l'ordinaire ; cependant le mal de tête augmente encore dans le lit (au bout de quatorze heures). (*F. Langhammer.*)

Elancement pénétrant, et qui dure long-temps, à la tempe droite (au bout de sept heures). (*Id.*)

Petits élancemens extérieurs, à la tempe gauche (au bout d'une demi-heure). (*Id.*)

Quelques vifs élancemens au côté droit du front (au bout d'une demi-heure). (*Id.*)

5. Vifs élancemens tiraillans au côté gauche de l'occiput, pendant le repos et le mouvement, peu après midi (au bout de six heures et demie). (*Id.*)

Douleur pressive, à l'extérieur de la tête, mais surtout au front (au bout de deux heures). (*Id.*)

En se mouchant, sensation d'engourdissement douloureux dans la tête, et d'endolorissement dans l'intérieur du nez, qui oblige à se moucher doucement (au bout de quinze heures). (*Id.*)

Trouble de la vue, en regardant des objets éloignés (*myopie*), toute la journée. (*Id.*)

En marchant au grand air, obscurcissement de la vue pour les objets éloignés (*myopie*), pendant trois jours (au bout d'une heure et demie). (*Id.*)

10. Vaisseaux à la sclérotique, qui s'avancent jusqu'auprès de la cornée transparente (1). (*Id.*)

Pression douloureuse dans l'angle interne de l'œil gauche ; cet œil larmoye (au bout de vingt-quatre heures). (*G.-F. Wislicenus.*)

Pression dans les deux yeux, comme s'il avait envie de dormir. (*F. Hahnemann.*)

(1) En deux jours disparurent une pression dans les yeux, dont le sujet se plaignait déjà depuis long-temps, et des taches obscures à la cornée.

Sensation pressive dans les deux yeux, comme quand on cherche à vaincre le sommeil (au bout de deux heures). (*Id.*)

Pression sèche, assoupissante, dans les deux yeux, que n'augmente ni la vive lumière du jour, ni la vue du feu. (*Id.*)

15. Sécheresse fatigante dans les yeux, comme s'il avait combattu le sommeil. (*Id.*)

Le soir, sensation constrictive dans les yeux, particulièrement dans les paupières supérieures, qui part des deux côtés, et qui l'oblige à clignoter souvent (au bout de dix heures). (*Langhammer.*)

Très-petits élancemens dans le globe de l'œil (au bout de onze heures). (*F. Hahnemann.*)

Chassie dans les coins des yeux (au bout de treize heures). (*Langhammer.*)

Fluxions aux yeux, qui le rendent presque aveugle (1). (*Lobel.*)

20. Mal aux yeux; il était devenu presque aveugle. (*Bonnet, S. Paulli.*)

Douleur térébrante, très-violente, dans l'oreille interne droite, à la région du tympan, qui a l'air de percer de dedans en dehors (au bout de sept heures). (*Wislicenus.*)

Tension douloureuse dans l'oreille interne gauche (au bout de six heures). (*Id.*)

Raideur de la joue gauche, en parlant et en mâchant, avec sensation de chaleur et des élancemens passagers, isolés, dans cette joue (au bout de six heures). (*Id.*)

Eruption de boutons contenant du pus, aux ailes du nez (au bout d'une heure et demie). (*Langhammer.*)

25. Douleur tractive en travers, dans la mâchoire supérieure (au bout de deux heures et demie). (*Id.*)

A midi, en mangeant, élancemens d'arrière en avant, dans le côté gauche de la mâchoire inférieure, qui empêchent même de manger (au bout de sept heures). (*Id.*)

Violens élancemens, d'arrière en avant, dans le côté gauche de la mâchoire inférieure, près du cou, qui se dissipent rapidement en touchant à la partie (au bout de huit heures et demie). (*Id.*)

Petits élancemens au menton, avec sensation interne de

---

(1) Après avoir fait usage de la plante pendant quatre ans.

chaleur au même endroit (au bout d'une demi-heure). (*Wis-licenus.*)

Fort saignement de la gencive (au bout d'une heure). (*F. Hahnemann.*)

3o. En parlant, il s'arrête souvent, tant au premier mot que dans le cours des phrases , pour chercher une autre tournure , tandis qu'auparavant il s'exprimait avec facilité. (*Id.*)

Le matin , goût amer en fumant la pipe (au bout de cinquante-deux heures). (*Langhammer.*)

La pipe, dont il a l'habitude, lui laisse un goût amer et cuisant dans la bouche, et lui donne des maux de cœur (au bout de quatorze heures). (*Id.*)

A midi, faim , sans appétit (au bout de cinquante-quatre heures). (*Id.*)

Hoquet (au bout de cinq minutes). (*Id.*)

35. En inspirant et en expirant, quelques petits élancemens sous le creux de l'estomac, le soir, en se tenant assis (au bout de quinze heures). (*Id.*)

Circulation non douloureuse, dans le bas-ventre, comme lorsqu'on a faim et que l'estomac est vide (au bout d'une heure et demie). (*Id.*)

Une sorte d'embarras dans le bas-ventre, douleur pressive et brûlante, qui se dirige en travers, pendant le repos et le mouvement (au bout de cinq heures et demie). (*Id.*)

Pincemens dans le ventre par accès, de courte durée (au bout de trois, de quatre heures). (*F. Hahnemann.*)

Mal de ventre, pendant sept heures (au bout de deux heures). (*Id.*)

4o. *Emissions fréquentes d'urine* (au bout de trois quarts d'heure). (*Langhammer.*)

Emission fréquente d'urine claire (au bout de deux heures). (*Wislicenus.*)

Prurit voluptueux, obligeant à se gratter, au frein du prépuce ; après s'être gratté, et en appuyant sur la partie , elle cause de la douleur (au bout de deux heures). (*Langhammer.*)

Plusieurs coups d'aiguille à l'extrémité du gland (au bout d'une heure et demie). (*Id.*)

En se tenant assis, coups d'aiguille, voluptueusement pruriteux au gland, qui est douloureux, après qu'on s'est gratté (au bout de dix heures). (*Id.*)

45. Les testicules sont rétractés, et on éprouve des fourmillemens dedans (au bout de douze heures). (*Wislicenus.*)

Rétraction spasmodique des parties génitales, avec pression au dessus du pubis, le soir, dans le lit. (*Id.*)

Eternument, avec fort coryza ; il sort beaucoup de mucus par le nez, et il en tombe aussi beaucoup dans la gorge (au bout de neuf heures). (*Langhammer.*)

Le matin, coryza abondant, et forte toux, avec expectoration (au bout de quarante-six heures). (*Id.*)

Pendant plusieurs jours, il détache de sa gorge beaucoup de mucosités, par une tussiculation volontaire. (*Id.*)

50. Petits élancemens isolés sous le sternum, surtout en inspirant (au bout de dix heures). (*Wislicenus.*)

Mal de dos qui ressemble à une crampe (au bout d'une heure). (*F. Hahnemann.*)

Douleurs pressives continuelles dans le dos, en se tenant assis et en marchant (au bout de cinquante-quatre heures). (*Langhammer.*)

Mal de dos en forme de crampe, par intervalles, pendant une demi-heure (au bout d'une heure). (*F. Hahnemann.*)

Un élancement stupéfiant au bras gauche (au bout d'une demi-heure). (*Langhammer.*)

55. Elancemens sourds isolés à la partie antérieure de l'avant-bras gauche ; immédiatement auprès du poignet (au bout de treize heures). (*Id.*)

Douleur comme d'engourdissement dans l'avant-bras droit et dans la main (au bout d'une heure et demie). (*F. Hahnemann.*)

Tiraillement sourd dans les articulations des coudes et des poignets (au bout de deux heures). (*Wislicenus.*)

Douleur comme de crampe dans les poignets, pendant une demi-heure (au bout de vingt-quatre heures). (*F. Hahnemann.*)

Douleur de crampe dans le carpe. (*Id.*)

60. Douleur comme de crampe dans le carpe, alternativement plus forte et plus faible, pendant une demi-heure (au bout d'une heure). (*Id.*)

Douleur pressive, en forme de crampe, dans la main

gauche, après quoi la douleur pressive et resserrante passa aussi dans les doigts. (*Id.*)

Douleur pinçante très-pénétrante sur le dos de la main (au bout de trois heures). (*Id.*)

Douleur comme d'engourdissement dans les articulations des doigts, plus au côté externe qu'au côté interne (au bout d'une heure et demie). (*Id.*)

65. Douleur de crampe dans les doigts, surtout dans les articulations de ceux de la main gauche (au bout d'une heure et demie). (*Id.*)

Un violent coup d'aiguille dans les muscles postérieurs de la cuisse droite, seulement en se tenant debout (au bout d'une demi-heure). (*Langhammer.*)

Violens coups d'aiguille dans les muscles antérieurs de la cuisse droite, en se tenant debout (au bout d'une demi-heure). (*Id.*)

Traction lancinante depuis la partie supérieure de la cuisse jusque dans l'aine, plus forte en se tenant debout (au bout de quarante-huit heures). (*Wislicenus.*)

Seulement en allant au grand air, prurit voluptueux à la partie antérieure de la cuisse, qui oblige à se gratter, après quoi la partie est douloureuse (au bout de neuf heures et demie). (*Langhammer.*)

70. Lassitude dans les genoux, comme après avoir beaucoup marché (au bout de quatre heures.) (*Wislicenus.*)

En marchant, tension douloureuse dans les tendons du jarret, comme s'ils étaient trop courts, ce qui rend la marche difficile (au bout de trois heures). (*Langhammer.*)

Elancemens perforans continuels, de bas en haut, dans le tibia (au bout d'une heure et demie). (*Id.*)

En se tenant assis, douleur tractive de haut en bas, et de bas en haut, à la partie antérieure du tibia gauche, dans le périoste (au bout de deux heures et demie). (*Id.*)

En restant long-temps debout, douleur en forme de crampe dans les mollets, avec sentiment de pesanteur (au bout de deux heures et demie). (*Wislicenus.*)

75. Le soir, en se promenant, prurit voluptueux dans le mollet droit, qui oblige à se gratter (au bout de douze heures). (*Langhammer.*)

Craquement à la cheville externe du pied gauche, en s'appuyant sur celui-ci. (*Id.*)

Fourmillement chatouilleux aux orteils gauches; après s'être frotté, la partie est douloureuse (au bout de deux heures). (*Id.*)

Pendant toute la nuit, élancemens pruriteux passagers, tantôt sur un point et tantôt sur un autre; il ne fait que se retourner avec inquiétude dans son lit, et ne peut parvenir à s'échauffer. (*Wislicenus.*)

Lassitude telle par tout le corps, surtout dans les membres inférieurs, que la marche exige de grands efforts, pendant tout le troisième jour. (*Langhammer.*)

80. Envie de dormir, qui commence en quelque sorte dans les yeux, pendant dix heures (au bout d'une heure). (*F. Hahnemann.*)

Envie de dormir, et cependant activité. (*Id.*)

Envie de dormir, sans pouvoir fermer l'œil, avec beaucoup de bâillemens. (*Id.*)

La nuit, fréquens réveils, comme par l'effet d'une peur. (*Langhammer.*)

La nuit, rêves effrayans d'incendie et de feu du ciel (la seconde nuit). (*Id.*)

85. Pâleur du visage, pendant une heure (sur-le-champ). (*F. Hahnemann.*)

Froid fébrile par tout le corps (au bout d'une demi-heure). (*Langhammer.*)

Rougeur et chaleur des joues, pendant une heure (au bout d'un quart d'heure, d'une demi-heure). (*F. Hahnemann.*)

Rougeur et chaleur du visage, pendant une heure et demie (au bout d'un quart d'heure). (*Id.*)

Chaleur et rougeur subite du visage, avec froid aux mains (sans soif) (au bout d'un quart d'heure). (*Langhammer.*)

90. Concentré en lui-même, et n'ayant point envie de parler, toute la journée. (*Id.*)

32. FER.

(*Ferrum.*)

On prend de la limaille de fer doux, on la pulvérise bien dans un mortier de fonte, on la passe ensuite à travers un linge, et on prend un grain de la poudre, qu'on traite comme il a été dit à l'article *Arsenic*, jusqu'à ce qu'on l'ait amené à la trentième dilution.

Quoique la plupart des symptômes médicinaux dont on va lire l'énumération aient été provoqués par l'emploi d'une dissolution d'acétate de fer, il n'y a pas de doute qu'on les obtiendrait également avec le fer métallique, de même que ceux de la chaux coïncident, quant aux points essentiels, avec ceux de l'acétate calcaire.

Le fer est considéré, par les médecins ordinaires, comme une substance fortifiante par elle-même, et non-seulement incapable de nuire, mais encore salutaire d'une manière absolue.

Cette opinion, embrassée et propagée sans examen, ne repose sur aucune base solide. C'est ce que nous démontre déjà ce seul fait que, quand le fer exerce une action médicinale, il doit aussi modifier l'état de l'homme en santé et le rendre malade, d'autant plus même qu'il a été trouvé plus efficace dans les maladies, *Nil prodest, quod non lædere possit idem.*

L'état des hommes qui vivent dans le voisinage des eaux ferrugineuses aurait dû suffire déjà pour éclairer sur l'énergie puissante avec laquelle ce métal porte atteinte à la santé. Là, où toutes les eaux de la contrée en contiennent ordinairement un peu, tous les habitans portent des marques évidentes de son influence fâcheuse.

En effet, on trouve peu de personnes, dans ces contrées, qui puissent résister à l'usage habituel des eaux que la nature leur offre, et qui conservent leur santé. Là, plus que partout ailleurs, on rencontre des maladies chroniques d'une grande importance et d'une espèce particulière, chez ceux même au genre de vie desquels on ne peut faire nul reproche sous d'autres rapports. Une faiblesse de tout le corps ou de quelques parties avoisinant la paralysie; certaines dou-

leurs violentes dans les membres, des affections diverses du
bas-ventre, des vomissemens d'alimens pendant le jour ou
pendant la nuit, des phthisies pulmonaires, souvent accompagnées d'hémoptysie, le défaut de chaleur vitale, la suppression du flux menstruel, l'avortement, l'impuissance, la
stérilité, la jaunisse, et beaucoup d'autres cachexies rares
sont là à l'ordre du jour.

Où sont donc la prétendue innocence complète, la prétendue salubrité absolue du fer? La plupart de ceux qui
vivent auprès des sources ferrugineuses, et qui en boivent
habituellement les eaux, traînent une existence languissante!

Quel préjugé, quel défaut d'attention a jusqu'à présent
empêché nos modernes de faire attention à ces faits si évi-
dens, et de les rapporter à leur cause réelle, la puissance
pathogénétique du fer?

Comment, sans connaître les effets du fer et de sa dissolution, espérent-ils parvenir à déterminer quels sont les cas
dans lesquels les bains ferrugineux seront utiles? Lesquels
d'entre leurs malades enverront-ils jusque-là prendre ces
eaux? En un mot, s'ils ne savent rien de certain relativement à l'action de ce métal sur le corps humain, qui peut les
décider à recommander aux malades l'usage des eaux dans
la composition desquelles il entre? Est-ce un hasard aveugle?
Est-ce une hypothèse arbitraire? Est-ce l'empire de la mode?
Parmi ceux qu'ils envoyent à ces eaux, ne s'en trouve-t-il
pas beaucoup qui reviennent plus malades qu'ils ne l'étaient
auparavant (1), preuve convaincante que le fer ne leur convenait point? Dieu préserve les malades d'un médecin qui ne
sait pas pourquoi il prescrit tel ou tel médicament, qui n'a
pas des motifs concluans pour s'y déterminer, qui ne sait pas
d'avancé quelles substances seront utiles ou nuisibles dans
tel ou tel cas donné!

____

(1) La médecine ordinaire n'a d'autre but que de fortifier. Mais pourquoi donc
un malade est-il si faible? Evidemment, parce qu'il est malade! Sa faiblesse n'est
qu'une des suites et un des symptômes de sa maladie. Qui serait assez insensé
pour vouloir fortifier un malade, sans lui avoir préalablement enlevé sa maladie?
Mais, une fois celle-ci partie, les forces reviennent d'elles-mêmes, par la seule
énergie de l'organisme débarrassé. Il n'y a pas de moyen qui puisse fortifier tant
que dure la maladie, et il ne peut point y en avoir. Le médecin homœopathe ne
sait que guérir; en guérissant, le sujet recouvre ses forces.

Le seul moyen d'éviter ces funestes méprises, est d'étudier les effets primitifs particuliers des médicamens, et de voir s'ils ont une grande analogie avec les symptômes de la maladie qu'on se propose de guérir.

Il s'en faut de beaucoup que la liste suivante des symptômes provoqués par le fer soit encore complète; mais, telle qu'elle est, elle ne contribuera pas peu à diminuer le nombre des erreurs dans lesquelles pourraient tomber ceux qui voudront cesser de donner leurs médicamens en aveugles, et qui auront assez de conscience pour ne pas laisser au hasard à décider si ce sera la vie ou la mort qui, pour le malade, sortira de la roue de fortune.

Des doses élevées ou souvent répétées de fer, et des bains multipliés dans une eau ferrugineuse, exercent une action qui se prolonge pendant plusieurs mois. La durée même de celle des doses de la trentième dilution, telles que les emploie maintenant l'homœopathe, dans les cas ordinaires, s'étend encore à un assez grand nombre de jours.

Les altérations chroniques de la santé qui proviennent de l'abus du fer, sont amendées, en grande partie, par une ou deux doses d'un centième ou d'un millième de grain de foie de soufre calcaire, et la plupart des symptômes qui restent encore cèdent à la pulsatille, à moins que, ce qui arrive dans certains cas, leur ensemble n'indique l'emploi de quelque autre médicament.

Symptômes du fer.

La tête est entreprise et frappée de stupeur (1). (*Ritter*.)

En se couchant, vertige, comme si l'on était poussé en avant, ou comme si l'on allait en voiture (surtout quand on ferme les yeux).

Vertige en descendant, comme si elle allait tomber en avant.

En marchant, état de vertige et en quelque sorte d'ivresse, comme si elle allait tomber.

5. En marchant, sensation de vertige et de nausées; il semble que la tête veuille toujours pencher à gauche.

(1) Observations relatives à l'usage des eaux de Pyrmont et de Schwalbach, dans lesquelles par conséquent il faut aussi prendre l'acide carbonique en considération.

" En regardant l'eau couler, elle est prise de vertige dans la tête, comme si tout tournait autour d'elle.

Le sang lui porte fortement à la tête.

Ivresse. (*Ritter.*)

Mal de tête ondulant, pendant une heure (au bout d'une demi-heure). (*Rosazewsky.*)

10. Céphalalgie tractive. (*Id.*)

Afflux de sang vers la tête ; les veines de la tête furent gonflées pendant deux heures, avec un peu de chaleur passagère au visage.

Une secousse vertigineuse instantanée dans le cerveau (sur-le-champ).

L'air frais du dehors lui occasione une pression particulière au sommet de la tête, qui se dissipe peu à peu dans la chambre.

Nulle propension à penser, avec obnubilation de la tête.

15. Tous les soirs, mal de tête ; oppression au-dessus de la racine du nez.

Le matin, la tête est comme étourdie.

Mal de tête, comme si l'on déchirait le cerveau (le matin aussi, en sommeillant, avant de s'éveiller).

Vide dans la tête.

La tête est lourde et hébétée.

20. La tête est vide et hébétée.

Pesanteur de la tête.

(Céphalalgie pressive au front, comme s'il allait éclater.)

Un élancement sécant dans le front.

Violente céphalalgie pulsative dans le côté gauche de la tête, l'après-midi (pendant cinq heures).

25. (Toutes les deux ou trois semaines, mal de tête qui dure deux, trois ou quatre jours) ; martèlement et battement qui l'obligent quelquefois à se mettre au lit ; ensuite, aversion pour le boire et le manger.

Chute des cheveux, avec douleur fourmillante au cuir chevelu.

Traction qui remonte de la nuque dans la tête, où il éprouve ensuite des élancemens et des bruissemens.

Le soir, trouble de la vue ; il est pris d'une douleur pressive au-dessus des sourcils, et quelques gouttes de sang lui sortent du nez.

Douleur à l'extérieur de la tête, semblable à celle que produirait une ecchymose ; les cheveux sont douloureux au toucher.

3o. Teinte terreuse du visage, où se voyent aussi des taches bleues.

Teinte terreuse et ictérique du visage.

Pâleur du visage et des lèvres. (*Ritter.*)

Le soir, prurit dans les yeux et pression, comme s'il y avait un grain de sable dedans.

Pendant cinq jours, yeux rouges, avec douleurs brûlantes (au bout de trois jours).

35. Ardeur dans les yeux.

Les yeux font mal, comme quand on a une grande envie de dormir et qu'ils se ferment involontairement ; ardeur aussi dedans.

Pression dans l'œil droit ; les paupières se collent pendant la nuit.

Quand il écrit une couple d'heures, il ne peut plus ouvrir les yeux, qui se remplissent d'eau, comme s'il n'avait point assez dormi.

Rougeur et gonflement des paupières supérieure et inférieure ; à la supérieure, une sorte d'orgeolet rempli de pus ; les paupières inférieures sont pleines de chassie (de mucus purulent).

4o. (Elancement dans l'œil gauche.)

Les pupilles ne sont susceptibles que d'une faible dilatation.

Le soir, en se baissant, léger saignement de nez.

Saignement par la narine gauche (quatre fois en dix heures).

Endolorissement de l'oreille externe gauche, comme si elle était ulcérée (au bout de douze heures.)

45. Elancemens dans l'oreille droite, le matin (au bout de douze heures).

Bourdonnement dans les oreilles, qui, de même que la sensation désagréable dans le cerveau, diminue en appuyant la tête sur la table.

Chant, comme de cigale, dans les oreilles.

Pâleur des lèvres.

A la partie postérieure et au milieu de la langue, sensation douloureuse continuelle ; semblable à de petits élancemens non interrompus, qu'aggrave le contact des alimens et des boissons; hors des momens où l'on boit et mange, ces parties font éprouver la même sensation que si elles avaient été brûlées et si elles étaient engourdies.

5o. (Gonflement de la gencive et des joues.)

(Apreté et écorchure dans la gorge , avec enrouement.)

(En avalant, pression avec sentiment d'écorchure dans le pharynx, comme si des ampoules y avaient crevé , et que le fond en fût à vif.)

(Parfois sensation comme d'un pieu dans la gorge, non en avalant.)

En avalant, mal de gorge pressif, avec chaleur dans la gorge ; les muscles du cou sont comme raides, et causent de la douleur pendant le mouvement.

55. Sensation à la gorge comme de constriction par un lien.

Gonflement glanduleux chronique au cou.

Très-grande nausée dans la gorge, comme si le vomissement allait survenir , mais qui se termine par des rapports. (*Gross.*)

Dès qu'elle prend quelque aliment, elle le rend par le vomissement.

Vomissement, d'alimens seulement, aussitôt après avoir mangé; pendant huit jours.

6o. Lorsqu'elle mange quelque chose , elle a des soulèvemens de cœur, comme de dégoût.

Le vomissement n'est jamais plus fort que dans le lit , avant minuit , et surtout quand elle est couchée sur le côté.

Vomissement de ce qui a été pris , aussitôt après minuit ; ensuite répugnance pour les alimens et aversion pour le grand air (au bout de six heures).

Elle vomit tous les matins, et après avoir mangé, mais seulement du mucus et de l'eau, sans alimens ; l'eau lui coule de la bouche , et elle éprouve un serrement de gorge.

Elle a toujours du dégoût et des nausées.

65. Envies de vomir pendant trois heures.

Tout ce qu'elle vomit est aigre et âcre.

Elle vomit beaucoup après avoir pris des acides et de la bière.

Soda, après avoir bu de la bière aigrelette (le soir).

La bière lui monte à la tête.

70. Chaleur et anxiété après avoir pris de la soupe à la bière.

Défaut d'appétit, sans mauvais goût et sans soif.

(Elle était pâle, avec des gargouillemen dans le ventre, un resserrement de poitrine, et des chaleurs montant à la tête. Violens rapports spasmodiques, puis chaleur au visage, surtout à la joue droite, et douleur comme lancinante au pariétal.)

Rapports continuels, dès qu'elle a pris quelque chose.

Peu d'appétit, surtout pour la viande ; il se sent l'estomac comme chargé.

75. A midi, il mange avec appétit, et trouve tout bon ; mais, après avoir mangé, il éprouve par momens des rapports et des régurgitations d'alimens, sans nausées, ni envies de vomir.

Après la promenade, état de plénitude, comme s'il allait avoir des rapports, mais qui cesse quand il a mangé.

Dès qu'elle mange quelque chose, elle éprouve de la pression.

Mal d'estomac pressif, extrêmement douloureux. (*Schmidt-mueller.*) (1)

Violente pression à l'estomac, et tension extraordinaire. (*Zacchiroli.*) (2)

80. Gonflement de la région stomacale. (*Schmidtmueller.*)

Spasmes d'estomac. (*Nebel* et *Wepfer.*)

Pression dans le bas ventre, immédiatement au dessous de l'estomac, dès qu'elle a mangé ou bu quelque chose.

Après avoir bu et mangé, violente pression à l'estomac.

Mal d'estomac en forme de crampe.

85. Pression à l'estomac, après avoir mangé de la viande.

Il ne peut manger que du pain et du beurre ; la viande ne lui plait point.

Tous les alimens solides lui paraissent aussi secs que s'ils n'avaient aucun suc ; ils ont bien une saveur naturelle, mais rien qui lui soit agréable ; il préfère les alimens liquides et chauds.

Il n'a point d'appétit, parce qu'il est toujours comme ras-

(1) Par la poudre de fer très-fine.

(2) Par quelques grains de limaille de fer.

sasié; mais les boissons lui semblent bonnes, et il les prend avec plaisir.

Quoiqu'elle ait de l'appétit, elle ne peut manger que fort peu; elle est rassasiée de suite, et le manger lui pèse.

90. Après le dîner, il a soif, mais ne sait ce qu'il veut boire.

Absence totale de la soif.

Il éprouve une plénitude extrême.

(Le matin, goût aigrelet dans la bouche.)

Tout ce qu'elle mange lui paraît amer.

95. Goût douceâtre, et comme de sang, dans la bouche. (*Ritter.*)

Parfois, un goût terreux dans la bouche.

L'après-midi, il lui vient dans la bouche un goût terreux qui lui enlève entièrement l'appétit.

Après avoir dormi une heure, avant minuit, il éprouve de la chaleur, qui lui remonte en quelque sorte du bas-ventre; sa bouche devient sèche, et un mauvais goût lui vient à la bouche.

(Ardeur dans l'estomac.)

Quelques élancemens dans le bas-ventre.

Mal de ventre qui consiste en petits élancemens.

Un fort élancement dans le côté, sous les côtes (au bout de vingt-quatre heures).

Ventre tuméfié, sans douleurs venteuses.

105. Forts borborygmes dans le bas-ventre, jour et nuit.

Ventre gonflé et dur.

Gonflement du ventre. (*Schmidtmueller.*)

Il laisse échapper une multitude de vents. (*Lentin.*)

(En touchant au bas-ventre, et en toussant, les viscères causent une douleur contusive, ou comme s'ils avaient été fortement affectés par des purgatifs) (au bout de trente-six heures).

Surtout en marchant, pesanteur douloureuse des viscères du bas-ventre, comme s'ils allaient se détacher et tomber.

Spasme constrictif dans le rectum, pendant quelques minutes.

Prurit et rongement dans le rectum; des ascarides sortent avec la selle muqueuse.

115. *Les ascarides paraissent augmenter; le prurit dans*

le rectum ne lui permet pas de dormir, et les vers s'échappent d'eux-mêmes pendant la nuit (1).

Resserrement opiniâtre du ventre. (*Ritter.*)

Constipation et hémorrhoïdes qui causent une pression douloureuse en allant à la selle.

Tiraillement dans le rectum.

A chaque selle, déjection de mucus, et même aussi d'un peu dé sang.

120. Apparition de grosses hémorrhoïdes à l'anus.

Violent flux hémorrhoïdal. (*Ritter.*)

Fréquentes envies d'aller à la selle, avec ardeur dans l'anus, et douleur de dos, pendant le mouvement.

Fréquemment de la diarrhée.

Selle diarrhéique. (*F. Hahnemann.*)

125. Diarrhée, avec douleur spasmodique dans le bas-ventre, le dos et l'anus. (*Ritter.*)

Forte diarrhée. (*Lentin.*)

Fréquentes selles diarrhéiques. (*Ritter.*)

Forte purgation. (*Id.*)

Emission involontaire d'urine, surtout pendant la journée.

130. Erections.

Erections dans la journée, presque sans cause.

Pollution nocturne.

(En urinant, douleur brûlante dans l'urètre, comme si l'urine coulait chaude.)

Ecoulement muqueux par l'urètre, après un refroidissement.

135. Flux par le vagin, semblable à du petit-lait, qui (d'abord) cause de la cuisson et des excoriations.

Des fleurs blanches, auparavant indolentes, deviennent douloureuses, comme si les parties étaient à vif.

Avant l'apparition des règles, émission, par la matrice, de mucus en longues masses, avec circulation dans le ventre, comme d'ordinaire pendant les règles.

Sensation douloureuse dans le vagin, pendant l'acte vénérien.

Avant l'apparition des règles, mal de tête lancinant, et chant dans les oreilles.

(3) Par l'usage des eaux de Pyrmont en boisson.

140. Le matin, douleurs semblables à celles de l'accouchement, dans le bas-ventre, comme si les règles allaient venir (au bout de douze heures).

Les règles, dont le temps était venu, parurent aussitôt après le bain, et coulèrent deux fois aussi fort qu'à l'ordinaire (1).

Les règles s'arrêtent deux ou trois jours, et reviennent ensuite.

Métrorrhagie. (*Ritter.*)

Les règles retardent d'un jour, et sont moins abondantes; du sang aqueux coule, au milieu de fortes douleurs de ventre (au bout de six jours).

145. Les règles retardent de quelques jours.

Les règles s'arrêtent pendant huit semaines.

Les règles cessent pendant trois ans (2).

Prolapsus du vagin, pendant la grossesse seulement.

Avortement.

150. Stérilité, sans avortement.

Une vapeur chaude lui remonte de la trachée-artère. (*Ritter.*)

Sensation de sécheresse et accumulation de mucosités dans la poitrine; la sécheresse ne diminue que pour peu de temps en buvant.

Plénitude et étroitesse dans la poitrine.

Oppression de la poitrine, comme si elle était serrée par un lien. (*Ritter.*)

155. Asthme. (*Id.*)

Asthme; inspiration lente et difficile, diminuant par la marche et le parler, ou en s'occupant sans cesse, soit à lire, soit à écrire; la gêne n'est jamais plus forte qu'en se tenant assis tranquillement à rien faire; elle est grande aussi en restant couché, surtout le soir; il était obligé de s'y reprendre à plusieurs fois pour remplir ses poumons d'air. (*Rosazewski.*)

Afflux du sang vers la poitrine. (*Ritter.*)

Asthme et lassitude des membres, ordinairement plus forte avant midi; le malaise diminue souvent après avoir marché

(1) C'est là l'effet primitif du fer : les symptômes suivans sont réaction; ce métal ne peut donc être salutaire que dans la suppress on des règles, quand les autres symptômes l'indi quent par leur homœopathicité.

(2) Par l'usage continuel d'une eau ferrugineuse.

un peu; il est rare que la marche en plein air le rende insupportable.

Il ne peut respirer; la respiration est difficile, même en se tenant assis.

160. (L'enfant a la poitrine pleine, la respiration est stertoreuse.)

Le soir, dans le lit, son larynx se resserre, le sang lui porte à la tête, elle éprouve de l'ardeur au cou extérieurement et entre les épaules, comme en général à la partie supérieure du corps, tandis que les pieds sont froids; le matin, sueur.

Le matin, dans le lit (vers six heures), constriction douloureuse dans le creux de l'estomac, après laquelle survient une sorte de toux spasmodique, avec crachats muqueux.

Rétrécissement de la poitrine, comme si elle était serrée par une ligature; asthme pénible et anxieux, qui s'aggrave encore par la marche.

Spasme constrictif sur la poitrine.

165. Difficulté de respirer et oppression de la poitrine, comme si l'on appuyait la main dessus.

Pression au haut de la poitrine, sous le sternum, avec catarrhe et toux.

Il est quelquefois obligé de s'asseoir dans son lit, après minuit, à cause d'un asthme.

Une sorte d'asthme; inquiétude dans le creux de l'estomac, qui gêne l'inspiration.

Pendant le mouvement du corps, chaleur qui part du creux de l'estomac, et ressemble à celle que produit l'anxiété; elle fut obligée de se coucher.

170. Pendant la nuit, dans le lit, élancement dans le sternum.

Elancement dans le côté, en remuant le corps.

Douleur à la poitrine, avec élancemens et frisson entre les épaules; il ne pouvait pas se remuer.

Douleur à la poitrine, comme s'il y avait reçu des contusions.

Spasme constrictif à la poitrine; et *toux seulement pendant le mouvement et la marche.*

175. (Augmentation de la thoux sèche.) (*Ritter.*)

Toux sans expectoration; en toussant, il semble que l'haleine lui manque.

La toux est sèche le soir, après s'être mis au lit, mais grasse en marchant.

Plus de toux pendant le mouvement que pendant le repos.

Ardeur à la partie supérieure du sternum, en dedans, après la toux.

180. Toux le matin, avec crachats sanguinolens, et à laquelle succède une grande anxiété.

Crachement de sang. (*Ritter.*)

Expectoration peu abondante, tenace, écumeuse, avec des stries de sang. (*Id.*)

Toux avec crachement de sang, le matin, en sortant du lit.

Il détache de sa gorge des mucosités teintes de sang (au bout de cinq jours).

185. Toux avec crachement de sang, en donnant à téter à l'enfant.

Expectoration purulente, blanche et copieuse, après une toux légère, qui augmente en fumant et buvant de l'eau-de-vie.

Le matin, expectoration abondante de pus (ayant un goût putride).

Le matin, en s'éveillant, il expectore beaucoup de pus verdâtre et insipide.

Toux pendant toute la journée; un peu de toux aussi le soir, après s'être mis au lit.

190. Sorte de tiraillement dans le dos, même en se tenant assis et couché.

Quand elle remue un peu les bras, elle éprouve des élancemens dans les omoplates.

Entre les omoplates, sorte de tiraillement, même en se tenant assis, qui devient plus fort par la marche.

Pendant la marche, secousses semblables à des élancemens dans le sacrum, qui se propagent plus du côté des aines que vers le haut, et sont plus douloureuses après s'être tenu assis ou debout, presque comme si l'on s'était donné un effort en soulevant quelque chose.

Douleur dans le sacrum, en se levant de sa chaise.

195. Douleur contusive dans le sacrum.

Douleur dans la clavicule gauche, comme si elle était engourdie.

Crépitation dans l'articulation du bras qui, lorsqu'on y touche, fait éprouver une douleur contusive.

Douleur, élancement et tiraillement depuis l'articulation humérale jusque dans le bras, et plus bas, qui lui rend impossible de lever le bras.

Elancemens et tiraillemens dans le bras, à partir de l'articulation, qui ne lui permettent pas de se lever.

200. Une sorte de paralysie; impossibilité de remüer les bras, à cause d'une tension douloureuse entre les omoplates et au sternum.

Traction dans le bras, qui le rend pesant et comme paralysé.

Il n'avait pas de repos dans les bras, et il était obligé tantôt de les ployer, tantôt de les étendre.

Il ne peut point lever le bras droit; il éprouve des élancemens et des tiraillemens dans l'articulation de l'épaule, qui lui cause une douleur contusive quand il y touche, et cette douleur descend jusque dans le bras, avec crépitation dans l'articulation.

Enflure des mains, dont l'épiderme se détache ensuite.

205. Enflure des mains et des jambes, jusqu'aux genoux.

Froid aux mains et aux pieds. (*Ritter.*)

Crampe dans les doigts, qui sont engourdis et insensibles.

Le matin, quand elle veut faire quelque chose, elle éprouve des tremblemens dans les mains.

Une sorte de paralysie; tiraillemens avec forts élancemens qui descendent depuis l'articulation de la hanche jusque dans la jambe et dans le pied; dans la journée il ne peut se tenir sur ses jambes, à cause de douleurs, que la progression diminue toutefois; le soir, après s'être mis au lit, son état est pire que jamais; il est obligé de se lever et de marcher jusqu'à minuit pour calmer la douleur.

210. Elancement et tiraillement dans l'articulation de la hanche, qui cause une douleur comme contusive quand on y touche; cette douleur descend jusqu'à la jambe; elle n'est jamais plus forte que le soir, dans le lit, moment où il est obligé de se lever et de marcher.

Douleur paralytique dans la cuisse, même en se tenant assise; quand elle est restée quelque temps assise, le corps ployé en deux, elle est obligée pour se soulager d'étendre la jambe;

en se levant de sa chaise, la douleur est plus forte qu'en tout autre moment, mais elle cesse en marchant.

Engourdissement dans la cuisse.

Après s'être levé de son siége, engourdissement et lassitude dans le creux des jarrets, surtout en marchant (1) après être resté debout tranquillement.

Faiblesse des genoux, à tomber (sur-le-champ).

215. Enflure des genoux et des articulations des pieds, et douleur dedans, surtout en étendant le genou dans le lit.

Douleur constrictive dans les articulations du genou et du pied.

Des douleurs semblables à celles d'une fatigue excessive l'obligent tantôt à ployer et tantôt à étendre les genoux; il ne peut les tenir en repos.

Le matin, en sortant du lit, crampe douloureuse dans le mollet (au bout de seize heures).

Spasme tonique (2) de la cuisse et de la jambe. (*Scherer.*)

220. Le soir, en marchant (3), douleur constrictive, comme une crampe, dans la jambe et dans les mollets.

En se tenant debout, crampe dans les mollets, qui disparaît en marchant (au bout de vingt-huit heures).

Traction douloureuse dans les jambes.

Douleur contusive dans les jambes, le matin, au lit, qui cesse peu de temps après le lever.

Les jambes sont agitées de tremblemens, et, en marchant, il y ressent une douleur contusive.

225. Les cuisses sont comme engourdies.

Après s'être reposée, à la suite de la marche, raideur dans les pieds, quand elle veut recommencer à marcher.

Varices aux jambes.

Enflure des pieds, jusqu'aux chevilles.

Crampe douloureuse dans la plante des pieds.

230. Souvent, crampe dans les orteils et la plante des pieds.

Une crampe très-douloureuse retire les doigts et les orteils.

Grand froid aux pieds, que la lassitude l'empêche de traîner.

(1) En commençant à marcher.
(2) Par l'application du fer à la plante des pieds.
(3) En commençant à marcher.

Les jambes refusent de le porter.

235. Points de la peau (par exemple sur le dos du pouce, des orteils, etc.) qui causent une douleur cuisante par elle-même, mais insupportablement brûlante au contact même le plus léger.

Des taches hépatiques (par exemple sur le dos de la main) s'enflamment et passent à la suppuration.

Il se fatigue aisément en marchant.

Il est très-accablé et maigre.

Grand accablement et envie de dormir (au bout de deux heures).

240. Très-grande faiblesse, comme de lassitude (sur-le-champ).

. Pesanteur des membres, pendant quarante-huit heures.

Pesanteur, lassitude et asthénie des membres.

Faiblesse générale, excitée déjà par l'action de parler.

Grande faiblesse. (*Harcke.*)

245. Fort tremblement par tout le corps, qui dure plusieurs semaines. (*Id.*)

Accès de syncope. (*Ritter.*)

Accès de syncope, qui laissent de la faiblesse pendant tout le reste de la journée. (*Id.*)

Faiblesse de lassitude, qui alterne avec un tremblement d'anxiété.

Fréquens accès de tremblement par tout le corps.

250. Les accidens s'aggravent par la situation assise, et s'amendent par un mouvement léger.

La marche en plein air la fatigue beaucoup.

En marchant, sentiment de faiblesse ; un voile noir se répand sur tous les objets qu'elle regarde ; il lui semble qu'elle va être prise d'une attaque d'apoplexie ; à chaque pas, bourdonnemens dans les oreilles et dans la tête.

. Propension à se coucher.

Propension irrésistible à se coucher (au bout d'une heure).

255. Lassitude continuelle et envie de dormir dans la journée, que le sommeil diminue très-peu.

Après le dîner, envie de dormir et obnubilation de la tête, avec un peu de céphalalgie au dessus de la racine du nez ; il ne peut se livrer à aucun travail d'esprit.

Quand elle est assise, elle est aussitôt sur le point de s'endormir, à toutes les époques de la journée.

Sommeil léger, peu profond, semblable à un simple assoupissement.

Elle reste long-temps couchée avant de pouvoir s'endormir.

260. Il se passe des heures entières avant que le sommeil s'empare de lui.

Elle est obligée de rester deux ou trois heures couchée, avant de s'endormir.

Il s'éveille toutes les nuits, et ne fait plus que sommeiller ensuite.

Elle dort de fatigue, et d'un *sommeil agité*, et *reste long-temps éveillée avant de s'endormir;* cependant elle n'est point fatiguée le matin, en se levant.

La nuit, elle est obligée de rester sur le dos, et ne peut point dormir sur le côté.

265. Colique venteuse la nuit; il s'engendre une multitude de vents dans le bas-ventre, qui occasionent des douleurs, quoiqu'il en sorte beaucoup.

Sommeil agité la nuit.

Rêves très-vifs pendant la nuit.

La nuit, le sommeil est troublé par une foule de rêves; le matin, au lever, beaucoup de lassitude.

Sommeil agité, plein de rêves, et accompagné de pollutions nocturnes.

270. Il rêve qu'il est à la guerre, qu'il tombe dans l'eau, etc.

Jecticulation inquiète dans le lit, après minuit.

Inquiétudes, la nuit, comme si elle avait fait quelque chose de mal; elle ne put pas dormir, et ne fit que se retourner dans son lit.

Sommeil lourd, le matin, jusqu'à neuf heures.

Il dort les yeux à demi ouverts.

275. Le soir, dans le lit, il devient froid par tout le corps, au lieu de s'échauffer.

Chaleur après la méridienne.

Beaucoup de sueur en marchant et en se tenant assis, pendant la journée.

Sueur pendant la journée, en marchant.

Vers minuit, sueur fréquente en sommeillant.

280. Sueur le matin, pendant long-temps.

Le soir, avant de se mettre au lit, horripilations, sans froid extérieur; il a froid dans le lit, pendant toute la nuit.

Sueur nocturne, avec lassitude.

Le matin, au jour, sueur jusque vers midi, tous les deux jours, et immédiatement avant mal de tête.

Le matin, accès de bâillemens et de pandiculations, dans lequel les yeux s'emplissent d'eau (au bout de huit heures).

285. (Le matin, chaleur au visage.)

(Froid, pendant lequel il est pris d'une chaleur ardente au visage.)

Pendant la journée, révolution dans le sang, et le soir, chaleur, surtout dans les mains.

Chaleur au corps, avec rougeur des joues, la tête restant libre et dégagée (au bout de vingt-quatre heures).

Pouls à peine sensible. (*Ritter.*)

290. (Morosité, comme par suite d'un trop grand relâchement des intestins.)

Violence, disposition à quereller, importunité (au bout de quatre heures).

Alternativement d'une gaîté excessive un soir, triste et mélancolique le lendemain soir.

Anxiétés. (*Nebel* et *Wepfer.*)

A la moindre occasion, anxiété, avec battemens au creux de l'estomac.

295. Anxiété, comme si elle avait fait quelque chose de mal.

---

33. FÈVE SAINT-IGNACE.

(*Ignatia amara.*)

On prend un grain de la poudre de cette semence (1), qu'on élève à la trentième puissance, en suivant le procédé indiqué à l'article *Arsenic.*

(1) En tenant le mortier continuellement plongé dans l'eau très-chaude, de manière que lui-même soit échauffé à un degré médiocre, on parvient assez aisément à pulvériser cette substance et la noix vomique, sans diminuer leur vertu médicinale.

J'ai indiqué en partie dans les notes, autant du moins qu'elles sont venues à ma connaissance, les particularités caractéristiques de cette énergique substance végétale.

La rapidité avec laquelle se succèdent les effets alternatifs auxquels elle donne lieu, fait qu'elle convient principalement dans les maladies aiguës, et même dans un assez grand nombre de ces affections, ainsi qu'on peut en juger d'après l'analogie de ses symptômes avec ceux des maladies qui se représentent fréquemment dans le cours de la vie journalière. Aussi doit-on la considérer à bon droit comme un remède polychreste.

Ordinairement la fève Saint-Ignace accomplit son action dans l'espace d'un petit nombre de jours; cependant il est des constitutions et des états morbides où elle ne peut exciter aucune évacuation, et alors j'ai vu quelquefois son effet se prolonger pendant neuf jours. Elle ne convient que dans un très-petit nombre de cas d'affections chroniques, et tout au plus peut-on la donner ici comme remède intercurrent, après un autre remède mieux approprié qu'elle et dont l'action est plus durable.

Lorsqu'on fait usage de cette substance, il arrive quelquefois, ce qui a lieu rarement pour d'autres substances, que la première dose n'atteint point au but, parce que, d'après une cause inconnue, elle agit d'abord par ses symptômes opposés à ceux de la maladie, d'où résulte bientôt après, pendant la réaction, une aggravation de cette dernière, semblable à celle que produisent tous les palliatifs. En pareille circonstance, on peut, sans recourir à nul autre remède intermédiaire, donner de suite une seconde dose de la même dilution, de manière qu'alors on n'obtient la guérison qu'à l'aide de cette seconde dose. Il faut, sans contredit, s'en prendre uniquement aux effets contrastans du médicament, sur lesquels je reviendrai encore plus loin. Cependant ce cas n'arrive pas fréquemment; car ordinairement, dans une maladie qui est survenue avec promptitude, la première dose opère tout ce que la fève Saint-Ignace est capable d'opérer homœopathiquement, lorsqu'elle a été bien choisie d'après l'analogie exacte des symptômes.

Lorsque, chez un sujet très-irritable, ou peut-être aussi par l'effet d'une trop forte dose, elle provoque un excès de sensibilité, ou une exaltation anxieuse de la sensibilité, une trop grande précipitation, etc., le café est l'antidote homœopathique auquel on doit avoir recours. Mais si elle a été mal appliquée, si ses symptômes ne correspondent pas autant que possible à ceux de la maladie, les accidens qui en résultent peuvent être apaisés, selon leur nature, soit avec la pulsatille ou la camomille, soit, dans certains cas plus rares, avec la coque du Levant, l'arnica, le camphre ou le vinaigre.

Quelque analogie qu'on aperçoive entre les effets positifs de la fève Saint-Ignace et ceux de la noix vomique, cependant, lorsqu'on fait usage de ces deux substances, on trouve aussi une grande différence entre elles, puisque l'état moral dans lequel la première déploye son efficacité, s'éloigne beaucoup de celui dans lequel convient la seconde. Ce n'est point chez les personnes ni dans les maladies où prédominent la colère, l'empressement, la violence, mais dans celles où règnent des alternatives rapides d'hilarité et d'envie de pleurer, ou les autres états signalés à la fin de l'article de la fève Saint-Ignace, que ce médicament convient, en supposant toutefois que les autres symptômes ressemblent à ceux qu'elle est par elle-même apte à provoquer.

Même après avoir été portée à un haut développement de sa puissance, la fève Saint-Ignace est un remède capital dans les cas d'accidens provoqués par des offenses, chez des personnes qui n'ont aucune disposition à éclater en violens accès de colère ou à se venger, mais concentrent en elles le chagrin qu'elles éprouvent, en un mot chez celles qui ont l'habitude de se tourmenter continuellement du souvenir rongeant des offenses qu'elles ont reçues, et par conséquent aussi dans les états morbides qui doivent leur origine à cette cause. Ainsi des accès d'épilepsie, même très-chronique, qui sont toujours déterminés par des contrariétés ou par un tout autre motif d'indignation, et qui ne paraissent jamais dans aucune autre circonstance, peuvent fort bien être prévenus chaque fois par l'emploi rapide de la fève Saint-Ignace. De même les épilepsies qui sont survenues, chez les jeunes personnes, à la suite d'une frayeur, peuvent aussi, avant qu'elles se soient répétées plusieurs fois, être guéries par ce médicament. Mais il est extrêmement invraisemblable qu'elle ait jamais procuré la guérison d'autres espèces d'épilepsies chroniques : du moins les cas de ce genre qu'on rencontre dans les auteurs ne sont-ils pas parfaitement purs; car presque toujours on avait employé d'autres substances énergiques en même temps que la fève Saint-Ignace, ou rien n'indique que la cure ait été durable.

Quand une personne vient à être frappée pour la première fois d'une attaque d'épilepsie, à la suite d'un événement désagréable, et que cet accès devient menaçant par sa durée ou par la promptitude de ses retours, une seule petite dose de teinture de fève Saint-Ignace guérit presque certainement, et assez généralement pour toujours, comme je l'ai éprouvé. Mais il en est autrement des épilepsies chroniques, où cette substance ne peut pas procurer de secours durables, par le même motif qui l'empêche d'avoir cette puissance dans d'autres affections chroniques. Car ses effets primitifs particuliers, la plupart du temps opposés les uns aux autres, se succèdent, même dans les maladies, en conservant ce caractère d'opposition, en sorte que, lorsque la première dose a fait cesser l'état morbide, on ne doit pas s'empresser d'en donner bientôt après une seconde, parce qu'elle reproduirait la maladie, attendu que c'est alors le tour de l'effet alternatif contraire, qui entraîne tous les inconvéniens de l'effet consécutif d'un palliatif (1). Il est donc avéré que la fève Saint-Ignace ne convient et n'est salutaire que dans les accès subits et les maladies aiguës.

Il convient de donner ce médicament le matin, à moins qu'il n'y ait danger à temporiser. Mais, pris peu de temps avant de se mettre au lit, il produit par trop d'agitation pendant la nuit.

Symptômes de la fève Saint-Ignace.

Chaleur dans la tête.

Sensation dans la tête, comme si elle était creuse et vide.

Mémoire faible et sujette à tromper (avant la huitième et la dixième heure).

(1) Une seconde dose de teinture de fève Saint-Ignace procure au contraire la guérison lorsque, dans un cas parfaitement homœopathique à cette substance, la première n'avait agi que par ses effets alternatifs palliatifs, ce qui avait dû aggraver le mal pendant la réaction.

L'action de penser et celle de parler lui semblent pénibles, vers le soir. (*Trinks* et *Hartlaub.*)

5. Il n'est point en état de retenir ses pensées un seul instant. (*Id.*)

Vertige. (*Bergius.*)

Léger vertige, qui dégénère en céphalalgie pressive dans la moitié droite de l'occiput, tout le premier jour. (*Trinks* et *Hartlaub.*)

Vertige, avec élancemens isolés dans la tête. (*Id.*)

Une sorte de vertige, sentiment de titubation à droite et à gauche.

10. Vertige; il chancelle en marchant, et ne peut qu'avec peine se tenir droit. (*Hartlaub* et *Trinks.*)

Vide dans la tête, le matin, après s'être levé (le second jour). (*Id.*)

La tête est étourdie et entreprise. (*Id.*)

Ivresse (1) (au bout d'une heure). (*J. J.-G. Grimm.*)

Sensation étrange dans la tête, sorte d'ivresse, comme après avoir bu de l'eau-de-vie, avec ardeur dans les yeux (sur-le-champ). (*F. Hahnemann.*)

15. *La tête est lourde* (au bout de quatre heures).

Il penche la tête en avant (2).

Il pose la tête en avant sur la table.

Il lui semble que sa tête soit trop pleine de sang; l'intérieur du nez est sensible à l'air, comme aux approches d'un saignement de nez.

Pesanteur de la tête, comme si elle était trop pleine de sang, ou comme après s'être trop baissé, avec douleur tiraillante dans l'occiput, qui diminue en se couchant sur le dos (3), s'aggrave en s'asseyant droit, mais se calme surtout quand on penche beaucoup la tête en avant, en se tenant assis.

20. *Mal de tête, qui augmente en se baissant en avant* (au bout d'une heure).

Aussitôt après s'être beaucoup baissé, mal de tête qui

____

(1) Par une dose d'un gros.

(2) 15, 17, 19, 47 sont des effets primitifs alternant avec 20, 21, 22, tous presque au même rang.

(3) Voyez la remarque à 600.

cesse promptement en se redressant (au bout de dix-huit heures).

Le matin, dans le lit, en se levant et ouvrant les yeux, grand mal de tête, qui cesse en se levant (au bout de quarante heures).

La tête est entreprise, avec douleurs dans son côté droit, surtout à l'occiput, qui rendent la pensée et la parole pénibles. (*Hartlaub* et *Trinks*.)

La tête est entreprise, état qui se convertit en une douleur pressive au vertex; cette douleur gagna plus tard vers le front, et descendit vers l'œil gauche. (*Id.*)

25. La tête est pesante et entreprise. (*Id.*)

Obnubilation de la tête, comme dans l'ivresse, qui dure toute la journée, dégénère à plusieurs reprises en douleurs pressives au front, surtout dans sa moitié droite, et rend la pensée très-difficile. (*Id.*)

Obnubilation de la tête, le matin, au réveil, qui dégénère en véritable céphalalgie pressive, laquelle se fixe surtout dans le front, et affecte tellement les yeux que les mouvemens des paupières et des globes oculaires en deviennent douloureux (le troisième jour); état qui augmente en montant l'escalier et par tous les autres mouvemens du corps. (*Id.*)

Douleur dans la région du front, qui s'étend tantôt plus vers l'œil droit, tantôt plus vers le gauche, et que le mouvement du corps exaspère. (*Id.*)

Douleur dans l'occiput, sur le côté, au dessus de l'apophyse mastoïde, qui se communique quelquefois aux organes auditifs, et semble alors émousser l'ouïe. (*Id.*)

30. Céphalalgie sourde, qui se borne à la moitié droite du front, s'étend aussi de là à l'œil droit, et rend cet organe très-sensible à la lumière. (*Id.*)

Sensation dans la tête, comme s'il était pris tout à coup d'un coryza; une pression sourde dans la partie antérieure de la tête, descendit jusque dans les fosses nasales, et y produisit pendant dix minutes la sensation qu'un violent coryza a coutume d'occasioner; cette pression apparut, au bout de dix minutes, dans d'autres parties du corps, et alternant ainsi, revint, puis disparut tout-à-fait. (*Id.*)

Douleur légèrement pressive à la région frontale, que la lumière du soleil augmente. (*Id.*)

Violens maux de tête pressifs, surtout dans la région frontale et autour des orbites, qui deviennent de plus en plus violentes, et persistent jusqu'au soir. (*Id.*)

Douleur pressive derrière la paupière supérieure des deux yeux, et au dessus, pendant deux heures. (*Id.*)

35. Douleur pressive dans la moitié droite du front, qui va de là au côté gauche, mais qui plus tard envahit toute la tête. (*Id.*)

Pression à la région frontale, qui se porte tantôt vers un point de la tête, et tantôt vers un autre, mais ne persiste nulle part; elle se répand même jusqu'au dessous des orbites et dans les joues. (*Id.*)

Douleur pressive, surtout dans la moitié droite du front, qui descend vers l'œil droit, et là prend le même caractère que si l'œil était violemment chassé de l'orbite, l'après-midi. (*Id.*)

Douleur pressive, constrictive, dans la région du vertex, qui s'étend vers le front. (*Id.*)

Violent mal de tête, de nature pressive, dans les tempes. (*Id.*)

40. Douleurs pressives dans le côté droit de la tête et dans l'occiput. (*Id.*)

Douleur pressive, qui descend du front dans l'un des côtés, soit le droit, soit le gauche. (*Id.*)

Douleur pressive dans la moitié droite de l'occiput, jusqu'au moment de se mettre au lit. (*Id.*)

Douleurs pressives dans le côté droit de l'occiput. (*Id.*)

Céphalalgie pressive, sourde, qui se répand sur toute la tête. (*Id.*)

45. Céphalalgie pressive, qui augmente quand il prend des alimens. (*Id.*)

Aussitôt après la méridienne, mal de tête; pression générale par tout le cerveau, comme s'il y avait trop de cervelle ou de sang dans la tête, qui augmente peu à peu en lisant et en écrivant (au bout de vingt heures).

Céphalalgie tiraillante dans le front et derrière l'oreille gauche, qui est supportable en se tenant couché sur le dos, augmente en redressant la tête, avec chaleur et rougeur des joues, et chaleur aux mains (au bout de cinq heures).

Céphalalgie déchirante après minuit, en se tenant couché sur le côté, qui cesse en se couchant sur le dos (1).

(1) Voyez la note à 600.

Douleur vulsive dans la tête, en montant.

50. Céphalalgie vulsive, qui augmente en ouvrant les yeux (au bout d'une heure).

Mal de tête pressif dans le front, au dessus de la racine du nez, qui oblige à pencher la tête en avant (1), ensuite mal de cœur.

Pression énorme dans les deux tempes, la droite surtout. (*Gross.*)

Douleur pressive profonde au dessous du côté droit de l'os frontal. (*Id.*)

Pression stupéfiante, par intervalles, au dessous de la bosse frontale gauche. (*Id.*)

55. Violente pression au dessous du sourcil gauche. (*Id.*)

Douleur comme si l'os occipital était enfoncé. (*Id.*)

Mal de tête en forme de crampe au dessus de la racine du nez, aux environs de l'angle interne de l'œil (au bout de trois heures).

Au dessus de l'orbite droite, à la racine du nez, céphalalgie pressive et un peu tractive, qui se renouvelle en se baissant beaucoup (au bout de dix heures).

Mal de tête (2), comme une pression par un corps dur sur la surface du cerveau, revenant par accès (au bout de six heures.)

60. Pression dans les tempes : il s'y joint quelquefois un profond sommeil.

Mal de tête, comme si les tempes éprouvaient une pression de dedans en dehors (3). (*Id.*)

Le matin, (dans le lit), en se couchant sur l'un ou sur l'autre côté, mal de tête cruel, comme une pression de de-

(1) L'effet salutaire, ici et 19, de l'action de se baisser en avant est alternatif avec l'effet nuisible dans d'autres cas, 20, 21, 58, de cette même action ; ce dernier effet semble cependant mériter le premier rang sous le point de vue homœopathique et être plus fréquent et plus fort.

(2) Comparez la note à 297. Ce mal de tête et presque tous ceux que provoque la fève Saint-Ignace sont promptement guéris par le café.

(3) 61, 62, 65. La céphalalgie avec pression de dedans en dehors aux tempes, et la douleur telle que si la tête allait se fendre, ont de l'affinité avec la sensation diductive dans les viscères, 288, et même avec le mal de gorge, 164, comme aussi avec les symptômes 172 et 297 ; car la sensation interne de pression diductive et celle de compression ou de contriction se confondent facilement ensemble. Au moins la pression diductive est-elle contraire, comme effet alternant, à la constriction dans les organes creux, 366, 368, 434, 451, 466, 469, 473,

dans en dehors aux tempes, qui diminue en se couchant sur le dos (1) (au bout de quarante-huit heures).

Mal de tête furieux, fouillement continuel sous la bosse frontale droite et au côté droit de l'os frontal. (*Gross.*)

En marchant au grand air, céphalalgie pressive dans une moitié du cerveau, qui augmente en méditant et en parlant (au bout de deux heures).

65. En causant et parlant fort, céphalalgie comme si la tête allait se fendre, qui cesse tout-à-fait en lisant bas et en écrivant (au bout de quarante-huit heures).

Mal de tête qui augmente en parlant.

En lisant et faisant attention à la conversation, le mal de tête augmente; mais il ne devient pas plus fort par la seule méditation (au bout de six heures).

Profonds élancemens dans la tempe droite (au bout de trois quarts d'heure). (*Gross.*)

Mal de tête pulsatif, vulsif (2). (*Id.*)

70. Battement dans la tête, au dessus de l'arcade orbitaire droite.

Mal de tête à chaque battement des artères.

Douleurs lancinantes dans le front et au dessus des sourcils. (*Hartlaub* et *Trinks.*)

Douleurs lancinantes dans tout le front et dans le côté droit de l'occiput. (*Id.*)

Des élancemens isolés lui passent à travers la tête. (*Id.*)

75. Mal de tête extérieur; la tête est douloureuse au toucher.

* Céphalalgie extérieure; élancemens qui s'étendent des tempes au dessus des orbites; douleur comme contusive en touchant à la partie.

Céphalalgie comme contusive (au bout de huit heures).

Le matin, en s'éveillant; mal de tête, comme si l'on déchirait et broyait le cerveau; la douleur se dissipe en se redressant sur ses jambes, et dégénère en un mal de dents, comme si l'on détruisait le nerf dentaire; une douleur semblable passe ensuite dans le sacrum; le mal de tête se renouvelle en méditant.

(1) V. la note à 600.

(2) Il n'est pas rare que ce mal de tête se manifeste à l'occiput, sur le côté, une couple d'heures après avoir pris le médicament.

(Les cheveux tombent) (au bout de trente-six heures).

80. Le soir, l'intérieur de la paupière supérieure cause la même douleur que s'il était trop sec.

Le soir, en lisant, trouble dans l'un des yeux, semblable à celui que produirait une larme, qui n'y est cependant pas.

En fermant les paupières, douleur comme d'écorchure dans l'angle externe de l'œil.

Le matin, les paupières sont collées par du mucus purulent, et quand il les ouvre, la lumière l'éblouit.

Dans l'angle externe de l'œil gauche, sensation comme s'il y était tombé un peu de poussière, qui comprime par momens les paupières (1). (*Gross.*)

85. Tiraillement lancinant dans l'angle externe de l'œil: les yeux suppurent le matin et larmoyent avant midi.

Les paupières sont agglutinées le matin ; pression en dedans de l'œil, comme s'il s'y trouvait un grain de sable ; en ouvrant les paupières, il y éprouve des élancemens (au bout de trente-six heures).

Cuisson rongeante au bord des paupières (le matin, en lisant) (au bout de dix-huit heures).

Cuisson dans les angles externes des yeux (au bout de vingt-quatre heures).

Petits boutons autour de l'œil malade (au bout de deux heures).

90. Prurit dans l'intérieur de l'œil (au bout de deux heures.

Prurit dans l'angle interne des yeux (au bout de quatre heures).

(Elancemens dans l'œil droit.)

Pression dans l'œil droit, de dedans en dehors, comme si l'œil allait sortir de son orbite. (*Hartlaub* et *Trinks.*)

Pression douloureuse sur les yeux et dans les globes oculaires eux-mêmes, surtout en regardant la lumière. (*Id.*)

95. Ardeur et larmoyement des yeux, surtout du côté gauche. (*Id.*)

Inflammation de l'œil gauche (le deuxième jour). (*Id.*)

Gonflement des paupières; les glandes de Meibomius sécrètent beaucoup de mucus. (*Id.*)

(1) Comp. 86.

Augmentation de la sécrétion muqueuse dans les deux yeux (le second jour). (*Id.*)

Augmentation de la sécrétion des larmes. (*Id.*)

100. Les objets semblent remuer devant les yeux. (*Id.*)

Il ne peut supporter la lumière (1) (au bout de huit heures).

La lumière lui est insupportable (au bout de dix heures).

Après la méridienne, trouble de la vue de l'œil droit, comme s'il y avait une gaze devant (au bout de six heures).

Un cercle dentelé et d'un blanc éclatant apparaît hors du rayon visuel en regardant; en même temps les lettres sur lesquelles sa vue porte deviennent invisibles, tandis que celles qui se trouvent à côté sont plus distinctes (2) (au bout de seize heures).

105. Lueur dentelée, serpentiforme et blanche, sur le côté du rayon visuel, peu après le dîner (au bout de trente heures).

Les pupilles se rétrécissent d'abord (3).

Les pupilles sont plus disposées à se dilater qu'à se rétrécir.

Pupilles dilatables et dilatées (au bout de quatre heures).

Les pupilles se dilatent et se rétrécissent avec une égale facilité.

110. Petits élancemens dans les joues.

Avant de s'endormir, pression dans les deux os zygomatiques. (*Gross.*)

Pression lancinante à l'os jugal, au devant de l'oreille gauche. (*Id.*)

Pression comme paralytique, par momens, à l'apophyse zygomatique de l'os maxillaire supérieur droit. (*Id.*)

(Il sent un battement dans l'intérieur de l'oreille.)

115. Tintement d'oreilles.

Bourdonnemens d'oreilles. (*Hartlaub* et *Trinks.*)

Douleur dans l'oreille interne.

____

(1) Comp. 83.

(2) 104, 105, deux effets alternans, qui se rapprochent de ce que Herz appelait faux vertige.

(3) 106—109, effets alternans : le rétrécissement paraît précéder et par conséquent avoir le premier rang.

Elancemens dans l'intérieur de l'oreille (au bout de trois heures).

Prurit dans le conduit auditif (au bout de trois heures).

120. La musique lui cause des sensations singulièrement agréables (1) (au bout de deux heures).

Insensibilité à la musique (au bout de dix heures).

Elanceméns dans les lèvres, surtout quand on les remue (au bout d'un quart d'heure).

Elancement dans la lèvre inférieure, même en ne la remuant pas (au bout de huit heures).

Petit élancement extrêmement pénétrant à la lèvre inférieure, en touchant un des poils qui la garnissent, comme si une écharde s'y trouvait enfoncée (2) (au bout de huit heures).

125. *La face interne de la lèvre inférieure cause la même douleur que si elle était à vif* (au bout de huit, de dix heures).

La lèvre inférieure est ulcérée à sa surface interne (sans douleur).

A la face interne de la lèvre inférieure, une glande cutanée proéminente s'ulcère avec douleur d'écorchure (au bout de quatre heures).

Au côté interne de la lèvre inférieure, petite glande proéminente, qui cause une douleur comme ulcérative.

Les lèvres sont gercées et saignantes.

130. Un des coins de la bouche s'ulcère (au bout de deux heures).

Petits nœuds en forme de pustules, douloureux seulement au toucher, immédiatement au dessous de la lèvre inférieure (au bout de trente-six heures).

Pression sur les deux branches de la mâchoire, comme si les chairs étaient refoulées de bas en haut, pendant le repos et le mouvement. (*Gross.*)

La mâchoire inférieure est involontairement tirée de bas en haut, et les mâchoires se ferment, ce qui l'empêche de parler pendant une demi-heure (au bout d'une demi-heure). (*F. Hahnemann.*)

Le côté interne de la gencive semble mort, comme s'il avait été brûlé (3). (*Id.*)

(1) 120 et 121, effets alternans.
(2) Comp. 534.
(3) 134, 135, 136, 137 paraissent être des effets secondaires.

135. (Le matin) mal de dents, comme si elles ne tenaient pas.

L'une des dents de devant est douloureuse, comme si elle ne tenait pas, et l'est davantage encore quand la langue vient à y toucher.

Les dents tiennent peu et sont douloureuses.

Douleur immobile, comme d'ulcération, dans les dents molaires de devant; surtout en lisant (au bout de trois heures).

Mal de dents aux molaires, comme si elles étaient broyées et brisées, avec leurs nerfs.

140. Le mal de dents commence vers la fin du repas, et devient plus fort encore après avoir mangé.

Douleurs fouillantes dans les dents incisives (au bout d'une demi-heure).

Douleur dans l'articulation de la mâchoire, le matin, étant couché.

La moitié de la partie antérieure de la langue est comme engourdie en parlant, et comme brûlée ou desséchée en mangeant.

(Le matin, après le réveil, dans le lit), le bout de la langue est extrêmement douloureux (cuisson, tiraillement), comme si elle avait été brûlée ou excoriée.

145. Acreté au bout de la langue, comme si elle était excoriée.

Petit élancement à l'extrémité de la langue (au bout de deux heures).

Coups d'aiguille au frein de la langue. (*F. Hahnemann.*)

En parlant et en mâchant, il se mord souvent un des côtés de la langue, en arrière (au bout de cinq, de huit, de vingt heures).

Gonflement douloureux de l'orifice du conduit salivaire.

150. En mangeant, il se mord souvent le dedans de la joue, près de l'orifice du conduit salivaire.

Sensation au voile du palais, comme s'il était excorié (semblable à celle qu'on éprouve en avalant souvent sa salive) (1).

(1) Si parmi les effets alternans de la fève Saint-Ignace il s'en trouvait un dans lequel elle produisît un mal de gorge, avec élancemens en avalant (ce que l'expérience ne m'a jamais appris), il devrait être extrêmement rare et par cela même d'une faible valeur dans le traitement des malades. Aussi, même dans le

Sensation, comme si le voile du palais était tuméfié ou couvert d'un mucus visqueux (au bout de quatre heures).

Élancemens dans le voile du palais, qui s'étendent jusque dans l'oreille interne (au bout d'une heure et demie).

Sensation, comme si toute la surface interne de la bouche était au moment de s'excorier. (*Hartlaub* et *Trinks*.)

155. Pression et traction dans les glandes sub-linguales. (*Id.*)

Sensation pénible en avalant la salive et les boissons. (*Id.*)

Élancemens dans la gorge, en n'avalant pas; en avalant, il semble qu'un os soit resté dans la gorge (au bout de trois heures).

Élancemens qui se succèdent avec rapidité, dans le fond de la gorge, en n'avalant pas.

Élancemens en avalant, dans le fond de la gorge, qui cessent en continuant à avaler, et qui revienent en n'avalant point.

160. Mal de gorge; élancemens dedans, en n'avalant pas, et même un peu en avalant, mais qui diminuent d'autant plus qu'il avale davantage; après avoir avalé quelque chose de dense, comme du pain, il lui semblait que les élancemens eussent cessé tout-à-fait.

Mal de gorge; élancemens qui n'ont point lieu en avalant.

Sensation comme s'il avait une masse dans la gorge, perceptible en n'avalant point.

(Le soir) sentiment de constriction dans le milieu de la gorge, comme s'il y avait là une grosse bouchée ou une masse (1), plus perceptible en n'avalant pas que pendant la déglutition (au bout de quatre heures).

Mal de gorge, comme s'il y avait des tumeurs ou un tubercule dans la gorge, qui, en avalant, cause la même douleur que si elle était à vif (2) (au bout de seize heures).

cas où il y avait homœopathicité des autres symptômes, n'ai-je jamais pu guérir, avec la fève Saint-Ignace, aucun mal de gorge dans lequel les élancemens n'avaient lieu que pendant la déglutition; lorsqu'au contraire les élancemens ne se faisaient sentir qu'en n'avalant point, la guérison par ce moyen avait lieu d'une manière certaine, rapide et durable, quand les autres symptômes morbides pouvaient être couverts par des symptômes analogues de la fève Saint-Ignace.

(1) V. la note à 61.

(2) Comparez 166. L'angine de la fève Saint-Ignace, qui fait éprouver, en n'ava-

165. Pression dans la gorge.

Mal de gorge : l'intérieur de la gorge cause la même douleur que s'il était à vif (au bout d'une heure et demie).

Douleur comme d'écorchure dans la gorge, perceptible seulement en avalant.

Mal de gorge ; douleur tiraillante au larynx, qui augmente en avalant, en respirant et en toussant (au bout d'une heure et demie).

Fourmillement dans le pharynx (au bout d'une, de deux heures).

170. Elancement à l'un des côtés du cou, dans la glande parotide, en n'avalant point (au bout de vingt heures).

Douleur au cou, en y touchant, comme s'il y avait là des glandes tuméfiées.

Douleur pressive dans les glandes du cou (sous-maxillaires).

Douleur dans la glande sous-maxillaire antérieure, comme si elle était comprimée du dehors (1).

Endolorissement de la glande sous-maxillaire, après la marche au grand air.

175. Douleur dans la glande située sous l'angle de la mâchoire, pendant les mouvemens du cou (au bout de dix-huit heures).

Douleur, d'abord pressive, puis tractive, dans les glandes sous-maxillaires (au bout de quatre heures).

Douleur tractive dans les glandes sous-maxillaires, qui passe dans les mâchoires, après quoi les glandes se tuméfient (au bout de cinq heures).

Goût dans la bouche, comme si l'estomac était malade.

Symptômes annonçant que la digestion est empêchée ou faible.

180. *La bouche est continuellement pleine de mucosités.*

L'intérieur de la bouche est tapissé d'un mucus de mauvaise odeur, le matin, au réveil.

lant pas, la sensation comme d'un gonflement ou d'un tubercule dans la gorge, n'excite guère qu'une douleur d'écorchure à ce tubercule pendant la déglutition ; il faut donc que ce caractère soit offert aussi (les autres symptômes étant d'ailleurs conformes) par l'angine qu'on veut guérir par cette substance ; alors on peut être certain d'une guérison rapide.

(1) En remuant le cou et en ne le remuant pas. V. aussi la note à 61.

Les glandes salivaires sécrètent une salive blanche et épaisse, en grande quantité. (*Hartlaub* et *Trinks*.)

Augmentation de la sécrétion salivaire. (*Id.*)

Goût de craie dans la bouche. (*Id.*)

185. Goût fade et muqueux (au bout d'une demi-heure), comme après avoir mangé de la craie. (*Id.*)

Après avoir mangé (le matin et à midi), goût aqueux et fade dans la bouche, comme quand l'estomac est malade ou renferme des crudités (au bout de seize heures).

Goût amer et putride de tout ce qu'il prend, la bière surtout.

La bière lui semble amère (au bout de huit heures).

La bière lui semble fade et comme éventée (au bout de deux, de cinq heures).

190. La bière lui monte à la tête et l'enivre aisément (au bout de trois heures).

Goût d'abord amer, puis (au bout de dix heures) aigre, avec rapports aigres.

Goût acide de la salive (*dans la bouche*) (au bout d'une, de six heures).

Répugnance pour les choses acides (la première heure).

Appétence pour les choses acides (1) (au bout de dix heures).

195. Eloignement pour le vin.

Répugnance pour le fruit, qui ne lui semble pas bon (au bout de trois heures).

Appétence pour le fruit, qu'il trouve bon (au bout de huit, de dix, de vingt heures).

Répugnance extrême pour la pipe (au bout de six heures).

Il trouve un goût amer à la fumée de tabac (au bout de cinq heures).

200. La fumée de tabac cause de la cuisson sur la partie antérieure de la langue, et excite une douleur (sourde ?) dans les dents incisives.

Répugnance pour la fumée de tabac, quoiqu'elle n'ait pas de goût désagréable pour lui (au bout de deux, de cinq heures).

Eloignement pour la pipe, comme s'il avait déjà fumé assez.

(1) 194, 197 sont des effets alternant avec 193, 195 et 328.

La fumée de tabac produit le hoquet, chez un fumeur.

La fumée de tabac excite les maux de cœur chez un fumeur.

205. Défaut absolu de goût pour la pipe, les alimens et les boissons, avec afflux copieux de salive à la bouche, sans éprouver de dégoût pour ces choses, ni aucun mauvais goût (au bout de huit heures).

Quand il fume, l'après-midi, il lui semble être tellement rassasié, que le soir il ne peut point manger.

Défaut d'appétit pour les alimens, les boissons et la pipe (sur-le-champ).

Répugnance pour le lait (auparavant sa boisson favorite); le lait lui répugne, quoiqu'il lui trouve la même saveur qu'à l'ordinaire et rien de dégoûtant.

Après avoir bu avec plaisir du lait bouilli (sa boisson favorite) et satisfait l'extrême besoin qu'il éprouvait, le reste lui répugne tout à coup, sans qu'il y trouve de mauvais goût, et sans qu'il éprouve aucune nausée.

210. Il ne pouvait avaler le pain, comme si cet aliment était trop sec.

Il a de l'aversion pour les mets chauds et la viande ; il ne veut que du beurre, du fromage et du pain (au bout de quatre-vingt-seize heures).

Répugnance pour la viande, et désir des fruits aigres (1) (au bout de vingt-quatre heures).

Défaut d'appétit (de une à sept heures).

Avant de prendre le médicament, faim considérable ; peu après l'avoir pris, il se sent rassasié, sans avoir rien mangé. (*Hartlaub* et *Trinks.*)

215. Bon appétit; mais dès qu'il voulait manger, il se sentait rassasié de suite. (*Id.*)

Défaut d'appétit. (*Id.*)

Augmentation de l'appétit. (*Id.*)

Faim poignante, pendant laquelle il est pris quelquefois de maux de cœur ; il se couche au bout d'une demi-heure, sans avoir rien fait pour se satisfaire. (*Id.*)

Bon appétit, les alimens et les boissons lui semblent de bon goût (2) (au bout de quatre heures).

______

(1) Comparez 194, 197.

(2) Effet consécutif ou curatif d'un état opposé qui existait auparavant (*défaut d'appétit*).

220. Fort appétit (1).

En mangeant et buvant, dès qu'il a satisfait le premier besoin, le bon goût qu'il trouvait aux choses disparaît tout à coup, ou devient désagréable, et il ne peut plus en prendre la moindre parcelle, quoiqu'il lui reste encore de la faim et de la soif.

Régurgitation d'un liquide amer (2).

Ce qu'il a pris lui revient à la bouche (3).

Après avoir mangé quelque chose (à midi), il lui semble que les alimens se sont arrêtés au dessus du cardia, et ne peuvent pas descendre dans l'estomac.

225. Le soir, avant de s'endormir, et le matin, les alimens lui remontent en quelque sorte jusqu'à la bouche (au bout de deux, de quinze heures).

- Il s'éveille la nuit, vers trois heures, est pris de chaleur par tout le corps, et vomit ce qu'il a mangé le soir.

Soif non ordinaire et violente, même pendant la nuit. (*Hartlaub* et *Trinks.*)

Dégoût. (*Id.*)

Nausées; la salive s'amasse dans la bouche. (*Id.*)

230. Nausées et tendance au vomissement. (*Id.*)

Inutiles envies de vomir, soulèvemens de cœur.

L'envie de vomir disparaît après avoir mangé (au bout de deux heures).

Après le déjeuner, une sorte d'anxiété lui remonte du bas-ventre (au bout de vingt heures).

En mangeant (le soir), il a grand froid aux pieds, et son ventre se gonfle (la voix devient rauque).

235. Après avoir mangé, le bas-ventre est comme gonflé.

Après avoir mangé, le bas-ventre devient tendu, la bouche sèche et amère, sans soif; l'une des joues est rouge (le soir).

Plénitude anxieuse et douloureuse dans le bas-ventre, après avoir mangé (le soir) (au bout de trente-six heures).

(1) Cette sorte de faim canine paraît alterner avec 205, 207, 208, 209, 210 et 213, mais être plus rare.

(2) 222, 223, effet alternatif avec 225.

(3 De ce symptôme s'en rapproche un autre non énoncé dans le texte: « Le goût du lait pris le matin reste long-temps dans la bouche (au bout de 21 heures). »

Grattement au larynx, comme dans le soda (le soir) au bout de huit heures).

Éructations (au bout de deux heures).

240. Rapports à plusieurs reprises (peu après avoir pris le médicament). (*Hartlaub* et *Trinks.*)

Rapports amers (le second jour), (*Id.*)

Rapports ayant le goût de ce qu'on a pris (sur-le-champ).

Rapports aigres.

Rapports humides, putrides, muqueux (le soir).

245. Eructations incomplètes (le matin, dans le lit), qui causent une douleur pressive au cardia , et dans l'œsophage (jusqu'au pharynx) (au bout de quarante-huit heures).

Exspuition fréquente de salive (1).

La salive coule de la bouche pendant le sommeil (au bout d'une heure).

Exspuition de salive écumeuse , toute la journée.

Hoquet après avoir bu et mangé (2) (au bout de trois et de huit heures).

250. Hoquet, le soir, après avoir bu (au bout de six heures).

Ardeur à la langue (sur-le-champ).

Froid dans l'estomac.

Ardeur à l'estomac (au bout d'une heure),

Sensations douloureuses partant de l'estomac, et se dirigeant vers la rate et la colonne vertébrale. (*Hartlaub* et *Trinks.*)

255. Pression à la région du cardia, parfois intermittente. (*Id.*)

Douleur fixe et pressive à la région de l'estomac (pendant dix minutes. (*Id.*)

Pression à l'estomac et à la région du plexus solaire. (*Id.*)

L'estomac paraît alternativement comme trop plein et comme vide ; cette dernière sensation s'accompagne toujours de faim canine. (*Id.*),

Traction , comme si les parois de l'estomac étaient distendues, et parfois aussi pression dans le viscère.

260. Douleurs qui ressemblent à un spasme d'estomac.

(1) 246, 247, 248, comparez 283 , 368.

(2) 249, 250, comparez avec 203.

Douleurs brûlantes, pressives et tractives dans l'estomac, à la région du foie et de la rate. (*Hartlaub* et *Trinks*.)

Augmentation de la chaleur dans l'estomac. (*Id.*)

Sensation dans l'estomac, comme si l'on avait jeûné long-temps, sorte de vacuité, avec goût fade dans la bouche, et lassitude dans tous les membres (1).

Goût fade dans la bouche, comme lorsqu'on est à jeun, avec appétit et désir des alimens et des boissons.

265. Sentiment de vacuité autour de l'estomac, et épuisement du corps.

Sorte de défaillance dans l'estomac; l'estomac èt les intestins semblent comme relâchés et pendans (au bout de vingt-quatre heures).

Sensation particulière de faiblesse à l'épigastre et au creux de l'estomac (2) (au bout de deux heures).

Pression au creux de l'estomac.

Violent élancement dans le creux de l'estomac. (*Gross.*)

Douleurs lancinantes vulsives, qui se succèdent lentement, dans la région épigastrique et le creux de l'estomac (au bout d'une demi-heure).

Un élancement, d'abord fort, puis faible, dans le creux de l'estomac (au bout d'une demi-heure).

Douleur dans le creux de l'estomac, qui ne se fait sentir qu'en appuyant dessus, comme si la partie était à vif en dedans.

Pression douloureuse à la région du grand cul de sac de l'estomac, paraissant et disparaissant alternativement. (*Hartlaub* et *Trinks*.)

275. Elancemens et ardeur dans la région de la rate, répétés plusieurs fois. (*Id.*)

Pression à la région ombilicale. (*Id.*)

Sensation douloureuse, comme si quelque chose pressait de l'épigastre vers la cavité pectorale. (*Id.*)

Douleurs distensives dans l'épigastre (au bout d'une heure). (*Id.*)

Sensation, comme si les parois du ventre étaient refoulées en dehors, et le diaphragme vers le haut ; cette douleur se

____

(1) Etat alternant avec 235, 236, 237.

(2) Comparez 335 et 632. Ce sentiment de faiblesse à la région du creux de l'estomac est un symptôme caractéristique de la fève Saint-Ignace.

manifeste surtout très-fortement dans la région de la rate et en arrière, vers la colonne vertébrale, alternativement plus d'un côté et plus de l'autre ; elle remonte aussi plusieurs fois jusqu'à la poitrine, et y dégénère en une ardeur douloureuse ; mais c'est surtout vers la colonne vertébrale et la région du plexus solaire qu'elle est le plus violente ; des éructations la diminuent. (*Id.*)

280. Douleur dans l'épigastre, comme après s'être donné un effort.

Pression dans les deux hypochondres.

Vive pression pinçante dans le creux de l'estomac et dans la région sous-costale droite (au bout d'une demi-heure).

Douleur en forme de colique, comme si les viscères allaient éclater, dans l'épigastre et presque comme dans l'estomac, qui s'étend jusqu'au laryx, le matin, dans le lit, en se tenant couché sur le côté, et qui cesse en se couchant sur le dos (1) (au bout de quarante heures).

Pression générale dans le bas-ventre, vers l'anus. (*Hartlaub et Trinks.*)

285. Gonflement à la région ombilicale et tranchées dedans, pendant un quart d'heure. (*Id.*)

Gonflement du ventre. (*Id.*)

Douleurs tractives dans la région lombaire gauche, qui ne durent que quelques minutes. (*Id.*)

Tranchées dans la région ombilicale. (*Id.*)

Douleur sécante dans le côté droit du bas-ventre. (*Id.*)

290. Douleurs sécantes et constrictives dans l'hypogastre. (*Id.*)

Tranchées considérables dans le bas-ventre, obligeant d'aller à la selle, et qui provoquent une évacuation molle, presque liquide. (*Id.*)

Tranchées qui se répandent par tout le bas-ventre, et se terminent par une selle diarrhéique. (*Id.*)

Elancement qui semble remonter de l'épigastre vers la cavité pectorale, mais n'attaque pas les organes de la poitrine. (*Id.*)

Borborygmes dans le bas-ventre. (*Id.*)

295. Sensation dans le bas-ventre, comme si un purgatif commençait à agir. (*Id.*)

(1) Comparez 48, 62, et la note à 600.

Une sorte de mal de ventre; douleur constrictive des deux côtés, immédiatement sous les côtes (au bout d'une demi-heure).

Sensation de constriction, comme par un lien, dans les hypochondres, de même que dans la constipation, avec hémicranie, comme s'il avait un clou planté dans le cerveau (1), le matin (au bout de vingt heures).

Colique venteuse spasmodique à l'épigastre, le soir, en s'endormant, et le matin au réveil (au bout de huit heures).

Mal de ventre; douleur contusive continuelle dans les intestins, le matin, dans le lit.

300. Sensation dans le bas-ventre, à la région de l'ombilic, comme s'il s'y trouvait quelque chose de vivant (au bout de huit heures).

Émission facile de vents (au bout d'une demi-heure) (l'état contraire est presque toujours un effet consécutif).

Colique venteuse pendant la nuit.

Colique venteuse, avec élancemens qui se dirigent vers la poitrine.

Le matin, colique venteuse dans le bas-ventre, qui produit des élancemens vers la poitrine et vers le côté (2).

305. Colique venteuse au dessus de l'ombilic, alternant avec un afflux considérable de salive à la bouche (au bout d'une heure) (3).

Émission de vents nombreux, pendant la nuit, même en dormant; il s'en reproduit sans cesse de nouveaux, de sorte que tout semble se changer en vents dans le bas-ventre.

Beaucoup de souffrances causées par des vents, qui poussent ensuite à l'envie d'uriner (au bout de quatre-vingt-seize heures).

Vents insuffisans, exigeant des efforts de la part des muscles abdominaux, et d'odeur putride (au bout de vingt-quatre et de trente heures).

(1) Les anciens donnaient le nom de *clou* à ce mal de tête. Il est caractéristique pour la fève Saint-Ignace; une pression comme par un corps pointu, telle qu'elle se prononce aussi dans les autres symptômes (365, 463, 486); il faut sans doute rapporter ici la pression comme avec un corps dur, 59 600.

(2) Comp. 332.

(3) Comp. 246, 247, 248, 368.

Gonflement par des vents, après avoir mangé (1).

310. Emission fréquente de vents, ausssitôt après avoir mangé (au bout de vingt-six heures).

Borborygmes bruyans dans le ventre, après avoir mangé. (Borborygmes dans le bas-ventre.) (2) (*Valentini.*)

Gargouillemens dans le ventre, comme quand on a faim (au bout d'une heure).

Borborygmes dans les intestins.

315. *Battemens dans le bas-ventre.*

Prurit, précisément au nombril (au bout de deux heures et demie.)

Pression douloureuse à gauche de l'ombilic. (*Gross.*)

Vif élancement à gauche, au dessus de l'ombilic. (Id.)

Oppression dans le bas-ventre, et tranchées.

320. Tranchées dans le ventre (au bout de deux heures).

Immédiatement après avoir mangé, mal de ventre sécant et lancinant, qui se convertit en gonflement par des vents (au bout de quatre heures).

Pincement continuel sur un petit point, dans le côté droit de l'hypogastre, à la région du cœcum, surtout en allant au grand air (au bout de quatre heures).

Pression dans l'hypogastre (au bout d'un quart d'heure). (*Gross.*)

Pression douloureuse dans le côté gauche de l'hypogastre. (*Id.*)

325. Violente pression dans le côté gauche du ventre. (*Id.*)

Gonflement pinçant de tout le bas-ventre, aussitôt après avoir mangé, seulement lorsqu'il se tient debout, plus fort quand il marche, s'accroissant jusqu'au point de devenir insupportable par la continuité de la marche, sans que les vents semblent en être cause; il se dissipe promptement en se tenant assis, sans qu'aucun vent sorte (au bout de quatre heures).

Elancement dans le côté gauche de l'hypogastre (3). (*Gross.*)

Pincement pressif dans le bas-ventre, après avoir mangé

(1) Effet alternant avec 310.
(2) Comp. 311, 314, 315.
(3) Comparez 330.

quelque peu de fruit, surtout en se tenant debout et en marchant; il cesse en restant assis.

Colique pinçante dans tous les intestins, même à distance d'un repas, en allant au grand air.

330. Petits élancemens dans le ventre, au dessous de l'ombilic (au bout d'une heure).

Mal de ventre, d'abord pinçant, puis lancinant, dans l'un des côtés du bas-ventre (au bout de deux, de dix heures).

Mal de ventre pinçant, précisément à la région ombilicale, après quoi la douleur passe dans le côté gauche de la poitrine; douleur composée de pincement et de petits élancemens.

Pincement dans le bas-ventre (au bout d'une heure).

Mal de ventre pinçant au grand air, comme si la diarrhée allait survenir.

335. Traction et pincement dans le bas-ventre, sorte de pression dans le rectum, avec affadissement et faiblesse au creux de l'estomac (1), et pâleur du visage (au bout de quarante-huit heures, deux jours avant les règles).

(Douleur tiraillante dans le ventre).

Douleur lancinante, vulsive, dans l'aine gauche, le soir, étant couché au lit.

Sensation dans l'aine gauche, comme s'il allait survenir une hernie.

Pression saccadée, intérieure, très-profonde, au dessus de la hanche gauche. (*Gross.*)

340. Selle de matières d'abord dures, puis liquides (2).

Des matières liquides sortent involontairement avec des vents (au bout de cinquante heures)...

Selle molle aussitôt après avoir mangé.

Trois selles molles, l'après-midi. (*Hartlaub* et *Trinks.*)

Deux selles modérées. (*Id.*)

345. Deux selles de consistance très-molle (le second jour). (*Id.*)

Trois selles diarrhéiques (le premier jour). (*Id.*)

Selle diarrhéique, précédée de tranchées. (*Id.*)

Selles d'un jaune blanchâtre (au bout de trois heures).

(1) Comparez 267, 632.

(2) Une selle facile et suffisante n'est presque jamais qu'un effet primitif, qui arrive au bout d'une demi-heure ou d'une heure.

Selles mucilagineuses.

350. Selles âcres.

Procidence du rectum pendant une selle qui n'exigeait que de médiocres efforts.

Inutile envie d'aller à la selle. (*Hartlaub* et *Trinks.*)

Fréquente, mais presque inutile envie d'aller à la selle, avec mal de ventre, ténesme et propension à la procidence du rectum (au bout de quarante-huit heures).

Le soir, envie pressante d'aller à la selle, plus au milieu du bas-ventre que dans le rectum; mais il ne sortit rien, le rectum seul fit saillie au dehors.

355. Selle d'un blanc jaunâtre, très-volumineuse, et qui traverse très-difficilement le rectum et l'anus.

Selle moulée, très-volumineuse, et difficile à pousser (au bout de douze heures).

Inutile envie d'aller à la selle, dans le rectum, et non à l'anus (au bout d'une heure et demie).

Inutile envie d'aller à la selle, et besoin dans les intestins supérieurs, surtout peu de temps après avoir mangé.

Envie anxieuse d'aller à la selle, avec inaction du rectum; il ne peut pousser la selle sans danger du renversement et de la procidence du rectum.

360. *Violente envie d'aller à la selle, plus dans les intestins supérieurs et l'épigastre qu'à l'anus; le besoin se fait sentir vivement, et cependant il ne sort que peu de matières, quoiqu'elles soient molles;* le besoin dure encore long-temps après la sortie des excrémens (au bout de vingt heures).

Inutiles besoin et envie d'aller à la selle.

Après un fort besoin subit, il sort, non sans de grands efforts des muscles du bas-ventre (presque comme si les intestins n'exerçaient aucune action péristaltique), une insuffisante quantité de matières visqueuses, jaunâtres et non dures cependant (au bout de trois heures).

Tension spasmodique dans le rectum, pendant toute la journée.

Vive douleur pressive et profonde dans le rectum, après avoir été à la selle, comme par l'effet de vents emprisonnés (ainsi qu'il arrive d'ordinaire après une évacuation trop précipitée) (1) (au bout de deux heures).

(1) Comparez la note à 297.

II.   26

365. Le soir, après s'être mis au lit, pendant deux heures, vive douleur pressive dans le rectum, qui ne diminue dans aucune situation, et qui cependant cesse d'elle-même, sans émission de vents (au bout de trente-six heures).

Contraction non douloureuse de l'anus (1), sorte de rétrécissement qui dure plusieurs jours (au bout de douze heures).

Fourmillement et ardeur dans l'anus. (*Hartlaub et Trinks*).

Constriction de l'anus (le soir), qui revient le lendemain à la même heure, est douloureuse en marchant, mais surtout en se tenant debout, et ne l'est point en restant assis, avec afflux à la bouche d'une salive fade (2) (au bout de quatre, de douze, de trente-six heures).

Tranchées à plusieurs reprises, un peu profondément dans le rectum (au bout de vingt heures).

370. *Un gros élancement qui s'étend de l'anus jusque profondément dans le rectum.*

Gros élancemens dans l'anus (au bout de deux heures).

Violent prurit dans le rectum, le soir, dans le lit.

Fourmillement dans le rectum, comme s'il y avait des ascarides.

A la partie inférieure du rectum, près de l'anus, fourmillement désagréable, semblable à celui que produisent les ascarides (au bout de vingt-quatre heures).

375. Un tubercule pruriteux à l'anus, qui n'est point douloureux en allant à la selle, mais qui occasione une douleur pressive en restant assis.

Au milieu d'une selle molle, affections hémorrhoïdales (au bout de cinq heures).

Peu de temps ou immédiatement après une selle molle, douleur dans l'anus, semblable à celle que produiraient des hémorrhoïdes borgnes ou une écorchure.

Douleur d'écorchure dans l'anus, en n'allant point à la selle (au bout d'une heure).

Douleur dans le rectum, semblable à celle d'hémorrhoïdes, constrictive et cuisante, comme si l'on touchait une plaie (au bout de trois heures).

380. *Une à deux heures après la selle, douleur dans le*

(1) Comparez 366, 368. Voyez la note à 61.
(2) Comparez 246, 247, 248, 305.

rectum, *comme après des hémorrhoïdes borgnes, composée de constriction et de cuisson* (au bout de deux et de trente-six heures).

Peu après avoir été à la selle, douleur pressive et en quelque sorte ulcérative, semblable à celle que causeraient des hémorrhoïdes borgnes.

Gonflement des bords de l'anus, tout autour, comme par des veines gonflées.

Hémorrhoïdes borgnes, avec douleur composée de pression et d'écorchure à l'anus et dans le rectum, qui se fait sentir plus vivement en restant assis et debout, moindre en marchant (1), mais jamais plus forte qu'après avoir été au grand air.

(Saignement par l'anus, avec prurit au périnée et à l'anus.)

385. Des ascarides sortent de l'anus (au bout de seize heures).

Prurit à l'anus.

Prurit au périnée, surtout en marchant.

(Lassitude après avoir été à la selle.)

Une vive pression sur la vessie, comme par l'effet de vents incarcérés, après le souper.

399. Douleur pressive, grattante, aux environs du col de la vessie, surtout en marchant et après avoir mangé, mais non pendant l'émission de l'urine, qui n'est point douloureuse.

Emission fréquente d'urine. (*Hartlaub* et *Trinks*.)

Emission fréquente d'une grande quantité d'urine aqueuse (au bout de deux, de six, de vingt heures).

Urine d'un jaune citrin, avec un sédiment blanc (au bout de seize heures).

Urine trouble.

395. Erection pendant quelques minutes (au bout d'un quart d'heure).

Erection, chaque fois qu'il va à la selle.

Pendant l'envie d'aller à la selle, beaucoup de mucus (prostatique) s'échappe de l'urètre (au bout de cinq jours).

(Urine de couleur foncée, qui brûle au passage.)

______
(1) Effet alternatif avec 368.

Grands élancemens dans l'urètre, en marchant (1) (au bout de cinq heures).

400. Peu après le dîner, élancement à la partie antérieure de l'urètre, qui se termine par un tiraillement.

Au milieu de l'urètre (le soir, en se tenant assis), douleur grattante, tiraillante (au bout d'une heure).

Au milieu de l'urètre, douleur grattante et tiraillante (le soir, étant couché dans le lit) (au bout de cinq heures).

Fourmillement et ardeur dans l'urètre, surtout en urinant, et qui s'accompagnent aussi d'élancemens. (*Hartlaub* et *Trinks*.)

Prurit à la partie antérieure de l'urètre (au bout de deux heures).

405. Le matin, ardeur d'urine (au bout de douze heures).

Douleur furieuse, corripiante, tiraillante et pressive, par saccades précipitées, à la racine de la verge, surtout en marchant, qui se dissipe lorsque, étant assis, on appuye le sacrum contre la chaise.

Avec gonflement du bas-ventre par des vents, prurit ardent au col de la vessie, qui excite à l'acte vénérien.

La nuit suivante, une forte pollution (chez un jeune homme qui n'en avait presque jamais eu).

Prurit tout autour des parties génitales et à la verge, le soir, après s'être mis au lit, qui cesse en se grattant (au bout de trois heures).

410. Ardeur cuisante à la partie antérieure de l'urètre, en urinant.

Prurit cuisant au gland (au bout de quatre, de vingt heures).

Douleur pruriteuse cuisante à la face interne du prépuce (au bout de douze heures).

Douleur d'écorchure au frein du prépuce (au bout d'une heure).

415. Ecorchure et douleur d'écorchure avec prurit au bord du prépuce (au bout de vingt-quatre heures, au bout de trois et de vingt-sept heures).

(Douleur spasmodique au gland.)

Elancement pruriteux au scrotum, semblable à des pi-

____
(1) Comparez 370, 371.

qûres d'innombrables puces, surtout pendant le repos.

Sueur au scrotum.

Le soir, gonflement du scrotum (au bout de cinq heures).

420. Sensation qui porte au cœur dans les testicules, le soir, après s'être mis au lit.

Pression dans les testicules.

Idées voluptueuses et rapide excitation de l'appétit vénérien, avec faiblesse des parties génitales, impuissance, et chaleur extérieure, désagréable, au corps.

Envie irrésistible d'éjaculer, la verge étant flasque (au bout de vingt-quatre heures).

Lasciveté, avec impuissance (au bout de dix, de vingt heures).

425. Lasciveté, avec saillie extraordinaire du clitoris, faiblesse et lassitude des autres parties génitales, et fraîcheur de la surface du corps.

Impuissance, avec sentiment de faiblesse dans les hanches.

La verge se rétracte et devient très-petite (après avoir uriné).

Le prépuce se retire derrière le gland, qui reste à découvert, comme dans l'impuissance (au bout de vingt-quatre heures).

Défaut absolu d'appétit vénérien (1).

430. Leucorrhée chronique.

Excitation du flux menstruel (2). (*Bergius.*)

Violente pression coarctante à la matrice, semblable à des douleurs d'accouchement, à laquelle succède un flux leucorrhoïque purulent et rongeant (3).

Le sang menstruel sort en caillots.

Les règles sont peu abondantes, mais le sang est noir, et de mauvaise odeur.

435. Les règles retardent de quelques jours (4).

---

(1) J'ai vu persister pendant long-temps, comme une réaction, cet état alternatif correspondant aux symptômes de lasciveté 422—425. La coque du Levant le fit cessèr.

(2) Par une forte dose d'un scrupule. Voyez la note à 435.

(3) Voyez la note à 61.

(4) Ce symptôme paraît être un effet alternant rare, sinon même une réaction; du moins la fève Saint-Ignace m'a-t-elle paru, dans un très-grand nombre de cas, produire le contraire, c'est-à-dire une excitation trop précoce des règles, pendant son action primitive, d'où je conclus qu'elle guérit homœopathiquement les

Fourmillement pruriteux dans les deux narines.

Sensation d'ulcération et d'écorchure à l'angle externe d'une des deux narines ou des deux (au bout de douze heures).

Les narines sont ulcérées.

Chatouillement dans le nez.

440. (Saignement de nez, sur-le-champ.)

D'abord suintement par le nez, ensuite coryza (au bout d'une demi-heure).

Coryza. (*Gross.*)

Obstruction d'une des deux narines, comme si elle était intérieurement tapissée d'une pellicule, et non comme par l'effet d'un coryza.

Catarrhe, enchifrènement

445. Catarrhe sur la poitrine; la trachée-artère est pleine de mucosités (au bout d'un quart d'heure).

Toux sèche et creuse, le matin, en s'éveillant.

Le soir, après s'être couché, en s'endormant, excitation à tousser (au bout de six heures).

Le soir, après s'être couché, excitation continuelle (non chatouilleuse) à tussiculer, dans le larynx, que la toux ne fait point cesser, non plus que le soin de s'abstenir de tousser (au bout de cinq heures).

Toux très-courte, souvent fort sèche, qui ne dissipe pas le chatouillement au creux de la gorge d'où elle dépend, mais se renouvelle d'autant plus souvent qu'on s'y abandonne davantage, et est surtout forte vers le soir.

450. Interruption soudaine (non chatouilleuse) de la respiration à la partie supérieure de la trachée-artère, au dessus de la fossette du cou, qui excite irrésistiblement à une toux courte et violente, le soir (au bout d'une heure).

Sentiment de constriction, comme par un lien, dans la fossette du cou, qui excite à tousser, de même que le ferait la vapeur du soufre (1).

(Chaque quinte de toux répond dans la verge, et y produit une sensation douloureuse, comme un afflux subit de sang.)

règles trop précoces ou trop abondantes, lorsque les autres symptômes la comportent.

(1) Voyez la note à 61.

Expectoration difficile.

Expectoration jaune, ayant l'odeur et le goût d'un ancien coryza (au bout de douze heures).

455. Battemens de cœur. (*Hartlaub* et *Trinks*.)

Elancement dans la région du cœur, en expirant (au bout d'un quart d'heure).

Elancemens dans le côté gauche (au bout d'un quart d'heure et de trois heures).

Fréquens élancemens dans le côté de la poitrine, à la région de la dernière côte, en ne respirant pas, qui sont isochrones au pouls.

Gros élancemens isolés au côté gauche de la poitrine, en ne respirant pas; il y en a aussi à la jambe (au bout d'une heure).

460. D'abord pression dans le côté gauche de la poitrine, et ensuite petits élancemens dans le droit (au bout d'une heure).

Pression d'abord dans le côté gauche de la poitrine, puis dans le droit, et ensuite dans l'articulation du pied (au bout d'une heure).

Pression dans la cavité pectorale, immédiatement derrière le sternum. (*Hartlaub* et *Trinks*.)

Pression à la région du milieu du sternum, comme avec un corps pointu (1) (au bout de vingt heures).

Pression dans le milieu du sternum, peu de temps après avoir mangé (au bout de vingt-quatre heures).

465. Au milieu d'oppression de poitrine, pression dans le creux de l'estomac, qui augmente pendant l'inspiration, et dégénère promptement en élancemens à la même région (au bout de deux heures).

Oppression de la poitrine et de la respiration (2) (au bout de cinq heures).

Asthme. (*Hartlaub* et *Trinks*.)

Un sentiment d'anxiété et l'oppression de poitrine le réveillent vers minuit; il est obligé de respirer souvent et de faire des inspirations profondes, et ne peut se rendormir qu'à une heure. (*Id.*)

______

(1) Voyez la note à 297.

(2) 466, 469, 473, Voyez la note à 61.

Oppression après minuit, comme si la poitrine était trop étroite, ce qui l'empêche de respirer (au bout de douze heures).

470. En se penchant en avant, douleur sur le devant de la poitrine, des deux côtés du sternum, comme si les côtes plus rapprochées se touchaient douloureusement les unes les autres (le matin) (au bout de quinze heures).

Douleur tensive en avant, sur la poitrine, quand il se redresse (étant assis) (au bout de seize heures).

Douleur tensive sur la poitrine, quand on se tient droit (au bout de vingt-quatre heures).

Pression sur la poitrine (au bout de sept et de neuf jours).

L'haleine lui manque en marchant, et, quand il s'arrête ensuite, la toux le prend.

475. (En fermant la bouche, il ne pouvait pas tirer d'air par le nez.)

Très-las par tout le corps; quand il marche, il semble que la respiration va lui manquer; il est pris de nausées au creux de l'estomac et de toux.

Plénitude dans la poitrine.

L'inspiration est difficile, comme si la poitrine se trouvait chargée d'un poids; l'expiration en est d'autant plus facile.

Inspiration lente, expiration rapide (1) (au bout de trois heures).

480. Il était obligé de faire souvent des inspirations profondes, ce qui diminuait, pour quelques instans, la pression sur la poitrine.)

Inspiration lente, qu'il est obligé de tirer en quelque sorte du fond de l'hypogastre (au bout d'une heure).

Des inspirations courtes alternent avec d'autres plus longues (2) (au bout de deux heures).

Douleur, comme de brisure, sur le sternum, qui est excitée aussi par l'attouchement (au bout de quatorze heures).

Pulsation dans le côté droit de la poitrine (au bout d'une heure et demie).

485. En faisant une inspiration profonde, élancement dans

(1) Effet alternatif avec 650.
(2) Comparez 659.

le mamelon, avec mouvemens de vents dans le bas-ventre (au bout de cinq heures).

Le matin, dans le lit, douleur vivement pressive dans les vertèbres du cou, pendant le repos (1).

Élancement dans la nuque.

Douleur lancinante, tiraillante, dans la nuque (au bout de deux heures).

Douleur tiraillante dans la nuque, en tournant le cou, comme s'il avait eu un effort (au bout de douze heures).

490. *Raideur de la nuque.*

Chaleur et ardeur dans la nuque, ou sur un côté du cou, à l'extérieur.

Pression douloureuse au cou, immédiatement au-dessus de l'épaule gauche (2). (*Gross.*)

A gauche, non loin de l'épine du dos, à la séparation des vraies côtes et des fausses, un élancement sourd (3). (*Id.*)

Douleur tiraillante profonde dans le milieu de l'épine du dos, un peu plus près toutefois du côté gauche. (*Id.*)

495. Douleur lancinante, pression dans l'épine du dos, en allant au grand air.

Douleur simple dans l'omoplate, qui augmente par les mouvemens du bras et quand on le laisse pendant (au bout de vingt heures).

(Le matin, quelques élancemens au sommet de l'omoplate.)

Pulsation dans le sacrum (au bout de sept heures).

Douleur tensive dans le sacrum (et aussi sur la poitrine), en se tenant debout (au bout de vingt-quatre heures).

500. Élancemens dans le sacrum (au bout de quarante-huit-heures).

Douleur dans le sacrum, même en se tenant couché sur le dos, le matin, dans le lit (4).

Douleur contusive, pressive, dans le sacrum, en restant sur le dos, le matin, dans le lit.

(1) Voyez la note à 297.

(2) Comparez 486.

(3) Comparez 495.

(4) 501, 502, effet alternant avec la disparition d'un symptôme que la fève Saint-Ignace avait provoqué par le décubitus sur la dos. Voyez 19, 47, 48, 62, 600, 601.

Douleur comme de luxation dans l'articulation de l'é-
paule, en remuant les bras.

*Dans l'articulation de l'épaule, en ployant le bras en ar-
rière, douleur comme de fatigue, ou comme contusive.*

505. Douleur corripiante et en partie tiraillante dans
l'articulation de l'épaule, pendant le repos (elle devient
lancinante par le mouvement) (1). *(Id.)*

Douleur rhumatismale et comme de brisure dans l'articulation du bras, en marchant au grand air (au bout de dix heures).

Douleur dans l'articulation du bras, comme si celui-ci
était luxé (au bout de dix heures).

Vulsion vibrante dans le muscle deltoïde (au bout de
vingt-quatre heures).

Douleur simple dans le muscle biceps, en tournant le
bras en dedans (au bout de deux heures).

510. Douleur comme contusive dans les muscles du
bras, en laissant celui-ci pendant ou en le levant.

Le bras du côté sur lequel il est couché s'engourdit (au
bout de huit heures).

En se tenant couché sur le côté droit, le soir, dans le lit,
la tête de l'humérus gauche cause une douleur comme contusive, qui cesse en se couchant sur le bras douloureux
(au bout de douze heures).

Douleur intolérable dans les os longs et les articulations
du bras sur lequel il n'est point couché, le soir, dans le lit,
qui ne cesse qu'en se couchant sur le bras douloureux (au
bout de douze heures).

Douleur intolérable dans les os longs et les articulations
du bras sur lequel il est couché, le matin, dans le lit, qui
ne cesse qu'en se couchant sur l'autre bras non douloureux (2)
(au bout de vingt heures).

515. Le matin, dans le lit, douleur comme contusive dans
la tête de l'humérus, du côté sur lequel il est couché, qui

____

(1) Comparez 453.

(2) 514, 515 (et probablement aussi 516) sont opposés aux symptômes
512, 513, comme effets alternans, et appartiennent à l'action primitive. Leur
différence paraît dépendre en même temps de celle de l'époque de la journée à
laquelle chacun se manifestait de préférence, le soir et le matin. Le mode même
de la douleur paraît être différent dans chacun de ces deux effets alternans.
Voyez aussi 600, 602.

cesse en se mettant sur le côté opposé ou sur le dos (au bout de vingt-quatre heures).

Le soir, après s'être couché, vulsion dans une partie des muscles de l'avant-bras , comme si une souris courait sous la peau (au bout de trente-six heures).

Douleur tractive dans le bras.

Traction pulsative depuis le bras jusque dans le poignet et dans les doigts.

Par l'action du froid, tiraillement dans le bras droit et au côté droit de la tête (au bout de douze heures).

520. Traction douloureuse immédiatement au-dessus du coude droit (1) (au bout de trente-six heures). (*Gross.*)

Douleur tiraillante au coin de la main, le matin, après le réveil.

Douleur tiraillante au coin de la main et dans les doigts.

Douleur tiraillante dans l'articulation du pouce, comme si elle était luxée, le matin, en sommeillant, dans le lit.

Torpeur dans le carpe droit, et même sensation que s'il était engourdi.

525. Traction dans les os du carpe de la main droite (2) (au bout de trente-six heures). (*Gross.*)

Douleur paralytique au coin de la main droite, comme si celle-ci était luxée ou foulée.

Quelques élancemens dans la dernière articulation du pouce (au bout de dix heures).

Elancemens pruriteux à l'articulation du pouce, qui obligent à se gratter.

Douleur comme de luxation dans l'articulation postérieure du doigt indicateur, pendant le mouvement.

530. Sueur chaude à la face interne de la main et des doigts (au bout de seize heures).

Sueur chaude puante aux mains, le soir (au bout de huit heures).

Sueur tiède au creux des mains (au bout de trente-six heures).

Teinte jaune et comme ictérique passagère des mains.

(1) Comparez 517, 519.
(2) Comparez 521, 522.

En touchant un poil sur la main, petit élancement, comme s'il y avait là une écharde (1).

535. Le soir, après s'être mis au lit, mouvement spasmodique du doigt indicateur.

En étendant les doigts, spasme extensif du doigt médius (qui cède à des manipulations magnétiques).

Elancemens dans l'articulation de la cuisse (au bout de vingt-quatre heures).

Le matin (de quatre à huit heures), douleur lancinante dans l'articulation de la cuisse et dans le genou, en marchant et en remuant les jambes (au bout de huit heures).

Immobilité presque paralytique des membres inférieurs, avec des vulsions isolées dedans.

540. Le matin, en se levant du lit, raideur du genou et des articulations du pied, de la cuisse et du sacrum (au bout de trente-huit heures).

En se tenant assis, douleur dans les muscles postérieurs de la cuisse, comme s'ils avaient été roués de coups (au bout de cinq heures).

Au milieu de la cuisse gauche, profonde pression violente. (*Gross.*)

Violent élancement au côté interne, au dessous du genou gauche (2). (*Id.*)

Il ne pouvait marcher; il fut forcé de s'asseoir, parce qu'en marchant les genoux se levaient involontairement (au bout d'une demi-heure). (*F. Hahnemann.*)

545. Après avoir monté l'escalier, raideur dans l'articulation des genoux, qui empêche le mouvement.

Raideur des genoux et des lombes, qui cause de la douleur pendant le mouvement.

Sorte de raideur dans les jambes, le matin (au bout de vingt-quatre et de quatre-vingt-seize heures).

Furoncles à la partie interne de la cuisse (au bout de douze heures).

Après avoir mangé, en se tenant assis, engourdissement (de la cuisse et) de la jambe (au bout de cinq heures).

(1) Comparez 124.
(2) Comparez 538.

550. Fourmillement dans les pieds (1).

Fourmillement qui a l'air d'être dans les os des pieds, et qui ne ressemble point à celui de l'engourdissement (au bout de dix heures).

Fourmillement lancinant dans les jambes (la peau des mollets), après minuit, qui ne permet pas de se tenir en repos, ou de rester au lit.

Engourdissement des jambes jusqu'au dessus du genou, le soir, en se tenant assis.

Douleur, comme paralytique, dans toute la jambe gauche, qui survient pendant la marche, et qui dure encore ensuite, en se tenant assis. (*Gross.*)

555. Traction douloureuse dans toute la jambe gauche, au lit, avant de s'endormir, qui cesse de temps en temps, mais revient ensuite avec plus de violence. (*Id.*)

Engourdissement de la jambe, en se tenant assis, pendant le dîner (au bout de six heures).

Tension dans les jambes, jusqu'au dessus du genou, avec pesanteur des cuisses.

Raideur (2) dans les mollets, en étendant la cuisse, ou en marchant.

Crampe du mollet, pendant la marche, qui cesse en se tenant debout et en restant tranquille (3) (au bout de quatre heures).

560. Accès de crampe dans les muscles du pied et des orteils, en se tenant assis.

Accès de spasme dans le mollet, en se tenant assis pendant le dîner.

Crampe dans le mollet, pendant la matinée, dans le lit, en ployant la jambe, qui cesse en allongeant la jambe, ou en l'appuyant (au bout de huit heures).

Elancement saccadé au bord interne du pied (au bout de cinq heures). (*Gross.*)

Pression par intervalles au dessus de la cheville interne du pied droit. (*Id.*)

---

(1) 550—552 (et 549), 553 et 556 constituent trois états alternatifs différens.

(2) Une sorte de crampe, ou du moins un commencement de crampe.

(3) 559 est un effet alternant avec 560 — 562, tous deux, à ce qu'il paraît, au même rang.

565. Violente traction dans le pied droit. (*Id.*)

Sentiment comme d'engourdissement dans le gras du talon, en marchant.

Douleur dans le gras du talon, ou plutôt dans le périoste du calcanéum, semblable à celle que produirait un coup ou un saut d'une très-grande hauteur (au bout de trois heures).

Dans le gras du talon, ou plutôt dans le périoste du calcanéum, douleur en marchant, semblable à celle que causerait une écorchure interne (au bout de quatre heures).

Douleur pressive dans les jambes, en marchant (au bout de deux heures).

570. Douleur ondulante, en quelque sorte corripiante, tiraillante et pressive, dans les muscles antérieurs de la jambe, surtout pendant le mouvement.

Pression dans l'articulation du pied gauche (avec chatouillement intérieur), qui l'oblige à un mouvement tremblotant du pied, pour se soulager.

Dans l'articulation du pied, le matin, en marchant, douleur comme de luxation (1), qui n'est cependant point lancinante.

Douleur tiraillante sur le coude-pied (au bout de vingt heures).

Dans l'intérieur du gras du talon, douleur pruriteuse, vulsive, surtout le matin, dans le lit.

575. Douleur tiraillante, brûlante, dans le calcanéum, le matin, en s'éveillant (au bout de huit heures).

Un point, sur le coude-pied, qui cause une douleur pruriteuse ardente, pendant le repos.

Douleur violente dans le cor, en se tenant assis.

Douleur brûlante, en appuyant sur un cor jusqu'alors indolent.

Les chaussures exercent une pression douloureuse sur le dessus des orteils ; les cors commencent à causer une douleur brûlante.

580. Ardeur pruriteuse (semblable à celle d'une engelure) dans le talon et autres parties du pied (au bout de huit heures).

(1) Comparez 507.

Douleur brûlante lancinante, ou brûlante sécante, sur le côté du pied.

Douleur lancinante au dessous de la cheville, pendant le mouvement.

De grand matin, plusieurs élancemens dans le talon (au bout de vingt heures).

Pendant le crépuscule du soir, lassitude des pieds, comme après avoir marché beaucoup, avec tranquillité d'esprit.

585. Il ne peut remuer les pieds, comme s'il avait beaucoup marché.

Pesanteur des pieds (1).

Pesanteur d'un pied.

Faiblesse des pieds.

Craquement dans le genou (au bout de deux heures).

590. Froid aux pieds et aux jambes, jusqu'au dessus des genoux.

Froid autour des genoux, qui ne sont pas froids au toucher.

Chaleur aux genoux (avec prurit chatouilleux à l'un), et *froid au nez* (au bout de trois heures).

(Raideur de l'articulation du pied.)

Sensibilité douloureuse de la plante des pieds, en marchant (au bout de quatre heures).

595. Les pieds sont brûlans.

Fourmillement comme intérieur dans les os de tout le corps.

Engourdissement fourmillant dans les membres (2) (plusieurs fois, au bout de quatre heures).

Lassitude des pieds et des bras.

Sentiment de faiblesse et d'accablement dans les bras et les jambes.

600. Çà et là, dans le périoste, au milieu des os longs (et non dans les articulations), douleur passagère, comme contusive, ou semblable à la pression qu'opérerait un corps dur, pendant le jour, mais surtout en se tenant couché sur l'un ou l'autre côté, le soir, dans le lit ; elle disparaît quand on se couche sur le dos (3) (au bout de vingt, de trente-six heures).

(1) Comparez 557.
(2) Comparez 549, 551, 556.
(3) 600, 601, et comparez 19, 47, 48, 62, dans lesquels la douleur ne se dis-

La nuit, douleur comme de brisure au côté sur lequel on est couché, dans les articulations du cou, du dos et de l'épaule, qui ne cesse qu'en se couchant sur le dos (au bout de douze heures).

Douleur comme de foulure ou de luxation dans les articulations de l'épaule, de la hanche et du genou (au bout de huit heures).

Douleur lancinante continuelle autour des articulations, ou un peu au dessus.

Douleur brûlante, profondément située, en diverses parties du corps (1), sans prurit.

6o5. Douleur brûlante, lancinante et accompagnée de prurit, dans la partie extérieure et saillante des articulations (au bout d'une heure).

Le soir, en s'endormant, coups et vulsions à travers le corps entier (2) (au bout de quatre-vingt-seize heures).

Coups et vulsions isolées dans les membres (au bout de dix, de douze heures).

Vulsions isolées dans les membres, en s'endormant (au bout de trois heures).

6ıo. Après s'être mis au lit, vulsion et vibration dans quelques parties des muscles, çà et là dans le corps (au bout de deux heures).

Petits élancemens innombrables, semblables à des piqûres de puces, tantôt sur un point et tantôt sur un autre (principalement dans le lit) (3).

Prurit çà et là au corps, après qu'il se fut échauffé pendant quelque temps, en marchant au grand air.

Le soir, après s'être mis au lit, prurit çà et là, qui cesse aisément en se grattant (4).

Prurit çà et là, au corps, sous l'aisselle, etc., pendant la nuit, qui cesse en se grattant.

---

sipa que pendant le décubitus sur le dos, et qui forment un troisième état alternant avec 5ı4 et 5ı5, et avec 5ı2 et 5ı3.

(ı) Par exemple au coin de la bouche, sous la première articulation du pouce, etc.

(2) 6o6, 6o8, comparez avec 6o9, 667, 669.

(3) Comparez 6o5, et l'effet alternant 6o4.

(4) 6ı3, 6ı4. Un des caractères de la fève Saint-Ignace est le prurit qui disparaît facilement du siége qu'il occupe, par l'effet d'un léger frottement.

615. Prurit à l'articulation du poignet, à celle du coude et au cou.

La peau et le périoste sont douloureux (au bout de huit heures).

Sensibilité de la peau aux courans d'air ; il y éprouve dans le bas-ventre la même sensation que s'il se refroidissait (au bout de quatre heures).

Violente douleur simple, sensible au toucher seulement, çà et là, sur une petite étendue, par exemple, aux côtes, etc.

Les symptômes de la fève Saint-Ignace augmentent en fumant du tabac.

620. Ardeur dans l'ulcère.

Renouvellement des douleurs, aussitôt après le dîner, le soir ; aussitôt après s'être mis au lit, et le matin, immédiatement après le réveil.

La fève Saint-Ignace laisse de la propension au gonflement des glandes du cou, au mal et au branlement de dents, de même qu'à la pression d'estomac.

Grande faiblesse générale par l'effet d'un faible mouvement.

Elle ne peut pas se mouvoir, le travail lui répugne.

625. Fatigue et détente générale, le soir.

En marchant au grand air, pesanteur dans les jambes, avec anxiété, qui se dissipa dans la chambre, mais fut remplacée par de la mauvaise humeur.

Les genoux ployent de faiblesse.

Lassitude et accablement, après le dîner ; il se sentait incapable d'exécuter ses travaux ordinaires, et il dormit au-delà de ses habitudes. (*Hartlaub* et *Trinks.*)

Malaise, le matin, après s'être levé (le second jour). (*Id.*)

630. Lassitude dans les membres. (*Id.*)

Grande lassitude, comme s'il avait beaucoup marché. (*Id.*)

Lassitude qui semble dépendre d'une faiblesse autour du creux de l'estomac ; il est obligé de se coucher (1).

Lassitude telle qu'il n'a point envie de s'habiller et de sortir ; il n'a de goût pour rien, et aime mieux rester couché (au bout de quatre heures).

Il chancelle en marchant, se laisse aisément tomber, et

____

(1) Comparez 267, 335.

fait un faux pas au moindre obstacle qu'il rencontre (1).

635. Lassitude, comme si ses paupières allaient se fermer.

Après avoir appris une triste nouvelle, il est pris d'une grande envie de dormir.

Étant assis, il s'endort en lisant (au bout de quatre heures).

Envie de dormir qui, tandis qu'il est assis, l'engage au sommeil ; mais, s'il se couche, il ne tombe que dans un assoupissement plein de rêves (au bout d'un quart d'heure).

Sommeil très-profond, et qui cependant ne rafraîchit point (2).

640. Sommeil profond (3) (au bout de trois heures).

Insomnie.

Fréquens bâillemens. (*Hartlaub* et *Trinks.*)

Propension au sommeil. (*Id.*)

Envie de dormir de très-bonne heure, le soir. (*Id.*)

645. Envie de dormir après le dîner, et sommeil profond, non restaurant, pendant deux heures, après midi ; en s'éveillant, sensation d'accablement. (*Id.*)

Sommeil profond et continuel, et cependant il est encore fatigué à son réveil. (*Id.*)

Sommeil extraordinaire, mais non restaurant, à midi. (*Id.*)

Sommeil agité. (*Id.*)

Insomnie ; il ne peut pas s'endormir, et se réveille (la nuit) sans cause appréciable (au bout de quatorze heures).

650. *Sommeil si léger, qu'on entend tout*, par exemple le bruit d'une cloche éloignée.

Le soir, dans le lit, colique venteuse ; sorte de pression qui se promène dans le ventre, et recommence chaque fois qu'il se réveille dans la nuit.

Pendant la nuit, dans le lit, il change très-souvent de position.

Bavardage gémissant, et jecticulation dans le lit (4) (au bout de deux et de cinq heures).

____

(1) Comparez 755.

(2) Il croit n'avoir point dormi, en s'éveillant.

(3) 639, 640, sont un effet alternant avec 641, 649, 650.

(4) Comparez 664.

Il frappe des pieds en dormant (1) (au bout de quatre heures).

655. Mouvemens de la bouche, en dormant, comme s'il mangeait (au bout de trois heures).

En dormant, mouvemens convulsifs de la bouche ouverte, avec vulsion des mains en dedans (au bout de deux heures).

Soupirs et gémissemens, pendant le sommeil (au bout de quatre heures).

Pendant le sommeil, inspiration courte [(2) et expiration lente.

Pendant le sommeil, alternatives de toutes sortes de respirations; courte et lente, violente et douce, entrecoupée, ronflante (3).

660. Le soir, dans le lit, sorte de révolution dans le sang, qui ne lui permit point de s'endormir.

Inspiration ronflante pendant le sommeil.

En dormant, il se tient couché sur le dos, les paumes des mains sous l'occiput.

Le matin, il est couché sur le dos, un bras sur la tête, la paume de la main sous l'occiput ou la nuque.

Tout à coup il s'effraye en dormant, pleure et prend un air piteux, et agite les pieds : le visage et les mains sont pâles et froids.

665. Rêves pleins de tristesse; il s'éveille en pleurant.

Il parle d'une voix pleureuse et lamentable en dormant, l'inspiration est ronflante, avec la bouche ouverte, et l'un des yeux, tantôt l'un, tantôt l'autre, est entr'ouvert (au bout de dix heures).

Secousses effrayantes, quand il veut s'endormir, à cause d'images monstrueuses qui se présentent à lui, et qui ne sont point encore dissipées après le réveil (4).

Le matin, au moment du réveil, il sent une pesanteur, une accumulation, une stase, une révolution du sang dans le corps, avec mélancolie.

Elancement effrayant, le matin, en s'éveillant d'un sommeil très-léger, dans lequel il distingue le bruit des cloches.

(1) Comparez 664.
(2) 653, effet alternant avec 480, 481.
(3) Comparez 482.
(4) 667, 669, comparez avec 606, 608, 609.

670. Rêves de choses effrayantes.

Il s'éveille avec une mine maussade.

Il s'éveille avec un visage gracieux, au bout de vingt heures).

Le matin, il est réveillé par des rêves de cruautés (au bout de dix-huit heures).

En s'éveillant, elle se lève tout à coup, et dit des choses absurdes avant de reprendre ses sens (au bout de quatre heures).

675. (Elle rêve qu'elle est debout, mais non dans une situation solide; en s'éveillant, elle examine son lit pour voir s'il est bien ferme, et se ploye alors tout-à-fait en deux pour être certaine de ne point tomber; en même temps elle sue toujours un peu par tout le corps.)

Il est tiré de son sommeil, après midi, par des songes cruels (par exemple de submersion) (au bout de vingt-quatre heures).

Il rêve la nuit qu'il est tombé dans l'eau et qu'il pleure.

La nuit, rêves pleins d'attentes et d'efforts inutiles.

Idée fixe en rêve ; il rêve toute la nuit d'un seul et même objet.

680. Rêves sur un même sujet, pendant plusieurs heures.

Rêves avec méditation et réflexion (au bout de quatre heures).

Rêves pendant l'assoupissement, avant minuit, avec chaleur générale, sans sueur.

La nuit, chaleur anxieuse générale, avec faible sueur autour du nez; la chaleur se fait sentir surtout aux mains et aux pieds, qu'il veut cependant tenir toujours couverts, avec froid aux cuisses, battemens de cœur, respiration courte et rêves lascifs, surtout quand il se couche sur l'un des côtés, moins lorsqu'il se couche sur le dos.

Chaleur pendant la nuit, depuis deux heures jusqu'à cinq (en plein réveil), par tout le corps, surtout aux mains et aux jambes, sans sueur et sans soif, et sans sensation de sécheresse.

Il sue tous les matins, quand il se rendort après s'être éveillé, et lorsqu'il se lève ensuite, il est si accablé qu'il se recoucherait volontiers.

685. La nuit, rêves pleins d'efforts d'esprit et de recherches scientifiques.

Vers le matin, rêves qui fatiguent la méditation (au bout de dix heures).

Images nocturnes, qui fatiguent la méditation.

En rêves, il médite toute la nuit sur un même objet ; idée fixe qui ne le quitte même point après son réveil.

Spasme tonique de tous les membres, sorte de raideur.

690. Bâillemens extrêmement fréquens (au bout d'un quart d'heure).

Forts bâillemens, même en mangeant.

Fréquens bâillemens après le sommeil.

Bâillemens énormes, le matin (et surtout après la méridienne), comme si la mâchoire inférieure était luxée.

Bâillement convulsif, énorme; les yeux se remplissent d'eau, le soir, avant de se mettre au lit, et le matin, après s'être levé (au bout de vingt-huit, de trente-huit heures).

695. Fréquens bâillemens interrompus par une sorte d'immobilité de la poitrine (entre huit et dix heures).

L'après-midi et le soir, soif.

Soif pendant le froid fébrile.

Il craint le grand air (au bout de six heures).

En s'exposant à un air médiocrement froid, quoique ce ne soit pas cependant le grand air, il est pris d'un froid immodéré par tout le corps, avec hémicranie (au bout de quatre heures).

700. Froid et sensibilité au froid; les pupilles ne se dilatent que peu.

Froid, surtout à la partie postérieure du corps, qui cesse de suite en entrant dans une chambre chaude, ou se mettant près du poêle (1) (au bout de six heures).

Froid dans le dos et sur les bras (au bout d'un quart d'heure).

Horripilation au visage et aux bras, avec claquement de dents et chair de poule.

Il devient frileux au coucher du soleil.

705. Horripilation, avec peau ansérine, sur les cuisses et les avant-bras, ensuite aux joues (sur-le-champ).

Froid, surtout aux pieds.

Horripilation continuelle pendant l'apyrexie.

____

(1) Le froid fébrile qui cède à la chaleur extérieure est caractéristique pour la fève Saint-Ignace.

Chaleur au visage, avec froid aux pieds et aux mains (1).

Froid sur les bras, avec chaleur aux oreilles.

710. Chaleur aux mains, avec frisson par tout le corps, et angoisses qui dégénèrent en pleurs.

Frisson secouant le soir, avec rougeur de la face.

(Après avoir mangé, froid et frisson secouant; la nuit, anxiété et sueur.)

Fièvre; d'abord froid sur les bras, ensuite chaleur et rougeur des joues, avec chaleur aux mains et aux pieds, sans soif, pendant le décubitus sur le dos.

L'après-midi, fièvre; frisson, avec mal de ventre, ensuite faiblesse et sommeil, avec chaleur brûlante au corps.

715. Une oreille et une joue sont rouges et brûlantes.

Accès subits de chaleur passagère par tout le corps.

La chaleur extérieure augmente.

Chaleur extérieure et rougeur, sans chaleur interne (2).

Sensation de chaleur générale, le matin, dans le lit, sans soif, et sans nulle envie de se découvrir.

720. Chaleur pendant la nuit, qui l'oblige à demander qu'on le découvre.

Chaleur du corps, surtout pendant le sommeil.

L'après-midi, chaleur sans soif par tout le corps, avec sensation de sécheresse à la peau, mais cependant un peu de sueur au visage (au bout de huit heures).

De la chaleur lui monte à la tête, sans soif.

L'agitation intérieure augmente la chaleur interne, cause de la soif, et trouble le sommeil. (*Hartlaub* et *Trinks.*)

725. La nuit, vers deux heures, gémissemens causés par la chaleur externe; il demande qu'on le couvre moins (au bout de quinze heures).

La chaleur extérieure qu'il éprouve lui est insupportable; ensuite respiration accélérée.

Sensation comme si la sueur allait survenir (sensation

____

(1) 708—711 états alternans du symptôme principal, c'est-à-dire la chaleur à certaines parties, avec froid et frisson à d'autres parties.

(2) 718, 719. La chaleur de la fève Saint-Ignace n'est presque jamais qu'extérieure; elle ne s'accompagne non plus presque jamais de soif, même lorsqu'elle se montre sous la forme d'une fièvre intermittente. Aussi la fève Saint-Ignace ne peut-elle guérir d'une manière durable que les fièvres intermittentes qui offrent de la soif pendant le froid, et non pendant la chaleur.

anxieuse de chaleur passagère) (au bout d'une heure et demie).

Sensation comme si la sueur allait sortir de tout le corps à la fois, ce qui eut lieu aussi en partie, avant midi.

Sueur générale.

730. Sueur abondante. (*Grimm.*)

Sueurs froides. (*Bergius.*)

Violente anxiété autour du creux de l'estomac, avec vertige, syncope et sueurs très-froides (1). (*Camelli.*)

Tremblement pendant plusieurs heures.

Tremblement par tout le corps (2). (*Bergius.*)

735. Tremblement par tout le corps, pendant trois heures, avec prurit et convulsions effrayantes, de sorte qu'il peut à peine se tenir sur les jambes ; les convulsions sont plus fortes que partout ailleurs dans ses mâchoires, de sorte qu'il est obligé de se distordre la bouche comme pour rire. (*Camelli.*) (3)

Agitation continuelle du corps (4). (*Grimm.*)

Mouvemens convulsifs. (*Bergius.*)

Convulsions. (*Durius.*)

Insensibilité de tout le corps. (*Grimm.*)

740. Syncope. (*Id.*)

Les différens genres de pression qu'il éprouve en plusieurs parties de la tête à la fois, le rendent morose et maussade. (*Gross.*)

Battemens de cœur.

Accélération très-modérée du pouls. (*Hartlaub* et *Trinks.*)

Accélération de la circulation ; mais avec petitesse des battemens du cœur. (*Id.*)

745. Pouls plus lent et plus petit qu'à l'ordinaire, dans les premières heures de l'après-midi. (*Id.*)

Battemens de cœur en méditant.

Battemens de cœur en dînant (au bout de quarante-huit heures.)

Après le sommeil (à midi), battemens de cœur (au bout de cinq heures).

(1) Par une fève entière.
(2)(Comparez 733.
(3) Par un scrupule.
(4) Par un gros.

Le matin, dans le lit, il est pris de chaleur et de battemens de cœur.

750. Anxiété, comme si elle avait fait quelque chose de mal.

Anxiété qui dure peu (au bout d'un quart d'heure).

Anxiété (1). (*Grimm*.)

Il marche comme étonné (2). (*Id.*)

Anxiété extrême, qui empêche de parler.

755. Après des contentions d'esprit, le matin surtout, précipitation de la volonté; il ne peut ni parler, ni écrire, ni rien faire aussi vite qu'il le voudrait, ce qui fait qu'il se trompe en parlant, en écrivant ou en agissant (3), et qu'il a sans cesse besoin de réparer ses bévues (au bout de vingt heures).

Agitation inquiète; il entreprend tantôt une chose, et tantôt une autre.

Hébétude de l'esprit, avec propension à la précipitation; en se hâtant, le sang lui porte au visage (au bout de six heures).

Il s'imagine ne pouvoir marcher.

Elle craint d'avoir un ulcère à l'estomac.

760. Timidité, défiance de soi-même, elle croit que tout est perdu.

En veillant, après minuit, crainte des voleurs (au bout de dix heures).

Grande propension à la frayeur.

Elle craint les moindres choses, et surtout les objets qui s'approchent d'elle (4) (au bout d'une heure).

Audace (au bout de trois, de cinq heures).

765. Un léger reproche, une petite contradiction l'excite presque à la colère, et il s'indigne lui-même de sa propre conduite (au bout de trente-six heures).

Une légère contrariété le met hors de lui, et le rend méchant (au bout de huit heures).

Le rouge lui monte au visage par l'effet d'une légère contrariété.

(1) Comparez 750, 751, 754.
(2) Comparez 783, 784, 787, 788, 789.
(3) Comparez 758.
(4) 763, 764, effets alternans.

Morosité et méchanceté, qui se dissipent promptement.

Vers le soir, il est mécontent, morose, capricieux, et ne trouve rien à son goût (au bout de huit heures).

770. Il est extrêmement morose, blâme les autres, et leur fait des reproches.

Inconstance, impatience, irrésolution, esprit querelleur (revenant toutes les trois et quatre heures).

Variabilité étonnante de l'humeur; tantôt il plaisante, tantôt il se lamente (toutes les trois et quatre heures).

Quelques heures après la propension à se mettre en colère, disposition à plaisanter (au bout de six heures).

Plaisanteries et enfantillages (au bout de huit heures).

775. Il demande des choses inconvenantes, et pleure quand on les lui refuse.

Quelque doucement qu'on lui refuse ce qu'elle désire, qu'on lui fasse des représentations, ou qu'on ne cède point à ses caprices, elle pleure et sanglotte (au bout d'une heure).

Des bagatelles lui font jeter les hauts cris, et la mettent hors d'elle-même. (*Id.*)

Plaintes absurdes relativement à son bruit trop fort (au bout de deux heures).

Le bruit lui est insupportable, et les pupilles se dilatent aisément (au bout de six heures).

780. *Voix faible, basse; il ne peut point parler haut.*

Perte de la sérénité ordinaire (le second jour). (*Hartlaub et Trinks.*)

Perte de la gaîté ordinaire, l'après-midi. (*Id*).

Il évite d'ouvrir la bouche et de parler; taciturnité (d'une à quatre heures).

Il est comme assoupi; il n'aime point à ouvrir les yeux, ni la bouche, et respire doucement, lentement.

785. Une sorte d'apathie par tout le corps (le second jour). (*Hartlaub et Trinks.*)

Indifférence pour tout (le second jour). (*Id.*)

Mélancolie taciturne, sérieuse; on ne peut pas le faire causer, ni l'égayer; il trouve un goût fade et aqueux à tout ce qu'il mange, et n'a guère d'appétit (au bout de vingt-quatre heures).

Taciturne, concentré en lui-même, morose et chagrin.

Il a l'air, étant assis, d'être plongé dans de profondes réflexions, et regarde fixement devant lui, mais il ne pense cependant à rien (1) (au bout de deux heures).

790. Idées fixes, par exemple, de musique et de mélodie, le soir, avant de se coucher et après.

Une idée fixe le poursuit sans cesse en pensée, et se représente continuellement à lui dans ses discours (au bout de deux heures).

Malgré lui il pense à des choses désagréables, affligeantes, et ne peut s'en débarrasser (au bout d'une demi-heure).

Esprit fin et délié, avec conscience très-claire de soi-même.

Esprit très-délicat et empreint d'idées religieuses (au bout de vingt heures).

795. Tristesse (vers le soir).

---

34. GOMME DE GAYAC.

(*Guajacum.*)

On employe la dissolution alcoolique de cette substance, qui est le suc épaissi d'un arbre des Indes orientales (*Guajacum officinale*).

Le médecin homœopathe trouvera déjà, dans le petit nombre de symptômes que je vais décrire, des indices suffisans pour faire à coup sûr un usage salutaire de cette substance contre les états morbides ayant de l'analogie avec eux; il ne se laissera pas entraîner, par les éloges vagues et insidieux des matières médicales ordinaires, à l'employer dans la goutte et le rhumatisme, c'est-à-dire contre des noms arbitraires de maladies; mais, avant de s'en servir, il examinera s'il y a analogie entre ses propres symptômes et ceux du cas morbide qu'il a sous les yeux.

Une goutte de la teinture spiritueuse versée dans une once d'eau, où la résine se dissout parfaitement par l'agitation, suffit pour une dose, qu'on trouvera même un peu trop forte encore dans quelques cas.

---

(1) 789, état rare, qui alterne avec les symptômes suivans.

Symptômes de la gomme de gayac.

Grands et violens élancemens dans le cerveau, de bas en haut (au bout de deux heures).

Céphalalgie nocturne, comme une pression de bas en haut, dans le cerveau.

(Le matin, mal de tête, comme si le cerveau ne remplissait pas le crâne et remuait à chaque pas.)

Au sourcil droit, bouton dur et blanc au sommet, qui cause, quand on y touche, une vive douleur semblable à celle que produirait une plaie.

5. Bouton dans le nez, qui cause une douleur ulcérative.

Douleur dans l'aine, semblable à celle que produirait une hernie.

Douleur sécante, en urinant, comme s'il rendait quelque chose de cuisant.

Augmentation du flux muqueux par le vagin.

Fourmillement dans la poitrine.

10. Frisson aux seins.

Elle est prise subitement, sur la poitrine, à la région du creux de l'estomac, même pendant la nuit, en dormant, d'une sorte d'obstruction, qui semble l'empêcher de respirer, et qui l'oblige à une toux presque sèche, laquelle revient ensuite assez souvent, jusqu'à ce qu'elle crache un peu.

Prurit rongeant au dos, pendant la journée.

Raideur rhumatismale dans le côté gauche de la nuque et du dos, jusqu'au sacrum; en restant tranquille, il ne ressentait aucune douleur, de même qu'en appuyant sur la partie; mais, au moindre mouvement, la douleur était intolérable.

Petits élancemens dans les fesses, en s'asseyant (il semblait qu'elle fût assise sur des épingles) et quelquefois en marchant.

15. Fourmillement dans les cuisses et les jambes, jusqu'aux orteils, comme si les membres allaient s'engourdir, en se tenant assis.

Fourmillement dans la peau de toute la jambe, avec sensation de chaleur dedans.

Après la marche, les jambes sont comme brisées.

Violens élancemens vulsifs au côté externe du mollet.

Entre le tibia et le péroné, coups lancinans qui s'étendaient jusque dans la rotule, et assez violens pour occasioner des sursauts.

20. (Prurit ardent, qui augmente en se grattant.)

En marchant au grand air, beaucoup de sueur, surtout à la tête ; sueur perlée au front.

Paresse et aversion pour le mouvement.

Elle rêve qu'on lui donne des coups de couteau.

Elle rêve de batteries.

25. Avant midi, froid, pendant deux heures ; le soir, avant de se coucher, froid qui persiste aussi dans le lit ; tous les matins, un peu de sueur.

Beaucoup de soif.

Forte sueur, la nuit, dans le dos.

Grande mauvaise humeur, dédain.

Humeur récalcitrante.

Observations recueillies par d'autres.

Faiblesse de la mémoire ; il oublie de suite ce qu'il vient de lire, et ne se souvient plus du tout d'anciens noms. (*C. Teuthorn.*)

Le matin, en se tenant debout (pendant le déjeuner), absence d'idées ; il reste tranquille et fixe ses regards devant soi, sans penser à rien. (*Id.*)

Pression indolente dans la tempe gauche. (*F. Hartmann.*)

Pression douloureuse, comme avec un corps d'une certaine largeur, à la tempe droite. (Id.)

5. Pression à la partie antérieure du front. (*Id.*)

Du côté gauche de la nuque, jusqu'au dessus du pariétal, douleur pressive sourde, qui remonte obliquement de bas en haut, où elle se termine par un élancement (au bout d'une heure). (*Id.*)

Douleur sourdement pressive dans la tête, qui se termine par un vif élancement à la bosse frontale droite. (*Id.*)

Céphalalgie pressive en travers, sur le front (au bout de dix heures). (*C.-F. Langhammer.*)

Élancement pressif, tractif, tiraillant, dans le côté droit de la tête, qui se dirige vers le front. (*Hartmann.*)

10. Pression sourde, en forme d'élancement, dans la bosse frontale droite. (*Id.*)

Élancement sourdement tractif du pariétal gauche à la bosse frontale du même côté, qui se termine en un seul élancement, après avoir occupé une grande étendue. (*Id.*)

Douleur tractive, depuis le milieu de l'os frontal jusque dans les os du nez (au bout de deux heures et demie). (*Id.*)

Tiraillement tractif dans la partie antérieure du front. (*Id.*)

Tiraillement tractif dans l'occiput et le front. (*Id.*)

15. *Tiraillement dans tout le côté gauche de la tête.* (*Id.*)

Tiraillement dans le côté droit de l'occiput. (*Id.*)

Céphalalgie extérieure, comme s'il y avait trop de sang dans les vaisseaux externes de la tête, et que celle-ci fût enflée (en se tenant assis). (*Teuthorn.*)

Céphalalgie extérieure, pulsative, avec élancemens aux tempes, qui cède à une pression exercée du dehors, mais revient ensuite, diminue en marchant, et augmente en restant assis et debout (au bout de trois heures). (*Id.*)

Tiraillement extérieur à la tempe gauche (au bout de trois quarts d'heure). (*Hartmann.*)

20. Tiraillement qui descend du côté gauche de l'os frontal jusque dans les muscles de la joue. (*Id.*)

Élancemens aigus et vifs au côté gauche de la tête, à la jonction du pariétal avec le frontal. (*Id.*)

Élancemens mousses, douloureux, au côté gauche de l'occiput. (*Id.*)

Chassie dans les deux coins de l'œil droit (au bout d'une heure). (*Langhammer.*)

Dilatation des pupilles (au bout de trois heures). (*Teuthorn.*)

25. Amaurose, pendant quelques jours. (*G. White.*)

Toute la journée, il lui semble n'avoir point dormi, avec bâillemens et pandiculations, et sensation d'enflure des yeux, comme s'ils allaient sortir de la tête : les paupières lui paraissaient insuffisantes pour couvrir les yeux. (*Teuthorn.*)

Élancemens douloureux isolés dans l'os jugal droit. (*Hartmann.*)

Gonflement rouge et douloureux de la face, pendant quelques jours. (*Bang.*)

Traction sourde, presque spasmodique, dans les muscles de la joue droite (le matin, en se levant). (*Hartmann.*)

3o. Coups de couteau dans les muscles de la joue droite (au bout d'une heure). (*Langhammer.*)

Tiraillement au bord externe de la conque de l'oreille gauche. (*Hartmann.*)

Tiraillement dans l'oreille gauche. (*Id.*)

Douleur dans l'oreille gauche. (*Id.*)

(Douleur pressive sourde dans le côté gauche de la mâchoire inférieure.) (*Id.*)

35. Douleur tractive, qui se termine par un élancement, au côté gauche de la mâchoire inférieure. (*Id.*)

Tiraillement dans les dents molaires supérieures gauches.

En serrant les mâchoires l'une contre l'autre, douleur pressive dans les dents molaires supérieures gauches. (*Id.*)

Forte faim, l'après-midi et le soir (au bout de sept heures et demie; de neuf heures). (*Langhammer.*)

Défaut d'appétit, dégoût pour tout, éructations et goût fade dans la bouche, exspuition de mucus venant de la gorge. (*Teuthorn.*)

4o. Rapports (sur-le-champ). (*Hartmann.*)

Eructations. (*Id.*)

Sentiment de constriction, comme par un lien, à la région de l'estomac, qui gêne la respiration, et cause de l'anxiété (au bout de dix-neuf heures). (*Id.*)

Au creux de l'estomac, sorte de pression qui revient souvent, gêne la respiration, et cause de l'oppression et de l'anxiété (au bout d'une heure). (*Id.*)

Elancemens dans la région sous-costale gauche. (*Id.*)

45. Elancemens sourds isolés dans le côté gauche de l'épigastre. (*Id.*)

Borborygmes, avec douleur pinçante sourde dans le bas-ventre, qui se porte toujours de plus en plus en arrière, après quoi des vents sortent par le bas (au bout d'une heure). (*Id.*)

Gargouillemens dans le ventre, comme s'il était vide, l'après-midi (au bout de cinq heures). (*Langhammer.*)

Borborygmes dans le bas-ventre (au bout de dix heures). (*Id.*)

Douleur pinçante sourde dans l'hypogastre, qui se porte

toujours de plus en plus en arrière (au bout d'un quart d'heure). (*Hartmann.*)

5o. *Pincement dans le bas-ventre, comme par des incarcérations de vents, qui se porte peu à peu en arrière ; après quoi des vents sortent par le bas. (Id.)*

Pincement dans le bas-ventre, au côté gauche de l'ombilic, sur un seul point (au bout de trois heures et demie). (*Id.*)

Pincement dans le bas-ventre, et ensuite selle liquide, mucilagineuse (sur-le-champ). (*Id.*)

En inspirant, mal de ventre pinçant et sécant, en travers du bas-ventre. (*Id.*)

Vibration continuelle dans les muscles abdominaux internes du côté droit, près de l'os iléon. (*Id.*)

55. Le premier jour, constipation ; le second et le troisième jour, resserrement de ventre. (*Teuthorn.*)

Selle un peu molle, grumelée. (*Hartmann.*)

Fréquentes envies d'uriner, et chaque fois émission d'urine peu copieuse (au bout de cinq heures et demie). *Langhammer.*)

Envie continuelle d'uriner ; chaque fois il sort beaucoup d'urine. (Hartmann.)

Il a souvent envie d'uriner, et à peine a-t-il satisfait à ce besoin, qu'il se renouvelle sur-le-champ ; après l'émission de l'urine, élancemens au col de la vessie. (*Teuthorn.*)

6o. Il est obligé d'uriner toutes les demi-heures, et rend beaucoup d'urine ; à peine a-t-il terminé, qu'il éprouve un nouveau besoin pendant une minute environ, et ne rend alors que quelques gouttes. (*Id.*)

La nuit, pollution, sans rêves voluptueux (au bout de vingt heures). (*Langhammer.*)

Ecoulement fréquent de liquide aqueux par le nez, pendant un mois. (*Bang.*)

Elancemens dans le côté gauche de la poitrine, plus en arrière qu'en devant, sous les vraies côtes. (*Hartmann.*)

Elancement continuel, qui semble se terminer en une piqûre soutenue, immédiatement au dessous de l'omoplate droite, paraît naître du milieu du côté droit de la poitrine, et augmente beaucoup en inspirant (au bout de trente-six heures). (*Id.*)

65. Traction et tiraillement en arrière, sous l'aisselle, qui

descend, le long du côté droit de l'épine du dos, jusqu'à la dernière vraie côte. (*Id.*)

Elancemens tiraillans au bord postérieur de l'omoplate droite (au bout de dix heures). (*Id.*)

Elancemens tiraillans au bord postérieur des deux omoplates, suivis d'une sensation de constriction, comme par un lien, dans les muscles du dos (au bout de trois heures). (*Id.*)

Douleur contractive entre les omoplates. (*Id.*)

Violens élancemens très-prolongés dans la clavicule gauche, qui partent du larynx (au bout de neuf heures et demie.) (*Id.*)

70. En se remuant et en raidissant la tête, fréquens élancemens soutenus au côté gauche du cou, depuis l'omoplate jusqu'auprès de l'occiput (au bout d'une heure et demie). (*Id.*)

Pression douloureuse dans les vertèbres du cou, au côté droit et au côté gauche (au bout de quatre heures). (*Id.*)

Vifs élancemens, qui reviennent souvent, au sommet de l'épaule droite. (*Id.*)

Forts élancemens douloureux dans le bras droit, particulièrement à son milieu (au bout de deux heures). (*Id.*)

Tiraillement douloureusement tractif dans le bras et l'avant-bras gauches, jusque dans tous les doigts, mais qui se prolonge et dure surtout dans l'articulation de la main gauche (au bout de deux heures). (*Id.*)

75. Fréquens élancemens tractifs et tiraillans, depuis le coude gauche jusque dans l'articulation de la main. (*Id.*)

Tiraillement dans l'avant-bras droit, jusque dans l'articulation de la main. (*Id.*)

Tiraillement pressif dans l'articulation de la main gauche. (*Id.*)

Violens élancemens isolés dans les muscles du pouce de la main droite (au bout d'une demi-heure). (*Id.*)

En marchant au grand air, douleur contusive dans la cuisse gauche (au bout de huit heures). (*Langhammer.*)

80. Douleur tractive, pressive, depuis le milieu du fémur jusqu'au genou, en étendant la jambe droite, qui cesse en la ployant (au bout de deux heures). (*Hartmann.*)

Douleur pressive, fourmillante, dans le fémur droit, de-

puis son milieu jusqu'au genou, en se tenant assis tranquil-
lement (au bout d'un quart d'heure). (Hartmann.)

Lassitude des cuisses, particulièrement de la droite, en
marchant, comme si les muscles étaient trop courts et tendus;
la douleur augmente en appuyant sur la partie, mais cesse
en s'asseyant. (Teuthorn.)

Douleur comme de croissance, dans la cuisse droite.
(*Hartmann.*)

Elancemens pruriteux isolés, semblables à des piqûres de
puce, dans la peau des cuisses, mais surtout aux côtés du
jarret, qui cessent en se grattant. (Teuthorn.)

85. Tiraillement tractif, depuis le milieu de la cuisse
gauche jusqu'au genou. (*Hartmann.*)

Tiraillement vulsif dans la cuisse droite, depuis son milieu jusqu'au genou (au bout d'une heure et demie). (*Id.*)

Elancemens sourds au dessus du genou droit. (*Id.*)

Elancemens isolés au dessus du genou gauche, des deux
côtés, qui se réunissent dans le milieu (au bout de trois
heures).

Douleur tractive dans le genou, qui se termine par un
élancement. (*Hartmann.*)

90. Elancemens tiraillans, sourds, depuis le milieu du
tibia gauche jusque dans les orteils. (*Id.*)

Elancemens tractifs, tiraillans, depuis le milieu du tibia
droit jusque dans le genou (au bout de quatorze heures).
(*Id.*)

Elancemens tractifs sourds, depuis l'articulation du pied
droit jusqu'au milieu du tibia (au bout de trois heures et
demie). (*Id.*)

Sentiment presque indolent de constriction dans le mollet
droit (au bout de trois quarts d'heure). (*Id.*)

Elancemens tiraillans, longuement tractifs, depuis le
tarse droit jusque dans le genou. (*Id.*)

95. Douleur qui se termine par un vif élancement, sur
un petit point, au milieu du coude-pied gauche, et qui se
dissipe par le mouvement. (*Id.*)

Vifs élancemens isolés dans l'articulation du pied droit,
en se tenant assis (au bout d'un quart d'heure). (*Id.*)

Lassitude dans les membres inférieurs, les cuisses surtout,
comme si on avait beaucoup marché la veille, et même lass

II.   28

situde dans les bras que si l'on avait fait un travail pénible.
(*Teuthorn.*).

(Des hommes d'une complexion sèche furent mis par la
gomme de gayac dans un état, les uns de fièvre hectique, les
autres d'étisie). (*P. A. Matthiole.*)

Malaise général par tout le corps (au bout de sept heures).
(*Hartmann.*)

100. Les symptômes se manifestent presque tous dans la
situation assise, la plupart le matin, aussitôt après le lever,
puis de neuf heures à midi, et le soir peu avant de s'endormir. (*Hartmann.*)

Bâillemens et pandiculations, avec sentiment de bien-être
(au bout d'une demi-heure). (*Id.*)

Pandiculation des membres supérieurs, avec bâillemens.
(*Id.*)

L'après-midi, grande envie de dormir (au bout de quatre
heures et demie). (*Langhammer.*)

Il s'endort tard le soir, et s'éveille de meilleure heure
qu'à l'ordinaire; tout lui semble alors trop étroit, et il ne
fait que se retourner dans son lit, mais seulement tant qu'il
est éveillé, et non en dormant. (*Teuthorn.*)

105. Rêve vif d'objets scientifiques (au bout de dix-huit
heures). (*Langhammer.*)

Il ne peut s'endormir qu'à deux heures après minuit, ne
cesse de se remuer dans son lit, et rêve beaucoup en dormant; en s'éveillant le matin, il lui semble n'avoir pas
dormi du tout. (*Teuthorn.*)

Le soir, dans le lit (en sommeillant), il lui semblait que
quelqu'un lui jetât un mouchoir sur le visage, ce qui l'ef-
fraya beaucoup. (*Id.*)

Fréquens réveils, comme par peur; il lui semblait tomber (au bout de vingt-et-une heures). (*Langhammer.*)

Pendant qu'il est couché sur le dos, en dormant, il rêve
que quelqu'un s'étend sur lui; l'anxiété l'empêche de respirer et de crier, enfin il pousse un cri, et s'éveille tout
hors de lui (cauchemar). (*Teuthorn.*)

110. Frisson dans le dos, l'après-midi (au bout de six
heures). (*Langhammer.*)

Horripilation dans le dos, l'après-midi (au bout de huit
heures). (*Id.*)

Froid intérieur par tout le corps, et aussitôt après chaleur, surtout au visage, sans soif, vers le soir. (*Teuthorn.*)

Frissonnement, même auprès du poêle. (*Hartmann.*)

Chaleur par tout le visage, sans rougeur, ni sueur, avec
soif. (*Id.*)

115. Paresse pour le travail. (*Id.*)

Morosité; il parle peu. (*Teuthorn.*)

---

35. HELLÉBORE BLANC.

(*Veratrum album.*)

On emploie la teinture alcoolique de la racine de cette
plante.

Quoique la liste suivante de symptômes nous apprenne
quelle action puissante cette substance médicinale exerce sur
l'homme, avec quelle énergie elle modifie son état, et combien, par conséquent, nous devons attendre d'elle, lorsque
nous l'employons dans les circonstances où elle est indiquée;
cependant nous manquons encore d'une histoire complète
de ses symptômes, dont les détails dans lesquels je vais entrer
ne peuvent être considérés que comme une esquisse par-
tielle.

J'ai cependant voulu faire connaître ce que j'ai appris jusqu'à présent sur son compte, parce qu'on trouvera déjà l'occasion d'en tirer parti.

J'aurais bien pu alléguer à l'appui de mes symptômes ceux
que signalent les anciens médecins de la Grèce; mais je m'en
suis abstenu, pour n'avoir pas l'air de vouloir faire étalage
d'érudition.

Ce qu'il y a de certain, cependant, c'est que les anciens
n'auraient pas pu acquérir tant de célébrité par les cures
qu'ils opéraient avec l'hellébore blanc, à Anticyre et en d'autres lieux de la Grèce, si réellement ils n'avaient pas obtenu
des effets remarquables de cette plante, si elle ne leur avait
pas servi à rendre un grand nombre de malades à la santé.

Nos médecins actuels ne savent tirer aucun parti avantageux de l'hellébore blanc, et ils ne s'en servent point, parce
qu'ils ne peuvent le donner à leurs doses favorites, c'est-à-

dire par gros et par demi-onces, sans compromettre la vie.

Aussi laissent-ils incurables les maladies qui ne peuvent être guéries sans cette racine.

Ils n'ont pas soupçonné l'influence puissante qu'elle exerce sur la cure d'un tiers environ des aliénés, parce qu'ils ne savaient point quelle est l'espèce d'aliénation mentale à laquelle on doit l'opposer, et à quelle dose il faut l'employer pour qu'elle soit utile, pour qu'elle ne nuise pas.

Comme il ne peut pas y avoir de guérison rapide ou durable d'aucune maladie dynamique, sans le secours de substances médicinales ayant la puissance dynamique de provoquer elles-mêmes des états morbides analogues, il suffit, en ayant d'ailleurs égard aux autres symptômes, de faire principalement attention aux observations suivantes d'aliénation mentale, pour reconnaître quelles sont celles d'entre ces dernières qu'on peut combattre homœopathiquement avec succès par l'hellébore blanc.

Nous ne devons point imiter les anciens dans les doses qu'ils en prescrivaient. A la vérité, beaucoup de leurs malades guérissaient, mais beaucoup aussi périssaient par suite de ces énormes doses. Car dès-lors, comme encore aujourd'hui, il régnait en médecine le préjugé que les maladies dépendent d'un principe morbifique contenu dans le corps, et qu'on ne saurait par conséquent les guérir sans expulser cette cause matérielle. Voilà pourquoi, en appliquant l'hellébore blanc à la cure des maladies chroniques, les anciens ne le donnaient qu'à des doses d'un gros et plus, capables d'exciter d'énormes vomissemens et enfin aussi un effet purgatif. De là vient aussi que, même dans les cas où ils parvenaient à soulager leurs malades sans les faire vomir ou sans les purger, ils ne pouvaient se convaincre que la guérison s'effectuait d'une autre manière qu'à l'aide d'une évacuation par le haut ou par le bas.

Il est faux que les aliénés aient besoin de médicamens à hautes doses, et qu'ils les supportent, comme se l'imaginent encore aujourd'hui les médecins. A la vérité, les médicamens choisis d'une manière allopathique et inconvenante semblent, même à des doses élevées, attaquer peu la partie grossière de l'organisme et la santé générale des malades de cette classe. Mais là aussi la santé générale est assez ordinairement très-peu affectée, et la plupart des aliénés sont, sous ce rapport, des sujets fort robustes. Le mal s'est jeté en grande partie sur les organes invisibles et inaccessibles au scalpel de l'anatomie qui servent d'intermédiaire à l'âme pour régir le corps proprement dit. Ces organes si déliés sont ceux qui souffrent le plus en pareil cas, ceux sur lesquels porte plus particulièrement le désaccord.

Si l'on donne à de tels malades des médicamens allopathiques à hautes doses, la masse de leur corps en souffre peu, puisqu'on a vu vingt grains de tartre stibié ne point provoquer le vomissement; mais ce que nos médecins ne remarquent pas, parce qu'en général ils font peu d'attention à ce qui se passe sous leurs yeux, c'est que les organes de l'intelligence et du moral n'en sont que plus fortement atteints; sous l'influence de ces moyens violens et inconvenans, l'état des maladies s'aggrave manifestement, eu égard à la manie ou à la mélancolie, et souvent jusqu'au point de devenir désormais incurable.

Mais, ce que personne n'avait soupçonné jusqu'à ce jour, et ce qui n'en est cependant pas moins vrai, c'est qu'il suffit à ces maladies de l'esprit et du moral de doses aussi faibles que celles qui sont suffisantes dans les autres affections ordinaires; pourvu que le médicament soit parfaitement homœopathique, la guérison a lieu d'une manière rapide et durable, et les facultés, tant intellectuelles que morales, reprennent en toute liberté leur cours naturel.

Après avoir préparé une teinture telle que chaque goutte contînt seulement un quadrillionième de grain de la vertu de l'hellébore blanc, je n'ai jamais employé qu'une seule goutte de cette préparation, souvent même la très-petite partie d'une goutte. On peut la faire prendre au malade sans qu'il s'en doute en la mêlant avec sa boisson ordinaire, par conséquent sans avoir besoin de recourir à la violence, qui nuit toujours en pareil cas. Mais il faut que le régime de vie soit d'ailleurs réglé de manière à offrir la réunion de toutes les circonstances exigibles pour le retour et le maintien de la santé; il faut éviter toutes les substances médicinales qui pourraient entraver l'action de l'hellébore; il faut s'abstenir de toute influence morale ou physique capable d'exercer un trouble quelconque,

Les paroxysmes de douleurs analogues à ceux que l'hellébore blanc provoque par lui-même, et qui, chaque fois, plongent le malade dans un état de délire ou de démence pendant quelque temps, cèdent souvent à la plus petite dose de la dissolution dont je viens de parler.

Fréquemment aussi l'hellébore blanc a été employé avec succès dans des fièvres intermittentes qui ne consistaient qu'en froid extérieur, et qui étaient accompagnées seulement de chaleur interne et d'urine foncée en couleur, surtout lorsqu'il y avait sueur froide au corps ou au front.

Cette substance est très-utile, au moins comme moyen intercurrent, dans plusieurs affections hypochondriaques, de même que dans certaines espèces de hernies inguinales.

Quelques tasses de café fort sont le plus sûr moyen de dissiper les accidens fâcheux et subits qu'elle détermine quelquefois ; mais si alors un mal de tête pressif, le froid au corps et un assoupissement lourd sont les symptômes principaux, le camphre est l'antidote auquel on doit recourir.

Si le sujet est hors de lui, et dans l'anxiété, avec froid au corps, ou même sensation de chaleur brûlante dans le cerveau, c'est le cas d'employer la jusquiame. Le quinquina à petites doses est le moyen le plus propre à faire cesser les maux chroniques provoqués par l'abus de l'hellébore blanc, entre autres la fièvre quotidienne avant minuit.

Parmi les symptômes de l'hellébore blanc, dont on va lire le tableau, quelques uns semblent appartenir à la réaction, c'est-à-dire à un état inverse de l'effet primitif qui se prononce dans l'organisme ; mais il n'y a que des observations répétées qui puissent répandre de la lumière sur ce point.

J'ai vu les effets positifs de cette racine, employée même aux plus petites doses, durer cinq jours et au-delà.

Symptômes de l'hellébore blanc.

Vertige ; tout tourne autour de lui (au bout de trois heures et demie).

Défaut d'idées.

Perte de l'intelligence.

Étourdissement ; il semble que rien ne lui tient dans la tête.

5. Il est très-étourdi le matin.

Il lui semble être dans un état de rêve.

Délire calme ; froid par tout le corps, yeux ouverts, visage serein, parfois souriant, bavardage religieux ; il croit être ailleurs que chez lui (au bout d'une heure).

Etourdissemens continuels, pendant trois jours.

La mémoire l'abandonne.

10. Mal de tête pulsatif, par intervalles (au bout de six heures).

Céphalalgie pulsative au dessus de l'œil gauche, pendant un quart d'heure (au bout d'une heure).

Céphalalgie pressive et pulsative.

Le matin, après le réveil, pression sourde au vertex.

Hémicranie pressive, et, en même temps, mal d'estomac (au bout de quatre heures).

15. Mal de tête, comme si le cerveau était brisé en morceaux.

Par accès, douleur çà et là dans le cerveau, qui se compose de brisure et de pression.

Céphalalgie constrictive, comme par l'effet d'un lien, avec constriction douloureuse dans le pharynx.

Le sang se porte avec force à la tête, en se baissant (au bout de huit heures).

(Sensation à la tempe, comme s'il coulait une goutte d'eau dessus, mais sans nulle sensation de fraîcheur.)

20. Sensation de chaleur et de froid en même temps à la tête, avec sensibilité des cheveux.

Il éprouve du froid au vertex et en même temps aux pieds (au bout d'une heure).

Prurit au front.

Sueur froide au front.

Les pupilles ont de la tendance à se rétrécir.

25. Rétrécissement des pupilles (au bout d'une heure et demie), avec douleur compressive continuelle dans les yeux.

Dilatation des pupilles.

Grande dilatation des pupilles (au bout de quatre heures).

Sentiment de faiblesse dans les yeux.

Yeux ternes et cernés de bleu.

30. Distorsion et proéminence des yeux.

Diplopie.

Une sorte de paralysie des paupières, qui semblent trop lourdes, et qu'à peine peut-il soulever, malgré tous ses efforts.

Sensation de sécheresse des paupières.

Les paupières sont sèches, surtout après qu'il a dormi; elles causent la même douleur que si elles étaient à vif; elles sont immobiles et agglutinées.

35. *Sécheresse extrême des paupières.*

Il coule beaucoup d'eau des yeux, avec douleurs sécantes, sensation de sécheresse et chaleur dedans (au bout d'une demi-heure).

Forte sensation de chaleur dans les yeux, qui dure long-temps.

Les paupières s'agglutinent ensemble pendant le sommeil (au bout de deux heures).

Chaleur dans les yeux et la face, avec rougeur des joues, comme par l'effet d'une vapeur chaude.

40. Ophthalmie douloureuse, avec mal de tête énorme, qui ne lui permet pas de dormir les nuits (au bout de six jours.)

Inflammation de l'œil, avec douleur tiraillante.

Inflammation du blanc de l'œil, avec douleur tiraillante dedans.

Face froide, hippocratique.

Teinte bleuâtre du visage.

45. (Sensation vulsive, pinçante, dans les parties muscu-leuses du visage) (au bout de trois heures).

Douleur tractive et tensive à toute la moitié droite de la face et à l'oreille du même côté.

(Sueur au visage et dans le creux des aisselles, en mar-chant.)

Le matin, pression dans l'oreille droite (au bout de deux jours).

Tintement d'oreilles.

50. Bruit, comme de vent ou d'ouragan, dans les oreilles.

(Même sensation que s'il y avait une peau tendue devant l'oreille.

Dureté de l'ouïe ; l'une ou l'autre oreille est bouchée.

Tiraillement dans le lobe de l'oreille.

Douleur pressive dans le conduit auditif.

55. Vifs élancemens immédiatement derrière l'oreille gauche et la mâchoire.

Il a comme une odeur de fumier dans le nez (au bout de seize heures).

Sensation comme si le nez était sec en dedans, semblable à celle qu'on éprouve dans le nez sur une route couverte de poussière (au bout de trois heures).

(Saignement de nez , la nuit, en dormant.)

Sensation, comme si le nez était ulcéré en dedans.

60. Sensation comme de compression et de pression aux os du nez.

La peau des lèvres se gerce.

Ardeur à la partie rouge de la lèvre supérieure et un peu au dessus.

Eruption boutonneuse non loin du coin de la bouche, sur le bord de la partie rouge, qui est douloureuse par elle-même; et plus encore quand on y touche.

Ecume à la bouche.

65. *Il ne peut point parler.*

Occlusion des mâchoires.

Pression sourde dans les muscles gauches de la mâchoire, semblable à une forte pression avec un morceau de bois mousse.

Douleur dans les glandes sous-maxillaires, comme si on les pinçait (au bout de trois heures).

Branlement des dents.

70. Constriction spasmodique de la gorge, comme après avoir mangé un fruit vert.

Rétrécissement de la gorge, comme par un gonflement qui la comprimerait.

Ardeur dans la gorge.

Grattement dans la gorge.

Apreté dans la gorge.

75. Sentiment d'engourdissement au palais, comme quand une partie brûlée se cicatrise ou reste couverte d'un épiderme épais, ou comme si le palais était couvert d'une pellicule de pruneau.

Sécheresse dans la gorge, que les boissons ne font point cesser (au bout de six heures).

Répugnance pour les alimens chauds ; ils ne lui plaisent pas, même après qu'il est resté long-temps sans manger ; mais il demande du fruit.

Appétence pour le fruit.

Appétence pour le jus de citron.

80. Appétence pour les choses aigrelettes.

Diminution du goût ; goût pâteux dans la bouche (au bout d'un quart d'heure.)

(Goût acide continuel dans la bouche, avec afflux d'une grande quantité de salive aqueuse.)

Salive insipide ; défaut de goût dans la bouche.

Sensation et fraîcheur dans la bouche et la gorge, semblables à celles qu'excite la menthe poivrée.

85. Goût putride herbacé dans la bouche (au bout de trois heures).

Goût piquant, semblable à celui de la menthe poivrée, dans la gorge, avec chaleur montant de la gorge dans la bouche, qui persiste et s'accompagne de nausées et de soulèvemens de cœur.

Goût putride, comme de fumier, dans la bouche.

Eructation (sur-le-champ).

(Rapports, même à jeun ; rapports acides, l'après-midi.)

90. Rapports amers.

Eructations, le soir, après s'être mis au lit ; ensuite, sensation de grattement au larynx, presque comme dans le soda (au bout de douze heures).

(Rapports ayant le goût de ce qu'on a mangé.)

La salive lui coule continuellement de la bouche.

Pendant qu'il mange, nausées, avec faim et pression dans la région de l'estomac, qui cessent aussitôt après avoir mangé.

95. Après le déjeuner, envie de vomir qui cesse après avoir mangé de la viande, à dîner (au bout de douze heures).

Grandes nausées avant le vomissement.

Envie de vomir, avec goût de bile dans la bouche.

Vomissement à deux reprises, chacune de trois ou quatre efforts ; dans l'intervalle d'un quart d'heure entre ces deux accès, les nausées continuèrent ; les matières vomies avaient une odeur aigre (1).

____

(1) Le vomissement fut calmé par du lait froid, mais il survint ensuite un froid étonnant dans le lit.

Vomissement d'abord de bile, puis de mucosités très-visqueuses.

100. Avant de vomir, chaque fois, frisson par tout le corps.

Dès le début du vomissement, il est obligé de se coucher, et en cessant de vomir, il est tellement affaibli que les fémurs semblent vouloir se détacher des hanches.

Hoquet.

Hoquet, le matin, en fumant (comme à l'ordinaire) (au bout de vingt-quatre heures).

Pression au cœur.

105. Douleur resserrante dans le creux de l'estomac, plus en marchant qu'en se tenant tranquille.

Douleur d'estomac, comme dans la faim canine.

(Sentiment de faiblesse de l'estomac, avec froid interne et faible pression à la région stomacale.)

Violente pression dans le creux de l'estomac, qui s'étend jusque dans le sternum, la région sous-costale et les os iléons (au bout de huit heures).

Après un repas modéré, en marchant, élancement à la région de la rate (au bout de vingt-quatre heures).

110. Douleur tensive dans les hypochondres, semblable à celle que produiraient des vents.

Douleurs pressives et tractives autour du creux de l'estomac.

Douleur dans les hypochondres et dans la poitrine, parce que les vents ne sortent point.

Tantôt sur un point et tantôt sur un autre, douleur dans le bas-ventre, comme si l'on y donnait des coups de couteau (sur-le-champ).

Douleur tiraillante, tractive, pendant des minutes entières, dans la profondeur de l'hypogastre, mais surtout au dessus du pubis (au bout d'une heure).

115. *Douleurs sécantes dans le ventre* (au bout de douze heures.

De grand matin (vers quatre heures), tranchées dans le ventre, avec diarrhée.

Colique venteuse, qui envahit tout le bas-ventre et les intestins, tantôt sur une partie, tantôt sur une autre; plus les vents sortent tard, et plus leur émission est difficile (de la sixième à la douzième heure).

Douleur comme de brisure dans les intestins, parce que les vents refusent de sortir.

Pression douloureuse dans la région du cœcum , comme si un vent s'y trouvait emprisonné spasmodiquement (au bout d'une heure).

120. Émission fréquente de vents (les premières heures).

Les vents sortent avec violence par le haut et par le bas.

Vulsion dans les muscles du ventre, avec chaleur non désagréable dans la poitrine (au bout d'une demi-heure).

Avant d'aller à la selle, sensation profonde dans l'hypogastre , comme aux approches d'une défaillance.

Avant d'aller à la selle ; tournoyement dans le bas-ventre et le dos, et grande faiblesse auparavant ; après la selle, il se sent plus fort et plus léger.

125. Pendant l'évacuation par le bas , anxiété, avec crainte d'une apoplexie.

Il sort inopinément un peu de matières liquides avec les vents (au bout de quatre, de six heures).

Selles rapides, fréquentes, molles (les premières heures).

Après le dîner, il sort inopinément des matières liquides avec les vents, ensuite diarrhée âcre , avec ténesme (au bout d'une heure).

Les excrémens sont âcres (au bout de douze heures).

130. Ardeur à l'anus en allant à la selle (au bout de douze heures).

Resserrement du ventre , à cause de la dureté et du volume des matières (au bout de trois, de quatorze heures).

Besoin d'aller à la selle dans l'épigastre ; cependant la selle n'a lieu que difficilement, ou même n'a point lieu , comme par inaction du rectum, et défaut de mouvement péristaltique dans les autres intestins (au bout de quatre, de quinze heures).

Mal de ventre sourd , avec gonflement et tension de l'abdomen par des vents , et agitation.

Toutes les évacuations sont supprimées (1).

135. Diarrhée avec douleurs pendant et après la selle.

(1) Pendant quelques jours , par l'effet d'une dose trop forte,

Efforts comme pour la formation d'une hernie inguinale.

Mouvement comme si une hernie allait s'étrangler.

En toussant, il survient des élancemens qui se dirigent du ventre le long du cordon ombilical, à travers l'anneau (au bout de trois heures).

Pression vers l'anus, avec hémorrhoïdes borgnes.

140. Hémorrhoïdes borgnes (au bout de dix heures).

Ardeur d'urine.

L'urine, peu abondante, est jaune, et se trouble dès sa sortie même (au bout de vingt-quatre heures).

Acreté de l'urine.

Elancement à l'orifice de l'urètre, après avoir uriné.

145. Douleur pinçante dans l'urètre, en n'urinant pas.

Douleur dans l'urètre, comme s'il était lié derrière le gland, avec inutiles efforts pour uriner, la vessie étant vide (au bout de vingt-quatre heures).

Ecorchure du prépuce.

Douleur tractive dans les testicules.

Erections.

150. Grande sensibilité des parties génitales (au bout de douze, de quinze heures).

Les règles, supprimées depuis long-temps, reviennent à la nouvelle lune.

Pendant le flux menstruel (interrompu pendant six semaines), mal de tête (tiraillement?), surtout le matin, avec envie de dormir ; le soir, la céphalalgie diminue.

Coryza (au bout de huit heures).

Catarrhe sur la poitrine, sans toux proprement dite (involontaire); il lui faut tussiculer pour arracher les mucosités de la gorge (au bout de trois heures).

155. Grattement dans la gorge, comme dans un catarrhe.

Chatouillement tout au bas des bronches, qui excite à tousser, avec expectoration facile (au bout d'une, de cinq heures).

Tussiculation sèche, par l'effet d'un chatouillement à la partie la plus inférieure du sternum (sur-le-champ).

Chatouillement, tout-à-fait au bas des bronches, qui excite à tousser, sans expectoration (au bout de vingt-quatre heures).

En toussant, oppression sur la poitrine.

160. Au moindre mouvement, même dans la chambre, respiration courte (sorte d'oppression de poitrine), qui ne cesse qu'en restant assis dans une parfaite tranquillité.

Constriction spasmodique du larynx, avec rétrécissement des pupilles.

Accès de constriction du larynx, de suffocation, avec proéminence des yeux (au bout d'une demi-heure).

Sa respiration s'interrompt.

Constriction douloureuse de la poitrine, comme par un lien.

Dans le côté gauche de la poitrine, douleur constrictive, comme une crampe, qui revient périodiquement (sur-le-champ).

Beaucoup d'oppression sur la poitrine, et, en respirant, douleur dans le côté, surtout le matin, en se levant (au bout de cinq jours).

Douleur resserrante à la région du sternum, plutôt en buvant qu'en mangeant.

170. *Douleur pressive à la région du sternum, après avoir bu et mangé.*

Pression à la région du sternum (au bout de deux heures).

Pression qui se termine en un élancement au dessous de la dernière côte droite, plus forte pendant l'inspiration qu'en tout autre temps (au bout de vingt-quatre heures).

Douleur sécante dans la poitrine (au bout de quinze heures).

Douleur sous les côtes, principalement en expirant.

175. Quelques accès, pendant la journée, de douleur lancinante dans le côté droit de la poitrine, qui intercepte la respiration.

Douleur pulsative, légèrement lancinante, sur un petit point du côté gauche de la poitrine (au bout de cinq heures).

Anxiété extrême, qui intercepte la respiration.

Violens battemens de cœur, qui soulèvent les côtes, sans douleur.

Pesanteur de la tête, à la nuque; les muscles de la nuque ne peuvent pas soutenir la tête.

180. Les muscles de la nuque sont comme paralysés.

Raideur paralytique de la nuque, qui produit le vertige, surtout pendant le mouvement.

Tout autour du cou, et à la poitrine, léger élancement, semblable à des piqûres d'orties, que le frottement de la main fait disparaître (avec rougeur à la peau, et élévations miliaires perceptibles seulement au toucher).

Douleur à l'extérieur du cou, comme si la peau y était écorchée.

Douleur entre les omoplates, même en se tenant assis, qui devient très-resserrante en tournant le corps.

185. *Douleur rhumatismale, plus prononcée pendant le mouvement, entre les omoplates, et depuis la nuque jusqu'au sacrum, qui se manifeste surtout en allant à la selle.*

Violente pression sur les omoplates, comme si elles avaient été brisées de coups.

Après s'être levé de son siége, pendant le mouvement, douleur paralytique et contusive dans l'articulation du sacrum et du genou.

Douleur dans le sacrum, en marchant sur un terrain plat, et non en se tenant assis (le matin).

En se baissant, il éclata au sacrum un élancement, qui dura long-temps.

190. En se tenant debout, douleur pressive dans le sacrum.

Douleur sécante sur l'épaule, qui ressemble à une seule section.

Douleur en forme de goutte, dans le muscle deltoïde et dans le genou.

Les bras causent une douleur paralytique, comme contusive ; ce n'est qu'avec douleur et peine qu'il peut les lever et les tenir levés.

Douleur contusive, paralytique, du bras gauche, en l'étendant.

195. Sentiment de froid aux bras, en les levant.

Sensation dans les bras, comme s'ils étaient trop pleins et enflés.

Douleur dans le milieu de l'avant-bras gauche, comme si les os étaient comprimés.

Tremblement dans le bras, quand on empoigne quelque chose.

Vulsion dans le poignet droit, et plus haut vers le coude.

200. (Dartre sèche sur la main, entre le pouce et le doigt indicateur.)

Prurit rongeant au côté interne du poignet (au bout de vingt-quatre heures).

Fourmillement dans les mains et les doigts.

Fourmillement dans la main, comme si elle avait été engourdie.

Fourmillement dans les doigts, qui cause de l'anxiété.

205. Engourdissement des doigts (au bout d'une heure).

La seconde série des phalanges des doigts est douloureuse quand on empoigne quelque chose (au bout de vingt heures).

Tubercule rouge et indolent sur le dos des doigts, entre la seconde et la troisième articulation (au bout de vingt heures).

Douleur tensive dans le doigt médius, pendant le mouvement (au bout de vingt heures).

Douleur comme de luxation dans l'articulation du pouce.

210. Douleur pruriteuse brûlante dans la première phalange du petit doigt, comme s'il était gelé.

Paralysie douloureuse, comme à la suite d'une trop grande fatigue, dans les membres supérieurs et inférieurs ; à peine peut-il se traîner.

Difficulté extrême de marcher, comme une paralysie, d'abord de l'articulation de la cuisse droite, et ensuite de celle de la gauche.

Les cuisses et les hanches lui causent la même douleur que si elles étaient paralysées.

Lassitude, presque uniquement dans les cuisses et les genoux.

215. Démarche chancelante.

Craquement au genou.

Douleur sécante au genou, qui passe promptement, comme un seul coup de couteau.

(Élancement dans le genou et la cheville du pied) (au bout de cinq jours).

Traction parfois dans les genoux, en marchant et en se tenant assis.

220. Tension dans les jarrets, en se tenant debout et en marchant, comme s'ils étaient trop courts.

Douleur contusive dans les genoux, en descendant l'escalier (au bout de quatre heures).

Vulsion douloureuse dans le genou droit.

Soulèvement visible du genou, en se tenant assis (l'après-midi), une fois par quart d'heure et par demi-heure, sans douleurs, cependant avec frayeur chaque fois ; le soir, après s'être couché, ce symptôme cessa.

Ebranlement en quelque sorte électrique, suivi d'une douleur contusive dans le genou et dans le coude.

225. Douleur dans les jambes, les genoux surtout, comme par l'effet d'une grande lassitude, ou comme si de grosses pierres y étaient attachées ; pour se soulager, il est obligé de les changer de place à chaque instant (au bout de quarante-huit heures).

Douleur dans l'os, au dessous du genou, en s'appuyant sur la jambe, comme si elle avait été cassée, et qu'elle n'eût point encore assez de soutien.

Douleur d'appesantissement des jambes, comme par l'effet de la lassitude.

Douleur dans les mollets et les tibias, comme s'ils allaient se briser.

Fourmillement dans les jambes, jusqu'au genou ; remuement douloureux dedans.

230. Pesanteur douloureuse dans les jambes, le matin, comme si elles étaient menacées de paralysie.

Douleur tiraillante dans le tibia.

Crampe dans les mollets.

Les pieds enflent rapidement, et désenflent au bout de quelques heures.

Vulsions qui se succèdent rapidement dans le pied faible, en se tenant debout, mais non en marchant (au bout de trois jours).

235. Froid dans les pieds, avec tremblement.

En marchant, douleur tensive dans les tendons extenseurs des orteils.

Ardeur dans les chevilles.

Douleurs lancinantes dans le gros orteil (au bout de cinq heures).

L'hellébore blanc reproduit la goutte.

240. Prurit presque brûlant dans le talon gauche, en dessous (au bout de deux heures).

Prurit rongeant à la peau (au bout de douze heures).

Eruption cutanée psoriforme.

II.   29

Petits boutons douloureux, agglomérés par places.

Eruption miliaire, qui, lorsqu'on s'échauffe, cause du prurit, même dans la journée; après s'être gratté, les places causent de l'ardeur, et il s'y manifeste des tubercules, comme après des piqûres d'ortie.

245. Prurit qui, à juger d'après la sensation, a son siége dans les os.

Douleur dans les parties musculeuses du corps, qui se compose de pression et de brisure.

Sensation dans les os, comme s'ils étaient brisés (au bout de deux heures).

Elancemens passagers, çà et là, dans le corps.

Douleur tractive dans les membres.

250. En marchant vite, douleur tractive dans les membres, qui cesse en continuant à marcher.

En s'asseyant, douleur tiraillante dans les muscles extenseurs.

(Douleur dans les membres sur lesquels on est couché, comme si le lit était trop dur.)

Pression à la cheville, comme si l'os était immédiatement comprimé (au bout de huit jours).

Raideur des membres, surtout avant midi, et après s'être tenu debout.

255. *Engourdissement des membres.*

Douleur dans tous les membres, comme s'ils étaient épuisés par une trop grande fatigue.

Faiblesse chronique.

L'air libre l'affecte et lui est désagréable, comme à un convalescent.

Il sue aisément au moindre mouvement.

260. Accablement, comme par l'effet d'un air trop chaud.

Syncope.

Mouvemens lents du corps.

Défaut de ressort des muscles.

Faiblesse extrême (1).

265. Epuisement des forces : il s'affaisse sur soi-même.

Affaissement des forces, comme dans une paralysie.

____

(1) Le fer parut la guérir.

Chute rapide des forces, qui engage au sommeil, avant midi.

Lassitude dans tous les membres.

Propension à se coucher.

270. Le matin, lassitude somnolente, qui l'empêche de se lever du lit.

Sommeil stupéfiant, coma vigil.

Coma vigil ; un œil est ouvert, et l'autre fermé, ou à demi ; il a souvent des sursauts, comme s'il éprouvait des frayeurs (au bout d'une demi-heure).

(Après s'être mis au lit, le soir, jusqu'à près de minuit, anxiété ; et, au milieu d'un coma vigil, mouvémens tractifs dans le bas-ventre, qui excitent des bourdonnemens dans la tête.)

Envie de dormir, avec sursauts produits par la frayeur, qui l'empêchent de dormir ; ensuite, accidens fébriles.

275. Le soir, quand il veut s'endormir, sueur par tout le corps.

Le matin, un peu de sueur, surtout au visage ; tendance aussi, dans la journée, à suer de la face.

Le soir, aussitôt qu'il est au lit, chaleur et sueur, mais plus de chaleur que de sueur. Pendant le sommeil, il met les bras sur sa tête (les premières heures).

Sanglots pendant le sommeil.

280. Rêves vifs et inquiétans, de voleurs ; il s'éveille tout effrayé, et croit encore que son rêve dure.

Rêve dans lequel on la chasse à outrance.

(Sommeil par trop profond.)

Bâillemens.

(La nuit, il se réveille, avec froid et tremblement dans le bras droit.)

285. Mouvemens fébriles.

Le pouls est très-lent et il a presque disparu (au bout de quatre heures et plus).

Frissonnement à la peau, par exemple du visage (au bout de deux heures).

Sueur froide.

Froid par tout le corps.

290. Fièvre (1), qui revient plusieurs jours, parfois pendant long-temps.

Fièvre quotidienne, avant minuit.

Le soir, chaleur et rougeur au visage (et frisson au corps), et le matin aussi, dans le lit, chaleur au visage.

Chaleur à la partie antérieure de la tête et au front, qui fait place à une sueur d'abord chaude, puis toujours froide.

Rougeur et chaleur du visage, avec léger frisson fébrile.

295. *Chaleur et rougeur au visage*, et chaleur dans les mains; esprit sans souci, dont l'attention ne se porte que sur les objets d'alentour, avec disposition à la frayeur (au bout d'une heure).

Taciturnité.

Il ne parle pas, à moins qu'on ne l'y excite, et alors il dit des choses désagréables.

Il se chagrine quand il en a sujet (au bout de quatre heures).

Il recherche les défauts des autres (et les leur reproche).

300. Envie de travailler.

Agitation inquiète.

Activité et mobilité, avec diminution des douleurs et des passions.

Excès de sensibilité : exaltation des facultés de l'esprit.

Il est gai outre mesure.

305. Tremblement par tout le corps.

Crainte.

Découragement, désespoir.

Mélancolie, avec froid, et fréquentes envies de vomir.

Morosité, abattement, mélancolie, avec pleurs involontaires et propension à baisser la tête.

310. Il est inconsolable d'un malheur imaginaire; jette les hauts cris, se promène en hurlant dans la chambre, avec les yeux tournés vers la terre, ou s'asseoit dans un coin en sanglottant; cet état est pire le soir; sommeil seulement jusqu'à deux heures.

Il gémit, est hors de lui, et ne sait où se mettre (au bout de deux, de trois heures).

Anxiété, comme par le fait d'une conscience bourrelée, comme s'il avait fait quelque chose de mal.

(1) Je l'ai observée parfois le soir, et quelquefois aussi le matin.

Anxiété, comme s'il prévoyait un malheur, comme si quelque événement fâcheux le menaçait.

Sensation générale comme s'il allait bientôt périr, mais avec résignation.

3, 5. Douce mélancolie, allant jusqu'à verser des pleurs (au bout de vingt-quatre heures).

Observations recueillies par d'autres.

Vertige. (*Smyth, S. Ledelius.*)

Vertige; tout lui tourne dans la tête. (*Greding.*)

Vertige énorme. (*Reimann.*)

Il n'avance point dans ses travaux d'esprit; les idées ne tardent point à lui manquer. (*E. Stapf.*)

5. Ivresse et vertige (au bout de vingt-quatre heures). (*F. Hahnemann.*)

Le mal de tête augmente jusqu'au vertige, en marchant, mais cesse en s'asseyant (au bout de deux heures), (*J.-C. Teuthorn.*)

Mémoire presque entièrement abolie; il oublie les mots au moment de les dire. (*Greding.*)

Disparition presque totale des sens. (*Vicat.*)

Hébétude dans la tête, avec nausées, pendant deux jours. (*F. Hahnemann.*)

10. Mal de tête. (*Ledelius.*)

Mal de tête, avec quelque peu de raideur. (*Greding.*)

Mal de tête, avec vomissement de mucosités vertes. (*Id.*)

Mal de tête et douleur dans le dos, avec mal de ventre et envie de vomir. (*Id.*)

La tête est douloureusement entreprise, avec pression tensive, tantôt dans les tempes, tantôt davantage au vertex, plus violente en se tenant assis droit et debout, mais diminuant, en se baissant, ou en se couchant sur le dos, avec rétrécissement des pupilles. (*Stapf.*)

15. Mal de tête sourdement pressif, qui s'étend des tempes vers le front, augmente en se penchant en avant, mais cesse en se renversant en arrière, et en appuyant la main sur la partie, mais reparaît après qu'on s'est redressé (au bout de trois heures). (*Teuthorn.*)

Céphalalgie pressive au vertex, qui devient pulsative pendant le mouvement. (*H. Becher.*)

Douleur sécante intérieure au vertex (au bout de quatre heures). (*C. Franz.*)

Élancemens isolés dans le front, même en se tenant assis (au bout de quatre heures). (*Teuthorn.*)

Il a la tête très-lourde, et tout lui tourne dedans. (*Ledelius.*)

20. Bruissement dans le front, avec céphalalgie interne sourde (au bout de quatre heures). (*Franz.*)

Douleur tractive dans la tête et le sacrum. (*Greding.*)

Violent mal de tête, avec flux d'urine. (*Id.*)

Mal de tête énorme, qui cesse à l'apparition des règles. (*Id.*)

Ébranlement dans la tête et vulsions dans le bras gauche, avec pâleur des doigts. (*Id.*)

25. Élancement pruriteux, rongeant, continuel, sur le cuir chevelu, qui oblige à se gratter (au bout de dix heures et demie). (*Franz.*)

Sensation dans les cheveux du côté droit de la tête, comme si une mèche était électrisée; fourmillement dedans et sorte de hérissement des cheveux, avec un léger frisson de la peau au dessous (au bout de cinq heures). (Stapf.)

Au milieu du mal de tête, raideur douloureuse dans la nuque. (*Id.*)

Contraction des pupilles (sur-le-champ et au bout de six heures). (*Becher.*)

Très-grand resserrement des pupilles, dans les six premières heures. (*Stapf.*)

30. Pupilles très-dilatées (au bout de quatre heures). (*Teuthorn.*)

Dilatation énorme des pupilles, avec faiblesse très-notable de la vue; il ne reconnaît pas ou ne reconnaît que très-lentement les personnes même qui sont proches de lui (le soir à sept heures) (au bout de huit heures). (*Stapf.*)

Douleur dans les yeux. (*Greding.*)

Il se plaint de douleur dans les deux yeux, et remue les mains au dessus de la tête. (*Id.*)

Douleur pressive dans l'œil, avec défaut d'appétit (1). (*Id.*)

______

(1) En même temps, croûte inflammatoire sur le sang.

35. Après une courte méridienne, pression dans les paupières, comme si elles étaient trop sèches; ensuite les yeux se remplissent d'eau (au bout de six heures et demie). (*Stapf.*)

Sensation presque douloureuse de sécheresse dans la paupière supérieure, comme s'il y avait du sel entre elle et l'œil, sans grande douleur dans l'œil, à midi, en sortant de table. (*Id.*)

Elancement douloureux, pressif, dans la paupière supérieure, à l'angle externe (au bout de dix heures). (*Franz.*)

Petits élancemens vifs dans les coins des yeux. (*Id.*)

Petit élancement pruriteux à l'extérieur des paupières (au bout de deux heures). (*Id.*)

40. L'œil droit cause une douleur comme de brisure à l'angle externe, par accès répétés; en appuyant sur la partie, elle cesse de faire mal (au bout de trois heures). (*Id.*)

Fréquemment, larmoyement des yeux, qui sont rouges, comme dans le coryza (au bout de six heures). (*Becher.*)

Chaleur dans les yeux, avec mal de tête. (*Greding.*)

Rougeur du blanc de l'œil droit. (*Id.*)

Inflammation de l'œil droit. (*Id.*)

45. Inflammation de l'œil droit, avec chaleur fébrile. (*Id.*)

Forte inflammation de l'œil. (*Id.*)

Yeux d'un aspect aqueux, comme s'ils étaient tapissés de blanc d'œuf. (*Teuthorn.*)

Teinte bleuée de l'œil gauche, avec fréquens rapports. (*Greding.*)

Torsion des yeux en arrière, de manière qu'on n'en voit que le blanc, pendant une heure. (*Borrichius.*)

50. Etincellement devant les yeux. (*Greding.*)

Quand il se lève de son siége, il aperçoit des taches noires et des étincelles devant ses yeux; ce phénomène l'empêcha de rester debout pendant huit heures, qu'il fut obligé de passer assis ou couché (au bout de trois heures). (*Teuthorn.*)

Il perd la vue; il ne peut point voir. (*Borrichius.*)

Pâleur du visage. (*Greding.*)

Visage d'un rouge foncé et chaud. (*Id.*)

55. Rougeur du visage, avec grande soif et flux d'urine. (*Id.*)

Rougeur et chaleur extraordinaires du visage. (*Id.*)

Ardeur au visage et à la tête. (*C. Gesner.*)

Prurit çà et là au visage et derrière les oreilles, comme s'il allait y survenir de petits boutons (sans rougeur visible), avec sensation d'écorchure derrière les oreilles (au bout de vingt-huit heures). (*Stapf.*)

Prurit fourmillant, en différens endroits du visage, plus cuisant que lancinant, après quoi apparaissent de petits boutons rouges, avec un bord rouge dur, élevé, et une petite tête brune, ensuite pleins de pus jaune, qui sont d'abord indolens, mais qui à leur maturité causent une douleur ulcérative en y touchant. (*Franz.*)

60. Eruption miliaire serrée sur la joue, avec douleur au visage. (*Greding.*).

Eruption d'un rouge cuivreux au visage, autour de la bouche et au menton. (*Id.*)

Bouffissure du visage pendant plusieurs jours. (*Id.*)

A midi, vulsion, dans la joue, scintillation devant l'œil gauche, pâleur du visage et syncope, après quoi vomissement d'une quantité d'écume blanche; accident qui revient pendant trois jours. (*Id.*)

Elancemens dans la joue droite et le côté droit de la poitrine, avec salivation. (*Id.*)

65. Elancemens isolés, profonds, dans l'oreille gauche. (*Teuthorn.*)

Dans l'oreille droite, d'abord sentiment comme d'un souffle froid, ensuite grande sensation de chaleur dedans, puis, de nouveau, sentiment de froid, et ainsi de suite alternativement, à plusieurs reprises (au bout de vingt-six heures). (*Stapf.*)

Lorsqu'il se lève de son siége, il est pris aussitôt de bruissement dans les oreilles, et il lui semble avoir du feu devant les yeux, pendant huit heures (au bout de quatre heures). (*Teuthorn.*)

Il se plaint de surdité et de douleur de poitrine. (*Greding.*)

Fourmillement et prurit cuisant au dessous du lobule de l'oreille droite. (*Franz.*)

70. Taches rouges sur le nez. (*Greding.*)

Vésicules serrées les unes contre les autres sur le nez.
(*Id.*)

Saignement par la narine droite. (*Id.*)

Eruption vésiculeuse au coin gauche de la bouche. (*Id.*)

Eruption rouge autour de la bouche et au menton. (*Id.*)

75. Le soir, sécheresse des lèvres et de la langue, non
sans soif (au bout de treize heures). (*Franz.*)

En ouvrant les mâchoires, douleur lancinante dans l'articulation, qui l'empêche d'abaisser convenablement la mâchoire inférieure (au bout de quatre heures). (*Teuthorn.*)

En mangeant, tous les muscles de la mâchoire inférieure
causent une douleur comme contusive, de sorte qu'il est
obligé de cesser de manger. (*Id.*)

Tubercule douloureux à la mâchoire inférieure, qui cause
d'abord une douleur constrictive lorsqu'on y touche, mais
devient ensuite un bouton plein de pus, entouré d'un bord
enflammé. (*Franz.*)

Douleur cuisante en avant, à la mâchoire inférieure (au
bout de neuf heures) . (*Id.*)

80. Les glandes du côté gauche de la mâchoire inférieure
se gonflent ; en même temps, mal de gorge intérieur, surtout
au côté gauche, qui, en avalant, cause une sorte de constriction du larynx, laquelle persiste quelque temps après la
déglutition (au bout d'une heure). (*Becher.*)

Traction et pression au côté gauche du cou. (*Franz.*)

Grincement de dents. (*Greding.*)

Gonflement de la gencive et de la mâchoire inférieure. (*Id.*)

Grand mal de dents et de tête. (*Id.*)

85. D'abord, mal de dents, puis gonflement et rougeur de
la face. (*Id.*)

Grande faiblesse, avec le mal de dents et l'inflammation
des amygdales. (*Id.*)

Odontalgie dans les dents molaires supérieures gauches,
composée de pression et de pesanteur, comme si l'on avait
coulé du plomb dedans. (*Franz.*)

Mal de dents, d'abord pressif, puis se terminant, pendant
la mastication, en une traction qui s'épanouit dans la racine,
même lorsqu'il ne tient qu'une chose molle entre les dents.
(*Id.*)

Bégayement. (*S. Grassius.*)

90. Aphotie. (*Roedder.*)

Ardeur sur la langue et dans le pharynx. (*Gesner.*)

Ardeur dans la bouche, comme si on l'avait frottée de poivre; seulement elle n'est point sèche (au bout d'une heure). (*Stapf.*)

Ardeur dans la gorge. (*Bergius.*)

Inflammation dans l'intérieur de la gorge. (*Greding.*)

95. Sensation de chaleur dans le fond de la bouche et la gorge. (*Franz.*)

Après la nausée, d'abord douleur dans la bouche, puis forte inflammation de la bouche; enfin langue très-rouge et gonflée. (*Greding.*)

Sécheresse dans la bouche, au palais, et soif d'eau. (*Becher.*)

Viscosité et sécheresse dans la bouche, sans soif particulière. (*Stapf.*)

Le matin, après le réveil et le lever, pendant une heure, sensation extrêmement pénible de sécheresse et de viscosité dans la bouche, sans soif, qui ne diminue que peu, même après s'être rincé la bouche (au bout de vingt heures). (*Id.*)

100. Humectation de la bouche, alternant avec sa sécheresse et sa viscosité (au bout de vingt-quatre heures). (*Id.*)

Il s'amasse dans la bouche beaucoup d'eau insipide. (*Id.*)

Salivation. (*Greding.*)

Salivation gluante. (*Id.*)

Il lui vient subitement, dans la gorge, beaucoup d'eau, qu'il ne peut avaler assez vite, et qui le suffoque souvent, en tombant dans la trachée-artère (au bout de douze heures et demie). (*Franz.*)

105. Il lui remonte du froid dans la gorge, et il a froid aussi à une partie du palais, après quoi sa bouche s'emplit d'une grande quantité de liquide mucilagineux, chaud, douceâtre et salé, puis le froid cesse pendant quelques instans dans la gorge et au palais, mais revient (au bout de vingt-quatre heures). (*Stapf.*)

Accroissement de la sécrétion salivaire, avec goût âcre et salé dans la bouche et sur la langue, et grande chaleur tant au creux des mains qu'à celui de l'estomac. (*Greding.*)

Ecoulement muqueux de la bouche ; vers midi. (*Id.*)

Douleur tractive dans la gorge, soif et mal de ventre. (*Id.*)

Gonflement du pharynx. (*Reimann.*)

110. Gonflement de la gorge, avec même sensation que s'il allait suffoquer. (*Gesner.*)

Hocquet. (*Smyth*, *J. de Muralto.*)

Hoquet, pendant une demi-heure. (*Gesner.*)

Hoquet prolongé. (*Greding.*)

Il a la poitrine si pleine, qu'il serait disposé à avoir continuellement des éructations, sans nausées. (*Franz.*)

115. Fréquens efforts d'éructation. (*Greding.*)

Violens rapports, en grande partie d'air (au bout de sept heures.) (*Stapf.*)

Après avoir mangé, éructation. (*Teuthorn.*)

Après de fréquens rapports, exspuition abondante de mucosités. (*Greding.*)

Rapports continuels, avec mal de cœur et toux énorme. (*Id.*)

120. Voracité. (*Id.*)

Voracité, sans soif. (*Id.*)

Faim et grande soif. (*Id.*)

À midi, nul appétit pour les alimens chauds, mais beaucoup de désir des fruits. (*Becher.*)

Il ne désire que des alimens froids, du hareng, des sardines, du fruit. (*Id.*)

125. Désir continuel et très-vif des cornichons. (*F. Hahnemann.*)

Point d'appétit, ni de faim ; ce qu'il mange ne lui plaît pas. (*Teuthorn.*)

Après avoir bu, frisson et chair de poule. (*Franz.*)

Avec faim et soif, flux d'urine. (*Greding.*)

Il voudrait bien manger, mais n'a point d'appétit. (*Stapf.*)

130. Il mange beaucoup, mais se plaint cependant de la faim et d'un vide dans l'estomac. (*Greding.*)

Affaiblissement au creux de l'estomac. (*Stapf.*)

Nausées. (*Smyth.*)

Nausées continuelles et salivation, avec bon appétit et soif. (*Greding.*)

Fortes envies de vomir, avec grande soif. (*Id.*)

135. Grandes nausées, avec forte salivation. (*Id.*)

Nausées, avec grande soif et flux d'urine, pendant trois jours. (*Id.*)

Grandes nausées, avec visage rouge et suant. (*Id.*)

Envies de vomir et enrouement, avec beaucoup de toux. (*Id.*)

Envies de vomir, avec écume à la bouche. (*Id.*)

140. Envie de vomir, avec trisme des mâchoires. (*Id.*)

Envie de vomir et salivation, avec trisme des mâchoires. (*Id.*)

Envie de vomir énorme, allant jusqu'à la syncope. (*Id.*)

Vomissement. (*Smyth*, *Muralto*, *Greding*, *Ledelius*.)

Vomissement de ce qu'il a pris. (*Greding.*)

145. Vomissement de ce qu'il a pris et de mucus verd. (*Id.*)

Vomissement de tous les alimens, et sommeil prolongé. (*Id.*)

Vomissement de ce qu'on a pris, avec des mucosités vertes. (*Id.*)

Vomissement de mucus verd. (*Id.*)

Vomissement de mucus verd, et ensuite d'une écume abondante. (*Id.*)

150. Vomissement de mucus verd; ensuite froid. (*Id.*)

D'abord vomissement d'écume, puis vomissement de mucus d'un jaune verd et d'odeur aigre. (*Id.*)

Vomissement, la nuit, d'un mucus très-visqueux. (*Id.*)

Vomissement de mucus blanc, la nuit. (*Id.*)

Vomissement de mucus blanc, avec appétit. (*Id.*)

155. En vomissant des mucosités d'un verd foncé et éprouvant de la diarrhée, il a de l'appétit pour le boire et le manger. (*Id.*)

Vomissement de mucosités abondantes, avec faiblesse extrême. (*Id.*)

Vomissement de mucosités d'un verd noir. (*Id.*)

Vomissement noir. (*Alston.*)

Il vomit d'abord de la bile et des mucosités, puis de l'atrabile, et enfin du sang. (*Benivenius.*)

160. Choléra. (*Galien*, *Foreest*, *Reimann*.)

Vomissement énorme, des plus violens (*Ettmuller*, *Vicat*, *Foreest*, *Lorry*, *Lentilius*.)

Avant de vomir, froid aux mains; après le vomissement,

chaleur aux mains, avec ébullition de sang. (*Greding.*)

Vomissement, avec chaleur au corps. (*Id.*)

Gonflement du bas-ventre. (*Reimann.*)

165. Gonflement du bas-ventre, avec salivation. (*Greding.*)

Gonflement de l'abdomen, avec mal de ventre et émission de vents. (*Id.*)

Borborygmes bruyans dans le corps. (*Id.*)

Mal de ventre, avec borborygmes bruyans. (*Id.*)

Gargouillemens indolens dans le bas-ventre, comme par l'effet de vents (au bout de trois quarts d'heure). (*Stapf.*)

170. Dans le bas-ventre, pincement et gargouillemens semblables à ceux que produiraient des vents, dont il sort aussi quelques uns, mais rarement, et en petite quantité. (*Id.*)

Emission de vents (au bout de sept heures). (*Id.*)

Borborygmes dans le bas-ventre, comme s'il avait la diarrhée, et fréquente émission de vents (au bout de six heures). (*Teuthorn.*)

Cardialgie. (*Reimann.*)

Pression au cœur. (*Greding.*)

175. Ardeur à la région du creux de l'estomac. (*Muralto.*)

Il se plaint du mal d'estomac; cependant il mange, boit et dort beaucoup. (*Greding.*)

Douleur d'estomac et d'intestins. (*Lorry.*)

L'après-midi, peu de temps après avoir mangé, pincement dans le ventre, tantôt au dessous, et tantôt au dessus de l'ombilic, qui, en s'asseyant, passait sur un autre point que celui où il siégeait en marchant, *et vice versâ.* (*Becher.*)

Mal de ventre, soif et flux d'urine. (*Greding.*)

180. Mal de ventre la nuit, avec insomnie. (*Id.*)

Mal de ventre à la région ombilicale. (*Id.*)

Peu de temps après avoir mangé, douleur sécante, lanci-nante, dans l'hypogastre (au bout de vingt-neuf heures). (*Franz.*)

Douleur sécante dans le ventre, à la région ombilicale, avec flux d'urine et soif. (*Greding.*)

Tantôt mal de ventre lancinant, tantôt douleurs lanci-nantes, çà et là, dans le corps, avec cuisson dans la gorge, semblable à celle que le poivre y produirait. (*Bergius.*)

185. Toute la matinée, douleur pressive sourde, comme

de brisure, dans les viscères de la région pubienne, avec sensation dans l'aine gauche, semblable à celle que produit une hernie qui va sortir, surtout en se tenant assis. (*Stapf.*)

Sans tension considérable du bas-ventre, ni douleur en y touchant, mal de ventre autour de l'ombilic, semblable à celui que produiraient des vents (au bout de six heures). (*Id.*)

Pincement dans le bas-ventre, comme pendant la diarrhée, mais sans envie d'aller à la selle (au bout de deux heures). (*Teuthorn.*)

Le soir, en marchant, mal de ventre tractif et pressif. (*Franz.*)

Mal de ventre qui s'étend du dos à l'ombilic. (*Id.*)

190. A un mal de ventre pinçant et tractif, succèdent des vents et une selle de matières visqueuses, qui tient fortement au rectum. (*Id.*)

Sensation fréquente dans le bas-ventre, comme si la diarrhée allait survenir, mais sans nulle envie d'aller à la selle; seulement malaise et borborygmes dans le bas-ventre. (*Stapf.*)

Le matin, après le réveil, dans le lit, mal de ventre subit (pinçant?), et, aussitôt après, envie d'aller par le bas; il rendit, au milieu de ces douleurs, des matières pultacées d'un jaune verd, dont les dernières portions consistaient à moitié en mucus; après avoir terminé, il lui resta encore envie d'aller à la selle, mais il ne rendit plus que du mucus; ensuite il éprouva dans les intestins, au dessus du pubis, une sensation comme de brisure, accompagnée d'une sorte de défaillance au creux de l'estomac (au bout de vingt heures). (*Id.*)

Evacuations immodérées. (*Roedder.*)

Flux de ventre très-abondant et douloureux. (*Ledelius.*)

195. Selles diarrhéiques fréquentes et copieuses (sur-le-champ). (*Benivenius.*)

Selle par trop molle. (*F. Hahnemann.*)

Diarrhée. (*Lentilius.*)

Diarrhée, avec forte sueur. (*Greding.*)

Froid et frisson, avec selles fréquentes. (*Id.*)

200. En allant à la selle, redoublement de la faiblesse. (*Id.*)

Il pâlit en allant à la selle. (*Id.*)

Avec diarrhée, appétit pour boire et pour manger. (*Id.*)

Diarrhée violente, sanguinolente. (*Ettmuller, Dessenius.*)

Une selle diarrhéique (au bout de douze heures). (*Becher.*)

205. Selle dont la première partie est moulée, et le reste en longues bandelettes minces, quoique de consistance et de couleur ordinaires. (*Stapf.*)

Le premier jour, resserrement du ventre. (*Teuthorn.*)

Avec resserrement du ventre, flux d'urine. (*Greding.*)

Avec resserrement du ventre, chaleur et douleur dans la tête. (*Id.*)

Constipation qui dure long-temps. (*Id.*)

210. Pendant les déjections alvines, sueur froide abondante au front. (*Alberti.*)

Ardeur à l'anus, en allant à la selle. (*Greding.*)

(Douleur cuisante dans l'anus.) (*Stapf.*)

Douleur pressive dans la vessie, et ardeur en urinant. (*Greding.*)

Ardeur à la partie antérieure de l'urètre, pendant l'émission de l'urine (au bout de trois heures). (*Teuthorn.*)

215. Emission involontaire d'urine. (*Greding.*)

Pendant le flux d'urine, borborygmes bruyans dans le ventre. (*Id.*)

Flux d'urine. (*Kalm.*)

Flux d'urine, avec fort coryza. (*Greding.*)

Flux menstruel abondant. (*Id.*)

220. Les règles, supprimées depuis nombre d'années, reparaissent. (*Id.*)

Saignement de nez avant les règles. (*Id.*)

Les règles avancent, reviennent le treizième et le dix-neuvième jour. (*Id.*)

Petit bouton à la grande lèvre droite, avant les règles. (*Id.*)

Avant les règles (vers midi), vertige et (la nuit) sueur. (*Id.*)

225. Pendant les règles, bourdonnemens d'oreilles, douleur dans tous les membres, et grande soif. (*Id.*)

Vers la fin des règles, grincemens de dents, et teinte bleuâtre du visage. (*Id.*)

Chaleur et sécheresse dans le nez, comme pendant l'enchifrenement (au bout de six heures). (*Stapf.*)

Forts éternumens très-fréquens. (*Muralto.*)

*Battemens de cœur, avec anxiété et respiration plus ra
pide, bruyante.* (*Becher.*)

23o. Oppression de poitrine après de l'ardeur dans la
gorge et une douleur rongeante dans l'estomac. (*Id.*)

Asthme, et difficulté de respirer, même en se tenant assis,
avec mal de tête. (*Id.*)

Asthme : il ne peut tirer assez d'air, à cause du rétrécissement de la trachée-artère par des mucosités visqueuses et
adhérentes (au bout de quatre heures et demie). (*Franz.*)

Respiration extrêmement pénible et difficile. (*Benivenius.*)

Pression molle sur la poitrine, en se tenant debout, et rétrécissement de la poitrine (au bout d'une heure et demie).
(*Franz.*)

235. En marchant, rétrécissement de la poitrine, et pression dedans, comme par l'effet d'une plénitude, de sorte que
la respiration est insuffisante. (*Id.*)

Il a la respiration coupée. (*Id.*)

Ils sont en danger de suffoquer, tant leur respiration est
gênée. (*L. Scholzius.*)

Constriction du larynx. (*Muralto, Winter.*)

Constriction suffocative du larynx. (*Reimann, Lorry.*)

240. Pression pulsative, comme par une pointe mousse
sur le côté gauche de la poitrine, à la hauteur de la quatrième côte ; en touchant à la partie, douleur comme si elle
était ulcérée et malade en dedans. (*Franz.*)

Accès d'anxiété au cœur, qui ensuite bat avec beaucoup
de force, et avec la même sensation que s'il était lui-même
très-chaud (au bout de quatre heures). (*Teuthorn.*)

Elancemens dans le côté droit. (*Greding.*)

Douleur dans le côté, avec douleur dans la région stomacale. (*Id.*)

Douleur dans toutes les côtes. (*Id.*)

245. Douleur dans le côté, dans les seins et dans les cuisses. (*Id.*)

Elancemens aigus et lents près des mamelons, qui finissent par causer des démangeaisons. (*Franz.*)

Douleur dans le côté gauche de la poitrine, et ensuite
dans le dos. (*Greding.*)

Douleurs de poitrine, qui reviennent souvent. (*Id.*)

Pression douloureuse, isochrone au pouls, dans la partie supérieure du sternum. (*Becher.*)

250. Douleur corripiante dans le côté droit de la poitrine (au bout de vingt heures). (*F. Hahnemann.*)

Douleur de poitrine, pendant la toux sèche. (*Greding.*)

Avec une toux presque sèche, douleur dans le côté et mal de tête. (*Id.*)

En toussant, douleur dans le côté gauche, avec faiblesse et difficulté de respirer. (*Id.*)

Le soir, toux profonde et creuse (deux ou trois quintes chaque fois), qui semble venir du bas-ventre. (*Becher.*)

255. Toux creuse et longue, avec douleur sécante dans le bas-ventre (au bout de six heures). (*Id.*)

Chatouillement sur la poitrine, comme pour tousser, dans le milieu du sternum (au bout d'une demi-heure et d'une heure). (*Id.*)

Le soir, forte toux, pendant trois heures, avec salivation. (*Greding.*)

La nuit, toux sèche et chaude. (*Id.*)

La nuit et le matin, forte toux sèche. (*Id.*)

260. Après une toux sèche, abondante expectoration. (*Id.*)

Toux et expectoration abondante, avec teinte bleue du visage et émission involontaire d'urine. (*Id.*)

Ardeur à la région des omoplates. (*Gesner.*)

Douleur qui s'étend des omoplates à tout le dos, avec flux d'urine, soif et resserrement du ventre. (*Greding.*)

Après des douleurs dans le dos, mal de ventre à la région ombilicale. (*Id.*)

265. En se baissant et se redressant, douleur dans le dos, pression douloureuse et comme contusive, le matin. (*Franz.*)

L'épine du dos cause, en marchant et après, une douleur pressive, tractive et comme contusive, qui se dissipe en appuyant sur la partie (au bout de onze heures). (*Id.*)

Douleurs dans les reins. (*Greding.*)

Mal de reins et douleurs tiraillantes, comme arthritiques, dans les membres inférieurs. (*Id.*)

En se baissant, de même qu'en se redressant, douleur contusive au côté gauche du sacrum. (*Franz.*)

270. Élancement, par intervalles, au coccyx, en se te-

II.   30

nant debout; sensation plutôt pruriteuse que lancinante.
(*Id.*)

Élancemens isolés dans l'articulation de l'épaule gauche,
même pendant le repos (au bout de quatre heures). (*Teuthorn.*)

Douleur légère et indescriptible dans le creux de l'aisselle
droite. (*Stapf.*)

Vulsions dans les deux bras. (*Greding.*)

Douleur tractive de haut en bas et superficielle dans le
milieu de l'humérus gauche (au bout d'une demi-heure).
(*Franz.*)

275. En étendant le bras, douleur tractive dans le pli du
coude; il lui semble que la partie soit gonflée, et qu'il ne
puisse pas par cette raison étendre complétement le bras; en
même temps, sensation paralytique dans celui-ci (au bout de
quinze heures). (*Id.*)

Traction en forme de crampe au haut des muscles fessiers,
en se tenant debout. (*Id.*)

Vulsion pulsative, perceptible à l'œil, dans le muscle
grand fessier, en se tenant assis et debout; ce muscle s'éle-
vait et s'abaissait d'une manière isochrone au pouls, ce qui
recommençait aussitôt après la marche (au bout de neuf heures). (*Id.*)

Douleur rhumatismale, tractive, dans les muscles de la
cuisse, en se tenant debout (au bout de trois heures). (*Id.*)

Douleur pressive, en forme de crampe, dans la cuisse ou
dans le mollet, lorsqu'en se tenant debout il s'appuye moins
sur cette jambe (au bout de trois heures et demie). (*Id.*)

280. Douleur comme contusive dans les cuisses, en se tenant assis (au bout de huit heures). (*Id.*)

En se tenant debout, douleur spasmodique, tractive, du
creux du jarret dans la cuisse droite (au bout de douze heures). (*Id.*)

Sensation de froid et de cuisson au côté externe de l'articulation du genou. (*Id.*)

Les jambes brûlent le soir, comme si elles avaient été
exposées à un grand froid (au bout de quatorze heures). (*Id.*)

En se tenant debout, sensation cuisante de prurit et de
fourmillement dans le mollet (au bout de quatre heures).
(*Id.*)

285. Traction douloureuse en travers des articulations du pied, en se tenant assis (au bout d'une heure et demie). (*Id.*)

Les articulations du pied causent, en marchant, la même douleur qu'après avoir fait un faux pas, lorsqu'auparavant, en se tenant assis, on les avait étendues assez pour que le pied fût appuyé sur le dos des orteils ; le soir (au bout de quinze heures). (*Id.*)

Douleurs lancinantes courtes aux orteils du pied droit, en se tenant debout, pendant deux heures (au bout de quatorze heures). (*Becher.*)

En se tenant assis, un violent élancement dans un cor au pied gauche (au bout de quatorze heures). (*Franz.*)

Douleur d'écorchure dans le cor, quand il soulève assez le pied pour ne plus s'appuyer que sur les orteils, le soir (au bout de quinze heures). (*Id.*)

290. En marchant, sentiment de faiblesse et de pesanteur dans les pieds et les genoux. (*Stapf.*)

Les bras et les jambes sont comme engourdis, même en se tenant couché (au bout de huit heures). (*Teuthorn.*)

Chaleur et fourmillement par tout le corps, jusqu'au bout des doigts et des orteils. (*Greding.*)

Prurit aux bras et aux jambes, comme s'il allait y survenir une éruption, mais sans rougeur (au bout de deux heures). (*Stapf.*)

Desquamation de l'épiderme. (*Smetius.*)

295. Sensation de chaleur brûlante. (*Kalm.*)

Extension des membres. (*Ledelius.*)

Traction spasmodique dans les membres, au dessus des articulations, pendant le mouvement (au bout de dix, de douze heures. (*Franz.*)

Vulsions dans les membres et forte sueur ; ensuite mal de tête, vertige et grande soif, qui oblige à boire beaucoup. (*Greding.*)

Spasme, convulsions. (*Muralto, Winter, Roedder, Ledelius, Lorry.*)

300. Spasmes épileptiques (1). (*Lentilius.*)

____

(1) Des spasmes généraux paraissent ne survenir presque jamais que peu de temps avant la mort, sous l'action de l'hellébore blanc, et ils semblent indiquer l'impuissance de l'antagonisme de la nature.

Tremblement dans tous les membres, anxiété cruelle au cœur, et tendance à la syncope. (*Alberti.*)

Lassitude par tout le corps, comme s'il avait beaucoup marché (au bout de deux heures). (*Teuthorn.*)

Pesanteur de tout le corps, surtout des bras et des mains, ce qui lui rend impossible de tenir un livre, même léger, devant ses yeux. (*Becher.*)

Il ne peut pas se tenir debout, pendant huit heures ; il est obligé de rester assis ou couché ; dès qu'il se lève, il est pris d'une effrayante anxiété, son front se couvre de sueur froide, et il a des nausées qui vont jusqu'au vomissement (au bout de trois heures). (*Teuthorn.*)

305. La lassitude ne cessa pas en se couchant, mais toutes les incommodités disparurent, et elles ne se renouvelèrent plus qu'en se levant ; elles cessaient aussi en restant assis, et le mal de tête seul persistait alors. (*Id.*)

Faiblesse extrême. (*Benivenius, Smyth, Vicat.*)

Il craint de se trouver mal. (*Lorry.*)

Syncope. (*Foreest.*)

Apoplexie. (*Dobolewsky.*)

310. Abolition presque totale du pouls. (*Vicat.*)

Pouls insensible. (*Roedder.*)

Pouls au même nombre de pulsations qu'à l'ordinaire, mais très-faible et presque insensible (au bout de huit heures). (*Becher.*)

Après la méridienne, bâillemens et pandiculations. (*Stapf.*)

Bâillemens, souvent si forts, qu'ils provoquent des bourdonnemens dans les oreilles. (*Becher.*)

315. Bâillemens et pandiculations répétés, avec faiblesse et douleur contusive dans les articulations, comme s'il n'avait point assez dormi (le matin). (*Franz.*)

Faiblesse générale du corps, comme s'il n'avait point assez dormi, l'esprit étant d'ailleurs dispos et vif (le matin). (*Id.*)

La vivacité extrême de l'esprit l'empêche de s'endormir avant minuit, deux nuits de suite ; en même temps, sensation insupportable de chaleur dans le lit (il cherche à se découvrir), avec jecticulation inquiète. (*Stapf.*)

Il s'endort tard. (*Id.*)

Sommeil long, non interrompu. (*Greding.*)

320. Sommeil pendant trois jours, même pendant les accès d'épilepsie (1). (*Id.*)

Sommeil calme, avec soif et flux d'urine. (*Id.*)

Il s'endort sur sa chaise, sans perdre entièrement connaissance. (*Stapf.*)

Interruption du sommeil par l'anxiété et le désordre de l'esprit; il se plaint de ce que le sang brûle dans tous les vaisseaux, ceux surtout de la tête, et de ce qu'il lui remonte des spasmes de la poitrine vers la gorge, avec chaleur à la tête et aux mains; mais la chaleur et l'anxiété disparurent au grand air, et il y succéda de fréquens bâillemens. (*Greding.*)

Rêves confus; le matin, il s'éveille de meilleure heure qu'à l'ordinaire. (*Franz.*)

325. Rêves effrayans, puis vomissement de mucosités vertes très-visqueuses. (*Greding.*)

La nuit, rêves causant une effroyable anxiété; il s'imagine entre autres être mordu par un chien auquel il ne peut échapper. (*Becher.*)

La nuit, rêves de disputes. (*Teuthorn.*)

Froid par tout le corps. (*Vicat.*)

Froid, et sensation de froid par tout le corps (au bout de onze minutes). (*Becher.*)

330. *Du froid lui parcourt tout le corps, peu après avoir pris la substance. (Id.)*

Une sensation intérieure de froid le parcourt depuis la tête jusqu'aux orteils, avec soif (aussitôt après avoir pris la substance). (*Id.*)

Froid par tout le corps. (*Roedder.*)

Le matin, froid et frisson. (*Greding.*)

Frisson continuel dans le dos et sur les bras. (Stapf.)

335. Toute la journée, froid et frisson, avec douleur au cou et dans le dos. (*Greding.*)

Froid dans les membres, et douleur tractive dedans. (*Id.*)

Le matin, froid aussitôt après s'être levé, et pendant qu'il s'habille. (*Becher.*)

Froid et chaleur alternant ensemble de temps en temps; en même temps vertige, anxiété continuelle et envie de vomir. (*Greding.*)

(1) Chez un épileptique.

Alternatives subites de pâleur complète du visage, avec sa chaleur et sa rougeur. (*Id.*

340. Le matin, froid fébrile et froid avec soif, pendant une demi-heure, sans chaleur ensuite, avec lassitude dans les membres, les cuisses surtout (au bout de vingt-quatre heures). (*Becher.*)

Beaucoup de soif des boissons froides (sur-le-champ). (*F. Hahnemann.*)

L'après-midi et le soir, beaucoup de soif. (*Becher.*)

Chaleur et ardeur brûlante aux joues, qui sont rouges, avec rétrécissement des pupilles et froid aux pieds (au bout de dix heures. (*Franz.*)

Chaleur interne; cependant il refuse les boissons. (*Grassius.*)

345. Chaleur par tout le corps et sueur générale, sans soif, avec pâleur du visage (au bout de deux heures). (*Teuthorn.*)

Le soir, en marchant lentement au grand air, chaleur dans le dos, comme si la sueur allait s'établir. (*Stapf.*)

Sueur aux mains seulement. (*Greding.*)

Très forte sueur par tout le corps, vers le matin. (*F. Hahnemann.*)

Sueur d'odeur amarescente vers le matin. (*Id.*)

350. Sueur froide. (*Reimann, Roedder.*)

Dès qu'il se lève de sa chaise, il est pris de sueur froide au front. (*Teuthorn.*)

Sueur froide par tout le corps. (*Vicat.*)

Sueur froide par toute la tête et au tronc. (*Beniventus.*)

Sueur aigre. (*Greding.*)

355. Forte sueur aigre. (*Id.*)

Pendant la sueur, ardeur à la peau. (*J.-F. Mueller.*)

Sueur pendant la nuit, qui dure long-temps. (*Greding.*)

Forte sueur continuelle pendant un long sommeil. (*Id.*)

Violente sueur, avec grande soif et bon appétit. (*Id.*)

360. Pendant la sueur, soif énorme. (*Id.*)

Anxiété. (*Muralto, Reimann, Lorry, Roedder.*)

Anxiété et vertige. (*Greding.*)

Le soir, et après le dîner, anxiété extrême, et telle qu'il ne sait où se mettre. (*Id.*)

Grande anxiété pendant toute la nuit. (*Id.*)

365. Le matin, grande anxiété. (*Id.*)

Léger délire. (*Grassius.*)

Il fait beaucoup de bruit et veut s'échapper ; on peut à peine le retenir. (*Greding.*)

Il jure et crie toute la nuit, et se plaint d'hébétude, avec mal de tête et salivation. (*Id.*)

Il frappe des pieds (avec défaut d'appétit). (*Id.*)

370. Au milieu d'une fureur continuelle, grande chaleur du corps. (*Id.*)

Fureur ; il déchire ses habits, et ne parle pas. (*Id.*)

Il déchire ses souliers avec ses dents, et en avale les morceaux. (*Id.*)

Il avale ses propres excrémens. (*Id.*)

Il ne reconnaît plus ses proches. (*Id.*)

375. Aliénation mentale ; il se donne pour un chasseur. (*Id.*)

Il se donne pour un prince, et en tire vanité. (*Id.*)

Il croit être sourd et aveugle, et avoir un cancer. (*Id.*)

Elle croit être en mal d'enfant. (*Id.*)

Elle se vante d'être enceinte. (*Id.*)

380. Elle prédit qu'elle accouchera bientôt. (*Id.*)

Avant que ses règles ne paraissent, elle embrasse tous ceux qui l'approchent. (*Id.*)

Grande rougeur et chaleur du visage, avec rire continuel. (*Id.*)

Rire alternant avec des gémissemens. (*Id.*)

Il chante et fredonne la nuit. (*Id.*)

385. Elle claque des mains et chante ; en même temps, toux, avec mucosités très-tenaces sur la poitrine. (*Id.*)

Fréquens accès ; il court et tourne dans sa chambre, jusqu'à tomber. (*Id.*)

Cris, et agitation qui le fait courir partout, avec teinte bleu-foncé du visage. (*Id.*)

Agitation de l'esprit, oppression et anxiété (au bout d'une heure). (*Becher.*)

Anxiété, cris et agitation dans la chambre. (*Greding.*)

390. Cris et agitation continuelle, avec pâleur du visage et timidité. (*Id.*)

Timidité, qui se termine par de fréquens rapports. (*Id.*)

Propension à s'effrayer et timidité. (*Id.*)

Loquacité. (*Id.*)

Taciturnité : il lui répugne de parler ; il ne parle que d'une voix basse et faible. (*Stapf.*)

395. Il ne souffre point qu'on lui adresse la parole. (*Greding.*)

Il est très-impatient, la moindre bagatelle le met hors de lui (au bout d'une heure). (*Stapf.*)

A la moindre cause, impatience et dépit, avec anxiété, battemens de cœur, et respiration accélérée, bruyante. (*Becher.*)

Hilarité, sagacité. (*Gesner.*)

Quand il est occupé, il a la tête libre ; mais dès qu'il ne fait rien, sa tête s'embarrasse, il a de la peine à réunir ses pensées, il est taciturne et renfermé en lui-même (au bout de deux, de quinze heures). (*Frànz.*)

400. Agitation qui le porte à s'occuper ; il entreprend beaucoup de choses, mais s'en dégoûte promptement et n'en termine aucune. (*Stapf.*)

Toute la journée, une certaine indifférence ; il se frotte le front pour coordonner ses pensées. (*Becher.*)

---

36. HELLÉBORE NOIR.

(*Helleborus.*)

On mêle le suc de la racine fraîche (*Helleborus niger*) avec parties égales d'alcool, ou l'on extrait la teinture spiritueuse de la racine sèche.

Les symptômes de cette plante, qui ont été observés par moi et mes élèves, sont en petit nombre ; cependant on peut les considérer comme un premier pas fait dans une nouvelle carrière. Ils apprendront que l'hellébore noir doit être salutaire dans une espèce particulière de fièvres, dans quelques maladies caractérisées par l'enflure, et dans certaines affections de l'esprit. Lorsque les accidens morbides que cette plante peut occasioner auront été étudiés d'une manière plus complète, on saura quelles étaient les maladies pour la curation desquelles avec son secours divers lieux de la Grèce jouissaient autrefois d'une si grande célébrité ; car la plante qué les anciens employaient était une espèce très-voisine de la nôtre, à fleurs d'un rouge pâle.

L'hellébore noir, à grandes doses, agit pendant quelques semaines.

Le camphre paraît être la substance qui calme le plus souvent les effets primitifs par trop violens de cette plante; mais le quinquina est celle qui convient le mieux pour faire cesser ses effets consécutifs, quand ils sont nuisibles.

Symptômes de l'hellébore noir.

La tête est entreprise et comme hébétée; douleur sourde tous les après-midi, depuis quatre heures jusqu'à huit.

Mal de tête, comme contusif, à l'occiput, surtout en se baissant (au bout de quarante-huit heures).

Hémicranie; tiraillement, avec froid.

Mal de tête, depuis la nuque jusqu'au vertex.

5. Céphalalgie pénétrante, qui, en se tenant assis droit, dégénère en une ardeur dans le cerveau.

Il ne sait où mettre sa tête, à cause de la violente douleur qu'il y éprouve; à chaque instant il se couche dans une autre position; il ne se trouve jamais mieux que quand il prend sur lui de rester tranquille, et que, fermant les yeux, il oublie sa douleur en sommeillant.

Hébétude et chaleur dans la tête; elle brûle en dedans.

Hébétude (1) et pesanteur dans la tête.

Pesanteur et chaleur dans la tête, avec froid aux doigts et sensation de froid par tout le corps, qui diminue en s'enveloppant bien les mains (au bout d'une heure).

10. Pesanteur très-douloureuse dans la tête, avec tension et pression, comme de dehors en dedans, dans les tempes,

(1) Je conclus de différentes observations qu'il faut regarder comme le premier des principaux effets de l'hellébore noir, la stupeur, l'émoussement du *sensorium commune*, l'état dans lequel, avec bonne vue, on ne voit qu'incomplétement et on ne fait attention à rien; où, avec une ouïe saine, on n'entend point clairement; où, avec des organes gustatifs bien constitués, on ne trouve de goût à rien; où l'on est toujours ou souvent sans penser; où l'on se souvient peu ou point du passé, même de ce qui vient d'arriver; où rien ne réjouit; où l'on ne fait que sommeiller légèrement; où l'on ne peut goûter un sommeil véritable et rafraîchissant; enfin où l'on veut travailler, sans avoir l'attention ou les forces nécessaires pour le faire.

mais principalement dans le front ; en même temps, à chaque pulsation, une traction pressive comme si le sang se portait avec violence à la tête (toute la journée, principalement pendant la fièvre) ; cet état diminue au grand air.

Douleur pressive à la racine du nez.

Petits gonflemens dans la peau du front, qui causent une douleur comme contusive, ou semblable à celle qu'on ressentirait après avoir reçu un coup.

Teinte jaunâtre de la face.

Pâleur de la face, pendant la chaleur à la tête.

15. Cillement des paupières.

(Gonflement et rougeur des paupières.)

La lumière du jour l'affecte beaucoup ; il ne peut pas regarder les objets qui l'entourent, et reste couché, les yeux fermés (pendant la fièvre).

Dilatation des pupilles.

Sensation dans les yeux comme s'ils étaient pressés de haut en bas par quelque chose de pesant ; il est obligé de faire des efforts pour ouvrir largement les paupières (au grand air) (au bout de sept, de huit heures).

20. Pression dans l'enfoncement situé derrière le lobule des oreilles.

Raideur rhumatismale de la nuque.

Douleur des glandes du cou.

(Ulcération du coin des lèvres, avec prurit.)

Vésicules sur la langue.

25. Mal de gorge ; en avalant, douleur pressive et comme d'écorchure dans la gorge.

Salivation.

Afflux à la bouche de salive aqueuse ; il est obligé de cracher souvent.

Goût amarescent dans la gorge, mais plus amer encore quand il mange quelque chose.

Il a de l'appétit, mais ce qu'il mange ne lui semble pas bon, et il éprouve par momens des nausées, qui cessent aussitôt après qu'il a mangé.

30. Dégoût pour les légumes verts et la choucroûte, mais il trouve le pain bon, et il appète la viande (pendant plus d'une semaine).

Répugnance pour les alimens.

Dégoût pour le gras de la viande (pendant plus d'une semaine), tandis que le pain et la viande maigre lui semblent bons.

Absence de la soif, pendant la journée.

Soulèvemens de cœur (au bout de quarante heures).

35. Nausées et envies de vomir, qui partent du creux de l'estomac.

Eructations et envies de vomir, quoiqu'il ne puisse pas vomir.

Forte douleur contusive auprès et au dessous du creux de l'estomac, à la région du pylore, où chaque pas retentit douloureusement; la douleur augmente en parlant à haute voix et en touchant à la partie.

Sensation comme si le creux de l'estomac rentrait en dedans.

Gonflement du creux de l'estomac et de la région épigastrique, qui oppresse la respiration, et cause une douleur semblable à celle que produirait un ulcère interne.

40. A chaque pas, il éprouve une sensation douloureuse au creux de l'estomac.

Gargouillemens dans le bas-ventre.

Borborygmes énormes dans le bas-ventre, et gargouillemens (sur-le-champ).

Mal de ventre.

Une couple d'élancemens dans le bas-ventre, et une douleur tiraillante en travers au dessous (au bout d'une demi-heure).

45. Sensation de froid dans le bas-ventre.

Gonflement passager du bas-ventre, le soir (au bout de cinq jours).

Trois à quatre fois par jour, selle gélatineuse, comme du frai de grenouille, avec beaucoup de pression.

Diarrhée.

Resserrement du ventre, le premier jour; le lendemain, selle ordinaire, le matin et l'après-midi selle diarrhéique.

50. Selle uniquement composée de mucus blanc et visqueux.

Fréquentes émissions d'urine.

Envie pressante d'uriner.

Apparition du flux menstruel (au bout de huit heures).

Respiration rapide.

55. Tussiculation.

Douleur constrictive dans le sacrum.

Rongement pruriteux aux deux bras, et après s'être gratté, cuisson, comme par de l'eau salée, lorsqu'il s'est mis dans le lit, le soir et le matin.

Dartre arrondie et jaunâtre aux deux bras, d'où suinte de la sérosité, quand on se gratte.

Lassitude des cuisses.

60. Pesanteur et lassitude des jambes.

Raideur dans le creux des jarrets.

Défaut de solidité des membres, faiblesse des jambes, vacillation des genoux; il ne peut marcher que lentement.

Relâchement subit de tous les muscles; ayant froid au corps, et le front couvert d'une sueur froide, il tombe tout à coup par terre, et bégaye, mais conserve sa connaissance; le pouls est très-lent, et les pupilles sont fort rétrécies (au bout d'une heure).

Il se sent mieux au grand air; l'envie de vomir se dissipe, et le mal de tête diminue beaucoup.

65. Au grand air, il se trouve comme au sortir d'une longue maladie; tout lui paraît changé et nouveau.

Gonflement aqueux subit de la peau (1).

(Sensation dans les parties tuméfiées, comme si elles étaient écartées violemment l'une de l'autre et trop pesantes.)

Douleurs lancinantes, térébrantes, dans les parties molles qui recouvrent les os.

Douleurs lancinantes, térébrantes, en diverses parties du corps, que l'air froid et les efforts du corps augmentent, et qui deviennent aussi plus fortes après avoir mangé.

70. Il sommeille avec les yeux à demi ouverts, les pupilles tournées en haut (sur-le-champ).

Pouls lent (au bout d'une et de seize heures).

Pouls très-petit.

(1) Ce symptôme, réuni aux symptômes 104, 105 et 106, paraît promettre beaucoup dans quelques maladies caractérisées par l'enflure. Parmi celles-ci, l'hellébore noir guérit sûrement et promptement celles entre les symptômes desquelles et les siens propres il y a homœopathicité. C'est ce qui explique l'efficacité qu'on voit quelquefois déployer aux pilules de Bacher, qui semblent être une découverte de la médecine domestique due au seul hasard.

Froid du corps, surtout le matin.

Fièvre, avec grande chaleur interne au corps, froid aux mains et aux pieds, puis sueur douce par tout le corps, pendant une heure (au bout de quatre heures).

75. Fièvre pendant plusieurs jours; hors du lit, froid continuel et sans soif par tout le corps) en se tenant assis, en restant debout et en marchant), avec froid aux mains, chaleur brûlante à l'intérieur, stupeur dans la tête, forte envie de dormir, appesantissement et lassitude des jambes, et raideur dans le creux des jarrets; après s'être mis au lit, sur-le-champ, chaleur et sueur par tout le corps, également sans soif.

Fièvre; avec froid continuel au corps, sans soif, chaleur dans la tête, et mal de tête, douleur comme contusive à l'occiput.

Il éprouve des frissons qui lui donnent envie de se mettre au lit, avec teint jaunâtre.

Le frisson commence par les bras.

Après un froid fébrile sans soif, revenant tous les cinq jours , soif.

80. Le soir, après s'être mis au lit, frissonnement, et tous les matins, sueur (au bout de dix jours).

Sueur légère aux jambes, vers le matin (pendant la première nuit).

Chaleur et sueur (au bout de trente-six heures).

Fréquens accès alternatifs de chaleur sèche générale et de froid, avec frisson, après quoi survient un mal de ventre sourd.

Après la fièvre, même sensation que s'il avait été longtemps malade et au lit.

85. *Anxiété extrême.*

Distraction de l'esprit en étudiant ; il ne pouvait fixer ses idées.

(Irrésolution.)

Il désespère de ses jours.

Il gémit et se lamente.

90. Mélancolie.

A l'aspect d'une personne gaie, il devient morose, puis se sent très-malheureux.

(Il s'habille tout de travers.)

Observations recueillies par d'autres.

Sentiment de titubation dans la tête. (*Alberti.*)

Stupeur de la tête (sur-le-champ). (*T. Mossdorf.*)

Stupeur vertigineuse de la tête, dans toutes les situations. (*Id.*)

En baissant et redressant la tête, vertige, qui se dissipe aussitôt après que la tête est redressée (au bout de dix heures et demie). (*Id.*)

5. Céphalalgie stupéfiante comme dans l'ivresse, tout l'après-midi (au bout de sept heures). (*Langhammer.*)

Stupeur de toute la tête, pendant le coryza (au bout de cinq heures et demie). (*Id.*)

Incapacité de méditer (au bout de dix heures). (*Mossdorf.*)

Pesanteur du cerveau, et sensation comme s'il était entouré d'une peau tendue, avec incapacité de penser et de rien retenir dans sa mémoire. (*Id.*)

Faiblesse de la mémoire : il ne peut se souvenir qu'avec effort et au bout de quelque temps de ce qu'il voulait dire et du sujet sur lequel on l'a interrogé (au bout d'une demi-heure). (*Id.*)

10. Faiblesse de la mémoire; ce qu'il lit ne lui reste pas un seul instant dans la tête. (*E. Kummer.*)

Hébétude de la tête, surtout au front (au bout de trois quarts d'heure). (*Langhammer.*)

Douleur contusive, accompagnée comme d'hébétude, tantôt dans une partie du cerveau, et tantôt dans une autre, et qui n'est jamais plus forte qu'en se baissant. (*C.-G. Hornburg.*)

Douleur comme contusive dans la tête, avec coryza (au bout de cinq heures). (*Langhammer.*)

La tête cause une douleur comme contusive. (*Hornburg.*)

15. Mal de tête pénible. (*Schulze.*)

Mal de tête pressif de dedans en dehors, au côté droit du front. (*G.-E. Wislicenus.*)

Douleur dans la tête, comme si tout le cerveau était comprimé de dehors en dedans, à chaque pas fait au grand air (au bout d'une heure). (*F. Hartmann.*)

Pression au vertex, comme par un corps pointu. (*Horn-burg.*)

Violente céphalalgie pressive, avec grande pesanteur, surtout à l'occiput, en s'éveillant (au bout de quarante-une heures). (*Mossdorf.*)

20. Douleur pressive non interrompue de l'occiput vers la nuque. (*F. Rueckert.*)

Céphalalgie pressive dans la bosse frontale droite, qui augmente en marchant au grand air. (*Kummer.*)

Après avoir fatigué son attention, céphalalgie pressive dans la tempe droite, qui s'aggrave en marchant (au bout de huit heures). (*Id.*)

Douleur compressive dans les deux tempes. (*E. Stapf.*)

Pression dans le cerveau, comme s'il était comprimé de haut en bas et des deux côtés vers le milieu (au bout de neuf heures). (*Mossdorf.*)

25. Douleur pressive dans la tête, qui y porte le trouble (au bout de onze heures). (*Langhammer.*)

Traction pressive, stupéfiante, en forme de vertige, tantôt dans une moitié du cerveau, tantôt dans l'autre, et parfois aussi dans le viscère tout entier. (*Stapf.*)

Pression tractive dans la moitié gauche du cerveau, d'arrière en avant, comme si la masse du viscère s'accumulait dans le front (sur-le-champ). (*Mossdorf.*)

Céphalalgie tractive à l'occiput, le matin, dans le lit (au bout de vingt-quatre heures). (*Wislicenus.*)

Traction sourde dans le front, de telle sorte que la peau de ce dernier se ride. (*Hornburg.*)

30. Battement isochrone au pouls, et se terminant chaque fois par un élancement, dans la tempe gauche (au bout de trois quarts d'heure). (*Kummer.*)

Elancemens à la région de la suture sagittale, à droite, qui semblent monter du cerveau. (*Id.*)

Elancemens perforans qui se dirigent en travers, au dessus du cerveau (au bout de quatorze heures). (*Langhammer.*)

Le matin, plusieurs élancemens aigus au côté droit, puis au côté gauche du front (au bout de trois, de quatre heures). (*Id.*)

Douleur contusive à l'extérieur du sommet de la tête et de l'occiput, surtout pendant le froid fébrile, à chaque mouve-

ment, principalement en se baissant et en montant l'escalier; la douleur dégénère en une violente vulsion dans les tégumens extérieurs de la tête, qu'une pression du dehors diminue (au bout de quarante-huit heures). (*Wislicenus.*)

35. Sensation comme si les tégumens de l'occiput étaient fortement tirés de haut en bas (au bout de quarante-une heures). (*Mossdorf.*)

Les muscles du front se contractent en plis. (*Hornburg.*)

Pulsations au front et aux tempes, avec chaleur au visage (au bout de six heures). (*Mossdorf.*)

Un bouton, au côté gauche du front, qui cause une douleur contusive quand on y touche rudement. (*Id.*)

Tension lancinante par l'effet des attouchemens sur le sourcil gauche, comme s'il allait survenir là un petit bouton (au bout de quarante-six heures). (*Id.*)

40. Tiraillement dans les muscles des sourcils et des joues, avec chaleur au visage. (*Id.*)

Douleur tractive dans le sourcil, avec contraction spasmodique du muscle surcilier (au bout de dix heures). (*Id.*)

Dilatation des pupilles (les premières heures). (*Stapf.*)

Pression dans les orbites, comme si les yeux allaient en sortir. (*Rueckert.*)

Pression douloureuse dans l'angle interne de l'œil droit, qui augmente encore en fermant les paupières (au bout de neuf heures). (*Langhammer.*)

45. Prurit dans le coin de l'œil (au bout de trois quarts d'heure). (*Id.*)

Cuisson brûlante dans les yeux, surtout dans les angles internes. (*Wislicenus.*)

Picotement dans les yeux, comme s'ils allaient larmoyer. (*Mossdorf.*)

Le matin, après le réveil, en appuyant sur l'œil, violent picotement sur le globe et les paupières, comme avec de fines aiguilles (au bout de neuf heures). (*Id.*)

Picotement de haut en bas sur le globe de l'œil. (*Id.*)

50. Le matin, après le réveil, écorchure de l'angle interne de l'œil gauche, avec quelques larmes dedans. (*Stapf.*)

Le matin, les angles internes des yeux sont pleins de chassie sèche (au bout de neuf heures). (*Mossdorf.*)

Douleur tractive, qui s'étend de la tempe à l'oreille (sur-le-champ). (*Id.*)

Traction dans les deux oreilles, comme si l'intérieur allait éclater. (*Stapf.*)

Au milieu de douleurs lancinantes et tiraillantes dans les dents, douleur perforante, fouillante, dans l'oreille droite, pendant la nuit; le matin, et toute la journée, il ne resta plus que l'otalgie. (*Kummer.*)

55. Près de l'oreille, derrière la branche ascendante de la mâchoire, une série de petits élancemens (au bout de trente heures). (*Id.*)

Constriction du nez, comme si l'on allait suffoquer. (*Schulze.*)

Ardeur pruriteuse dans l'aile gauche du nez. (*Hornburg.*)

Prurit cuisant sous le nez, à la lèvre supérieure, comme aux approches d'un coryza. (*Mossdorf.*)

Le matin, après le réveil, bouton en forme de pustule à la partie rouge du milieu de la lèvre supérieure. (*Hornburg.*)

60. Le soir, après s'être mis au lit, odontalgie lancinante, tiraillante, dans les dents molaires droites du haut et du bas, qui ne supporte ni le chaud, ni le froid, et qui tourmente toute la nuit, de manière à laisser peu dormir; ensuite les molaires inférieures semblent être plus longues; la douleur est peu sensible dans la journée. (*Kummer.*)

En serrant les mâchoires l'une contre l'autre, tiraillement dans les deux troisièmes dents molaires opposées, qui se porte vers la racine (sur-le-champ). (*Mossdorf.*)

Immobilité et insensibilité de la langue. (*Grew.*)

Langue sèche et blanche, le matin, en se levant du lit (au bout de vingt-quatre heures). (*Kummer.*)

Bouton au bout de la langue, qui cause une douleur lancinante quand on y touche. (*Id.*)

65. Gonflement de la langue. (*Bacher.*)

Grattement à la partie postérieure du palais. (*Stapf.*)

Sécheresse fatigante au palais, avec douleur sécante et grattante, pendant les mouvemens de la bouche pour avaler (pendant plusieurs jours). (Wislicenus.)

Goût muqueux dans la bouche, avec grande soif, pendant deux heures. (*Mossdorf.*)

Beaucoup de salive aqueuse dans la bouche. (*Stapf.*)

70. Afflux continuel de salive dans la bouche, qui oblige à cracher sans cesse (au bout d'une heure et trois quarts). (*Hartmann.*)

Fréquentes éructations insipides (les premières heures), puis absence totale d'éructations. (*Stapf.*)

Eructation sans aucun goût (au bout d'une demi-heure). (*Kummer.*)

Hoquet. (*Buchner*, *Stegmann.*)

Hoquet (au bout de deux heures). (*Langhammer.*)

75. Grand appétit; il a toujours faim, et tout lui paraît bon. (*Kummer.*)

Peu de temps après le dîner, émission de vents bruyans et fétides (au bout d'une heure et un quart). (*Id.*)

Sentiment de nausées dans l'estomac; il lui semble souvent avoir faim, mais les alimens lui répugnent, quoiqu'il ne leur trouve pas de mauvais goût, et qu'il n'en ait aucun non plus dans la bouche (au bout de vingt-quatre heures). (*Wislicenus.*)

Envies de vomir continuelles. (*Gesner.*)

Vomissement. (*J. Cook.*)

80. Vomissement d'une matière verte noirâtre, avec mal de ventre; accidens qui recommencent après une rémission de trois heures, durent cette fois une heure, et laissent ensuite deux heures de repos, après quoi le malade jette un grand cri, et meurt (au bout de trente-huit heures): les membres étaient mous et flasques, et le sang liquide dans les veines; il y avait une inflammation modérée au côté gauche du pharynx et de l'estomac, de même que dans les intestins grêles; le cerveau était très-mou et affaissé. (*Morgagni.*)

Douleur énorme dans le creux de l'estomac. (*Gesner.*) (1)

Pression au cœur. (*Cook.*)

Sensation de grattement dans l'estomac (comme si on le frottait avec un morceau de laine). (*Hornburg.*)

Ardeur sensible dans l'estomac, qui remonte le long de l'œsophage. (*Tournefort.*)

85. Pincement dans l'estomac (au bout de deux heures et demie). (*Hornburg.*)

Mal de ventre. (*Buchner*, *Stegmann*, *Gesner.*)

____

(1) Par l'effet de l'hellébore fétide.

Pesanteur dans le bas-ventre (au bout de deux heures). (*Hornburg.*)

Pincement qui commence à la région hépatique, et qui se dirige de plus en plus profondément vers le bas et en avant (au bout de deux heures et demie). (*Hartmann.*)

(Après avoir mangé) fort pincement, comme dans la dysenterie, en travers du bas-ventre. (*Hornburg.*)

90. Pincement dans le ventre (en montant l'escalier) (au bout de trente-deux heures). (*Langhammer.*)

Vive pression en travers du ventre, au dessus de l'ombilic, de dehors en dedans, qui se fait surtout sentir avec force quand on reste assis (au bout de vingt-quatre heures). (*Wislicenus.*)

Borborygmes indolens, perceptibles à l'oreille, au dessous de la région ombilicale (au bout d'une heure). (*Kummer.*)

Mouvement dans le bas-ventre, comme si des bulles d'air y montaient et crévaient, après quoi il sort des vents de mauvaise odeur (au bout de huit heures). (*Id.*)

Vents qui circulent dans le ventre. (*Hornburg, Stapf.*)

95. Le matin, après avoir pris du lait, comme à l'ordinaire, émission de vents fétides (au bout d'une demi-heure). (*Kummer.*)

Evacuations alvines, avec nausées et mal de ventre. (*Tournefort.*)

Diarrhée, et, avant chaque selle, mal de ventre, qui cesse après. (*Rueckert.*)

Diarrhée. (*Morgagni.*)

Selle dure, peu abondante, pendant et aussitôt après laquelle un violent élancement sécant de bas en haut, dans le rectum, comme si l'intestin se rétrécissait, et comme s'il était pressé contre un corps à bords tranchans (au bout de douze heures). (*Mossdorf.*)

100. Disposition aux hémorrhoïdes. (*Schulze.*)

Après une selle, douleur brûlante et cuisante pendant une minute dans l'anus. (*Stapf.*)

Dans la région inguinale droite, pressions isolées qui dégénèrent en élancemens; sensation comme s'il allait survenir une hernie. (*Kummer.*)

Forte pression sur le milieu du pubis (au bout d'un quart d'heure). (*Hornburg.*)

Emission copieuse d'urine, sans envie pressante (au bout de vingt-quatre, de vingt-six heures). (*Langhammer.*)

105. *Fréquentes envies d'uriner, et émission peu copieuse d'urine* (au bout de trois quarts d'heure, de deux heures et demie, de trois heures et de cinq heures et demie). (*Id.*)

Emission copieuse d'urine aqueuse. (*Stapf.*)

Plusieurs petits élancemens pruriteux au bout du gland (au bout d'une demi-heure). (*Langhammer.*)

L'hellébore noir paraît éteindre l'appétit vénérien. (*Stapf.*)

Eternument. (*Fabrice de Hilden.*)

110. Le matin, à jeun, éternument (au bout de vingt-six heures). (*Langhammer.*)

Châtouillement spasmodique dans le nez, comme pour éternuer (sans cependant qu'il éternue), avec bâillemens (au bout d'une heure). (*Kummer.*)

Eternument, aussitôt après la sortie du lit, le matin, pendant lequel la lèvre supérieure se gerce dans le milieu. (*Id.*)

Tussiculation subite, continuelle (chez un homme habitué à fumer) (en se tenant assis) (au bout de quinze heures). (*Langhammer.*)

Difficulté de respirer ; il est obligé de respirer avec lenteur et en partie de faire des respirations profondes (au bout d'un quart d'heure). (*Mossdorf.*)

115. Constriction du larynx. (*Buechner.*)

La poitrine est très-resserrée, de sorte qu'il est obligé d'ouvrir la bouche largement pour humer l'air, sans cependant pouvoir respirer. (*Alberti.*)

Vive douleur sécante aux vraies côtes inférieures, de dedans en dehors, qui augmente par l'inspiration. (*Wislicenus.*)

Accroissement de la chaleur à la partie inférieure de la poitrine. (*Hornburg.*)

Sensation de grattement à la partie supérieure du sternum. (*Id.*)

120. En remuant le cou, quelques uns de ses muscles sont raides et douloureux. (*Stapf.*)

Raideur des muscles de la nuque jusqu'à l'occiput, même

pendant le repos , mais surtout pendant le mouvement de la tête (le matin) (au bout de quarante-une heures). (*Moss-dorf.*)

Douleur sourde dans l'omoplate gauche, qui est plus vive pendant le mouvement. (*Stapf.*)

Entre les omoplates, à l'épine du dos, douleur contusive. (*Hornburg.*)

Vulsion musculaire visible dans le bras gauche , avec douleur comme si un corps dur était appuyé avec force sur la partie. (*Id.*)

125. Sensation dans le bras droit, comme après avoir reçu un coup, mais dont on ne s'aperçoit pas en touchant à la partie. (*Id.*)

Léger tiraillement aux os longs des bras. (*Wislicenus.*)

Fort tiraillement depuis le milieu de l'avant-bras jusque dans le pli du coude. (*Mossdorf.*)

Douleur tractive depuis le poignet droit jusque dans le doigt indicateur (au bout de dix heures). (*Id.*)

Le soir, en allant au grand air, forts élancemens dans l'articulation de la main gauche (au bout de treize heures). (*Langhammer.*)

130. Elancemens qui courent en travers au dessus des tendons fléchisseurs de la main gauche (en allant au grand air) (au bout de treize heures). (*Id.*)

Sueur dans le creux des mains , dont le dos est froid (au bout de deux heures). (*Kummer.*)

Tiraillement dans le dos de tous les doigts de la main gauche (le matin, dans le lit) (au bout de dix-huit heures). (*Mossdorf.*)

Tiraillement dans le doigt médius gauche, surtout dans son articulation médiane. (*Id.*)

Douleur térébrante dans l'articulation médiane des doigts médius et indicateur (au bout de vingt heures). (*Id.*)

135. Défaut de force dans les deux mains, qui ne lui permet ni de rien empoigner, ni de serrer le poing. (*Id.*).

Tiraillement paralytique dans le petit doigt de la main gauche (au bout de vingt-sept heures). (*Id.*)

Tiraillement paralytique et raideur spasmodique dans le quatrième doigt de la main droite , qui se dissipe pendant le repos. (*Id.*)

Chatouillement au doigt indicateur de la main gauche (au bout de dix heures). (*Langhammer.*)

Pression douloureuse en travers sur le pouce de la main droite. (*Id.*)

140. Un point enflammé à l'ongle du doigt indicateur gauche et du pouce droit, qui, lorsqu'on y touche, cause la même douleur qu'un ulcère (au bout de vingt heures); le lendemain, il en suinte un peu de liquide blanchâtre, après quoi il guérit. (*Mossdorf.*)

Entre les articulations des quatrième et cinquième doigts de la main droite, plusieurs petites ampoules, qui cuisent quand on y touche, suintent pendant quelque temps, et restent ensuite, pendant long-temps, couvertes d'une croûte. (*Id.*)

Sur l'articulation médiane du quatrième doigt de la main droite, petites ampoules indolentes et suintantes; en appuyant dessus avec force, l'os semble causer la même douleur que s'il était ulcéré. (*Id.*)

Douleur légèrement tractive dans la hanche droite. (*Stapf.*)

Raideur paralytique soudaine dans l'articulation de la hanche gauche, en allant au grand air (au bout de vingt-trois heures. (*Mossdorf.*)

145. *Elancemens isolés dans la hanche gauche, comme avec une épingle.* (*Hornburg.*)

Quelques élancemens violens, un peu lents, dans la hanche gauche, comme avec plusieurs épingles. (*Id.*)

Pression brûlante, à plusieurs reprises, dans la hanche gauche (au bout de deux heures). (*Id.*)

Raideur et tension des muscles de la cuisse. (*Rueckert.*)

Très-grande faiblesse des cuisses et des jambes (au bout d'une heure et demie. (*Hartmann.*)

150. Douleur fouillante à la rotule droite (au bout d'une demi-heure). (*Langhammer.*)

Elancemens perforans sourds, plusieurs fois répétés, à travers l'articulation du genou gauche, au grand air, en marchant et en se tenant debout (au bout de vingt-six heures.) (*Mossdorf.*)

Raideur des tendons du jarret, surtout des externes, en allant au grand air (au bout de vingt-cinq heures). (*Id.*)

Vifs élancemens de bas en haut, à la jambe droite, près

de la cheville externe (au bout de trois heures. (*Langhammer.*)

Douleur dans la cheville interne du pied gauche, comme à la suite d'un coup. (*Hornburg.*)

155. Douleur de luxation dans l'articulation du pied gauche ; il craint que le pied ne lui tourne (au bout de trente heures.) (*Kummer.*)

Douleur pressive au talon droit , dans toutes les situations (au bout de onze heures). (*Langhammer.*)

Légère pression douloureuse dans la plante du pied droit, en se tenant assis (au bout de cinq heures). (*Id.*)

Tiraillement dans le pied gauche (au bout d'une demi-heure). (*Mossdorf.*)

Vulsion lancinante dans le gros orteil gauche. (*Id.*)

160. Les poils tombent par tout le corps, et les ongles aussi. (*Cook.*)

L'épiderme du corps se détache. (*Id.*)

Vifs élancemens tiraillans, sur plusieurs points du corps à la fois, dans les bras, les avant-bras, la poitrine, le dos, etc. (au bout de huit heures). (*Langhammer.*)

Faiblesse paralytique des membres, et raideur extraordinaire. (*Scopoli.*)

Tous les membres lui semblent lourds, et il y éprouve une sensation douloureuse dans les muscles, de sorte qu'il n'aime point à les remuer. (*Wislicenus.*)

165. Pandiculations (au bout d'une heure). (*Kummer.*)

Avant midi, lassitude et envie de dormir, avec bâillemens (au bout de deux heures). (*Id.*)

Syncopes. (*Buechner, Stegmann, Cook.*)

Convulsions ; spasmes. (*Buechner, Stegmann, Hilden.*)

Spasmes et mouvemens convulsifs ; en même temps, un coup dans le cerveau, comme avec une massue. (*Tournefort.*)

170. Dès qu'il ouvre les yeux, le matin, dans le lit, il est obligé de s'étendre, ensuite il devient las, et ses yeux se referment. (*Kummer.*)

Vers le matin, sommeil agité ; il ne fait que se retourner, et des rêves confus lui assiégent l'esprit. (*Id.*)

Vers le matin, assoupissement inquiet, plein de rêves historiques, et pendant lequel il se retourne à chaque instant. (*Id.*)

Après s'être mis au lit, grande activité de l'imagination, toutes sortes de formes lui passent devant les yeux, et s'évanouissent aussi rapidement qu'elles étaient venues. (*Id.*)

La nuit, rêves continuels, confus, souvent très-inquiétans, mais dont il ne reste aucun souvenir. (Wislicenus.)

175. La nuit, rêves confus, dont le souvenir ne reste pas. (*Langhammer.*)

Il sent vivement son pouls par tout le corps, principalement au cœur. (*Kummer.*)

Pouls fort (au bout d'un quart d'heure).·(*Hornburg.*)

Battemens de cœur. (*Id.*)

Soif. (*Buechner, Stegmann.*)

180. Fièvre. (*Schulze.*)

Frisson secouant général, avec chair de poule, sensibilité douloureuse de l'extérieur de la tête quand on y touche, et pendant le mouvement, tiraillement tractif dans les membres, et fréquens élancemens dans les articulations, celles surtout du coude et des épaules, sans soif; pendant quelques jours, à partir du matin. (Wislicenus.)

(Le soir, froid aux pieds, qui ne veulent même pas s'échauffer dans le lit.) (*Kummer.*)

Froid aux mains, pendant que le visage et le reste du corps sont chauds (au bout d'un quart d'heure). (*Langhammer.*)

Le soir (vers cinq heures), et surtout après s'être mis au lit, chaleur brûlante par tout le corps, forte surtout à la tête, avec frisson intérieur et froid, sans soif; quand il voulait boire, il éprouvait de la répugnance, et ne pouvait prendre que très-peu de boisson à la fois. (Wislicenus.)

185. Chaleur externe au visage; les joues brûlent dans la chambre (au bout de six heures). (*Mossdorf.*)

Sueur générale vers le matin, plusieurs nuits de suite, avec chaleur ordinaire seulement au corps (au bout de quarante-huit heures). (Wislicenus.)

Sueurs froides. (*Buechner, Stegmann.*)

Visage pâle, affaissé, absence du pouls, froid glacial, et sueur froide par tout le corps, de sorte qu'il en pendait une goutte à chaque poil. (*Alberti.*)

Anxiété. (*Buechner, Stegmann.*)

190. Anxiété effrayante, mais qui cesse après le vomisse-ment (1). (*Bisset.*)

Anxiété, nausées et malaise tels qu'il se croit sur le point de mourir. (*Alberti.*)

Il ne peut ni s'asseoir ni se tenir debout ou rester couché. (*Id.*)

Agitation et inquiétude, comme s'il prévoyait un malheur (au bout de cinq jours). (*Kummer.*)

Disposition à s'affliger de sa situation présente ; tout lui semble insipide, et rien n'a d'attraits pour lui. (*Wislicenus.*)

195. Taciturne, renfermé en lui-même, tout l'après-midi. (*Alberti.*)

Sérénité et gaîté (effet curatif). (*Kummer.*)

------

37. IPÉCACUANHA.

Quoique la liste suivante de symptômes ne soit pas com-plète, elle prouvera néanmoins que cette plante si énergique n'a point été créée dans l'unique vue de provoquer des éva-cuations violentes par les vomissemens, ce que l'on doit comp-ter, la plupart du temps, au nombre des cruautés contraires au but de la pratique vulgaire, mais qu'elle a une destination beaucoup plus noble et bien plus importante. Dans l'origine, elle fut apportée en Europe comme remède contre les dysen-teries qui règnent pendant l'automne. Il y a maintenant près de cent trente ans que Leibnitz l'a recommandée contre ces affections et qu'on en abuse, d'après la fausse conclusion que, parce qu'elle guérit certaines diarrhées, elle doit aussi con-venir dans les dysenteries, quoique celles-ci soient précisé-ment le contraire de la diarrhée, c'est-à-dire des selles liquides et trop abondantes. On a cependant fini par revenir un peu sur son compte, l'expérience ayant démontré mille et mille fois qu'elle ne convient pas le moins du monde à la dysen-terie. Tant d'essais malheureux, qui ont coûté la vie à tant de malades, auraient pu être tous évités si l'on avait commencé

(1) Par l'effet de l'hellébore fétide.

par rechercher quels sont les effets purs et particuliers de l'ipécacuanha, quels sont les états morbides qu'il a par lui-même le pouvoir de faire naître chez l'homme bien portant, et quelles sont en conséquence les maladies qu'il a la puissance de guérir, à cause de leur analogie avec ces états morbides. On aurait vu qu'il n'est propre qu'à diminuer l'abondance du sang et quelques espèces de douleurs abdominales dans la dysenterie, mais qu'il n'est nullement apte à faire cesser tous les autres symptômes bien autrement essentiels de cette affection, puisqu'il n'a pas la faculté d'en provoquer d'analogues.

Mais, d'un autre côté, la série des symptômes de l'ipécacuanha apprendra que, comme il fait cesser aussi quelques envies de vomir analogues à celles qu'il détermine, de même aussi il doit déployer une efficacité spécifique, principalement dans les hémorrhagies, dans les asthmes spasmodiques qui revêtent la forme de paroxysmes, dans les spasmes suffocans, et dans quelques espèces de tétanos, en supposant toutefois que les autres symptômes de la maladie coïncident avec les siens propres. C'est en effet ce que l'expérience constate.

Certaines espèces de fièvres intermittentes sont constituées de telle sorte, que l'ipécacuanha est le remède qui leur convient, ainsi qu'on peut déjà s'en convaincre par ses symptômes particuliers, attendu qu'ils ont plus d'analogie homœopathique avec eux qu'avec ceux d'aucun autre médicament. Si l'ipécacuanha n'a pas été parfaitement bien choisi, alors il laisse en général la fièvre dans un état contre lequel l'arnica, parfois aussi le quinquina, la fève Saint-Ignace ou la coque du Levant, est le remède qu'on doit ensuite employer.

Divers accidens consécutifs qui surviennent après l'emploi de l'arsenic dans des cas où il ne convenait pas, ou après l'abus du quinquina, cèdent également à quelques doses d'ipécacuanha.

Dans tous les cas où il s'agit d'administrer homœopathiquement l'ipécacuanha, de très-petites doses suffisent. Jusqu'à présent, j'ai donné la teinture étendue, à la dose d'une goutte contenant un millionième de grain de la vertu de la racine, et les effets souvent pas trop forts de cette dose m'ont prouvé qu'il y avait beaucoup de cas où l'on devait l'atténuer encore davantage.

Il n'y a que quand on veut triompher d'un fort empoisonnement par une grande dose d'opium, qu'il faut recourir à une dose élevée d'ipécacuanha, c'est-à-dire prescrire trente, quarante, soixante gouttes de la forte teinture, à moins que les circonstances n'indiquent plutôt du café fort ou le camphre.

L'ipécacuanha n'agit que très-peu de temps; l'action des hautes doses dure à peine une couple de jours, et celle des petites ne s'étend guère au-delà de deux heures.

Symptômes de l'ipécacuanha.

Vertige en marchant.

Douleur fortement lancinante au vertex.

Céphalalgie fortement lancinante, par courts accès, qui, dans l'espace d'une heure, dégénère en une pression (au bout de huit heures).

Petite douleur lancinante dans le front, que l'attouchement de la partie excite et exaspère.

5. Douleur extérieure sur le pariétal, comme à la suite d'un coup avec une pointe émoussée (au bout d'une demi-heure).

Mal de tête; élancement et pesanteur.

Douleur tiraillante dans le front, qui est excitée et aggravée par l'attouchement de la partie.

Mal de tête comme après une contusion du cerveau et du crâne, qui pénètre à travers tous les os de la tête, et descend jusqu'à la base de la langue, avec nausées.

Céphalalgie pressive.

10. Mal de tête tensif.

(Céphalalgie constrictive dans la tempe gauche et au dessus de l'orbite) (au bout d'une heure).

Douleur pressive de dedans en dehors et presque térébrante, tantôt dans les tempes, tantôt au dessus de l'orbite, sur un point peu étendu, qu'une pression exercée du dehors fait cesser, et qui diminue en fermant les yeux (au bout d'une heure).

En se baissant, forts élancemens au dessus de l'œil, avec sensation comme s'il était gonflé (au bout de vingt heures).

Pâleur du visage, avec cercle bleu autour des yeux, et grande faiblesse, comme à la suite d'une maladie grave.

15. (Éruption miliaire sur le front, jusque dans les cheveux, et sur les joues.)

Pupilles qui se dilatent aisément (au bout de huit heures).

Sécheresse des paupières, avec envie de dormir (au bout de huit heures).

Sensation dans les coins de la bouche, comme s'ils étaient à vif, quand on y touche et quand on remue les lèvres.

Sentiment de cuisson aux lèvres.

20. Douleur des plus violentes dans la dent creuse, en mordant, sur-le-champ, comme si on l'arrachait ; la douleur va jusqu'à faire jeter les hauts cris ; ensuite tiraillement continuel dans la dent (au bout d'une heure).

Douleur dans les dents, comme si on les arrachait, par accès (au bout de huit heures).

Sensibilité par trop grande et presque douloureuse de toutes les parties de la bouche.

- Sensation cuisante au bord de la langue.

Sensation cuisante à la partie postérieure de la langue et au voile du palais, qui fait affluer la salive en abondance dans la bouche.

25. Il est obligé d'avaler continuellement sa salive (au bout d'une heure).

Afflux abondant de salive, pendant quelques heures.

Quand il est couché, la salive lui coule de la bouche.

Élancemens sourds en travers, dans la gorge, jusque dans l'oreille interne.

Un petit élancement dans le pharynx (au bout d'une demi-heure, d'une heure).

30. Douleur en avalant, comme s'il y avait un gonflement dans le pharynx (au bout d'une heure).

Difficulté d'avaler, comme par l'effet d'une paralysie de la langue et du pharynx (au bout de huit heures).

Douleur dans le pharynx, comme s'il était trop sec et à vif, qui ne se calme que pour très-peu de temps, en avalant la salive ou en prenant la boisson ordinaire (au bout d'une heure).

Absence de la soif.

Goût fade dans la bouche.

35. Pendant la déglutition, goût comme d'huile rance dans la gorge (au bout d'une demi-heure).

Il trouve un goût fade à la bière (au bout de deux heures).

Après avoir mangé, bâillemens et pandiculations.

Envies de vomir et vomissement.

(Malaise et pesanteur dans le bas-ventre.)

.40. Sensation, comme si l'estomac pendait sans ressort, avec défaut d'appétit (au bout d'une heure).

Sensation de vacuité et de relâchement à l'estomac.

Agitation dans le bas-ventre (au bout d'une demi-heure).

Sensation constrictive au dessous des fausses côtes.

Forts élancemens dans l'hypochondre gauche (au bout d'une demi-heure).

45. Sensation de distension extrême et de gonflement du bas-ventre ; colique venteuse.

Pincement corripiant dans le bas-ventre, comme si on y empoignait quelque chose, de telle sorte que chaque doigt fît une vive impression dans les intestins ; le repos du corps calme cette sensation, mais le moindre mouvement l'exaspère au plus haut point.

Mal. de ventre pinçant dans les deux hypochondres et dans la région du creux de l'estomac (au bout de trois heures).

Mal de ventre sécant autour de l'ombilic, avec frisson.

50. Mal de ventre sécant, sur le côté, à la région de l'ombilic, qui augmente par l'attouchement et la pression extérieure, avec salive blanche et écumeuse à la bouche, et dilatation des pupilles (au bout d'un demi-quart d'heure).

Mal de ventre sécant autour de l'ombilic, comme si les règles allaient venir, avec froid au corps, pendant qu'une chaleur intérieure monte à la tête (au bout de deux heures).

Douleurs tiraillantes dans le ventre, au-dessus de l'ombilic.

(Douleurs lancinantes dans le ventre, avec ardeur et élancemens dans le rectum, et envie d'aller à la selle.)

(Selles d'un verd porracé.)

55. (Selle liquide, avec douleur lancinante, brûlante, dans le rectum et l'anus.)

(Selles d'un jaune citrin.)

Selles diarrhéiques (au bout d'une heure).

Selles putrides, fétides.

Matières alvines recouvertes d'un mucus rouge, sanguinolent.

60. Douleur lancinante, sécante, brûlante, au bord de l'anus, comme dans les hémorrhoïdes opiniâtres (au bout de trois quarts d'heure).

Forts élancemens dans l'anus.

Urine peu abondante, rouge.

(De l'urètre de l'enfant s'écoule, pendant plusieurs jours, un liquide puriforme, avec douleur cuisante.)

Douleur tortillante, tractive, dans les testicules (au bout de huit, de dix heures).

65. Pression vers la matrice et l'anus.

Le sang qui coule vers la fin des règles est supprimé (1).

Sorte d'enchifrenement, comme si l'intérieur du nez était trop sec (au bout de trois heures).

Sentiment de sécheresse dans le nez et les sinus frontaux (au bout de trois heures).

Coryza, avec douleurs tractives dans tous les membres.

70. Bruit stertoreux dans les bronches, en respirant.

Avant midi, oppression de poitrine et respiration courte, comme si la poussière l'empêchait de respirer.

Asthme.

Asthme pendant plusieurs heures.

Asthme dans la soirée.

75. Oppression de poitrine après avoir mangé.

La poitrine cause la même douleur, en dedans, que si elle était à vif.

Toux qui coupe la respiration jusqu'à la suffocation.

Toux suffocante, pendant laquelle l'enfant devient raide, avec la figure bleue (au bout de dix heures).

Toux sèche, par l'effet d'un chatouillement à la partie supérieure du larynx (au bout de deux, trois, cinq heures).

80. *Toux provenant d'une sensation constrictive de chatouillement, qui s'étend de la partie supérieure du larynx jusqu'à l'extrémité inférieure des bronches* (au bout de quatre, de six, de sept heures).

Toux qui continue sans interruption après être allé à l'air

____

(1) Effet consécutif ou réaction de l'organisme ; car l'effet primitif de l'ipécacuanha est de produire des hémorrhagies par tous les orifices du corps : il provoque surtout des hémorrhagies utérines ; il guérit homœopathiquement toutes ces affections, quand les autres symptômes (v. 51, 65) sont analogues aux siens.

froid, ou en se couchant, le matin et le soir, et qui est excitée par les inspirations profondes, avec mal de ventre
comme si l'on arrachait l'ombilic, chaleur au visage et sueur
au front.

En toussant, douleur dans le bas-ventre, comme si l'on
avait envie d'uriner, sans pouvoir le faire.

La toux provoque des envies de vomir, sans nausées (au
bout d'une heure).

Après la toux, douleur pulsative dans la tête et le creux
de l'estomac.

85. (Douleurs pinçantes (vulsatives, tiraillantes), de courte
durée, dans le côté droit de la poitrine, sous l'aisselle).

(Douleur de crampe entre les omoplates, pendant le mouvement.)

Douleurs pinçantes dans le bras droit (au bout de trois
heures).

L'une des mains est froide.

(Éruption herpétiforme au poignet et à l'anus, qui démange surtout le soir, après s'être mis au lit; après qu'on
s'est gratté, il paraît de petites élévations sur la peau, mais
le prurit ne cesse pas.)

90. Douleur dans le genou, comme si les tendons et les ligamens avaient été fatigués par l'exercice.

Lassitude des cuisses et des membres inférieurs (au bout
de huit, de neuf heures).

Tressaillement dans les muscles des mollets et fourmillement semblable à celui qu'on éprouve quand un membre
est engourdi.

Douleur pinçante dans le pied droit (au bout de quatre
heures).

Douleur tractive dans les os du bras et de la cuisse, le soir,
après s'être couché (au bout de cinq heures).

95. Craquement dans les articulations.

(Çà et là au corps, douleurs lancinantes, excitées par le
mouvement, qui se terminent par des douleurs brûlantes.)

Douleurs comme de brisure dans tous les os (au bout de
trois heures).

*Douleur dans les articulations, semblable à celle qui a
lieu ordinairement lorsqu'un membre est engourdi* (au bout
de trois heures).

Envie de dormir.

100. Sommeil (sur-le-champ).

Sommeil les yeux à demi ouverts (au bout de six heures).

Sommeil plein d'agitation et de gémissemens.

Quand elle veut dormir , elle éprouve des secousses dans tous les membres.

Réveil en sursaut.

105. Sommeil interrompu par de fréquens réveils et par des rêves effrayans (au bout de dix heures).

Le matin , en s'éveillant , inquiétudes dans le sang, comme s'il éprouvait une grande chaleur, ou s'il avait beaucoup sué, et s'il sortait d'un rêve inquiétant, quoiqu'il n'eût point chaud et qu'il ne fût pas en sueur ; en même temps, pesanteur dans la tête, comme si le cerveau était comprimé.

Frayeur et lamentations pendant le sommeil.

Signes d'emprosthotonos et d'opisthotonos (au bout de dix heures).

Le corps de l'enfant est raide et étendu.

110. Extension raide de tout le corps, à laquelle succède un sursaut spasmodique des bras (au bout d'un quart d'heure).

Sursaut spasmodique subit des bras.

Battemens de cœur.

Battemens de cœur , presque sans anxiété.

Frissons avec bâillemens (au bout d'une demi-heure).

115. Frissons avec rapports.

Il n'a point de chaleur dans le corps.

Il est sensible au froid : il n'en peut pas supporter le moindre.

Froid continuel sous la peau, et d'autant plus qu'il s'expose à la chaleur.

Excès de sensibilité au froid et au chaud.

120. Toute la nuit, il a froid dans son lit, ce qui l'empêche de s'endormir.

Il est pris de froid au corps.

(Vers quatre heures du soir) d'abord frisson, puis froid, sans soif (au bout de cinq heures).

Froid glacial aux mains et aux pieds, d'où ruisselle une sueur froide, avec rougeur d'une joue et pâleur de l'autre, abattement du corps et de l'esprit, et dilatation des pupilles (au bout de dix heures).

(Froid à l'extérieur, sans chaleur interne) (au bout de plusieurs heures).

(Chaleur et rougeur au visage, sans soif.)

Le soir, chaleur par tout le corps.

Après-midi (vers quatre heures), chaleur générale subite, avec sueur aux bras et sur le dos (au bout de seize heures).

Sueur vers minuit (au bout de douze heures).

130. Il ne dit point un seul mot.

La marche de ses idées est très-lente.

Il ne trouve de plaisir à rien, rien ne le flatte.

Tout lui déplaît.

Taciturnité, mauvaise humeur, concentration en soi-même, dédain de tout.

135. *Morosité, mépris pour tout; il veut que les autres n'estiment point non plus ce qu'il méprise.*

Mauvaise humeur ; il se regarde comme très-malheureux.

Il est circonspect, timide, et attache de l'importance à des bagatelles (au bout de six heures).

Il est de mauvaise humeur et se dépite de ce que son travail ne marche pas plus vite.

Inhabileté, maladresse, rien ne lui réussit.

140. *Impatience extrême.*

Il perd courage, et il a une grande propension à se dépiter, à se fâcher.

Il est plein de désirs, sans savoir lui-même ce qu'il veut.

Il se fâche souvent à la moindre bagatelle, et se calme avec non moins de facilité et de promptitude (au bout de cinq heures).

Le moindre bruit le met hors de lui.

145. Il est extrêmement enclin à la mauvaise humeur et à se fâcher.

L'enfant crie très-fort et sans cesse, il se met le poing dans la bouche ; sa face est pâle, et son corps un peu frais (au bout d'une heure).

Observations recueillies par d'autres.

Vertige, comme s'il allait chanceler à droite et à gauche, avec abolition de la pensée pendant quelques instans, seulement en marchant, et surtout en tournant en rond (au bout de deux heures). (*E. Stapf.*)

(Le soir) en marchant au grand air, le corps chancelle des deux côtés, comme dans l'ivresse, avec stupeur de la tête (au bout de dix heures). (*C.-F. Langhammer.*)

Pesanteur douloureuse dans la tête (au bout de deux heures). (*Stapf.*)

Pesanteur dans la tête, avec envie de dormir. (*J.-G. Lehmann.*)

5. Céphalalgie tensive, pressive, à l'occiput et à la nuque, qui s'étend jusque dans les épaules (au bout de trois heures). (*Stapf.*)

Traction sourde dans la tête (sur-le-champ). (*Lehmann.*)

Le matin, après être sorti du lit, céphalalgie tiraillante jusqu'à midi, moins forte après midi (au bout de trente-une heures). (*Id.*)

Violente céphalalgie tiraillante au front, qui augmente en se baissant (au bout de deux heures). (*Id.*)

Endolorissement de l'occiput et de la nuque, excité par le mouvement de la tête (au bout de deux heures et demie). (*Stapf.*)

10. *Dilatation des pupilles* (au bout de deux heures et demie). (*Langhammer.*)

Chassie dans l'angle externe des yeux (au bout de sept heures et demie et de douze heures). (*Id.*)

Yeux rouges, enflammés. (*G. Scott.*)

Ophthalmie. (*Geoffroy.*)

Douleur pressive depuis la conque de l'oreille jusqu'à la membrane du tympan, qui se propage jusqu'à la saillie de l'occiput (au bout de vingt-huit heures). (*Lehmann.*)

15. Dureté d'ouïe de l'oreille droite, avec pression en dedans. (*Id.*)

Saignement de nez. (*Murray, Geoffroy, Lemery.*) (1)

Sensation de chaleur dans les joues, perceptible même au toucher, mais cependant sans rougeur (au bout de trois heures). (*Stapf.*)

Les lèvres sont pleines d'éruptions à l'extérieur. (*Heller.*)

Les lèvres sont parsemées d'aphthes et de boutons. (*Id.*)

____

(1) Par la poudre introduite dans le nez.

20. Cuisson au bord des lèvres, au bout de la langue et sur les côtés, avec afflux de salive aqueuse dans la bouche, et quelque peu de douleur dans le bas-ventre (au bout d'une demi-heure). (*Stapf.*)

Salivation. (*S. Pye, Heller.*)

Afflux considérable de salive dans la bouche (au bout de deux heures et demie). (*Lehmann.*)

Sensation de constriction spasmodique dans la gorge et sur la poitrine. (*Scott.*)

Mal de gorge. (*Geoffroy.*)

25. Sécheresse et âpreté dans la bouche, surtout dans le pharynx (au bout d'une demi-heure). (*Lehmann.*)

Le tabac (dont il a l'habitude) a pour lui une saveur dégoûtante, en fumant, et excite le vomissement. (*Id.*)

Aussitôt après avoir fumé (comme d'habitude), nausées provenant de l'estomac, qui ne se dissipent qu'après plusieurs selles, dont les dernières sont en bouillie (au bout de quatorze heures). (*Langhammer.*)

Nausées, affadissement du cœur. (*Stapf.*)

Dégoût; nausées et soulèvemens de cœur (au bout d'une heure). (*Lehmann.*)

30. Nausées pénibles. (*Clark.*)

Affadissement dans le bas-ventre, avec commencement de mal de ventre. (*Lehmann.*)

Nausées, qui semblent partir de l'estomac, avec éructation et afflux d'une grande quantité de salive à la bouche (au bout d'une demi-heure). (*Langhammer.*)

Rapports toutes les huit à dix minutes, même le lendemain, avec gargouillemens dans le ventre. (*Lehmann.*)

En se baissant, vomissement et sensation comme s'il allait tomber. (*Id.*)

35. En se baissant, vomissement des alimens pris auparavant, sans rapports qui précèdent (au bout d'une heure et demie). (*Id.*)

Vomissement d'une masse muqueuse jaune. (*Heller.*)

Vomissement de grosses masses muqueuses. (*Id.*)

Vomissement de grosses masses muqueuses, qui ont une mauvaise odeur. (*Id.*)

Vomissement de mucus vert, semblable à de la gelée. (*Id.*)

4o. Vomissement de mucus d'un verd herbacé. (*Id.*)

Sensation des plus vives de douleur dans l'estomac. (*Id.*)

Douleurs insupportables dans l'estomac. (*Id.*)

Douleur indescriptible autour du cœur (au creux de l'estomac?) (*Id.*)

Douleur lancinante sourde dans le creux de l'estomac, semblable à celle que produirait un morceau de bois pointu. (*Lehmann.*)

45. Violent élancement dans l'aine droite, pendant quelques minutes. (*Id.*)

Selles liquides fréquentes, avec sentiment d'affadissement dans le bas-ventre. (*Id.*)

Purgation. (*Murray.*)

Selles d'un verd herbacé. (*Heller.*)

Selles sanguinolentes. (*Scott.*)

5o. Fourmillement dans l'anus, comme s'il allait en sortir des ascarides. (*Lehmann.*)

Urine sanguinolente. (*Scott.*)

Fréquentes envies d'uriner, avec émission peu abondante d'urine (au bout de deux heures). (*Langhammer.*)

(Fréquentes émissions d'urine paillée, à la suite d'une très-forte envie; la sortie de l'urine est accompagnée d'ardeur, mais non suivie de ténesme) (au bout de deux heures). (*Stapf.*)

Urine trouble, avec un sédiment briqueté. (*Heller.*)

55. En croisant les cuisses l'une sur l'autre, élancement dans les testicules (au bout de deux heures). (*Langhammer.*)

En se tenant debout, prurit voluptueux au gland, qui oblige à se gratter (au bout de neuf heures et demie). (*Id.*)

Métrorrhagie; renouvellement des règles, qui avaient coulé quinze jours auparavant. (*Scott.*)

Violens éternumens répétés. (*Lehmann.*)

Asthme. (*Murray.*)

6o. Asthme spasmodique, avec forte constriction dans la gorge et dans la poitrine, et production d'un bruit particulier, perceptible à l'oreille(1). (*Scott.*)

---

(1) Chez deux femmes, par les émanations de la poudre dans une chambre éloignée; le malaise dura quinze jours.

Accès subits d'asthme pénible, avec bruit particulier dans la trachée-artère. (*Id.*)

Constriction sur la poitrine, avec asthme et respiration bruyante ; elle était obligée de se tenir à la fenêtre pour humer l'air, avec pâleur du visage, pouls à peine sensible, et danger de suffocation (le soir, jusqu'à neuf heures du matin.) (*Id.*)

Renouvellement de l'asthme au bout de vingt-quatre heures, depuis dix heures du soir jusqu'à dix heures du matin, pendant huit jours. (*Id.*)

Accès de suffocation pendant deux à trois jours. (*Id.*)

65. Toux, avec expectoration d'un mucus épais ayant une saveur métallique répugnante. (*Id.*)

Hémoptysie. (*Geoffroy, Murray, Scott.*)

Vers le soir, (toux suffocante, fatigante et très-épuisante, qui dure pendant une heure. (*É. Gmelin.*)

Le soir, (entre six et sept heures), toux convulsive extrêmement violente. (*Id.*)

Le soir, vers sept heures, toux suffocante et extrêmement épuisante, pendant une demi-heure, avec froid des extrémités. (*Id.*)

70. Douleur dans le genou gauche, comme après avoir fait un faux pas, surtout en marchant, plus rare et moins sensible en se tenant assis (au bout d'une heure). (*Stapf.*)

Envie de dormir et paresse dans tous les membres (au bout de deux heures). (*Lehmann.*)

Epuisement des forces. (*Scott.*)

Envie de dormir, lassitude (au bout de deux heures). (*Stapf.*)

Sommeil agité. (*Scott.*)

75. Rêves vifs, dont il ne reste aucun souvenir, quand il se réveille, ce qui lui arrive souvent, pendant la nuit. (*Langhammer.*)

Froid avec horripilation dans les membres. (*Lehmann.*)

Chaleur presque brûlante dans la tête et par tout le corps, cependant avec froid aux mains et aux pieds ; lorsque la chaleur fut arrivée au plus haut point, il survint au tronc et à la tête quelque peu de sueur, avec un prurit cuisant, surtout au cou (au bout d'une heure). (*Id.*)

L'après-midi et le soir, sensation de chaleur presque brûlante dans la tête, le front et les joues, sans soif (au bout de six heures). (*Stapf.*)

Sueur. (*Fothergill.*)

80. Sueur pendant la nuit. (*Cleghorn.*)

Sueur pendant quelques heures. (*Hillary.*)

Sueur d'odeur aigre. (*Heller.*)

Forte sueur aigre, avec urine trouble. (*Id.*)

Nul goût pour le travail. (*Lehmann.*)

85. Répugnance pour les travaux de cabinet ; les idées lui manquent (au bout de vingt-neuf heures). (*Id.*)

Toute la journée, mauvaise humeur : il n'a point envie de parler, et il est disposé à pleurer. (*Langhammer.*)

Sérénité, il est disposé à parler et même à plaisanter (1). (*Id.*)

---

58. JUSQUIAME.

(*Hyoscyamus niger.*)

On exprime le suc de la plante fraîche, et on le mêle avec parties égales d'alcool.

La plante perd une grande partie de ses vertus médicinales par la dessiccation.

Le tableau suivant des symptômes qu'elle a le pouvoir de faire naître chez les personnes en santé indique quels sont les dérangemens du moral, de l'esprit et des sens dans lesquels ont peut attendre d'elle des secours.

La quadrillionième partie d'une goutte de suc, ou mieux une très-petite parcelle d'une semblable goutte, est plus que suffisante pour les applications homœopathiques, lorsqu'on a soin d'éloigner du malade tout autre stimulant ou médicament étranger.

En flairant souvent une dissolution saturée de camphre, on fait cesser les effets fâcheux de la jusquiame, quand elle a été employée soit à trop grande dose, soit dans des cas où elle n'était point homœopathique.

Quelque nombreux que soient les symptômes qu'on va lire, la liste a besoin encore d'être complétée.

---

(1) Effet curatif, après un état moral opposé.

Symptômes de la jusquiame.

Vertige.

Faiblesse de la mémoire.

Défaut total de mémoire.

Réminiscence de choses passées depuis long-temps (1).

5. La tête est entreprise et troublée, comme elle a coutume de l'être dans les cas de grande faiblesse du corps, surtout le matin.

Mal de tête sourd au front, surtout dans les méninges.

Mal de tête sourd à la base du cerveau.

(Mal de tête tiraillant à l'occiput.)

(Douleur légèrement lancinante dans la tête.)

10. (Mal de tête lancinant, tiraillant) (au bout de deux heures).

Elancement dans la tête, au dessus de l'œil droit, en toussant.

Mal de tête, comme si le cerveau était ébranlé et flottait dans le crâne, en marchant (au bout de cinq heures).

Fourmillement dans la tête, au vertex (au bout d'une heure).

Chaleur et fourmillement dans la tête (au bout de vingt-quatre heures).

15. Chaleur et rougeur au visage.

Sensation comme s'il y avait une gaze tendue devant l'œil droit (au bout de trois heures).

Hallucination de la vue : la flamme d'une bougie lui paraît petite, et celle d'une autre grande, quoiqu'elles soient toutes deux de même taille (au bout de dix heures).

Vulsion dans l'œil (au bout de huit heures).

(Bruit comme de cloches dans l'oreille) (au bout d'une heure).

20. Vulsion dans la joue.

Sécheresse dans le nez.

Saignement de nez.

Bouton douloureux à la lèvre.

Perte de l'odorat et du goût.

25. Branlement des dents.

____

(1) Effet curatif ?

Mal de dents, surtout en mâchant, comme si les dents allaient tomber.

Mal de dents; tiraillement dans la gencive, surtout quand elle est frappée par l'air froid.

Mal de dents tiraillant, le matin, avec afflux de sang vers la tête, comme à l'approche d'une hémoptysie.

Une sorte de scorbut.

3o. Sentiment de cuisson dans la gorge.

Salivation.

La salive a un goût salé.

Défaut d'appétit, sans que le goût soit altéré.

Nausées.

35. Envies de vomir.

La région du creux de l'estomac est sensible et douloureuse au toucher.

Fréquens accès de pression au creux de l'estomac, qui gênent la respiration.

Production énorme de vents après un souper très-frugal; il sort beaucoup de vents, mais avec peine (au bout de quatorze heures).

Pression à la région ombilicale.

4o. Sensation de dureté du bas-ventre.

Sensibilité douloureuse des tégumens du bas-ventre.

Contractions spasmodiques dans les muscles du bas-ventre, comme s'il y avait quelque chose de vivant dedans (1) (au bout de trois heures).

Élancemens isolés dans la région hépatique (au bout d'une demi-heure).

Élancement à la région ombilicale, pendant la respiration (au bout de cinq heures).

45. Le matin, après s'être levé du lit, colique venteuse énorme, pression pinçante de haut en bas, comme par un poids, dans le bas-ventre, avec envie de dormir et douleur dans le dos, comme s'il avait été brisé de coups, sans qu'il sorte aucun vent; pendant le mouvement et le repos (au bout de vingt-quatre heures).

Douleurs sécantes dans le ventre.

Tranchées profondes dans le bas-ventre.

______

(1) Par les émanations de l'herbe.

Courts accès de douleur sécante sur un petit point dans le fond de l'hypogastre, au dessous du pubis (au bout de six heures).

Douleur de ventre (des muscles abdominaux), comme après qu'on a fait de trop grands efforts, ou soulevé un gros fardeau, le matin, aussitôt après le réveil.

50. *Fréquentes envies d'aller à la selle* (1).

Il laisse échapper les matières fécales, à son insu, dans le lit (au bout de deux heures).

Il est obligé d'aller souvent à la selle, mais les déjections sont naturelles.

Constipation pendant quatre jours et fréquente pression à la région ombilicale, comme par plénitude du bas-ventre ; en même temps il a souvent besoin d'aller par le bas, sans ténesme dans le rectum et à l'anus.

Le ventre est resserré, et la sécrétion de l'urine suspendue, avec pression comme pour uriner.

55. Suppression du besoin d'uriner, avec pression dans la vessie (2).

Paralysie de la vessie.

Sensation d'écorchure et d'ardeur à l'entrée du vagin (au bout d'une heure).

Les règles retardent de quelques jours.

Suppression des règles.

60. Avant l'apparition des règles, douleurs semblables à celles de l'accouchement, dans la matrice, avec traction dans les reins et le sacrum.

(1) Les envies d'aller à la selle et les déjections fréquentes que provoque la jusquiame sont un effet alternant avec le retard des selles et le défaut de besoin d'aller par le bas; cependant le premier de ces deux effets paraît appartenir d'une manière plus particulière à l'action primitive. Il semble même y avoir ici deux sortes d'effets alternans; beaucoup d'envies avec des selles ou rares ou fréquentes, et peu d'envies avec peu ou point de selles, ou même avec des selles fréquentes. Cependant la fréquence des envies d'aller par le bas paraît être l'effet qui alterne le plus spécialement avec le peu d'abondance et la rareté des déjections.

(2) L'excitation à uriner et le défaut de cette excitation, la sécrétion peu abondante et la sécrétion abondante d'urine sont des effets alternans de la jusquiame, de sorte qu'il peut y avoir en même temps beaucoup d'envies d'uriner avec émission de beaucoup ou de peu d'urine, comme aussi inaction de la vessie avec sécrétion peu abondante ou très-copieuse d'urine; cependant beaucoup d'envies d'uriner avec émission peu abondante paraît être l'effet primitif principal et le plus ordinaire.

Les règles paraissent dès le quinzième jour.

Appétit vénérien (1).

Sensation comme s'il y avait dans la trachée-artère quelque chose que la toux ne détache point.

Tussiculation sèche.

65. La nuit, toux sèche.

Toux pendant la nuit.

Il tousse souvent la nuit, mais s'éveille chaque fois, et se rendort ensuite (au bout de trente heures).

Pendant qu'il est couché, toux presque continuelle, qui cesse en se mettant sur son séant.

Expectoration verdâtre en toussant.

70. (Douleur brûlante dans le côté gauche, le soir.)

Élancement dans les omoplates.

Douleurs fixes dans les lombes.

(Mal de dos tiraillant.)

(Le soir, après avoir pris de l'exercice, tremblement du bras.)

75. Engourdissement des membres.

Fréquens et gros furoncles.

Douleur contusive dans l'ulcère, pendant le mouvement de la partie (au bout de vingt-quatre heures).

Douleur tensive en travers, au-dessus du milieu des cuisses, comme si elles étaient trop courtes, en montant l'escalier.

80. Pendant le mouvement, douleur comme de crampe dans les mollets, l'après-midi.

Traction paralytique dans les cuisses, surtout en marchant.

(En marchant, douleur comme de brisure dans le tibia gauche, surtout le soir, tandis que le côté du mollet est chaud, gonflé et parsemé d'une miliaire rouge, mais sans douleur ni prurit) (au bout de soixante-douze heures).

Froid aux pieds.

Douleur dans les pieds.

85. Douleur sécante dans l'articulation du pied, en marchant.

L'articulation du pied cause une douleur comme contusive, l'après-midi.

(1) Voyez aussi 232.

En marchant, en avançant les pieds et en montant, les orteils sont spasmodiquement courbés, comme par une crampe.

Coma vigil.

Il a une mine riante en sommeillant.

90. Dans le lit, tantôt il levait un genou, tantôt il l'étendait, ou bien il se retournait, posait la tête tantôt sur un point et tantôt sur un autre, levait la main et en frappait le lit, etc., le tout sans rien dire; en faisant cela, il n'était ni morose ni abattu (au bout de trois heures et demie).

En dormant bien (le soir, à neuf heures), il se mit à gémir, puis leva le bras sain, le laissa tomber sur-le-champ, et haussa violemment l'épaule; ensuite il jeta sa tête à droite et à gauche, leva le pied malade, et éprouva une vulsion rapide dans la jambe saine; souvent c'étaient les doigts de la main saine qui rapidement s'ouvraient et se fermaient; parfois aussi il faisait entendre des sons plaintifs.

Insomnie inquiète.

(La nuit, il ne peut pas s'échauffer dans le lit.)

L'après-midi, fièvre, avec froid et douleurs, par exemple dans le dos.

95. (Le sang brûle dans les veines.)

Il délire éveillé; il soutient avoir vu un homme qui n'était point venu.

Il est taciturne et renfermé en lui-même.

Timidité excessive.

(Il se croit un criminel.)

100. (Il se fait des reproches et des scrupules de conscience.)

Il adresse des reproches aux autres, et se plaint de prétendues injustices qu'on a commises à son égard.

Jalousie.

Propension à quereller.

Fureur : propension à offenser les autres et à les blesser.

Observations recueillies par d'autres.

Vertige. (*J.-A. Hunerwolf, M. Grunewald* (1), *C.-M. Blom, Navier, Planchon, H. Sloane, Gredling, Wepfer, Vicat, Bernigau.*)

(1) Vertige pendant quatorze jours, produit par la fumée de la graine.

Violent vertige. (*J. Stedman.*)

Vertige, avec obscurcissement de la vue (1). (*Smith.*)

Vertige, comme dans l'ivresse (sur-le-champ). (*E. Stapf.*)

5. Démarche vacillante d'un côté à l'autre. (*Id.*)

Titubation. (*J. La Serre, Grunewald.*)

Ils chancelaient, comme des gens ivres (2). (*Cagnion.*)

Ivresse (3). (*Sloane, J.-F. Gmelin.*)

Insensibilité; il ne sent pas quand on le pince (4). (*A. Hamilton.*)

10. Stupeur. (*Stedman.*)

En regardant fixement les objets, sans penser à rien, tendance à s'oublier soi-même (au bout d'une demi-heure). (*C. Franz.*)

Il se rappelle involontairement des personnes et des choses auxquelles il ne voulait point songer (au bout d'une demi-heure). (*Id.*)

Défaut de mémoire. (*J. Jäskewitz.*)

Il lui vient à la tête des choses qu'il voudrait écarter, et il se souvient difficilement de celles dont il voudrait se ressouvenir (au bout de trois heures). (*Franz.*)

15. Défaut de mémoire; il ne se souvient que comme en songe de ce qu'il a dit et fait les jours précédens (au bout de vingt-quatre heures). (*G.-E. Wislicenus.*)

Oubli de tout ce qu'il avait entendu auparavant. (*Wendt.*)

Oubli; il n'est pas certain de ne point avoir déjà dit ce qu'il se propose de dire (au bout d'un demi-quart d'heure.) (*Franz.*)

Il se plaint de pesanteur de tête et de violens maux de tête. (*Hamilton.*)

Violente céphalalgie continuelle. (*Planchon.*)

20. Tête pesante et troublée. (*Costa.*)

Pesanteur dans la tête. (*Greding, Vicat, Matthioli.*)

Pesanteur de la tête, avec gonflement des paupières. (*Greding.*)

Obnubilation de la tête, resserrement du ventre et mal de reins. (*Id.*)

---

(1) Par 4 grains d'extrait résineux chez un homme bien portant.
(2) Plusieurs enfans qui avaient mangé la racine.
(3) Par le *Hyoscyamus Physaloïdes.*
(4) Par le *Hyoscyamus albus.*

Parfois les idées ne veulent point lui venir (le second jour). (*Stapf.*)

25. La tête est très-entreprise ; sorte d'impossibilité de penser ; tout le fâche, aussi dort-il quelques heures pendant l'après midi (sans rêver), en s'éveillant parfois à demi (au bout de neuf heures). (*Wislicenus.*)

Mal de tête pendant plusieurs heures (1). (*Gardane.*)

Mal de tête. (*Stedman , Greding , Sauvages.*)

Il est pris de mal de tête dans la chambre, après n'en avoir rien ressenti au grand air (au bout de deux heures). (*Franz*).

Mal de tête pressif, stupéfiant, surtout dans le front, avec petits élancemens, principalement au côté gauche, qui reviennent alternativement (au bout de quatre heures). (*C.-F. Langhammer.*)

3o. Céphalalgie pressive, stupéfiante, surtout dans le front entier, qui finit par se convertir en mal de tête tiraillant, par intervalles (au bout de dix heures et demie). (*Id.*)

Par intervalles, tantôt mal de tête constrictif et étourdissant au haut du front avec malaise général, tantôt absence de toute incommodité et bien-être général, avec exaltation de l'imagination, ce dernier état durant beaucoup plus long-temps que l'autre (au bout d'une heure). (*Franz.*)

Ondulation dans le cerveau, comme par l'effet d'un fort battement des artères, avec pression au front ; le tout plus fort après s'être baissé (au bout d'une demi-heure). (*Wislicenus.*)

Mal de tête, avec chaleur contre nature. (*Greding.*)

Pression rongeante dans les tégumens extérieurs de la tête, qui augmente en remuant celle-ci et en appuyant dessus (au bout de quinze heures). (*Wislicenus.*)

35. Raideur douloureuse sourde dans la nuque. (*Stapf.*)

Mal de tête qui alterne avec une douleur à la nuque. (*Greding.*)

En tournant la tête, pression au vertex et traction dans la nuque (au bout de trois heures). (*Franz.*)

Embarras de la tête, hébétude. (*Gardane.*)

Obscurcissement de la vue. (*Hunerwolf.*)

____

(1) Par l'odeur et les émanations de l'herbe.

40. Obscurcissement de la vue ; les objet paraissent moins distincts ; il a la vue plus courte, et il est obligé d'approcher davantage le livre de ses yeux, en lisant (au bout d'une heure). (*Wislicenus.*)

Rétrécissement des pupilles. (*Stapf.*)

Très-grande dilatation des pupilles (au bout d'une demi-heure). (*Franz.*)

Trouble de la vue, comme s'il avait une gaze devant les yeux. (*Bernigau.*)

Scintillation devant les yeux ; des points obscurs circulent rapidement devant (au bout d'une heure). (*Wislicenus.*)

45. Diminution de la vue. (*Blom.*)

Au retour de l'intelligence, les yeux étaient troubles et sans feu, et le cerveau embarrassé. (*Hamilton.*)

Obscurcissement de la vue. (*Grunewald, Jaskiewitz, Sloane, Wepfer.*)

Faiblesse de la vue. (*Stoerck.*)

Amaurose passagère. (*Sauvages.*)

50. Elle court dans la ville, aveugle et privée de ses sens. (*Hunerwolf.*)

Myopie ; à peine pouvait-il reconnaître quelqu'un à trois pas. (*Bernigau.*)

Presbytie, avec grande lucidité de la vue, et dilatation des pupilles ; la presbytie dura plusieurs jours, et ne diminua que peu à peu (1), (au bout de trois heures). (*Langhammer.*)

Myopie pendant quatre jours. (*Costa.*)

Presbytie chronique. (*Wepfer.*)

55. Hallucination de la vue ; après avoir mangé de la racine de jusquiame, neuf personnes virent tous les objets d'un rouge écarlate. (*D. Heilbronn.*)

Hallucination de la vue ; les objets paraissent d'un rouge de feu. (*Wendt.*)

Hallucination de la vue ; tout lui semble être d'or. (*S. Schulze.*)

Hallucination de la vue ; ce qui est petit lui semble grand. (*Grunewald* (2), *Gmelin* (3), *Wendt* (4))

(1) Réaction curative de l'organisme, chez un myope.

(2) Il prend un moineau pour une oie.

(3) Il prend un fétu de paille pour une poutre et une goutte d'eau pour un lac.

(4) Les lettres lui paraissent d'une grandeur extraordinaire.

Hallucination de la vue ; en lisant, les lettres paraissaient se mouvoir , et ressemblaient à des fourmis courant en tous sens. (*Wepfer.*)

60. Hallucination de la vue ; en cousant, elle piquait l'aiguille où il ne fallait pas. (*Id.*)

Yeux hagards , distors. (*E. Camerarius.*)

Yeux hagards. (*La Serre.*)

Il regarde les assistans avec des yeux hagards. (*Huner-wolf.*)

Mine d'un homme ivre, pendant long-temps. (*Cagnion.*)

65. Distorsion des yeux. (*Hunerwolf.*)

Yeux ouverts et se tournant en sens inverse. (*Hamilton.*)

Yeux saillans, agités de mouvemens convulsifs. (*Plan-chon.*)

Yeux étincelans. (*Stedman , Blom.*)

Yeux rouges, scintillans. (*Costa.*)

70. Ophthalmie. (*Navier.*)

Tiraillement pruriteux dans les deux coins des yeux, plus dans l'interne que dans l'autre, que le frottement fait cesser (au bout de huit heures). (*Wislicenus.*)

Pression rongeante au bord supérieur de l'orbite, qui cesse en touchant à la partie (au bout d'une demi-heure). (*Franz.*)

Pression dans les yeux, comme s'il y était entré du sable (au bout de douze heures). (*Langhammer.*)

Les paupières sont comme gonflées, et le blanc en est rougeâtre sur plusieurs points ; les yeux sont comme après avoir pleuré. (*Stapf.*)

75. Impuissance d'ouvrir les paupières. (*Wepfer.*)

Chaleur au visage, surtout aux lobules des oreilles, avec rougeur un peu plus forte des paupières, et grande dilatation des pupilles. (*Stapf*).

Chaleur brûlante au visage, dans la chambre. (*Id.*)

Face bleuâtre, livide, tirée, avec bouche ouverte. (*Camerarius.*)

Visage bleuâtre (au bout de deux heures). (*Costa.*)

80. Visage froid et pâle (1). (*Hamberg.*)

Pâleur du visage. (*Smith.*)

____
(1) Avant la mort.

Changement fréquent de la chaleur du visage. (*Stedman.*)

Face rouge et bouffie. (*Blom.*)

Face d'un rouge brun et enflée. (*Bernigau.*)

85. Pustules semblables à celles de la petite-vérole, principalement au côté droit du menton. (*F. Hahnemann.*)

Des pustules serrées, pleines de pus jaune, paraissent aux joues et au menton, après quoi le nez s'ulcère. (*Greding.*)

Vifs élancemens qui pénètrent dans les oreilles, pression dans les tempes, et tête entreprise (au bout d'une heure). (*Wislicenus.*)

Vers le soir, douleur rapide (indescriptible) dans l'oreille droite. (*Stapf.*)

Tiraillement dans tous les cartilages de l'oreille, qui augmente par une pression du dehors (au bout de quinze heures). (*Wislicenus.*)

90. En tussiculant pour cracher, il lui semble que quelque chose tombe devant ses oreilles. (*Franz.*)

Vulsion subite de haut en bas en dedans de la racine du nez (au bout d'une heure). (*Wislicenus.*)

Chaleur, sensible même à l'extérieur, à la partie inférieure du nez, en dedans et en dehors (au bout d'une heure). (*Id.*)

Serrement pressif à la racine du nez et aux pommettes (au bout d'une heure). (*Id.*)

Saignement de nez. (*Greding.*)

95. Distorsion oblique du cou. (*Planchon.*)

Trisme des mâchoires, avec pleine connaissance (au bout de vingt-quatre heures). (*J.-G. Flæming.*)

Au côté gauche du cou, tumeur qui passe à la suppuration. (*Greding.*)

Raideur des muscles de la nuque; en baissant la tête, on y éprouve la même tension que s'ils étaient trop courts, pendant quelques heures (au bout d'une heure). (*islicenus.*)

Langue nette, sèche. (*Costa.*)

100. Ardeur et sécheresse de la langue et des lèvres, qui ressemblent à du cuir racorni au feu. (*Wepfer.*)

Au milieu de la langue, sensation d'engourdissement, comme après une brûlure, qui augmente beaucoup en parlant et en inspirant. (*Stapf.*)

Mutisme. (*T. Tozzetti, Jaskiewitz, Sauvages.*)

Il ne répond pas. (*Greding.*)

Il ne peut parler. (*Bernigau.*)

105. Il perd les sens et la parole. (*Hunerwolf.*)

Mal de dents ; la gencive du côté gauche semble gonflée, et les dents de la mâchoire supérieure causent une douleur sourde. (*Stapf.*)

Derrière les dents, entre la joue et la gencive, douleur aux parties molles, comme si elles étaient malades en dedans (le soir, pendant la chaleur fébrile). (*Franz.*)

Traction douloureuse dans une seule dent, comme si elle allait se gâter. (*Stapf.*)

Impossibilité de mâcher. (*Hamberger.*)

110. Mal de dents. (*Greding.*)

Mal de dents, pendant la sueur. (*Id.*)

Mal de dents pressif, vulsif, dans une dent creuse, qui s'étend jusqu'à la tempe ; en appuyant sur la dent, il semble qu'elle soit trop longue, et qu'elle ne tienne pas (au bout de quatre heures). (*Wislicenus.*)

Impossibilité d'avaler. (*Hamberger.*)

Il a mal au fond de la gorge, et il montre cette partie du doigt, comme s'il s'y trouvait quelque chose. (*Id.*)

115. Il arrache fréquemment des mucosités du fond de la gorge (au bout d'un quart d'heure). (*Langhammer.*)

Chaleur brûlante dans le larynx. (*Vicat.*)

Sécheresse et petits élancemens qui en sont la suite, au larynx (au bout d'une heure). (*Franz.*)

Sécheresse dans la gorge. (*Wepfer.*)

Grande sécheresse dans la gorge, et soif. (*Franz.*)

120. Apreté et grattement dans la gorge et sur la langue, la bouche étant bien humectée. (*Stapf.*)

Sensation désagréable de grattement dans la gorge et au palais, comme après qu'on a trop parlé. (*Id.*)

Sécheresse dans la gorge. (*Bernigau.*)

Soif et sécheresse dans la gorge. (*Cagnion.*)

Soif causée par la sécheresse lancinante dans la gorge (au bout de deux heures et demie). (*Franz.*)

125. Il a la gorge si resserrée et si sèche, qu'une gorgée de thé est au moment de le suffoquer (1). (*Hamilton.*)

(1) En réunissant les symptômes 113—119, 122—125, 127—134, 136, 137 et 138, à ceux qui concernent l'état de l'esprit et du moral (96—99, 104, 419, 451—454, 465—472 et 494), aux convulsions (349, 380, 385) et

II. 33

Pression dans la gorge, comme par une tumeur, en avalant et en n'avalant pas. (*Stapf.*)

La gorge est comme serrée par un lien, avec impossibilité d'avaler. (*Bernigau.*)

Constriction du larynx. (*Sauvages, Hunerwolf.*)

Impossibilité d'avaler, (*Tozzetti.*)

130. Impossibilité d'avaler; il crache deux fois les liquides qu'on lui met dans la bouche. (*Hamilton.*)

Hydrophobie. (*Barrère.*)

Soif insupportable. (*Blom.*)

Soif inextinguible. (*Sloane.*)

Aversion pour les boissons. (*Costa.*)

135. Après une grande soif, violente sueur. (*Greding.*)

Après avoir bu, tantôt il tombait dans des convulsions, tantôt il ne reconnaissait point ses proches. (*Hamilton.*)

Il demande à boire, et cependant ne peut point avaler. (*Hamberger.*)

Fréquente exspuition de salive. (*Greding.*)

quelques autres encore (83, 84, 335—337), il en résulte une image assez exacte d'une hydrophobie ordinaire survenue après la morsure d'un chien enragé; par conséquent il ne doit pas être rare non plus que la jusquiame guérisse homœopathiquement la rage. Les véritables histoires de cette redoutable maladie nous montrent qu'elle présente, chez l'homme, plusieurs variétés, dont chacune doit avoir son remède homœopathique : la jusquiame n'est pas au dernier rang; viennent ensuite, dans d'autres cas, la pomme épineuse et la belladonne, suivant l'ensemble des symptômes. Déjà la belladone a opéré quelques guérisons complètes, et elle en aurait procuré un plus grand nombre, si on ne l'avait pas employée de concert avec d'autres moyens propres à troubler son action, si surtout on ne l'avait pas donnée à doses assez fortes pour tuer quelquefois le malade avec ce médicament. Les doses élevées des remèdes homœopathiques sont beaucoup plus sûrement nuisibles que celles des remèdes antipathiques, ou allopathiques. Lorsqu'il y a une grande analogie entre les symptômes de la maladie et ceux de la substance médicinale, c'est un vrai crime de ne pas prescrire cette dernière à aussi faible dose que possible, et des doses pareilles à celles dont la routine vulgaire fait usage deviennent réellement des poisons. Fort d'une expérience mille fois répétée, je déclare cette règle applicable sans exceptions à tous les médicamens homœopathiques; surtout lorsque la maladie est aiguë, et principalement en ce qui concerne l'usage de la belladone, de la pomme épineuse et de la jusquiame dans la rage ? Qu'on ne vienne donc pas dire qu'un malade est mort quoiqu'on lui ait donné l'un de ces trois remèdes à de très-fortes doses, répétées même toutes les deux ou trois heures. C'est précisément pour cela qu'il a succombé, et c'est le médecin qui l'a tué. Une seule fraction de la décillionième dilution, répétée au bout de trois à quatre jours, l'aurait guéri d'une manière facile et certaine.

Afflux à la bouche d'une salive abondante. (*Stapf.*)

140. Salivation. (*Stedman.*)

Salive d'un goût salé. (*Stapf.*)

Salive sanguinolente dans la bouche, avec goût douceâtre et de sang (au bout de quelques heures). (*Id.*)

Défaut d'appétit. (*Planchon.*)

L'appétit et les forces diminuent de jour en jour. (*Greding.*)

145. Amertume dans la bouche, le matin ; mais les choses qu'il mange n'ont point de goût amer (au bout de vingt-quatre heures). (*Flœming.*)

Amertume dans la bouche, et rapports amers. (*Greding.*)

Fréquens rapports insipides. (*Stapf.*)

Fréquentes éructations (au bout d'une heure et demie). (*Langhammer.*)

Propension inutile à avoir des rapports ; rapports à demi interrompus, incomplets, pendant dix heures. (*Flœming.*)

150. Une pression exercée du dehors, sur le creux de l'estomac, excite des nausées, qui continuent ensuite d'elles-mêmes, mais qui cessent en se baissant (au bout d'une demi-heure). (*Franz.*)

Nausées. (*Hunerwolf, Greding.*)

Nausées et vertige. (*reding.*)

Nausées et vomissement. (*Barton.*)

Nausées et envies de vomir. (*Stapf.*)

155. Vomissement. (*Hunerwolf, Grunewald, Gardane, Greding.*)

Fréquens vomissemens. (*Grunewald.*)

Vomissemens fréquens de mucus blanc, très-visqueux. (*Greding.*)

Vomissement aqueux, avec vertige. (*Id.*)

Pendant quelques jours, ce ne fut qu'avec peine qu'il put garder des alimens sans vomir. (*Barton.*)

160. Après un vomissement de bile verte et une forte sueur, repos d'esprit. (*Greding.*)

Fréquens hoquets (au bout d'une heure et un quart et plus tard). (*Langhammer.*)

Hoquet, avec spasmes et borborygmes dans le bas-ventre. (*Greding.*)

Fort hoquet, deux minutes de suite, avec émission involontaire d'urine, et écume à la bouche. (*Id.*)

Hoquet des plus violens, avec resserrement du ventre. (*Id.*)

165. La nuit, hoquet énorme, avec diarrhée. (*Id.*)

Après le dîner, hoquet énorme, et qui dure long-temps. (*Id.*)

Après avoir mangé, mal de tête, pression dans les tempes, et endolorissement de tout l'extérieur de la tête (au bout de quatre heures et demie). (*Franz.*)

Aussitôt après avoir mangé, état comme d'ivresse. (*Flœming.*)

La plupart des symptômes, et les plus graves, surviennent après avoir mangé. (*Franz.*)

170. Peu de temps après le dîner, il est pris d'une grande anxiété, comme si un événement fâcheux le menaçait (au bout de six heures). (*Id.*)

En sortant de table, érections fréquentes et prolongées (au bout de cinq heures). (*Id.*)

Sentiment de constriction autour du creux de l'estomac. (*Camerarius.*)

Faiblesse d'estomac. (*Stedman.*)

Douleur d'estomac. (*Greding.*)

175. Après avoir mangé, pression rapide sur le sternum, au dessus du creux de l'estomac(au bout d'un quart d'heure). (*Franz.*)

Pression à l'estomac. (*Stedman.*)

Ardeur d'estomac. (*Blom.*)

Inflammation de l'estomac. (*Barrère.*)

Plénitude à la région de l'estomac, avec un sentiment pénible de tension au bas-ventre, le soir. (*Stapf.*)

180. Mal de ventre. (*Stedmann, Wepfer, Hamilton, Greding.*)

Douleurs de colique. (*Stœrck.*)

Douleur lancinante sous l'ombilic, en marchant. (*F. Hahnemann.*)

Douleur tractive dans les intestins (au bout de neuf heures). (*Flœming.*)

Traction pinçante dans le bas-ventre, avec émission d'une grande quantité de vents (au bout de trois heures.) (*Franz.*)

185. *Pincement dans le ventre* (au bout de vingt-six heures). (*Flæming.*)

Des douleurs du ventre, qui semblent sur le point de faire éclater l'abdomen, lui font jeter des cris, et mettre les poings sur les côtés. (*Wepfer.*)

Colique venteuse, pressive, dans l'épigastre ; son ventre se gonfle, le soir, après s'être mis au lit. (*Flæming.*)

Douleur dans les muscles abdominaux, comme s'il était tombé dessus (en se tenant assis) (au bout de deux heures). (*F. Hahnemann.*)

Gonflement du bas-ventre par des vents ; il est douloureux au toucher. (*Costa.*)

190. Borborygmes dans le ventre, même pendant la diarrhée. (*Greding.*)

Borborygmes dans le ventre, avec violente diarrhée. (*Id.*)

Envie d'aller à la selle (au bout d'une heure). (*Franz.*)

Envie d'aller à la selle, avec sensation dans le rectum, comme si la diarrhée allait survenir (au bout de trois quarts d'heure). (*Id.*)

Sentiment de besoin dans le rectum, comme s'il était obligé d'aller à la selle (au bout d'un quart d'heure). (*Id.*)

195. Selle le premier jour, trois heures plus tard, et le second jour, quatre heures plus tôt qu'à l'ordinaire. (*Flæming.*(

Selles fréquentes. (*Grunewald, Greding.*)

Diarrhée. (*Hunerwolf, Blom, Greding.*)

Une selle en bouillie, cinq heures avant le temps ordinaire (au bout d'une heure un quart). (*Franz.*)

Selle copieuse, avec émission d'urine peu abondante (au bout de trois quarts d'heure). (*Langhammer.*)

200. Selle molle, en petits morceaux minces. (*Stapf.*)

Diarrhée, jour et nuit. (*F. Hahnemann.*)

Diarrhée modérée. (*Barton, Greding.*)

Diarrhée muqueuse. (*Greding.*)

Diarrhée muqueuse et débilitante. (*Stœrck.*)

205. Diarrhée aqueuse. (*Greding.*)

Sortie fréquente d'ascarides. (*Id.*)

Resserrement du ventre ; selle dure, avec du mucus adhérent, dont la sortie cause de la douleur à l'anus, pendant cinq jours de suite. (*F. Hahnemann.*)

Une selle très-ferme, quelques heures après le temps ordinaire (au bout de six heures). (*Franz.*)

Constipation. (*Hamilton.*)

210. Evacuation difficile par le bas. (*Stœrck.*)

Flux hémorrhoïdal, pendant huit jours. (*J.-A.-L. Gesner.*)

Urine jaune, se troublant dès sa sortie même, et déposant ensuite un sédiment blanc grisâtre. (*Flœming.*)

(Les deux premiers jours, fréquentes envies d'uriner, avec émission peu abondante d'urine ; le troisième jour et les suivans, copieuse émission d'urine). (*Langhammer.*)

Emission abondante d'urine. (*Greding.*)

215. Très-fréquentes émissions d'urine, avec borborygmes dans le ventre. (*Id.*)

Fréquentes émissions d'urine claire, comme de l'eau ; contre son habitude, il fut obligé d'uriner plusieurs fois dans la nuit. (*Stapf.*)

Emission copieuse d'urine, sommeil, transpiration, diarrhée, et ensuite sérénité d'esprit. (*Id.*)

Flux d'urine. (*Stedman.*)

Difficulté d'uriner. (*Sauvages.*)

220. Emission d'urine difficile, et n'ayant pas lieu sans efforts. (*Greding.*)

Rétention d'urine. (*Costa.*)

Flux abondant des règles (1). (*Greding.*)

Flux copieux des règles, avec loquacité délirante. (*Id.*)

Retard des règles. (*Id.*)

225. Violent tremblement des mains et des pieds, en quelque sorte convulsif, et sorte de fureur, pendant les règles. (*Id.*)

Flux d'urine pendant les règles. (*Id.*)

Flux d'urine et sueur pendant les règles. (*Id.*)

Sueur pendant les règles. (*Id.*)

Douleurs hystériques, avant l'apparition des règles. (*Id.*)

230. Rire bruyant, presque continuel, avant l'apparition des règles. (*Id.*)

Les règles apparaissent au milieu d'une forte sueur, avec mal de tête et nausées. (*Id.*)

____

(1) Les hémorrhagies de la jusquiame paraissent être toutes des effets primitifs ; de là l'utilité de cette plante dans les hémorrhagies utérines, lorsqu'il y a analogie entre les autres symptômes de la maladie et les siens.

Excitation des parties génitales et érections, sans que l'imagination soit allumée (au bout d'une demi-heure). (*Franz.*)

Impuissance (1). (*De Ruef.*)

Mauvaise odeur de l'haleine et de la bouche, dont il s'aperçoit lui-même, le matin, en se levant (au bout de vingt-quatre heures). (*Flœming.*)

235. Fréquens éternumens, sans coryza (au bout d'une heure et demie). (*Langhammer.*)

Beaucoup de mucosités dans la trachée-artère et dans le larynx, qui altèrent la voix et la parole (au bout d'une demi-heure). (*Franz.*)

Asthme. (*Hunerwolf.*)

Serrement à la partie supérieure de la poitrine, mais non douloureux, et qui n'augmente ni en marchant, ni en parlant (au bout de six heures). (*Stapf.*)

Difficulté de respirer. (*Hunerwolf, Greding.*)

240. Difficulté de respirer, alternant avec la stertoration. (*Camerarius.*)

Sensation de resserrement en travers, sur la poitrine, comme après s'être fatigué à parler ou à courir. (*Stapf.*)

Oppression dans la poitrine, ressemblant à l'asthme, et en même temps forts battemens de cœur (au bout de trois heures). (*Wislicenus.*)

Pendant une pression resserrante sur la poitrine, élancement interne, qui se fait sentir davantage en inspirant (au bout de trois quarts d'heure). (*Franz.*)

Pression au bas du côté gauche de la poitrine, qui, en montant l'escalier, s'accompagne d'une anxiété plus grande encore et d'asthme (au bout de six heures). (*Id.*)

245. Pression sur le côté droit de la poitrine, près du cartilage xyphoïde et de la dernière vraie côte, avec grande anxiété et oppression de la respiration (au bout de six heures et demie). (*Franz.*)

Forte pression, avec élancemens, sur la poitrine (au bout de trois heures). (*Id.*)

Elancement dans le côté de la poitrine. (*Stedman.*)

Elancement dans le côté droit. (*F. Hahnemann.*)

____

(1) Pendant deux mois.

Tussiculation sèche, chatouilleuse, qui semble venir de la trachée-artère. (*Stapf.*)

250. Toux sèche, spasmodique, continuelle. (*Greding.*)

Toux qui est plus grave pendant la nuit. (*Id.*)

(Sensation de chaleur dans le dos) (sur-le-champ). (*Stapf.*)

Torsion des muscles de la poitrine et du dos, à l'articulation de l'épaule, surtout en levant le bras, comme s'ils étaient trop courts (au bout de six heures). (*Wislicenus.*)

Douleur dans le dos. (*Greding.*)

255. Douleur réitérée dans les lombes. (*Id.*)

Mal de reins et enflure autour des chevilles. (*Id.*)

Douleur lancinante dans les lombes et dans le côté. (*Id.*)

A l'extérieur, au coude, une couple de boutons qui causent là même douleur qu'une plaie, quand on y touche (au bout de neuf heures). (*Wislicenus.*)

Pression dans le bras, lorsqu'il le tient tranquillement fléchi (au bout d'un quart d'heure.) (*Franz.*)

260. Douleur sourde dans les articulations de la main et du coude, qui se propage aussi plus loin, et qui devient moins forte pendant le mouvement. (*Stapf.*)

Elancemens pruriteux au pli du bras (au bout d'une heure. (*Wislicenus.*)

Elancement continuel, semblable à une piqûre d'aiguille, au pli du bras (au bout de cinq heures). (*Id.*)

Stupeur douloureuse des mains. (*G. Clauder.*)

Raideur des mains. (*Stedman.*)

265. Fourmillement dans la main gauche, comme après un engourdissement. (*Stapf.*)

Douleur tractive, pressive, autour de l'articulation des mains (au bout d'une demi-heure). (*Franz.*)

Enflure des mains. (*Stedman.*)

Traction pressive au bord interne des doigts, pendant le mouvement(au bout d'une heure et demie). (*Franz.*)

Vifs élancemens, avec douleur de crampe, dans les muscles fessiers gauches (au bout de cinq heures). (*Wislicenus.*)

270. Rougeur des fesses et des jambes. (*Hamberger.*)

Un furoncle à la cuisse gauche. (*Greding.*)

Traction lancinante dans les cuisses, plus forte pendant le repos (au bout d'une heure). (*Wislicenus.*)

Il survient des taches gangreneuses et des ampoules, surtout aux membres inférieurs (au bout de vingt-quatre heures). (*Blom.*)

En marchant au grand air, raideur et lassitude dans les genoux (au bout de trois heures). (*Franz.*)

275. Lassitude et faiblesse des jambes. (*Greding*, *Stedman.*)

Enflure des jambes. (*Greding.*)

Pincement dans les mollets (au bout d'une heure). (*Wislicenus.*)

Pincement lancinant au tibia (au bout de cinq heures). (*Id.*)

Des douleurs vulsives (pinçantes) dans les jambes lui arrachent des cris. (*Greding.*)

280. Engourdissement des membres. (*Navier.*)

Tiraillement tractif dans la plante des pieds, surtout pendant le repos, qui disparaît par la marche et revient en s'asseyant (au bout de trente-six-heures). (*Wislicenus.*)

Douleur rhumatismale. (*Greding.*)

Douleur dans les membres et les lombes. (*Id.*)

Vifs élancemens continuels dans les articulations des bras et des jambes (au bout d'une heure). (*Wislicenus.*)

285. Douleur tractive sourde dans les articulations, mais plus encore dans les muscles qui les avoisinent. (*Stapf.*)

Tiraillement sécant dans presque toutes les articulations, principalement pendant le mouvement (au bout de trois heures). (*Wislicenus.*)

Douleurs dans les membres. (*Wepfer.*)

C'est le soir que les symptômes paraissent avoir le plus d'intensité. (*Stapf.*)

Prurit qui oblige à se gratter jusqu'au sang. (*Costa.*)

290. Petits élancemens au bout des doigts et à toutes les parties du corps, de dedans en dehors (au bout de quelques minutes). (*Wendt.*)

Pour peu qu'il applique sa main chaude sur une partie quelconque du corps, par exemple sur le dos, les bras, etc., il y éprouve une très-grande sensation de chaleur, presque ardente, qui dure long-temps (au bout de quelques heures). (*Stapf.*)

Éruption à la peau de grandes pustules, agglomérées sur

plusieurs points, depuis la région située au dessus des hanches jusqu'aux genoux, ayant l'aspect des boutons de la petite-vérole, ne contenant point de liquide, et tombant par écailles au bout de quatre jours (au bout de trois jours). (*Costa.*)

Des taches brunes apparaissent et disparaissent alternativement par tout le corps. (*Greding.*)

Taches herpétiformes à la nuque. (*Id.*)

295. Hydropisie opiniâtre. (*Barrère.*)

Enflure. (*Clauder.*)

Faiblesse. (*Sauvages, Navier, Planchon, Greding.*)

Répugnance et aversion pour le mouvement et le travail. (*Flœming.*)

Lassitude, accablement, par tout le corps. (*Hamilton.*)

300. En marchant au grand air, il ne tarde pas à avoir très-chaud et à être las (au bout de douze heures). (*Wislicenus.*)

Titubation. (*Stedman.*)

Chute extrême des forces (au bout de quatre heures). (*Wepfer.*)

Faiblesse; il peut à peine se tenir sur ses jambes, et paraît toujours sur le point de tomber. (*Bernigau.*)

Faiblesse chronique des jambes. (*Cagnion.*)

305. Épuisement général, avec tremblement de tout le corps, et froid extraordinaire des membres, allant presque jusqu'à la syncope. (*Smith.*)

Syncope. (*Hunerwolf.*)

Accès de syncope. (*Stœrck.*)

Syncopes répétées. (*Navier.*)

Syncope qui ressemble à la mort. (*J. Faber.*)

310. Il reste couché tranquillement. (*Hamberger.*)

Envie de dormir (au bout de deux heures). (*Id.*)

Le matin, activité extraordinaire; l'après-midi, envie de dormir, abattement et irrésolution (1). (*Franz.*)

Sommeil. (*Hamilton.*)

Sommeil pendant deux jours. (*Hunerwolf.*)

315. Sommeil pendant trois jours. (*Id.*)

Sommeil profond. (*Hunerwolf, Greding.*)

---

(1) L'excès de vivacité (V. aussi 327—334 ; 419—422) alterne, dans l'action de la jusquiame, avec l'envie de dormir et le sommeil ; cependant il paraît être le principal de ces deux effets primitifs.

Sommeil long et profond. (*Sloane, Blom.*)

Sommeil outre mesure. (*Hunerwolf.*)

Sommeil doux. (*Greding.*)

320. Sommeil calme, avec forte sueur et fréquente émission d'urine. (*Greding.*)

Sueur, pendant le sommeil (1). (*Id.*)

Propension irrésistible à dormir. (*Hamilton.*)

Impossibilité d'ouvrir les paupières, tant l'envie de dormir est forte. (*Id.*)

Assoupissement très-profond (au bout de cinq heures). (*Flœming.*)

325. Assoupissement qui dure long-temps. (*Kiernander.*)

Coma vigil. (*G.-W. Wedel.*)

Nuits sans sommeil. (*Greding.*)

Il s'endort trop tard. (*F. Hahnemann.*)

Insomnie. (*Blom.*)

330. Insomnie, parce que l'esprit, quoique calme, est très-éveillé. (*Stapf.*)

Insomnie prolongée. (*Planchon.*)

Quoiqu'il ne se soit endormi que long-temps après minuit, cependant il s'éveille de bien meilleure heure qu'à l'ordinaire, et il se sent très-dispos, très-propre aux travaux de tête, gai et fort. (*Stapf.*)

Fréquens réveils, la nuit, comme si le sommeil était troublé, ou comme s'il avait déjà assez dormi, deux nuits de suite. (*Langhammer.*)

Il ne put pas dormir de toute la nuit, de quelque côté qu'il se couchât; ce ne fut qu'au point du jour qu'il parvint à s'endormir de temps en temps; mais, chaque fois, il suait de tout le corps, principalement du cou (au bout de cinq heures). (*Id.*)

335. Insomnie la nuit, avec convulsions et secousses comme de peur. (*Hamilton.*)

Rêves effrayans. (*Planchon.*)

Le soir, peu de temps après s'être endormi, il a un rêve qui le tourmente beaucoup, de chats furieux sautant sur lui (au bout de quarante-six heures). (*Wislicenus.*)

Il s'éveille de lui-même en jetant un cri. (*Hamilton.*)

______

(1) Il n'y eut presque pas de sueur hors du sommeil.

Sommeil interrompu par des grincemens de dents. (*Gre-ding.*)

340. Pendant le sommeil, ronflement suffocant en inspirant (au bout de quatorze heures). (*Flœming.*)

Réveil en sursaut. (*Id.*)

Il parle de guerre en dormant. (*Id.*)

Rêves lascifs, les deux premières nuits, sans éjaculation, quoique les parties génitales soient excitées. (*Langhammer.*)

Apoplexie, avec ronflement. (*Costa.*)

345. Hémiplégie. (*A. de Haller.*)

Il tombe inopinément par terre. (*Camerarius, Huner-wolf.*)

Il tombe tout à coup par terre, en criant et avec des convulsions (1) (au bout de quelques minutes). (*Pyl.*)

Il est raide par tout le corps, comme dans le tétanos. (*Huner-wolf.*)

Léger mouvement convulsif, tantôt des membres supérieurs, tantôt des inférieurs. (*Planchon.*)

350. Mouvemens convulsifs. (*Hunerwolf.*)

Pendant les convulsions, il frappe la terre des pieds l'un après l'autre. (*Camerarius.*)

Convulsions. (*Costa, Jaskiewitz.*)

Convulsions pendant cinq jours. (*Jaskiewitz.*)

Fréquentes convulsions. (*Cagnion.*)

355. Les spasmes courbent les membres, et le corps courbé est élancé en haut. (*Camerarius.*)

Le corps est énormément agité de convulsions. (*Id.*)

Convulsions, avec écume à la bouche. (*Id.*)

Pendant les convulsions, il serre les pouces dans ses poings. (*Hunerwolf.*)

Epilepsie (2). (*C. Seliger.*)

360. Petits accès d'épilepsie, alternant avec des paroxysmes d'apoplexie. (*Planchon.*)

Soubresauts des tendons. (*Hamilton.*)

Spasmes, avec diarrhée aqueuse et flux d'urine. (*Greding.*)

Spasmes, diarrhée et froid par tout le corps. (*Id.*)

---

(1) Par une fomentation de la tête avec une décoction de jusquiame.

(2) Pour avoir mangé des graines, chez deux garçons, dont l'un mourut au bout de quelques heures.

Froid et frisson par tout le corps, pendant une demi-heure. (*Stœrck.*)

365. Horripilation par tout le corps, avec chaleur au visage et froid aux mains, sans soif (au bout d'une heure), le tout reparaissant le lendemain (au bout de vingt-quatre heures). (*Langhammer.*)

Le soir, froid violent et prolongé, avec sommeil inquiet, après quoi, sueur abondante. (*Greding.*)

Au bout de douze minutes, le nombre des pulsations diminua, de sorte qu'au bout d'une heure, le pouls était tombé de quatre-vingt-cinq à cinquante-neuf, et devenu très-petit (1). (*Barton.*)

Pouls très-petit, faible. (*Hamilton.*)

Pouls faible, irrégulier. (*Stedman.*)

370. Pouls dur. (*Blom.*)

Pouls petit, vite, intermittent. (*Costa.*)

Pouls fort. (*Hamilton.*)

Pouls vite, plein, fort. (*Id.*)

Accroissement de la circulation du sang, pendant douze heures. (*Costa.*)

375. Gonflement des veines par tout le corps. (*Costa, Matthioli.*)

Chaleur brûlante dans tout l'intérieur du corps. (*Costa.*)

Chaleur brûlante à l'extérieur de tout le corps, sans rougeur. (*Hamberger.*)

Le soir, grande chaleur par tout le corps, avec beaucoup de soif, goût putride et mucosités abondantes dans la bouche; les lèvres se collent ensemble. (*Franz.*)

La peau de tout le corps est enflammée et d'un rouge de cinabre (peu après la simple chaleur). (*Hamberger.*)

380. Transpiration. (*Greding.*)

Sueur abondante. (*Hamilton, Stedman, Greding.*)

Grandes sueurs. (*Planchon.*)

Sueur toujours de plus en plus forte. (*Greding.*)

Sueur extrêmement violente. (*Id.*)

385. Sueur générale, surtout aux cuisses et aux jambes, pendant deux jours (au bout de vingt-quatre heures). (*Costa.*)

---

(1) Par quatre grains d'extrait résineux, chez un homme de vingt-quatre ans, bien portant.

Sueur aigre. (*Greding.*)

Sueur, avec lassitude et émoussement des sens. (*Id.*)

Sueur fraîche. (*Stœrck.*)

Stupeur, insensibilité, paresse. (*Hamilton.*)

390. Il est en danger de perdre ses sens (1). (*Van Eems.*)

Il est couché privé de l'esprit et de la faculté d'agir. (*Greding.*)

Stupeur complète. (*Wendt.*)

Il ne reconnaît pas ses proches. (*Faber, Wedel, Stedman.*)

Privé de tous ses sens, il reste assis dans son lit, immobile comme une statue. (*La Serre.*)

395. Abolition totale de l'intelligence. (*J.-B. Vanhelmont.*)

Il a totalement perdu la conscience de soi-même. (*Cagnion.*)

Stupidité. (*Wedel.*)

Stupide et plongé dans un sommeil continuel. (*Greding.*)

Démence. (*Kiernander.*)

400. Aliénation mentale (*amentia*). (*Wepfer, Stedman, Haller, Tozzetti.*)

Aliénation mentale (*insania*). (*Blom, Greding.*)

Aliénation mentale, avec diarrhée. (*Greding.*)

Aliénation mentale au plus haut degré. (*Faber.*)

Il bavarde et dit des absurdités. (*Hamilton.*)

405. Ils divulguent des choses qu'un homme sensé aurait ensevelies toute sa vie dans le silence. (*Grunewald.*)

Il est fatigué et marmotte entre ses dents. (*Greding.*)

Il parle plus qu'à l'ordinaire, avec plus de vivacité et de précipitation. (*Stapf.*)

Loquacité. (*Greding.*)

Rires absurdes. (*Sauvages.*)

410. En lisant, il mêle et confond les mots et les phrases. (*Wepfer.*)

Il dit des choses absurdes. (*Stedman.*)

Il marmotte des absurdités entre ses dents. (*Kiernander.*)

Aliénation mentale, alternant avec la loquacité. (*Matthioli.*)

415. Paroles sans liaison. (*Wedel.*)

(1) Arrivé à Boerhaave lui-même, par la vapeur du suc.

Carphologie et murmures entre les dents. (*Costa.*)

Délire. (*Bernigau, Wedel, Hunerwolf.*)

Il délire comme dans une fièvre chaude. (*Stedman.*)

Exaltation des facultés intellectuelles (pendant douze heures), avec délire presque continuel (1). (*Joerdens.*)

420. Vivacité énorme, agitation, précipitation. (*Stapf.*)

Activité poussée à l'excès ; il se croit plus fort qu'il ne l'est réellement (au bout de deux, de quatre, de huit heures). (*Franz.*)

Mille images fantastiques lui passent par la tête. (*Planchon.*)

Dans le délire de son imagination, il prend des hommes pour des cochons. (*Schulze.*)

Stupeur, qui ne se décèle par aucune action ou parole. (*Hunerwolf.*)

425. Privé de son intelligence, il ne savait pas ce qu'il faisait. (*Greding.*)

Actions insensées. (*Grunewald.*)

Il fredonne des chansons d'amour. (*Id.*)

Il bavarde au sujet des préparatifs d'un voyage. (*Greding.*)

En bavardant, il fait des dispositions de mariage. (*Id.*)

430. Sentiment tout particulier de légèreté et de mobilité. (*Stapf.*)

Il danse. (*Costa.*)

Aliénation mentale gaie (2) ; ils font toutes sortes d'actions ridicules , comme des singes. (*P. Borelli.*)

Il fait des gestes ridicules, comme un fou qui danse. (*Grunewald.*)

Gestes ridicules, comme ceux d'un homme ivre. (*Id.*)

435. Gesticulations. (*Id.*)

Il gesticule comme un arlequin. (*Schulze.*)

Dans son délire ; il fait comme s'il cassait des noix. (*Wepfer.*)

Dans son délire, il fait comme s'il voulait épouvanter des paons avec ses mains. (*Id.*)

Il tâtonne autour de lui, sans savoir où il veut aller. (*Hamilton.*)

440. Il se tâte la tête, le visage, le nez, et fait aussi des

(1) Par un lavement de décoction de jusquiame.
(2) Dans tout une famille, qui avait mangé de la racine de jusquiame.

mouvemens comme pour saisir quelque chose sur sa couverture. (*Id.*)

Il embrasse le poêle, et veut y grimper, comme après un arbre. (*Wepfer.*)

Ils s'écrient que les objets voisins vont tomber, et tendent les mains pour les retenir. (*Stedman.*)

Ils courent, les yeux ouverts et hagards, à tous les objets qui se rencontrent sur leurs pas. (*Cagnion.*)

Démence, comme s'il était possédé du diable. (*Matthioli.*)

445. Il se met tout nud. (*Greding.*)

Il est couché tout nud dans son lit, et bavarde. (*Id.*)

Ayant perdu la tête, il se promène au soleil, enveloppé tout nud dans une fourrure. (*Grunewald.*)

Actions ridicules, entremêlées de fureur, dans un costume inconvenant (1). (*Id.*)

Avec une chaleur brûlante, continuelle, et en poussant des cris, il respire péniblement, et fait des mouvemens violens de ses mains. (*Hamberger.*)

450. Le premier jour, vivacité et bonne humeur extrêmes; le second, mauvaise humeur et grande propension à quereller. (*Langhammer.*)

Alternatives de repos et de fureur. (*Greding.*)

Manie; à peine peut-on se rendre maître de lui. (*Stedman.*)

Dans sa fureur, il déploye des forces étonnantes. (*Greding.*)

En proie à une fureur extrême et entièrement nud, il passe jour et nuit sans dormir et à jeter des cris. (*Id.*)

455. Discours offensans, disputes, bruit. (*Grunewald.*)

Disputes. (*Id.*)

Disputes et propos offensans. (*Schulze.*)

Il exerce des violences, et frappe ceux qui l'approchent. (*Grunewald.*)

Rempli de violence, il lève la main sur les autres. (*Id.*)

460. Fureur. (*Sloane, Greding.*)

Fureur insurmontable. (*Costa.*)

Fureur extrême, il se jette sur les autres, un couteau à la main. (*Kiernander.*)

(1) Revêtu d'une soutane par dessus sa chemise, il veut aller prêcher dans l'église, et attaque avec fureur ceux qui l'en empêchent.

Il donne des coups, et veut tuer ceux qui l'entourent. (*Schluze.*)

Morose, triste (le second jour). (*Stapf.*)

465. Abattement, tristesse. (*Hamilton.*)

Agitation. (*Hamberger, Greding.*)

Agitation extrême. (*Stedman.*)

Ils se portent continuellement d'un endroit à un autre (pendant deux jours). (*Sauvages.*)

Anxiété. (*Hunerwolf.*)

470. Inquiétudes. (*Stœrck.*)

Anxiété inexprimable. (*Wedel.*)

Secousses de frayeur, alternant avec le tremblement et des convulsions. (*Hamilton.*)

Il se plaint d'avoir été empoisonné. (*Id.*)

Crainte extrême d'être mordu par des animaux. (*Cagnion.*)

475. Morose, triste, désespéré. (*Greding.*)

Désespéré, il veut s'arracher la vie et se jeter à l'eau. (*Id.*)

Timidité qui dure long-temps. (*Cagnion.*)

Impatience; il croyait périr parce qu'on lui faisait attendre une chose fort insignifiante. (*Stapf.*)

---

39. LAURIER-ROSE.

(*Oleander.*)

Quoique la vertu médicinale du laurier-rose (*Nerium Oleander*) paraisse ne point être très-volatile, et que par conséquent la médecine puisse fort bien faire usage des feuilles desséchées et pulvérisées, pour en préparer une teinture alcoolique, cependant, afin d'obtenir un médicament dont l'énergie soit toujours la même, j'ai coutume de prendre les feuilles vertes et fraîches, cueillies au moment où la plante commence à fleurir, d'en couper une once en petits morceaux, de les humecter dans un mortier avec assez d'alcool pour en former une pulpe épaisse, mais bien broyée; d'ajouter ensuite le reste de l'alcool (en tout à peu près une once), pour délayer la masse épaisse, et d'exprimer celle-ci dans un morceau de toile ; on laisse le suc en repos pendant quelques jours, afin qu'il dispose son albumine et sa fibrine ; puis on en décante la partie claire, qu'on met de côté.

J'ai le premier introduit en médecine plusieurs substances végétales et même minérales, et je puis me flatter d'avoir, sous ce point de vue, enrichi réellement la matière médicale. Dans le nombre de ces substances, on doit distinguer le laurier-rose, remède nouveau, doué de vertus médicales précieuses que nous ne rencontrons dans aucun autre médicament.

Dans quelques espèces d'aliénations mentales, la distraction par exemple, dans certaines paralysies sans douleurs, dans les exanthèmes du cuir chevelu, et dans plusieurs affections des parties extérieures de la tête, le laurier-rose est si-non un moyen propre à procurer la guérison complète, du moins un remède intercurrent indispensable. Le médecin homœopathe saurait également l'appliquer avec avantage à d'autres maladies ayant de l'analogie avec les accidens que lui-même a le pouvoir de provoquer chez les personnes en santé.

Jusqu'à présent je me suis servi de la billionième dilution du suc; mais je crois que, pour l'employer sans inconvénient, chez des sujets d'une complexion très-sensible, il faut l'étendre bien davantage encore.

Symptômes du laurier-rose.

(En marchant au grand air.) vertige, qui ne fait point chanceler et n'expose pas non plus à tomber ; le sujet se tient bien sur ses jambes, mais les objets lui paraissent se mêler ensemble, comme dans une danse confuse, et ses yeux se couvrent d'un voile obscur, avec lueurs éclatantes (comme quand on est ébloui par la neige) (au bout de quatre heures et demie). (*Langhammer.*)

Tournoyement, titubation. (*Gutmann.*)

Quand il se tient debout, et qu'il veut regarder à terre, il est pris d'un vertige en levant les yeux, comme s'il voyait tous les objets doubles; mais, lorsqu'il regardait devant lui, en se tenant debout ou en se baissant, il n'éprouvait rien de semblable (au bout de sept heures). (*Hartmann.*)

En se levant du lit, à peine pouvait-il marcher dans sa

chambré , à cause d'un violent vertige dans toute la tête (au bout de dix heures). (*Id.*)

5. Vertige tournoyant dans le front , et' vacillation des membres inférieurs , comme s'ils étaient faibles (au bout d'une heure et demie). (*Id.*)

Le vertige ne l'abandonne pas, même en marchant au grand air. (*Id.*)

Stupeur. (*Pierre d'Abano.*)

Toute la tête est entreprise (au bout d'une demi-heure). (*Gutmann.*)

Stupeur de l'esprit ; il a de la peine à méditer. (*Id.*)

10. En lisant de longues périodes dans un livre , il lui est souvent difficile de saisir le sens. (*Gross.*)

Il lui est très-difficile de lire un livre de science ; il lui faut parfois relire trois ou quatre fois une phrase pour la bien comprendre. Ce n'est qu'avec les plus grands efforts qu'il saisit le sens , étant sans cesse dérangé par d'autres pensées , créées même par son propre esprit. (*Id.*)

En étudiant , il lui vient sans cesse d'autres pensées à l'esprit ; il s'enfonce en imagination dans l'avenir , et se le peint sous de belles couleurs (au bout de quatre heures). (*Hartmann.*)

En lisant, il ne saisit jamais moins le sens que quand, s'efforçant de bien comprendre, il s'imagine ne s'être point fait une idée nette des pensées de l'auteur ; ses propres pensées s'embrouillent alors, et ne lui permettent plus de continuer à lire. Mais il comprend très-bien en ne pensant point à la nécessité de le faire, parce qu'alors il n'est occupé que de la chose elle-même , et qu'il n'a aucune idée accessoire. (*Gross.*)

La mémoire est faible ; il ne peut pas se souvenir des noms même les plus connus (au bout de deux heures et demie). (*Gutmann.*)

15. *Pesanteur de tête* (au bout de vingt-quatre heures). (*Id.*)

Il ne peut pas tenir la tête droite , à cause d'un sentiment de pesanteur qu'il y éprouve ; il est obligé de renoncer à lire et de se coucher ; étant couché, il ne sent pas le mal de tête et se trouve bien. Mais, en se levant, sa tête est de nouveau pesante et entreprise ; il est repris de nausées et de ses autres sensations désagréables (au bout de neuf heures). (*Id.*)

Douleur dans la tête, comme si un poids d'un quintal la tirait en devant (au bout de dix heures). (*Id.*)

Sensation comme si la tête était tendue, plus stupéfiante que douloureuse. (*Gross.*)

Douleur resserrante dans la tempe droite. (*Id.*)

20. *Douleur pressive dans le cerveau* (au bout de six , de quatorze heures).

Pression stupéfiante dans le côté droit de la tête , semblable à celle que produirait un instrument mousse qu'on y introduirait lentement. (*Gross.*)

Céphalalgie de dedans en dehors au dessus du front (au bout de onze heures). (*Gutmann.*)

Compression sourde dans le front. (*Gross.*)

Céphalalgie pressive de dedans en dehors , au front (au bout de quatre , de vingt-quatre heures). (*Gutmann.*)

25. Pression dans les os supérieurs du crâne avec même sensation que s'il y avait là une blessure (au bout de trente-six heures). (*Id.*)

Douleur dans le front, comme s'il allait éclater. (*Id.*)

Pression presque douloureuse de dedans en dehors dans la bosse frontale gauche, qui cesse après avoir appuyé la main sur la partie (au bout d'une heure et demie). (*Hartmann.*)

Agitation pressive au contour du front. (*Gross.*)

Douleur tractive de haut en bas et de bas en haut dans la tempe gauche, qui se dissipe en allant au grand air. (*Franz.*)

30. Légère traction dans la tempe gauche. (*Gross.*)

Douleur lentement pulsative dans la tête, au front. (*Franz.*)

Douleur semblable à celle d'un coup reçu sur la tempe gauche. (*Gross.*)

Tout-à-coup douleur stupéfiante au front, comme après un coup violent. (*Id.*)

Douleur térébrante dans tout le cerveau. (*Gutmann.*)

35. Douleur térébrante dans le cerveau, à la partie supérieure (au bout de vingt-six heures). (*Id.*)

Vifs élancement qui se succèdent avec lenteur, et pénètrent profondément dans le côté droit du vertex. (*Gross.*)

Prurit rongeant sur tout le cuir chevelu, qui oblige à se gratter, et qui se manifeste à plusieurs reprises, toute la journée (au bout de cinquante-six heures). (*Langhammer.*)

Violent prurit rongeant au cuir chevelu; après s'être gratté, cuisson comme si l'on s'était écorché. (*Gross.*)

Prurit rongeant au cuir chevelu, qui oblige à se gratter. (*Id.*)

40. Eruption pruriteuse de boutons sur le cuir chevelu.

Desquamation de l'épiderme du cuir chevelu.

La nuit, prurit cuisant continuel au cuir chevelu. (*Franz.*)

Douleur constrictive, brûlante, à l'extérieur, au côté gauche du vertex. (*Id.*)

Douleur extérieure, vivement pressive, au côté gauche de l'occiput. (*Id.*)

45. Pression sourde sur un petit point, à l'occiput. (*Gross.*)

Pression sur le côté droit de la tête, comme s'il était enfoncé. (*Id.*)

Pression sur la bosse frontale droite. (*Id.*)

Une couple de coups, comme avec un marteau, sur un point peu étendu du front. (*Id.*)

Elancement tensif dans l'os occipital. (*Gutmann.*)

50. Douleur pressive dans les os du côté droit de la face, qui persiste aussi pendant les mouvemens de la mâchoire inférieure (au bout de trois quarts d'heure). (*Id.*)

Douleur pressive sourde au côté droit de la mâchoire supérieure, au dessous de l'os jugal (au bout de quarante-huit heures). (*Id.*)

Pression sur l'os de la pommette, plus stupéfiante que douloureuse, qui s'étend profondément dans la tête et la racine du nez; sentiment pénible et stupéfiant de distension. (*Gross.*)

En mâchant, violente douleur pressive dans les tempes, tantôt plus haut et tantôt plus bas. (*Franz.*)

Après s'être levé du lit, le matin, face toute décomposée; il est très-pâle, avec les yeux cernés de bleu et les joues tirées. (*Hartmann.*)

55. Toute la journée, pâleur de la face (au bout de quarante heures). (*Langhammer.*)

En touchant au sourcil droit, douleur d'écorchure, qui se dirige vers la tempe (au bout de quatorze heures). (*Gutmann.*)

Pression sourde sur le bord supérieur de l'orbite, par intervalles, tantôt plus, tantôt moins forte. (*Gross.*)

Dilatation des pupilles (au bout d'une heure). (*Langhammer.*)

Rétrécissement des pupilles (au bout de vingt-cinq heures). (*Id.*)

60. En regardant de côté, sans tourner la tête, il lui passe du noir devant les yeux. (*Gross.*)

Il lui semble qu'un voile noir va s'étendre sur ses yeux. (*Id.*)

En lisant, les yeux pleurent. (*Id.*)

En lisant, pression dans les paupières gauches (au bout de six heures et demie). (*Gutmann.*)

Pression dans l'œil gauche, de haut en bas, et dans l'os jugal du même côté. (*Franz.*)

65. Endolorissement des yeux, comme si on les avait trop fatigués par la lecture. (*Gross.*)

Tiraillement dans l'œil gauche. (*Franz.*)

Pression dans les yeux, comme s'il y avait un corps dur dedans. (*Gutmann.*)

Ardeur à la paupière inférieure, et prurit autour. (*Id.*)

Ardeur dans la paupière supérieure droite (au bout de dix heures et demie).

70. Le soir, douleur tensive dans l'un des coins de l'œil, comme si celui-ci était fortement tourné vers le haut, avec difficulté de tourner l'œil de l'autre côté (au bout de cinq jours). (*Franz.*)

Tension brûlante dans les deux paupières droites, même pendant le mouvement (au bout de huit heures). (*Gutmann.*)

Prurit dans le globe de l'œil droit (au bout de trente heures). (*Id.*)

Petits élancemens et prurit à la paupière supérieure gauche. (*Franz.*)

Les paupières se ferment involontairement, comme s'il avait envie de dormir (au bout de huit heures et demie). (*Gutmann.*)

75. Léger prurit lancinant près de l'œil gauche, à la racine du nez et à l'os de la pommette gauche. (*Franz.*)

Gonflement rouge au-dessous des yeux, comme s'il allait y survenir une éruption.

Une sensation sourde et singulière monte, à l'extérieur,
du cou vers la tête. (*Gross.*)

Sensation sourde, comme une pression sans douleur, sur
le dos du nez. (*Id.*)

Prurit cuisant à la racine du nez, se dirigeant vers l'œil
gauche, comme s'il y avait de la fumée dans la chambre.
(*Franz.*)

80. Pression stupéfiante, sourde, entre la racine du nez
et l'orbite gauche. (*Gross.*)

Prurit ardent au front, à la joue gauche et au bout du
menton, après lequel surviennent de petits tubercules, à
bord dur et saillant, qui ne causent aucune douleur, ni par
eux-mêmes, ni quand on y touche. (*Franz.*)

Sensation à la joue gauche, comme si elle était frappée
d'un vent froid ; en mettant la main sur la joue, cette sensation se dissipe, et la main trouve la joue plus chaude que
l'autre. (*Gross.*)

Rougeur des joues, sans chaleur. (*Franz.*)

Sensation de chaleur et chaleur aux joues, sans rougeur,
avec sécheresse au palais et dans la gorge. (*Id.*)

85. Rongement (pruriteux ?) sur la joue droite. (*Gross.*)

Compression stupéfiante aux deux pommettes, comme si
on les serrait avec des pinces.

Pression sourde et indolente sur la pommette gauche, tout
près de l'oreille. (*Id.*)

Violente pression sur la joue droite, près de l'angle de la
mâchoire inférieure. (*Id.*)

*Traction en forme de crampe à l'oreille externe et au
dessous, comme si on tirait la partie de dedans en dehors ;
cette sensation augmente d'abord peu à peu, et ensuite elle
va en diminuant.* (*Id.*)

90. Chaleur, commençant tantôt au bout de l'oreille
droite, tantôt à celui de la gauche, qui se répand dans tout
le côté correspondant, et de là dans toute la face. (*Franz.*)

Sensation dans la tempe gauche et le conduit auditif externe,
semblable à celle qu'on a coutume d'éprouver en bâillant.
(*Id.*)

Vive douleur pressive dans l'intérieur de l'oreille. (*Id.*)

Murmure continuel dans l'oreille gauche. (*Id.*)

Chant dans l'oreille gauche.

95. Tintement retentissant, stupéfiant, dans l'oreille gauche. (*Gross.*)

Ardeur à l'entrée de l'oreille gauche. (*Gutmann.*)

Au dessous de l'oreille, au dessus de l'apophyse mastoïde, douleur comme si on enfonçait une aiguille émoussée dans la tête, avec stupeur. (*Id.*)

Tout l'après-midi, prurit autour du nez. (*Gutmann.*)

Élancement brûlant au dessus du coin gauche de la bouche. (*Franz.*)

100. Sensation indolente, comme si la lèvre supérieure était gonflée. (*Gross.*)

Douleur brûlante dans le côté droit de la lèvre inférieure, qui continue pendant et après le mouvement (au bout de soixante-dix-neuf heures). (*Gutmann.*)

Les lèvres sont brunes, surtout l'inférieure, sans que la couleur du visage, à peine pâle, ait subi d'ailleurs aucun changement. (*Morgagni.*)

Vulsion du coin de la bouche en dehors. (*Gross.*)

Gonflement subit autour du coin gauche de la bouche.

105. Bouton suppurant au côté droit, et au côté gauche du menton (au bout de soixante-dix-huit heures). (*Langhammer.*)

Sensation comme si un vent frais soufflait sur le côté gauche du cou. (*Gross.*)

Vive douleur pressive au côté gauche du cou, près de la pomme d'Adam. (*Franz.*)

Douleur comme si une pointe mousse appuyait, à la droite du cou, sur l'œsophage; les muscles du cou causent aussi une douleur simple, quand on appuye la main sur la partie. (*Gross.*)

Pression de haut en bas dans les muscles antérieurs du cou, de manière qu'il est obligé d'ôter sa cravate; sensation de strangulation, de suffocation. (*Franz.*)

110. Pendant la nuit, mal de dents continuel, tiraillant et tractif, dans la première molaire gauche, et quelquefois aussi dans la dent creuse voisine; cette douleur cesse aussitôt qu'il quitte le lit, et revient dès qu'il se recouche, avec anxiété comme à l'approche de la mort; en même temps, émission fréquente d'urine; envies de vomir et chaleur dans la joue gauche (la première nuit). (*Id.*)

Traction simple dans les dents molaires inférieures du côté droit. (*Gross.*)

Odontalgie vivement tractive dans la seconde dent molaire gauche. (*Franz.*)

115. Pendant la mastication, odontalgie sécante et pressive, qui cesse aussitôt après que la mastication est terminée ; cependant, la dent ne cause aucune douleur ni quand on y touche, ni quand on appuye dessus (au bout de deux heures). (*Id.*)

Sensibilité des molaires, en mâchant, comme si elles étaient toutes creuses. (*Id.*)

Sensation singulière dans la bouche, comme si toutes les dents ne tenaient à rien, avec teinte blanche bleuâtre des gencives aux deux mâchoires (au bout de trente-quatre heures). (*Langhammer.*)

Langue chargée, blanche, avec sensation de sécheresse dans la bouche et aridité des lèvres (au bout de trente-une heures). (*Id.*)

Les papilles de la langue sont toutes dressées, ce qui donne à cet organe un aspect raboteux, avec une couleur blanche sale. (*Gross.*)

120. Élancemens brûlans dans le côté gauche de la langue (au bout de deux heures et demie). (*Gutmann.*)

Petits élancemens dans la langue. (*Id.*)

La faculté de parler est entièrement éteinte, quoique la respiration se fasse comme à l'ordinaire. (*Morgagni.*)

Elle voulait bien répondre aux questions qu'on lui adressait, mais ne pouvait émettre que des sons, et non des mots intelligibles. (*Id.*)

Une sorte d'ardeur dans le pharynx, jusque dans l'estomac (au bout de huit heures). (*Gutmann.*)

125. Elle ne prenait rien, ne mangeait rien. (*Morgagni.*)

Goût pâteux dans la bouche, en ne mangeant pas.

Nul désir de manger ou de fumer. (*Hartmann.*)

Il est sans appétit, mais non sans faim ; il mange plutôt avec répugnance qu'avec plaisir, et ne mange que très-peu. (*Franz.*)

Sans appétit, il trouve bon ce qu'il mange, mais il est rassasié de suite (au bout de cinq heures et demie). (*Langhammer.*)

130. Soif; il boit plus que de coutume. (*Franz.*)

Désir des boissons froides, et surtout de l'eau fraîche (au bout de trente heures). (*Langhammer.*)

Point d'appétit, et cependant faim canine; il mange beaucoup et avec avidité. (*Gutmann.*)

Faim canine, avec tremblement des mains en mangeant, et grande faiblesse par tout le corps (après avoir marché vite pendant une demi-heure). (*Id.*)

Les mains lui tremblent d'avidité de manger les alimens qu'on lui présente. (*Id.*)

135. Pendant le dîner, qu'il dévore avec appétit, comme dans la faim canine, sentiment de titubation dans la tête, comme s'il allait perdre l'ouïe et la vue, et surtout comme si un voile noir allait se tendre devant son œil droit. (*Gross.*)

Grande faim, avec beaucoup d'appétit (au bout de six heures). (*Gutmann.*)

En mangeant, à midi, fortes et fréquentes éructations. (*Gross.*)

Rapports d'odeur putride, à plusieurs reprises (au bout de quatre jours).

Fortes et fréquentes éructations. (*Gross.*)

140. Pendant l'éructation, il lui remonte quelque chose de l'estomac dans la bouche. (*Id.*)

Dégoût pour le fromage, qui lui plaisait auparavant. (*Gutmann.*)

Le soir, tous les alimens lui semblent insipides et fades. (*Gross.*)

Point d'appétit, tout le dégoûte, comme s'il allait vomir ou avoir la diarrhée. (*Id.*)

Il a des soulèvemens de cœur, et l'eau lui coule dans la bouche. (*Id.*)

145. Il éprouve de grandes envies de vomir, et l'eau lui afflue à la bouche; quand il avale sa salive, l'envie de vomir cesse pour quelques instans; en même temps, goût fade particulier dans la bouche. (*Id.*)

L'envie de vomir augmente en se baissant, et les éructations diminuent pour quelques instans. (*Id.*)

Après l'envie de vomir, grande faim. (*Id.*)

Nausées. (*Gutmann.*)

Nausées dans la bouche, comme s'il allait vomir (au bout de quatre heures). (*Langhammer.*)

150. Nausées qui ont l'air d'être dans la bouche, et fréquemment, à chaque serrement de gorge, écoulement d'eau de la bouche, pendant deux heures ; en même temps, douleur comme de crampe dans les muscles du cou, ainsi que dans le bas-ventre et les muscles abdominaux ; d'abord il ne vomit que des mucosités provenant de la gorge, mais ensuite il rendit un peu d'alimens liquides, avec goût aigre, pendant deux heures (au bout de six heures). (*Langhammer.*)

Après avoir pris une bouchée de pain, il eut de suite des soulèvemens de cœur, et fut obligé de vomir ; mais il ne rendit que ce qu'il venait de manger, avec beaucoup d'eau (au bout de six heures et demie). (*Hartmann.*)

Le dîner lui semble bon ; mais il est bientôt obligé de s'arrêter, parce qu'il est pris de nausées et d'envie de vomir. (*Gross.*)

Vomissement énorme, et ensuite soif. (*Morgagni.*)

Vomissement d'une eau verte et jaunâtre, de goût amer (au bout de douze heures). (*Hartmann.*)

155. Malaise général, avec envie de vomir. (*Gutmann.*)

Sensation de vide dans le creux de l'estomac, avec sentiment de plénitude dans le ventre. (*Gross.*)

Pulsations, par intervalles, à gauche, au dessus du creux de l'estomac. (*Id.*)

Sensation dans le creux de l'estomac, comme s'il sentait les battemens du cœur à travers toute la poitrine, de même qu'après s'être beaucoup échauffé, quoiqu'en appliquant la main sur la poitrine il ne sente rien, et que le cœur ne batte pas plus fort qu'en d'autres temps. (*Hartmann.*)

Pression douloureuse dans les fausses côtes gauches, à la région de l'estomac, sur un très-petit point, à chaque expiration ; cette pression disparaît à chaque inspiration, augmente par une compression exercée du dehors, et dure pendant une demi-heure (au bout de trois heures). (*Id.*)

160. Sensation de froid, semblable à celle que produirait un vent frais, sur le côté droit de l'hypogastre. (*Gross.*)

Sensation de froid dans le côté droit du ventre. (*Id.*)

A droite, près de l'ombilic, douleur lancinante, qui se prolonge beaucoup, et semble sortir du bas-ventre. (*Id.*)

Une sorte de douleur vulsive, pressive, dans le côté du ventre, au dessus de l'os iléon gauche. (*Id.*)

- Elancemens sourds ou coups à gauche, au dessous de l'ombilic. (*Id.*)

165. Petits élancemens pruriteux dans le côté gauche du ventre, immédiatement au dessous des fausses côtes. (*Id.*)

Elancement pinçant dans le ventre, pendant la marche (au bout de soixante heures). (*Gutmann.*)

Pincement, par intervalles, dans le ventre, quelquefois avec mouvemens diarrhéiques. (*Gross.*)

Pincement dans les intestins (au bout de vingt-quatre, de soixante-quinze heures). (*Gutmann.*).

Il lui semble que les intestins aient été affaiblis par un purgatif, et que la diarrhée soit sur le point de survenir. (*Gross.*)

170. Grand vide dans l'épigastre. (*Id.*)

Douleur rongeante en dedans, au dessous de l'ombilic. (*Id.*)

A gauche, immédiatement au dessus de l'ombilic, douleur rongeante. (*Id.*)

Douleur en forme de coups d'aiguille au dessous de l'ombilic (au bout de cinquante-huit heures). (*Gutmann.*)

Sensibilité douloureuse autour de l'ombilic, avec malaise par tout le bas-ventre, et agitation autour du nombril, qui se manifeste sous la forme d'une douleur tantôt pressive, tantôt rongeante. (*Gross.*)

175. Tout au bas de l'hypogastre, au dessus de la racine de la verge, coups vulsifs passagers, qui lui causent des sursauts. (*Id.*)

Borborygmes dans la région ombilicale, avec sentiment de vacuité dans le bas-ventre; peu de temps après, émission de vents (au bout d'une demi-heure). (*Hartmann.*)

Gargouillemens dans l'hypogastre et l'épigastre. (*Gross.*)

Borborygmes dans le ventre. (*Pierre d'Abano.*)

Emission de beaucoup de vents très-fétides, ayant l'odeur d'œufs pourris (au bout de vingt-six, de trente heures). (*Gutmann.*)

180. Fréquente émission de vents. (*Gross.*)

Inutiles envies d'aller à la selle. (*Franz.*)

Envie inutile d'aller par le bas.

Point de selle, le premier jour. (*Hartmann.*)

Selles : matières d'abord diarrhéiques, puis plus fermes, mais qui exigent beaucoup d'efforts. (*Gross.*)

185. Selle au bout de vingt-quatre heures seulement, d'abord dure et en fragmens, puis liquide. (*Hartmann.*)

Selle dure et difficile à pousser (au bout de tren tet-une heures). (*Gutmann.*)

Selle liquide et jaune ; mais, auparavant, gargouillemens dans le ventre (au bout de trente-neuf heures). (*Id.*)

Diarrhée.

Les alimens pris la veille sortent à peu près indigérés, et presque sans besoin ; il croyait ne rendre qu'un vent (au bout de quarante-huit heures). (*Hartmann.*)

190. Selle molle (au bout de quarante-heures). (*Gutmann.*)

Selle peu abondante, liquide (au bout de six heures et un quart). (*Langhammer.*)

Ardeur dans l'anus, en n'allant point à la selle, comme aussi avant d'y aller et après. (*Franz.*)

Fréquentes envies d'uriner, avec émission peu copieuse d'urine (au bout de vingt-sept heures). (*Langhammer.*)

Fréquente émission d'une grande quantité d'urine (au bout de vingt-quatre heures). (*Gutmann.*)

195. Violens élancemens à deux reprises. (*Gross.*)

Petit élancement dans le cartilage thyroïde. (*Gutmann.*)

Mucus visqueux dans la trachée-artère ; il est obligé de cracher beaucoup, le matin, en se levant. (*Gross.*)

Chatouillement dans le larynx, qui est excité par l'inspiration de l'air, et qui provoque une toux brève, ébranlant le corps entier. (*Hartmann.*)

Sensation subite de froid sur le côté gauche de la poitrine. (*Gross.*)

200. Grande vacuité dans la poitrine, comme si on avait enlevé tous les viscères. (*Id.*)

Fort battement de cœur, avec la même sensation que si la poitrine était devenue plus ample ; il respire en soulevant fortement la poitrine, mais sans anxiété. (*Id.*)

En se tenant couché, il lui semble que sa poitrine soit trop étroite : il est obligé de faire des inspirations longues et profondes (au bout de six heures). (*Hartmann.*)

Coarctation de la poitrine, au creux de l'estomac, en se tenant couché ; un quart d'heure après s'être couché, vomissement d'eau, de mucus et de petits morceaux de pain ; quand il se met sur son séant, l'oppression de poitrine le quitte (au bout de sept heures et demie). (*Id.*)

Sensation comme s'il avait quelque chose de lourd sur la poitrine qui la comprimât, ce qui l'oblige à des inspirations profondes et anxieuses, en marchant, restant debout et se tenant couché (au bout de dix heures). (*Id.*)

205. Battemens de cœur et anxiété. (*Pierre d'Abano.*)

Plusieurs accès de palpitations de cœur.

Anxiété autour du cœur, sans pensées inquiétantes, avec tremblement par tout le corps, pendant plusieurs heures (au bout de sept heures). (*Langhammer.*)

Douleur sourdement tractive sur le cœur, plus violente en se baissant, et continuelle pendant l'expiration (au bout cinquante-cinq heures). (*Gutmann.*)

Douleur fouillante dans les cartilages des côtes, au côté droit de la poitrine, avec pression, par intervalles, sur un point peu étendu, augmentant par l'application de la main. (*Gross.*)

210. Endolorissement du côté droit de la poitrine, à l'extérieur, comme si on appuyait fortement dessus. (*Id.*)

Elancement fourmillant dans le sternum.

Elancement sourd continuel dans le sternum (au bout de vingt-quatre heures). (*Gutmann.*)

A droite, près du sternum, sur l'une des fausses côtes, élancemens sourds ; l'endroit ne cause qu'une douleur simple quand on appuye dessus. (*Gross.*)

Elancemens tensifs dans le sternum, plus violens en se baissant (au bout de douze heures). (*Gutmann.*)

215. Pendant la marche, élancemens sourds dans la poitrine, plus forts en expirant (au bout de huit heures). (*Id.*)

Pression sourde sur la partie supérieure du sternum. (*Gross.*)

Quelques coups sourds, par intervalles, dans la région costale gauche. (*Id.*)

Douleur rongeante, par intervalles, au côté gauche, à l'une des côtes (vis-à-vis du creux de l'estomac.) (*Id.*)

Pulsation, semblable à des coups sourds, à la poitrine, sous l'aisselle droite. (*Id.*)

220. Douleur sourde dans le sternum (au bout de dix heures). (*Gutmann.*)

Élancement sourd dans le côté gauche de la poitrine, qui persiste pendant l'inspiration et l'expiration (au bout de vingt-neuf heures). (Id.)

Élancement sourd dans le côté droit de la poitrine, qui continue pendant l'inspiration et l'expiration (au bout de cinq heures et demie). (*Id.*)

Élancemens dans le diaphragme, en se tenant couché, pendant l'inspiration et l'expiration, qui cessent en se redressant (au bout de trente-une heures). (*Id.*)

Petits élancemens dans le côté gauche de la poitrine (au bout d'une heure et demie). (*Id.*)

225. Un élancement, semblable à un coup de couteau, dans le côté gauche de la poitrine. (*Id.*)

Élancement pinçant de dedans en dehors, dans le côté gauche de la poitrine, aux fausses côtes (au bout de six heures). (*Id.*)

Élancement sourd dans le côté gauche de la poitrine, en marchant. (*Gross.*)

Élancement tensif dans le milieu de la poitrine (au bout de trente-une heures). (*Gutmann.*)

Vulsion dans les muscles du côté droit de la poitrine (au bout de quinze heures). (*Id.*)

230. Douleur dans le côté droit du dos, comme si on y enfonçait le poing avec force, ou comme si l'on avait soulevé un lourd fardeau. (*Gross.*)

Élancement tensif dans l'épine du dos, en marchant et en se tenant debout (au bout de vingt-neuf heures). (*Gutmann.*)

Élancement brûlant dans le dos, au dessous de l'omoplate gauche, en se tenant assis, qui cesse pendant le mouvement (au bout de soixante-dix-huit heures). (*Id.*)

Dans la moitié droite du dos, à une grande profondeur, petits élancemens subits, qui lui causent presque des sursauts. (*Gross.*)

Prurit à l'omoplate droite. (*Gutmann.*)

235. Pression sourde sur le haut de l'épaule droite. (*Gross.*)

Quand il lève beaucoup les bras, ou qu'étant couché il

les met sur sa tête, il éprouve une douleur comme de luxation dans l'articulation de l'épaule. (*Id.*)

Élancement prolongé dans le creux de l'aisselle gauche, dont on diminue la durée en se frottant (au bout de vingt-sept heures). (*Gutmann.*)

Douleur pinçante à l'extérieur, au haut du bras gauche. (*Gross.*)

Traction en forme de crampe dans l'humérus gauche, près du coude, qui revient périodiquement. (*Id.*)

240. Vulsion dans les muscles du bras gauche (au bout de trente-six heures). (*Gutmann.*)

Sensation de vulsion dans le bras droit. (*Franz.*)

Élancement pruriteux un peu prolongé dans le bras gauche (au bout de trente-une heures). (*Gutmann.*)

Sensation de prurit au dessus du pli du bras. (*Franz.*)

Prurit au bout du coude droit (au bout de trente-quatre heures). (*Gutmann.*)

245. Pression sourde sur l'avant-bras, comme après avoir reçu un grand coup. (*Gross.*)

Pression par intervalles sur un petit point du côté externe de l'avant-bras gauche. (*Id.*)

Élancemens sourds ou coups à l'avant-bras gauche, près du poignet. (*Id.*)

Traction dans l'avant-bras droit, au dessus de l'articulation de la main. (*Id.*)

Pression sourde à l'avant-bras, immédiatement au dessous du coude. (*Id.*)

250. Élancement brûlant dans l'avant-bras gauche (au bout de vingt-huit heures). (*Gutmann.*)

Gonflement des veines de la main, sans chaleur à celle-ci. (*Franz.*)

Pression sourde, par intervalles, dans le creux de la main. (*Gross.*)

Douleur pulsative au côté interne de l'avant-bras droit, près de l'articulation de la main. (*Id.*)

Tremblement des mains en écrivant (avant de manger). (*Gutmann.*)

255. Douleur de crampe (tractive) dans les doigts. (*Gross.*)

Traction dans les articulations postérieures des doigts. (*Id.*)

Elancemens brûlans au bout du doigt indicateur de la main gauche (au bout de douze heures). (*Gutmann.*)

Elancement brûlant à la phalange antérieure du doigt indicateur de la main droite, qui fait trembler le doigt. (*Gross.*)

Tiraillement vulsif, en forme de crampe, à la phalange postérieure du doigt médius de la main gauche. (*Id.*)

260. Petit élancement et prurit à la phalange postérieure du doigt médius. (*Franz.*)

Gonflement subit du doigt annulaire, avec douleur brûlante; il ne pouvait pas ployer ce doigt.

Petit pincement au doigt. (*Gross.*)

Prurit au pouce de la main droite, qui oblige à se gratter, cesse ensuite, mais revient bientôt sous la forme d'une douleur rongeante. (*Id.*)

Ardeur tensive au bout du pouce de la main gauche (au bout de deux heures). (*Gutmann.*)

265. Douleur dans la phalange antérieure du pouce, comme s'il avait reçu un grand coup dessus, et qui rend le pouce tremblant. (*Gross.*)

Prurit sur les fesses, qui force à se gratter. (*Id.*)

Ampoules pruriteuses sur les fesses. (*Gutmann.*)

En marchant, douleur constrictive, comme de luxation, dans les muscles fessiers d'un côté. (*Franz.*)

Elancemens sourds, en arrière, à l'os des îles; en appuyant sur la partie, elle ne cause plus qu'une douleur simple. (*Gross.*)

270. Elancement tractif à la cuisse droite, insensible en se tenant debout et en marchant (au bout de trente-sept heures). (*Gutmann.*)

Douleur semblable à des coups d'aiguilles dans les muscles du côté interne de la cuisse gauche (au bout d'une heure et demie). (*Langhammer.*)

Faiblesse dans les cuisses et les jambes, avec sensation dans les pieds, et surtout dans la plante des pieds, comme s'ils étaient engourdis, en marchant (au bout de douze heures). (*Gutmann.*)

Sur le côté de la cuisse, sensation de chaleur, bientôt suivie d'un sentiment de froid beaucoup plus bas. (*Gross.*)

(Tension brûlante dans la cuisse droite.) (*Gutmann.*)

275. Fourmillement qui descend le long des jambes. (*Gross.*)

II.   35

En marchant beaucoup, douleur à la cuisse, comme si l'on appuyait sur une contusion.

Tressaillement dans la cuisse droite. (*Gutmann.*)

Au côté interne de la cuisse droite, pression stupéfiante, comme si la partie était liée fortement, et que la circulation du sang se trouvât interceptée par là. (*Gross.*)

Élancement pruriteux dans les muscles postérieurs de la cuisse ; après qu'on s'est gratté, on éprouve de l'ardeur. (*Id.*)

280. Pression lancinante sourde à la cuisse droite. (*Id.*)

Pression, par intervalles, au haut de la cuisse droite, qui augmente en appuyant sur la partie. (*Id.*)

Au côté externe et antérieur de la cuisse droite, prurit qui cesse pour quelque temps après s'être gratté. (*Id.*)

Vulsion non douloureuse à la face inférieure de la cuisse gauche, comme si un muscle se contractait. (*Id.*)

Pression simple à la cuisse, immédiatement au dessus du genou. (*Id.*)

285. A la cuisse droite, immédiatement au dessus du genou, point qui cause une douleur brûlante et légèrement lancinante. (*Franz.*)

Traction en forme de crampe dans le genou droit, quand il est ployé. (*Gross.*)

Sensation de faiblesse douloureuse dans les pieds, en s'asseyant, comme après avoir marché long-temps. (*Id.*)

Les pieds lui font mal en se tenant assis ; il est obligé tantôt de les étendre, tantôt de les ployer, pour se procurer quelques instans de soulagement. (*Id.*)

Sensation douloureuse de faiblesse dans les pieds, comme après avoir beaucoup marché. (*Id.*)

290. Traction ondulatoire dans les os longs des jambes. (*Id.*)

Douleur pulsative dans le jarret, en ployant le genou. (*Id.*)

Sensation de vulsion dans le mollet droit. (*Franz.*)

Crampe douloureuse dans le mollet droit, en se tenant assis. (*Gutmann.*)

Tiraillement dans le mollet droit, en marchant (au bout de trente-quatre heures). (*Id.*)

295. Après être resté assis quelque temps, les pieds retirés sous la chaise, il y éprouve une faiblesse paralytique en marchant. (*Gross.*)

Immédiatement au-dessus de l'articulation du pied gauche, pression douloureuse, à des intervalles éloignés, en se tenant debout. (*Id.*)

Elancement pruriteux un peu soutenu dans l'articulation du pied droit, qui se dirige en avant, et persiste aussi pendant le mouvement (au bout de vingt-neuf heures). (*Gutmann.*)

Pression simple sur le coude-pied. (*Gross.*)

Elancement pruriteux dans la cheville interne du pied droit, qui cesse en se grattant (au bout de dix heures). (*Gutmann.*)

3oo. Petit élancement et prurit au talon gauche. (*Franz.*)

Elancemens sourds dans le cinquième orteil du pied gauche, pendant le repos et le mouvement (au bout de trois heures). (*Gutmann.*)

Douleur dans le petit orteil, comme s'il était pressé avec force. (*Gross.*)

Ardeur au bout du gros orteil du pied droit, en se tenant assis (au bout de trente-une heures). (*Gutmann.*)

Battement douloureux au-dessus du gras du gros orteil gauche. (*Gross.*)

3o5. Elancemens tensifs au bout du gros orteil gauche (au bout de trente-deux heures). (*Gutmann.*)

Point peu étendu à la plante du pied droit, où se fait sentir, par intervalles, une pression sourde, comme si l'on y avait reçu des coups. (*Gross.*)

Sensation lancinante, pruriteuse, dans la plante du pied droit, pendant le repos (au bout de douze heures). (*Gutmann.*)

Pression violente, de dehors en dedans, sur plusieurs points du corps, qui augmente ou diminue peu à peu. (*Gross.*)

Douleur de crampe (tractive) en plusieurs points des membres, par exemple au gras des orteils, dans les jambes, etc. (*Id.*)

31o. Pression coarctante en plusieurs points du corps et des membres, aux doigts et aux orteils, comme si les os y avaient été contus. (*Id.*)

Grande sensibilité de la peau du corps entier ; le moindre frottement des habits l'excorie et la rend douloureuse, par exemple, au cou et aux cuisses, en marchant. (*Id.*)

(Les accidens sont beaucoup plus violens le second jour que le premier.) (*Id.*)

Enflure.

Prurit général.

315. Prurit, çà et là, au corps, qui oblige à se gratter. (*Gross.*)

En se déshabillant, prurit cuisant par tout le corps, semblable à celui que produirait un exanthème, et obligeant à se gratter (au bout de quarante heures). (*Langhammer.*)

Faiblesse du corps. (*Gutmann.*)

Malaise et faiblesse dans le ventre et dans la poitrine; il ne se trouve pas bien. (*Gross.*)

Il est accablé, paresseux, et a de l'éloignement pour tous les genres de travail. (*Gutmann.*)

320. Langueur et défaillance du cœur; il est au moment de se trouver mal. (*Gross.*)

Le cœur lui manque, comme s'il allait rendre l'âme à chaque expiration. (*Id.*)

Faiblesse de tout le corps; il n'était point en état de marcher seul; il fut obligé de se faire ramener chez lui, et de se mettre au lit, où il resta assoupi jusqu'au soir; mais ensuite il dormit bien pendant la nuit. (*Langhammer.*)

Marcher peu lui cause de la lassitude et des douleurs à la plante des pieds. (*Gross.*)

Lassitude et langueur dans tous les membres; à peine peut-il marcher dans la chambre; ses genoux sont trop faibles. (*Hartmann.*)

325. Syncopes. (*Pierre d'Abano.*)

Pandiculations du haut du corps et des bras (au bout de neuf heures et demie). (*Gutmann.*)

Pandiculations des membres, qui s'accompagnent d'un sentiment général de bien-être (au bout de quatre heures et demie). (*Id.*)

Fréquens bâillemens, à chacun desquels un frisson lui parcourt tout le corps, et produit, dans tous les muscles, d'abord un mouvement secouant, puis un tremblement (sur-le-champ). (*Id.*)

Elle est couchée comme assoupie, mais sans avoir perdu connaissance, et conservant la faculté de se mouvoir. (*Morgagni.*)

330. Insomnie.

Rêves voluptueux, avec éjaculation (la deuxième et la troisième nuit). (*Langhammer* et *Gutmann.*)

Rêves inquiets. (*Gutmann.*)

La nuit, dans le lit, pas de repos, ni de sommeil. (*Franz.*)

Après avoir dormi, il ressent, étant couché, une sensation d'affadissement dans le creux de l'estomac, comme s'il était sur le point de vomir, avec difficulté de respirer, qui diminue en se mettant sur son séant (au bout de cinq heures et demie). (*Hartmann.*)

335. Le pouls est très-variable, tantôt fréquent, et tantôt rare, plein, mou, petit, faible. (*Gross.*)

Le matin, après s'être levé du lit, le pouls est plus lent. (*Id.*)

Frisson secouant subit, comme dans le plus fort froid fébrile, ou comme si l'on avait été frappé d'une grande terreur. (*Id.*)

Il frissonne en bâillant. (*Id.*)

Frisson fébrile par tout le corps, sans soif et sans chaleur ensuite, pendant le repos et le mouvement (au bout d'une heure et demie). (*Langhammer.*)

340. Frisson fébrile par tout le corps, avec froid aux mains et chaleur aux joues, sans soif, pendant le repos et le mouvement (au bout de trois heures et demie). (*Id.*)

Pouls fréquent et plein (le soir). (*Gross.*)

Sensation de chaleur, et en même temps froid par tout le corps, sans soif; il avait plus chaud à l'extérieur que de coutume (au bout de sept heures). (*Langhammer.*)

Des bouffées de chaleur lui parcourent le corps, surtout lorsqu'il s'applique beaucoup à quelque chose (même en restant assis); en marchant vite aussi, il s'échauffe beaucoup et éprouve dans la figure des picotemens semblables à de nombreuses piqûres d'aiguille. (*Gross.*)

Pendant la lecture, de la chaleur lui semble sortir de son corps. (*Gutmann.*)

345. Point de propension à travailler. (*Hartmann.*)

Stupidité, morosité, inaptitude au travail. (*Gutmann.*)

Il n'a de goût ni pour le travail ni pour les amusemens. (*Id.*)

Défaut de confiance en soi-même, ce qui dispose à la tristesse. (*Id.*)

Morose, concentré en soi-même.

350. Il ne peut supporter la moindre contradiction. (*Gross.*)

Mauvaise humeur, propension à se fâcher, inaptitude à rien. (*Franz.*)

Il s'échauffe de suite, et se met en colère ; mais il s'en repent presque aussitôt. (*Gross.*)

4o. LÉDUM.

(*Ledum palustre.*)

Après avoir fait sécher rapidement ce petit arbrisseau, et l'avoir réduit en poudre, on le traite par l'alcool, dont on ajoute vingt parties en poids à la poudre, pour obtenir la teinture.

Quoique l'action de cette plante sur l'homme bien portant n'ait point encore été étudiée d'une manière complète, à beaucoup près, les symptômes déjà connus démontreront cependant qu'elle ne convient guère que dans les maladies chroniques caractérisées principalement par le froid et le défaut de chaleur animale, d'autant plus qu'à doses élevées son action dure jusqu'à quatre semaines.

L'expérience m'a appris que, dans les cas où le lédum se trouve indiqué homœopathiquement, il est nécessaire d'en atténuer la dose jusqu'à une très-petite partie d'une goutte de la quintillionième dilution de la teinture.

Lorsque ce médicament a été mal choisi, ou donné à des doses trop fortes, les accidens qu'il détermine cèdent à l'inspiration fréquente d'une dissolution spiritueuse de camphre, ou à la prise également fréquente d'une goutte de la même liqueur ; mais le quinquina, donné contre la faiblesse qui s'ensuit souvent, est très-nuisible.

En comparant les symptômes du lédum avec ceux de beaucoup de bières fortement enivrantes, on peut conclure que c'est avec cette plante qu'elles ont été falsifiées, circonstance qui mériterait de fixer l'attention de la police.

Symptômes du lédum.

Ivresse, titubation et étourdissemens dans la tête.

Mal de tête, comme après avoir reçu un coup.

La tête est affectée ; quand il fait un faux pas, le cerveau ressent une commotion douloureuse.

Mal de tête furieux.

5. Mal de tête qui rend hébété.

Douleur tiraillante dans la tête et dans l'œil ; le blanc de l'œil est extrêmement enflammé ; la douleur tiraillante dans l'œil s'aggrave en restant couché, et diminue dans la situation assise ; les paupières ne sont point affectées, mais le matin elles sont comme agglutinées par du pus, et il en découle un liquide de mauvaise odeur; en même temps, frisson le soir, avec chaleur ensuite, soif pendant la nuit, gargouillemens dans le ventre, avec bon appétit, chaleur plutôt interne qu'externe à la tête, et sueur dans le dos et au cuir chevelu (au bout de vingt-quatre heures).

Boutons et furoncles au front.

Éruption de tubercules rouges à la face, qui causent une douleur lancinante quand on y touche.

Eruption de petits tubercules au front, comme chez les buveurs d'eau-de-vie, et prurit cuisant sur la poitrine, avec taches rouges et éruption miliaire.

10. Dilatation excessive des pupilles.

Papilotage devant les yeux ; il ne peut rien voir nettement.

Quand il fixe quelque chose, il lui semble avoir comme un papillotage devant les yeux, de même que, après avoir couru avec force, on ne peut fixer ses regards sur aucun objet.

Larmoyement (sans inflammation du blanc de l'œil); les larmes sont âcres et cuisantes, elles excorient la paupière inférieure et la joue.

Larmes cuisantes dans les yeux.

15. Fort prurit dans les angles internes des yeux.

Ophthalmie, avec douleur tensive.

Pression brûlante, surtout le soir, dans les yeux, qui sont agglutinés le matin, mais qui larmoyent pendant la journée, même dans la chambre (au bout de quatre heures.)

Les paupières suppurent, sans douleurs.

Les paupières sont pleines de chassie, mais elles ne sont ni gonflées ni enflammées.

20. Pâleur de la face, sans cependant qu'il ressente de froid.

Bruit dans les oreilles, semblable à celui des cloches ou d'un ouragan.

Dureté d'ouïe de l'oreille droite.

Faible saignement de nez, mucus nasal sanguinolent.

Une douleur brûlante dans l'intérieur du nez; celui-ci fait mal en le pressant et en se mouchant (au bout de vingt-quatre heures).

25. Après quelques grands élancemens dans une dent, douleur insupportable, tiraillante, à l'extérieur du côté droit de la face, de la tête et du cou, pendant toute la nuit, qui disparaît après quelques nouveaux élancemens dans la nuit, mais revient cependant de temps en temps, et termine ses accès par du frisson et un sommeil profond, avec défaut de soif et de faim (au bout de quatre-vingt-seize heures).

Mal de gorge, avec douleur légèrement lancinante.

Elancement dans la gorge, en n'avalant pas, avant midi seulement; en éternuant, ce n'était qu'une pression au fond de la gorge.

Sensation comme d'une masse dans la gorge; en avalant, on éprouve des élancemens.

Défaut d'appétit.

30. Malaise dans l'estomac, et en même temps mauvais goût, comme de marécage, dans la bouche.

Elle n'a point faim, et quand elle prend quelque chose, il lui semble sur-le-champ avoir trop mangé, elle éprouve de la pression et des nausées.

En mangeant vite, il survient une douleur constrictive dans le sternum.

Nausées, dès le matin.

Ecoulement subit, par la bouche, de liquide salivaire, avec colique.

35. (Rapports un peu amers, après avoir mangé.)

En marchant au grand air, nausées, avec sueur par tout le corps, surtout au front.

Douleur tractive dans le bas-ventre.

Mal de ventre, comme dans la dysenterie.

Mal de ventre, comme si les intestins étaient contus et affaiblis ; sensation semblable à celle qui reste après l'action d'un fort purgatif (au bout de six heures).

40. Mal de ventre, comme si la diarrhée allait survenir, depuis l'ombilic jusqu'à l'anus ; en même temps, défaut d'appétit, quoique les alimens conservent leur saveur naturelle, et froid aux pieds.

Tranchées dans le ventre, tous les soirs.

(Dans le côté gauche du bas-ventre, sensation comme si, après s'être surchargé l'estomac d'alimens, il y avait sur ce point une tumeur qui exerçât de la compression.)

Élancement lent, semblable à une vive pression, dans le côté, au dessus de la hanche.

Mal de ventre (tranchées ?), avec saignement par l'anus.

45. Constipation pendant plusieurs jours.

Les selles sont mêlées de sang.

Au dessus de l'anus, au coccyx, point rouge et suintant, causant une douleur pruriteuse, ulcérative et cuisante, en se tenant assis et en marchant (au bout de quarante-huit heures).

Flux d'urine.

(Urine jaune, avec sédiment blanc, semblable à de la chaux.)

50. (Ardeur dans l'urètre, après avoir uriné.)

(Sensation corripiante dans le fond de l'hypogastre, qui a l'air d'être sur la vessie) (sur-le-champ).

L'urine s'arrête et ne coule pas, et, quand elle s'est écoulée, on éprouve des élancemens.

Gonflement de la verge : l'urètre est comme enflé ; il est obligé de pousser beaucoup quand il veut uriner, et le jet d'urine est très-mince, mais sans douleurs (au bout de trois jours).

(Prurit au gland.)

55. Pollutions nocturnes, de semence sanguinolente ou aqueuse (au bout de douze, de trente-six heures).

(Après une pollution nocturne, lassitude telle qu'à peine peut-il mettre les pieds l'un devant l'autre.)

Les règles avancent de quelques jours.

Les règles paraissent tous les quinze jours.

Augmentation du flux menstruel.

60. Inspiration spasmodique, double, et hoquet (1).

En inspirant et en retenant son haleine, forte tension dans la région sous-costale.

Respiration oppressée, douloureuse.

Elle a de la peine à respirer, toute la journée.

Constriction, en forme d'asthme, de la poitrine, qui augmente par le mouvement et la marche.

65. Asthme en montant l'escalier.

Asthme de la trachée-artère.

Fourmillement dans la trachée-artère, après quoi, respiration plus rapide et gênée.

(Haleine de mauvaise odeur.)

Avant que la toux ne vienne, elle perd la respiration, comme si elle allait suffoquer.

70. Expectoration de sang, avec toux facile.

Fort crachement de sang, avec forte toux.

Exspuition de sang vermeil, avec toux violente.

Enrouement, âpreté, grattement (dans la trachée-artère) sur la poitrine (au bout de quarante-huit heures).

Douleur dans le sternum.

75. Douleur à l'extérieur du côté droit de la poitrine, comme quand on appuye sur une plaie, déjà sensible par elle, même, mais plus encore par l'effet de l'attouchement.

En respirant, douleur dans la poitrine, comme si quelque chose de vivant s'y agitait.

Toux, la nuit seulement, ou le matin, avec crachats puriformes.

Pustules sur la poitrine et les bras, qui tombent en écailles, au bout de cinq jours.

Petits boutons rouges, continuellement pruriteux, sur le dos.

80. Un furoncle sur l'omoplate.

Douleur contusive au dessus de l'omoplate gauche.

En se remuant, raideur douloureuse du dos et des omoplates.

Raideur douloureuse du dos et des reins, après être resté assis.

Douleur spasmodique en forme de crampe sous les fausses côtes, et immédiatement au dessus des hanches, vers le soir, assez violente pour faire presque crier, couper la respi-

(1) Comme chez les enfans qui ont beaucoup pleuré et qui ont été méchans.

ration, et mettre hors d'état de se lever de sa chaise (au bout de treize jours).

85. *Mal de reins après avoir été assis.*

Tiraillement depuis le sacrum jusque dans l'occiput, la moitié du cerveau et le côté gauche des mâchoires; principalement le soir, avec enflure et rougeur des joues, rougeur et inflammation des yeux.

Traction dans le sacrum, et raideur dans le dos (au bout de douze jours).

En levant le bras, élancement extrémement douloureux dans l'épaule.

Douleur dans le milieu du bras, pendant le mouvement.

90. Douleur tiraillante dans les bras (au bout de trois heures).

Douleur tractive dans les tendons extenseurs des trois doigts de la main gauche.

Élancement fort ou léger dans la main.

Miliaire pruriteuse à l'articulation de la main.

Douleur tiraillante dans les mains.

95. Le creux des mains est en sueur toute la journée.

Le périoste des phalanges des doigts est douloureux quand on appuye dessus.

Un tubercule sur le tendon du pouce, à l'articulation de la main, qui cause de la douleur quand on ploye le pouce.

Un tubercule indolent sur l'articulation médiane du doigt indicateur.

Il a les muscles postérieurs des cuisses comme paralysés.

100. Douleur qui a l'air de siéger dans le périoste du fémur, en marchant, en se tenant assis et en appuyant dessus; douleur comme de brisure, ou d'écorchure, ou comme si la chair était détachée des os.

Douleur comme de brisure ou d'ulcération dans les os.

Craquement dans les genoux.

Raideur dans les genoux, seulement en marchant.

Raideur du genou.

105. Douleur tensive du genou et du talon, en marchant, après avoir été assis.

Douleur comme contusive sur les deux rotules, en marchant.

Le matin, sueur aux genoux.

Enflure, avec douleur tensive et lancinante, dans le genou, en marchant.

Eruption pruriteuse dans le creux du jarret.

110. Pandiculation dans les cuisses.

Douleur corripiante au mollet, qui descend le long du tibia.

Douleur tensive dans les mollets, en marchant, après avoir été assis.

Douleur, en forme de crampe, dans les mollets.

La nuit, crampe dans les mollets, en se tenant couché, qui cessa en se levant, mais reparut de suite en se couchant (au bout de vingt-quatre heures).

115. Le matin, il a les jambes raides.

Raideur des jambes, avec froid et embarras dans la tête.

Grande faiblesse dans les jambes, comme si elle avait marché long-temps ; elle ne s'en aperçoit qu'en restant assise ou couchée, et non en marchant.

Pesanteur extrême dans les jambes ; il y éprouve parfois des tractions, qui s'étendent jusqu'au dessus des genoux.

En ployant les jambes, vulsion et comme lassitude dedans.

120. En se tenant assis, il est pris d'une sensation de froid, dans les jambes seulement, sans qu'elles soient froides.

Un élancement dans les chevilles du pied.

Douleur comme de luxation, de fouloure, dans l'articulation du pied.

Sur le coude-pied, petite éruption boutonneuse, qui cause du prurit, le soir.

Enflure des pieds autour des chevilles, et douleur insupportable dans l'articulation, en appuyant dessus (au bout de cinq jours).

125. *Enflure opiniâtre des pieds.*

Enflure des jambes jusqu'au dessus des mollets, avec douleur tensive, le soir surtout (au bout de quelques heures).

Enflure des pieds, pendant huit jours.

La plante des pieds est douloureuse en marchant, comme si elle était ecchymosée.

Douleur comme contusive sous le talon, en marchant (au bout de deux heures).

130. Sensation d'afflux du sang vers le gros orteil.

Elancement lent et soutenu dans le gros orteil (au bout de deux heures).

La nuit, pendant le sommeil, douleur sécante dans les orteils du pied gauche (au bout de quarante-huit heures).

Le gros orteil est mou, épais et douloureux en appuyant dessus.

Chaleur aux mains et aux pieds, le soir.

135. *Sueur chaude, pendant long-temps, aux mains et aux pieds.*

(Douleur tiraillante dans le dos et les genoux.)

La goutte reparaît.

Petites taches rondes et rouges, sans nulle sensation, à l'intérieur du bras, au bas-ventre et aux jambes (au bout de quarante-huit heures).

Eruption cutanée : petits tubercules semblables à des grains de millet rouges, sur tout le corps (le visage, le cou et les mains exceptés), avec prurit pendant la journée, et quelquefois seulement pendant la nuit, contre lequel l'action de se gratter ne procure pas long-temps du soulagement.

140. Prurit des articulations, aux jambes et aux lombes.

Après une promenade en plein air, il éprouve, se dirigeant du côté vers l'épaule, et de là sur la poitrine, comme une pression et tension, avec douleur corripiante dans le sternum ; il perd l'ouïe et la vue ; il est obligé de se coucher ; il reste pâle pendant un quart d'heure ; il a de l'anxiété ; ses mains sont froides, et il a de la diarrhée.

Douleur lancinante, tiraillante, dans les articulations.

(Douleur tiraillante, vulsive, dans les articulations.)

Il éprouve dans les articulations souffrantes une douleur pulsative, qui empêche le mouvement.

145. Tubercules et tophus durs, douloureux, aux articulations.

La nuit, dans le lit, en remuant le corps, douleur paralytique de toutes les articulations.

Douleurs rhumatismales, tiraillantes, passagères, surtout pendant le mouvement.

Les membres et tout le corps sont douloureux, comme s'ils avaient reçu des contusions ou des coups.

Il ne peut pas supporter de rester dans le lit, à cause de chaleur et d'ardeur dans les articulations.

150. Il ne peut supporter la couverture de son lit, parce qu'elle l'échauffe trop.

Sensation d'engourdissement dans les membres, avec douleurs dans les os (au bout de vingt heures).

Engourdissement des membres.

Dartres sèches, extrêmement pruriteuses, avec anxiété.

Prurit à la peau.

155. Prurit et rongement au côté du ventre et aux bras, et ardeur après s'être gratté (au bout de vingt-quatre heures).

Prurit par tout le corps, comme s'il allait paraître une éruption (au bout de quarante-huit heures).

Prurit passager, légèrement lancinant, à la peau du corps entier.

Taches bleuâtres au corps, qui ressemblent à des pétéchies.

Syncope.

160. Le matin, grande propension à se coucher; il a envie de dormir; il éprouve des nausées et de l'anxiété (au bout de quatre jours).

Elle ne peut pas dormir, et éprouve continuellement des sursauts; lorsqu'elle ferme les yeux, il lui passe une foule d'idées dans la tête, presque comme en pleine veille.

Sommeil agité, et rêves très-confus.

Il se réveille en sursaut au milieu d'un rêve.

Rêve plein de sujets de honte, et sueur pendant la nuit.

165. Rêves pleins de scrupules de conscience, avec forte sueur.

Il s'éveille souvent, et ne peut se rendormir qu'au bout de quelque temps.

Insomnie avec agitation et jecticulation.

Froid général.

Le matin, froid au corps, sans aucun sentiment de froid.

170. (Froid avec tremblement, vers le soir, sans soif, et sans chaleur ensuite.)

Froid et traction fébrile dans les membres, sans chaleur ensuite.

Froid, comme si telle ou telle partie du corps était arrosée avec de l'eau froide.

Frisson et froid, pendant vingt-quatre heures, avec chair de poule, sans froid extérieur.

Quand il sue en marchant, la sueur du front a une mauvaise odeur, aigrelette.

175. Il a de suite très-chaud en marchant, et sue au front.

Sueur subite, en marchant au grand air, mêlée d'horripilations.

Sueur de mauvaise odeur par tout le corps, qui mouille même les cheveux.

Il sue et ne peut supporter la couverture du lit.

Sueur toute la nuit, depuis le soir jusqu'au matin (au bout de quatre heures).

180. Sueur par tout le corps, sans soif.

(Beaucoup de soif ; il est obligé de boire aussi pendant la nuit.)

Battemens de cœur.

Anxiété.

Propension à la frayeur.

185. Morosité, mauvaise humeur.

Il est enclin à la colère et au dépit.

Observations recueillies par d'autres.

Vertige en marchant et en se tenant debout ; il pouvait à peine rester sur ses jambes (au bout de neuf heures). (*C.-F. Langhammer.*)

Vertige ; sa tête semble sur le point de tomber en arrière. (*C.-T. Herrmann.*)

Toute la journée, violent vertige, même en restant assis tranquille, qui augmente en se baissant, s'exaspère en marchant, jusqu'à faire tomber en avant, et ressemble à un état d'ivresse ; avec sensation de chaleur par tout le corps, surtout au visage, sans soif, pâleur des joues et du front (au bout de cinq heures). (*Langhammer.*)

Stupeur de toute la tête, comme dans le vertige (au bout d'une demi-heure). (*Id.*)

5. En allant au grand air, il est comme ivre. (*C. Franz.*)

Ivresse. (*Linné.*)

Absence de l'esprit. (*Pallas.*)

Violent mal de tête. (*Pallas, Linné.*)

Le matin, pendant le sommeil, il ressent un mal de tête sourd. (*Franz.*)

10. Pression dans le pariétal gauche. (*Herrmann.*)

Pression dans le front. (*Id.*)

Mal de tête pressif au haut du front, avec obnubilation de la tête, surtout quand on la couvre. (*Franz.*)

Mal de tête pressif par tout le cerveau, semblable à l'effet d'un poids, qui dure trois jours, avec de petites interruptions, jour et nuit. (*H. Becher.*)

Mal de tête; d'abord une sorte de pression fatigante à plat sur tout le cerveau, qui, le second jour, devient une pression sourde, sur un point peu étendu, dans la tempe gauche. (*Id.*)

15. Douleur lancinante, au dessous de la bosse frontale droite, dans le cerveau. (*Herrmann.*)

Douleur pressive, en touchant aux tempes.

Douleur pressive, stupéfiante, à l'extérieur, au front, comme après une orgie nocturne, dans toutes les situations (au bout de six heures). (*Langhammer.*)

Prurit fourmillant sur le front et le cuir chevelu. (*Becher.*)

Boutons secs au front, surtout dans le milieu, semblables à des grains de millet, sans nulle sensation, pendant six jours (au bout de vingt-quatre heures). (*Langhammer.*)

20. Rétrécissement des pupilles (au bout d'une heure). (*Id.*)

Dilatation des pupilles (au bout de trois heures et demie, de cinq heures et demie, de neuf heures et demie). (*Id.*)

Dilatation considérable des pupilles (peu après la prise). (*Becher.*)

Faculté visuelle plus faible; il ne distinguait pas bien les objets. (*Franz.*)

Pression au bord externe de l'orbite droit, plus violente pendant le mouvement. (*Herrmann.*)

25. Douleur à l'œil, sans inflammation; pression derrière le globe oculaire, comme si quelque chose le chassait de l'orbite. (*Becher.*)

Dureté d'ouïe, qui dure peu, comme s'il s'était placé quelque chose devant le tympan des deux oreilles (au bout de treize heures). (*Langhammer.*)

Dureté d'ouïe du côté droit; il lui semble que l'oreille soit bouchée avec du coton, et que les sons qu'il entend viennent de loin. (*Herrmann.*)

Bruissement fort, mais interrompu, dans les oreilles, pendant presque toute la journée. (*Becher.*)

Bourdonnement d'oreilles, semblable à celui que produirait le vent. (*Id.*)

3o. Petit bouton suppurant au bord de la lèvre supérieure, avec prurit brûlant, qui oblige à se gratter, mais qui augmente par là (au bout de vingt-quatre heures). (*Langhammer.*)

* *Forte pression au côté gauche de la mâchoire inférieure*, de dehors en dedans (au bout d'une heure).(*Herrmann.*)

(Mal de dents pressif dans une incisive gauche du haut et du bas). (*Franz.*)

Gonflement d'une glande, en devant, sous le menton, qui cause une douleur pressive quand on y touche. (*Herrmann.*)

Petit élancement, en avant, sur la langue (au bout de trois quarts d'heure). (*Id.*)

35. Sensation de sécheresse au palais, avec soif d'eau, sans chaleur. (*Becher.*)

Grande soif de boissons froides, d'eau surtout (au bout de quatre heures et un quart, de huit, de vingt-huit heures). (*Langhammer.*)

Défaut continuel de soif. (*Herrmann.*)

Goût amer dans la bouche. (*Franz.*)

Pendant le manger, traction et pression dans le creux de l'estomac. (*Id.*)

4o. Eloignement pour la pipe (dont il a l'habitude), avec appétit ordinaire pour les alimens. (*Becher.*)

Hoquet, qui revient souvent (au bout de deux heures et demie). (*Langhammer.*)

Mal de ventre ; fouillement au dessous de l'ombilic, avec écoulement d'eau de la bouche (au bout de deux heures). (*Becher.*)

Nausées. (*Pallas.*)

Quand il crache, il est pris chaque fois de nausées et de maux de cœur. (*Becher.*)

45. Le matin, après s'être levé du lit, envie de vomir, avec rapports et pression ou pesanteur au creux de l'estomac. (*Franz.*)

Elancement sourd dans les muscles abdominaux, et pression entre le bassin et la dernière fausse côte. (*Herrmann.*)

Pression au bord supérieur du côté gauche du bassin, et dans les muscles, jusqu'à la dernière fausse côte, plus forte en marchant. (*Id.*)

Emission de vents (le premier jour). (*Becher.*)

Fréquente émission de vents (au bout d'une heure). (*Langhammer.*)

5o. Diarrhée de matières alvines mêlées de mucosités (au bout de vingt-quatre heures). (*Becher.*)

Selle en bouillie, comme dans la diarrhée, sans douleurs. (*Langhammer.*)

Il est obligé d'uriner souvent, et chaque fois beaucoup; il urine même plusieurs fois la nuit (les douze premières heures). (*Herrmann.*)

Diminution de la sécrétion et de l'émission de l'urine (au bout de douze jours). (*Id.*)

Emission très-rare et peu copieuse d'urine) les premières douze heures). (*C. Teuthorn.*)

55. Fréquentes envies d'uriner, avec émission de peu d'urine (au bout de deux heures). (*Langhammer.*)

Urine rougeâtre (au bout de vingt-quatre heures). (*Becher.*)

Erections violentes et prolongées. (*Herrmann.*)

Pollutions nocturnes. (*Id.*)

Asthme, avec respiration gênée, accélérée, comme si la poitrine était serrée par un lien, et continuelle douleur au sternum (au bout d'une heure et demie). (*Becher.*)

6o. Traction à l'extérieur, sur la poitrine, surtout en inspirant; en même temps, quelques élancemens isolés. (*Franz.*)

Traction dans les côtés de la poitrine, surtout en inspirant, avec des élancemens isolés. (*Id.*)

Douleur au sternum, qui a l'air de siéger dans l'os lui-même, par saccades; sorte de fouillement, de frottement, de râclage, dans l'os, sans toux. (*Becher.*)

Pression sur la poitrine, en marchant. (*Franz.*)

Pression au sternum, dans le lit, plus violente pendant le mouvement. (*Herrmann.*)

65. Forte pression de dedans en dehors, sur la largeur de la main, au dessous du mamelon droit, plus violente en ex-

pirant, le matin, dans le lit (au bout de quarante-quatre heures). (*Id.*)

Elancemens tiraillans dans le côté de la poitrine, au dessus du creux de l'estomac, à chaque mouvement du bras et en se tenant assis. (*Franz.*)

Elancement sourd aux dernières vraies côtes droites. (*Herrmann.*)

Le matin, élancemens sur la poitrine. (*Franz.*)

Toux sans expectoration (au bout de quarante heures). (*Becher.*)

70. Pression dans le creux de l'aisselle gauche, de dedans en dehors. (*Herrmann.*)

Elancement sourd, et pression près des vertèbres du dos, plus forts pendant l'inspiration. (*Id.*)

En se tenant debout, douleur tractive dans le sacrum, qui cesse en appuyant sur la partie. (*Franz.*)

Douleur dans le sacrum, en se levant de son siége. (*Becher.*)

Tiraillement dans l'articulation de l'épaule droite. (*Herrmann.*)

75. *Pression dans l'articulation de l'épaule gauche, plus forte pendant le mouvement.* (*Id.*)

Pression tiraillante dans l'articulation de l'épaule gauche, plus forte pendant le mouvement. (*Id.*)

Pression dans les deux articulations des épaules, plus forte pendant le mouvement. (*Id.*)

Lassitude des membres supérieurs, et pression sur plusieurs points de ces membres : une sorte de paralysie (au bout d'une demi-heure). (*Id.*)

Petit rongement lancinant, pruriteux, aux deux bras, qui cesse en se grattant, mais ne tarde pas à revenir avec plus de force. (*Id.*)

80. Pression de dehors en dedans au bras droit. (*Id.*)

Pression et sentiment de pesanteur au bras gauche (au bout de quarante heures). (*Id.*)

Pression tiraillante, saccadée, au bras gauche, d'avant en arrière, plus forte pendant le mouvement. (*Id.*)

Pression et pression tiraillante, avec sentiment de pesanteur, sur différens points du bras droit, principalement dans les articulations, où la douleur devenait beaucoup plus vio-

lente pendant le mouvement (au bout de trente-deux heures).
(*Id.*)

Pression dans l'articulation du coude droit, plus forte pendant le mouvement. (*Id.*)

85. Sensation de pression tensive dans les muscles de l'avant-bras droit, sorte de douleur de luxation, dans toutes les situations (au bout de vingt-quatre heures). (*Langhammer.*)

Vulsion douloureuse dans la partie supérieure de l'avant-bras. (*F. Walther.*)

Pression entre l'os métacarpien du pouce droit et les os du carpe, plus forte pendant le mouvement (au bout de sept jours). (*Herrmann.*)

Tremblement des mains en saisissant quelque chose et en les remuant. (Becher.)

Fort tremblement des mains, comme par faiblesse sénile, surtout en les remuant (au bout de cinq heures). (*Langhammer.*)

90. Douleur tiraillante dans l'articulation postérieure du pouce, qui cesse pendant les mouvemens de ce doigt. (*Franz.*)

Léger tiraillement dans les doigts de la main gauche, surtout dans les articulations, plus fort pendant le mouvement. (*Herrmann.*)

Douleur dans les deux articulations des hanches et dans le sacrum, en se levant de sa chaise. (*Id.*)

Pression à l'articulation de la hanche droite, plus violente pendant le mouvement (au bout de quatre jours). (*Id.*)

Pression tiraillante depuis l'articulation de la hanche jusqu'aux chevilles, plus forte pendant le mouvement. (*Id.*)

95. Douleur pinçante, tractive, dans les deux articulations des hanches, dans la cavité cotyloïde elle-même, qui descend aussi à la partie postérieure de la cuisse (au bout de deux heures). (*Teuthorn.*)

Petit élancement pruriteux et rongement pruriteux aux articulations des hanches, qui diminuent un peu en se grattant, mais reviennent ensuite plus forts qu'auparavant. (*Herrmann.*)

La nuit, prurit brûlant aux cuisses, qui, pendant qu'on se gratte, ne cause que de l'ardeur, et ensuite disparaît (au bout de deux heures). (*Teuthorn.*)

Petit rongement lancinant, pruriteux, aux cuisses, qui diminue un peu après s'être gratté, mais revient plus fort qu'auparavant. (*Herrmann.*)

Pression à la cuisse gauche, d'avant en arrière ; il semble que les muscles soient déplacés ; sorte de douleur de luxation, qui se fait sentir dans toutes les situations, mais qui est surtout violente en marchant et en touchant à la partie (au bout de douze jours). (Id.)

100. *Tremblement des genoux (et des mains), en se tenant assis et en marchant. (Becher.)*

Lassitude et pression dans la jambe gauche, depuis la plante du pied jusqu'à la cuisse; sorte de paralysie ou de douleur paralytique. (*Hermann.*)

Grande lassitude dans les articulations des genoux, qui l'oblige à s'asseoir. (*Id.*)

Faiblesse dans les articulations des genoux, et, en marchant, pression tiraillante dedans. (Id.)

Pression tiraillante dans l'articulation du genou droit et au dessous, plus forte pendant le mouvement. (Id.)

105. Élancement sourd et pression dans l'articulation du genou droit, plus forts pendant le mouvement. (*Id.*)

Pression à droite, le long de la rotule gauche, plus forte pendant le mouvement (au bout de douze heures.)(*Id.*)

Lassitude et sentiment de pesanteur dans les jambes. (*Id.*)

Pression au dessus de la cheville interne du pied gauche, plus forte pendant le mouvement. (Id.)

Pression comme avec le doigt, au dessous de la cheville gauche, qui reste la même dans toutes les situations. (*Id.*)

110. Pression aux pieds, tantôt sur un point et tantôt sur un autre (au bout de onze jours). (*Id.*)

Pression dans l'articulation du pied gauche, tantôt sur un point et tantôt sur un autre, plus forte pendant le mouvement. (*Id.*)

Prurit rongeant, énorme, sur le dos des deux pieds, qui devient toujours plus fort après s'être gratté, ne cesse qu'après s'être gratté jusqu'au sang, et devient beaucoup plus violent à la chaleur du lit. (Id.)

Pression sur le dos du pied gauche, dans le lit. (*Id.*)

Pression au dessus du talon droit. (*Id.*)

115. *Pression au bord interne du pied gauche (au bout de cinq jours). (Id.)*

Pression au bord interne du pied gauche et sur le coude-pied. (*Id.*)

Pression aux articulations supérieures des orteils du pied gauche. (*Id.*)

Léger tiraillement dans les orteils du pied gauche, principalement à leur face inférieure. (*Id.*)

Pression là où les trois derniers orteils se joignent au tarse, plus forte pendant le mouvement (au bout de trois jours). (*Id.*)

120. Pression sur la plante des deux pieds, plus forte pendant la marche. (*Id.*)

Pression brûlante sur la plante du pied droit, en avant. (*Id.*)

Faibles coups d'aiguille pruriteux à plusieurs parties du corps, qui excitent à se gratter, cessent ensuite pour un certain laps de temps, mais n'en reviennent que plus forts après. (*Id.*)

Léger élancement pruriteux et rongement pruriteux à plusieurs parties du corps, surtout aux articulations des hanches, aux cuisses et aux bras, qui excitent à se gratter, après quoi il cessent un peu, mais chaque fois reviennent ensuite plus forts qu'auparavant. (*Id.*)

Traction sur tous les os longs du corps, pendant le mouvement. (*Franz.*)

125. Il n'y a que les douleurs dans les articulations qui augmentent par le mouvement; celles dans les autres parties ne deviennent pas plus fortes. (*Id.*)

Lassitude pénible et fatigue en se tenant assis, en restant debout et en marchant : quand il a été assis pendant quelque temps, il ressent des douleurs dans le coccyx. (*Id.*)

Propension aux pandiculations des membres supérieurs (au bout de trente heures). (*Becher.*)

Envie de dormir. (*Herrmann.*)

Insomnie jusqu'à minuit. (*Teuthorn.*)

130. La nuit, sommeil agité, jecticulation; le matin, dans le lit, grand froid, tel qu'il ne peut point s'échauffer; ensuite, sommeil beaucoup plus long qu'à l'ordinaire, pendant la matinée. (*Franz.*)

Sommeil, le matin, pleins de rêves roulant sur des meurtres et des violences. (*Teuthorn.*)

Sommeil profond, mais agité; il se couche la nuit sur un côté dont il n'a point l'habitude, et le matin il ne peut point s'éveiller. (*Franz.*)

Rêves inquiets ; il est tantôt dans un endroit, tantôt dans un autre, et occupé tantôt d'un objet, tantôt d'un autre. (*Herrmann.*)

Rêve vif de grands malheurs. (*Langhammer.*)

135. Rêves vifs, voluptueux, avec érection, sans éjaculation. (*Id.*).

Rêves lascifs. (*Herrmann.*)

En s'éveillant, sueur douce par tout le corps (au bout de vingt heures). (*Langhammer.*)

En s'éveillant, sueur douce par tout le corps, avec prurit général, qui oblige à se gratter. (*Id.*)

Beaucoup de soif dans la journée, et le soir, froid fébrile, peu avant de se mettre au lit. (*Becher.*)

140. Avant midi, il est très-sensible au froid. (*Franz.*)

Le matin, dans le lit, grand froid; il ne peut parvenir à s'échauffer. (*Id.*) •

Froid fébrile, tantôt plus et tantôt moins fort, avec frisson par tout le corps, pendant trois jours, sans chaleur, mais avec soif d'eau froide et chaleur au palais. (*Becher.*)

Froid, sans chaleur ensuite ; le reste du corps était chaud, les membres extérieurs seuls étaient froids (au bout de trois heures). (*Herrmann.*)

Frisson dans tout le dos, avec joues un peu chaudes et chaleur au front, sans rougeur au front et sans soif, les mains étant froides (au bout de trois quarts d'heure et de deux heures trois quarts). (*Langhammer.*)

145. Toute la journée, tranquillité d'esprit, avec sérénité et bonne humeur (1). (*Id.*)

Propension à la bonne humeur et à la gaîté, avec désir d'agir et contentement de soi-même (2). (*Id.*)

Toute la journée, mécontentement des autres, qui finit par dégénérer en misanthropie. (*Id.*)

Morosité, avec beaucoup d'inquiétude et d'agitation; il

____

(1) Réaction de l'organisme, effet curatif.

(2) Idem.

ne pouvait arrêter sa pensée sur rien, ni travailler d'un esprit tranquille. (*Id.*)

Mauvaise humeur; tout le contrarie. (*Franz.*)

150. Mauvaise humeur; il se retire dans la solitude, et, presque en pleurs, souhaite la mort. (*Langhammer.*)

Emportemens; il s'emporte pour des riens. (*Franz.*)

Toute la journée, grand sérieux; il envisage tout ce qui lui arrive sous un point de vue grave et avec des couleurs sombres. (*Langhammer.*)

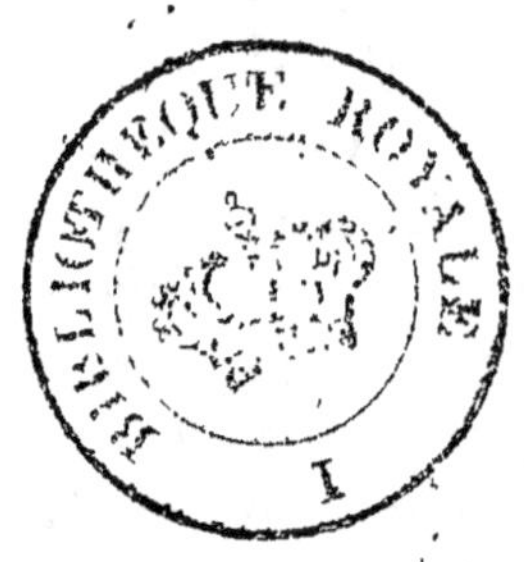

FIN DU TOME SECOND.

TABLE

DU SECOND VOLUME.

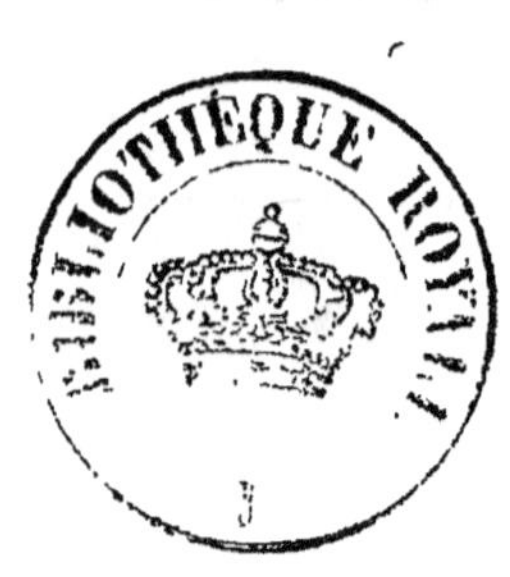

FIN DE LA TABLE DU SECOND VOLUME.

www.ingramcontent.com/pod-product-compliance
Lightning Source LLC
LaVergne TN
LVHW020239060726
842525LV00001B/90